HARALD M. KUNZE

DIE EINFACHE HÄMODYNAMISCHE REGULATIONSDIAGNOSTIK

DIE EINFACHE HÄMODYNAMISCHE REGULATIONSDIAGNOSTIK

Ein Beitrag zur Diagnose der funktionellen Konstitution des Menschen

von

HARALD M. KUNZE
Facharzt für Innere Medizin

Mit 38 Abbildungen

WALTER DE GRUYTER & CO.
vormals G. J. Göschen'sche Verlagshandlung, J. Guttentag, Verlagsbuchhandlung, Georg Reimer, Karl J. Trübner, Veit & Comp.

BERLIN 1959

 — Archiv-Nr. 51 88 59 — Printed in Germany
Satz: Walter de Gruyter & Co., Berlin W 35 — Druck: Franz Spiller, Berlin SO 36

Meinem verehrten Lehrer und väterlichen Freunde

Herrn Prof. Dr. L. R. Grote

gewidmet

Geleitwort

Dem Buche meines früheren Mitarbeiters Dr. Kunze gebe ich gern einige einführende Worte mit auf den Weg. Die Grundsätze, auf denen sich Untersuchungen und Folgerungen dieses Werkes aufbauen, entsprechen jenen Anschauungen über die allgemeine Pathologie, die für mich in Jahrzehnten ärztlich-klinischer Tätigkeit bestimmend geworden sind. Herr Dr. Kunze hat mit mir in sachlicher und freundschaftlicher Gemeinschaft an unserer Klinik in Dresden gearbeitet. Probleme und Methoden seiner Untersuchungen erwuchsen aus den Gesprächen bei den Visiten im Krankenhaus.

Die Allgemeinpathologie benutzt das klinische Experiment, um uns den Ordnungsbegriff der Regulation im Organismus zugänglich zu machen. Der Begriff geht aus einem zweckgerichteten Denken hervor, das als heuristisches Prinzip zu betrachten ist, also einen Weg darstellt, der die Ursachen der Krankheit auffinden soll. Die Medizin von heute trägt Bedenken, die Regulation lediglich als Trieb zur Selbsterhaltung anzusehen. Sie sieht darüber hinaus auch einen sinnfälligen Ausdruck einer höheren Lebensordnung.

Aber sogleich erheben sich Fragen nach dem Mechanismus der kausalen Verknüpfung der Funktionen. Die Grenzen ihrer Leistungsfähigkeit werden sichtbar. Auch hier tritt das Zweckmäßige der Organisation hervor, jedoch zeigt sich, daß sie nicht allen Anforderungen der vom Menschen und seiner Umwelt gebildeten Einflüsse gerecht werden kann. Aus der unausgeglichenen Wechselwirkung mit den Kräften der Außenwelt können äußere und innere „Schleifstellen", wie Kunze sich anschaulich ausdrückt, auftreten. Aus ihnen bilden sich jene Faktoren, die Art und Intensität der „Anstrengung" bestimmen, die wir Krankheit nennen. Die endogene Persönlichkeit gestaltet also nicht nur die Gesundung, sondern auch die Art des Erkrankens.

Hier nun eine einleuchtende Typisierung auf Grund klinischen Beobachtens geschaffen zu haben, halte ich für das große Verdienst dieses Buches. Der „Drucktyp" und der „Volumtyp" sind unmittelbar der pathophysiologischen Wirklichkeit abgelauscht. Die Kreislaufanalyse führt die Begriffe auf ihre im Stoffwechsel und Endokrinium liegenden Funktionsgesetze zurück; sie formt aus dem klinischen Eindruck ein gesetzmäßiges Bild der Ganzheit des Menschen.

Die Grundsätze und Folgerungen dieser Arbeit haben sich nicht nur in der Klinik, sondern — was mehr bedeutet — im ärztlichen Wirken innerhalb eines großen, industriellen Werkes bewährt. Mit Hilfe dieses breiten theoretischen Unterbaues kann der ordnende Verstand des Arztes, für den die Hygiene des Lebens nicht minder wichtig ist als die Therapie der Klinik, die Umformung der Theorie in praktische Regeln für Leben und Arbeit gestalten. Die umständlich-unübersehbaren Vorgänge der, den technischen Vorstellungen der Kybernetik vergleichbaren Wechselbeziehungen werden in einfache, die Individualität berücksichtigende Regeln umgeprägt und für den arbeitenden Menschen nutzbar gemacht. In der Aufdeckung dieser Zusammenhänge und ihrer Anwendung sehe ich den großen Wert dieser mühevollen und folgerichtigen Arbeit KUNZE.

Diese Arbeit wird nicht vergeblich bleiben. Den Weg des Buches begleiten alle guten Wünsche für den Verfasser und den Leser.

Glotterbad, Frühjahr 1959 *Louis R. Grote*

Vorwort

Wie die häufige Anwendung der heute als *Schellong-Test* bezeichneten Regulationsprüfung erweist, kann weder der in der Praxis noch der im Krankenhaus tätige Arzt auf den Gebrauch *einfacher* Verfahren verzichten. Das ist insofern eine bemerkenswerte Tatsache, als diese Verfahren üblich geworden sind, obwohl die sogenannten *exakten* Untersuchungsverfahren — die physikalischen der FRANKschen Schule, der Herzkatheterismus nach FORSSMANN, die von MATTHES entwickelten Methoden u. a. — in die klinische Diagnostik Eingang gefunden haben. Wie immer wieder festgestellt werden kann, greift der Untersucher trotzdem mit Vorliebe auf die einfachen Verfahren zurück, weil die Anwendung der exakten Methoden in der täglichen Praxis nicht nur hohe Ansprüche an die Ausbildung des Arztes stellt, sondern auch, weil sie zeitraubend und kostspielig sind, und hinsichtlich des Untersuchungsergebnisses nicht viel mehr Einsichten vermitteln als ein in der richtigen Weise durchgeführtes einfaches Testverfahren.

Diese Erfahrungen ließen es als berechtigt erscheinen, sich mit der Methodik der einfachen Verfahren zu beschäftigen. Diesen fehlte bisher — trotz der verdienstvollen Arbeit SCHELLONGS — sowohl eine zur Systematik der Untersuchungsergebnisse führende Bedeutungsanalyse der vielfarbigen Einzelbefunde, als auch der Zusammenhang mit den sonst gebräuchlichen diagnostischen Methoden der Klinik; die einfachen Verfahren hingen vielfach in der Luft, ihre Ergebnisse konnten daher nicht so nutzbringend ausgewertet werden, wie es bei der Kenntnis der Zusammenhänge möglich gewesen wäre. Das Beseitigen dieser Mängel war das eine Ziel meiner in den vergangenen Jahren durchgeführten Untersuchungsarbeit.

Neben diese Aufgabe trat als zweite die, mit Hilfe der bei größeren Untersuchungsreihen angewendeten einfachen Verfahren einen Überblick über die *funktionelle Konstitution* zu schaffen, auf deren Grundlage nicht nur die morphologische Erscheinungsform, sondern auch, in Verbindung mit ihrer dystonischen Entgleisung, einzelne Störungskomplexe und schließlich krankhafte Organveränderungen entstehen können. Mit anderen Worten: es sollte der Versuch unternommen werden, aus der Kenntnis der funktionellen Konstitution allmählich ein Bild über die vielfältigen Erscheinungen und Beziehungen während der prämorbiden Phase einer krankhaften Entwicklung zu erhalten. Weiterhin gestattet die Bedeutungsanalyse den Versuch Schlüsse auf die Hämodynamik und — in Anlehnung an die Vorstellungen von Fr. Kraus — auf die gesamte vegetative Dynamik zu ziehen. Aus diesen Bestrebungen haben sich dann allmählich die Diagnostik der dystonischen Entgleisung des individuellen Regulationsgefüges und die Objektivierung der einzelnen Erscheinungsformen der vegetativen Dystonie entwickelt.

Ich übergebe das Buch dem Leser nicht ohne den Hinweis, ihn auf die anfänglich großen Schwierigkeiten aufmerksam zu machen, die aus der Vielfalt der dystonischen Abwandlungsformen entstehen: erst das regulationsdiagnostisch geschulte Auge kann aus den mitunter verwischten und sich überschneidenden Erscheinungen das Gemeinsame immer wiederkehrender Beziehungen und Zusammenhänge erkennen. Wie die Erfahrung ergeben hat, gelingt es nach Einarbeiten in die Methode, das Wesen einer dystonischen Entgleisung ebenso wie das Wesen der funktionellen Konstitution festzustellen, das zum Verständnis eines Menschen als Persönlichkeit erforderlich ist.

Das Buch ist das Ergebnis jahrelanger, systematischer Arbeit, und seine Entstehung wäre ohne die Hilfe vieler Mitwirkender nicht möglich gewesen. Zunächst möchte ich meinen besonderen Dank den Herren der Geschäftsleitung der Osram-GmbH aussprechen, die in verständnisvoller und großzügiger Weise die Untersuchungsarbeiten gefördert haben. Ich übertrage diesen Dank auf alle meine Mitarbeiter der Osram-GmbH, besonders auf die des von mir geleiteten arbeitsmedizinischen Laboratoriums, die mir mit steter und unverdrossener Hilfe zur Seite standen.

Mein Dank gebührt ferner Frau L. Jessen, die mich als Lektorin bei der Durchsicht des Buches in hervorragender Weise unterstützt hat.

Gewidmet sei das Buch Herrn Professor Dr. L. R. Grote mit herzlichem Dank für die vielen Anregungen und Hinweise und als Zeichen einer glücklichen Wechselwirkung zwischen Lehrer und Schüler.

Berlin, im Mai 1959 *Harald M. Kunze*

Inhaltsübersicht

Die Regulationsdiagnostik

I. Allgemeine Gesichtspunkte

Während es auch heute noch relativ schwierig ist, mit Hilfe von Untersuchungen des Stoffwechsels *(Protoplasmadynamik)* oder der vegetativen Steuerung *(Neurodynamik, endokrine Dynamik)* den Zugang zu den individuellen Anpassungsformen zu finden, ist es relativ leicht über die Beobachtung des Stofftransportes *(Hämodynamik)* möglich. Die Untersuchung der Hämodynamik stand daher begreiflicherweise schon immer im Mittelpunkt der Diagnostik, weil hier „Funktionszweck und Natur der wirksamen Kräfte in einer für organische Vorgänge ungewöhnlichen Deutlichkeit hervortreten" (W. R. HESS). In früheren Zeiten wurde sie in Form der Pulsdiagnose durchgeführt, in der die alten Ärzte und heute auch noch die Ärzte der östlichen Welt (China, Indien) Meister sind. Diese nur auf Erfahrung und intuitives Erfassen aufgebaute Kunst wurde in den letzten 150 Jahren durch das mit dem wachsenden Einfluß der Naturwissenschaft aufkommende Bedürfnis, das Verhalten des Pulses messend zu objektivieren, verdrängt. Die Entwicklung beginnt mit E. H. WEBER, der den ersten Versuch unternahm, die Pulswelle zu analysieren (Entwicklung der Windkesseltheorie). Diese Theorie wurde danach von O. FRANK und seinen Schülern (BROEMSER und RANKE, HOCHREIN, WEZLER und BÖGER u. a.) weiterentwickelt und ausgebaut. Es entstanden die physikalischen Verfahren zur Bestimmung der Pulswellengeschwindigkeit, des Schlagvolumens, des peripheren Widerstandes und der Gefäßwandelastizität (des elastischen Widerstandes).

Neben dieser Entwicklung der bis vor wenigen Jahren nur in der experimentellen Physiologie gebrauchten Möglichkeiten wurde gleichzeitig eine Reihe von anderen Verfahren ausgebildet, die sich nicht mit der Pulswelle, sondern mit der Minutenleistung des Kreislaufes (Minutenvolumen) beschäftigten. Auf diesem Wege wurde — auf der Grundlage des FICKschen Prinzipes — die Kreislaufleistung gemessen. Die Grundlagen und die Methodik der Bestimmung des *Zeitvolumens* (KISCH) sind von GROLLMAN und BAUMANN zusammenfassend dargestellt worden.

Mit diesen Verfahren wurde es möglich, die Kreislaufleistung in relativ exakter Weise — wenigstens im Rahmen des Experimentes — festzustellen. In Zusammenhang mit den Arbeitsergebnissen über die Dynamik des Herzens (E. H. STARLING, H. STRAUB, W. R. HESS u. a.) bilden diese Forschungen die Grundlage für die Erkenntnis der Hämodynamik. Auf ihr konnte die Klinik aufbauen. Die hämodynamische Analyse am Krankenbett mit Hilfe der neu entwickelten Untersuchungsverfahren wurde schon in den zwanziger Jahren aufgenommen. Sie ist neben H. STRAUB mit Namen wie WENCKEBACH, FR. KRAUS, EPPINGER und einer Reihe anderer Forscher verbunden. In ihren Arbeiten wurde fast ausschließlich das Verhalten des Herzens untersucht. In den dreißiger Jahren wurde auch die Peripherie stärker in den Kreis des Betrachtens einbezogen. Die Arbeiten von LEWIS, KROGH, OTFR. MÜLLER, HAVLICEK u. a. ließen die Bedeutung des peripheren Kreislaufes immer stärker erkennen und zeigten, daß eine Beurteilung der Hämodynamik ohne Kenntnis der Verhältnisse im arteriellen, kapillaren und venösen Bereich, nur vom Herzen her, kaum möglich ist.

Das Ergebnis dieser Forschungen war eine grundsätzliche Wandlung der diagnostischen Betrachtung. Während früher nur das Herz im Mittelpunkt der Beobachtung stand, weitete sich der Blick nun vom Organ auf das gesamte Kreislaufgeschehen aus. Man ist heutzutage — gegenüber der Zeit vor einem halben Jahrhundert — zu einem Standpunkt gekommen, von dem aus auch die Veränderungen innerhalb der Hämodynamik nicht mehr als isoliertes Geschehen beurteilt werden. Die Hämodynamik ist nur zu verstehen, wenn man sie — als Mittel des Stofftransportes — in Zusammenhang mit dem Stoffumsatz, der Innervation und der inneren Sekretion betrachtet. Es ist der Regulationsgedanke, in dieser Form vielleicht zuerst von FR. KRAUS vom Standpunkt der klinischen Forschung ausgesprochen, der hinzutritt und schließlich eine Betrachtungsweise einleitet, in der das einzelne Organ aus der Gesamtschau beurteilt wird. Hierbei zeichnet sich schon ein neuer und doch so alter Gedanke ab: die regulativen Vorgänge nicht isoliert, aus ihrem Kreis herausgerissen, zu beurteilen, sondern aus ihren Beziehungen zum Gesamtbild des einzelnen Menschen. Neben FR. KRAUS wird dieser Weg von Namen wie v. BERGMANN, DURIG, HOCHREIN, SCHELLONG, L. R. GROTE u. a. gekennzeichnet.

Heute ist man dabei, diese Entwicklung zu vollenden. Man fragt mit Hilfe einer ausgefeilten Anamnese und — noch einen Schritt weiter — aus der Kenntnis der formenden Umweltreize nach dem Entwicklungsablauf einer Störung. Man fragt, unter welchen Umständen, unter welcher Wechselwirkung zwischen Mensch und Umwelt das individuelle Regulationsgefüge erhalten oder verbogen wird. Man hat allmählich gelernt, daß es nicht nur ein Infekt sein muß, der Störungen im Organismus veranlaßt, sondern daß zahlreiche Faktoren der Umwelt in jahrelangem *Schleifen* zur *Entgleisung* des geordneten, eutonischen Verhaltens führen können. Solche Faktoren können beispielsweise aus physischer oder psychischer Beanspruchung, aus dauernder Fehlernährung, aber auch aus dem bisher wenig beachteten Einfluß von dauerndem Mangel an physischer wie psychischer Bewegungsgröße hervorgehen. Aus der Entgleisung der geordneten Wechselwirkung zwischen Mensch und Umwelt entsteht schließlich das dystonisch *verbogene* Regulationsgefüge mit entsprechenden Erscheinungen im Verhalten der *Betriebsstücke*. Die Abweichung vom eutonischen Verhalten macht sich dann objektiv, letzten Endes auch subjektiv bemerkbar, und zwar in vielfarbigen Bildern und oft schon lange Zeit, bevor *Organveränderungen* im Sinne eines morbiden Geschehens aufgetreten sind. In dieser *prämorbiden Phase* ist daher die Kenntnis des Wechselwirkungsgeschehens zum Verständnis der dystonischen Erscheinungen notwendig.

Der eutonische Zustand des Regulationsgefüges und die dystonischen Entgleisungsformen lassen sich — wie die Beobachtungen lehren — am Betriebsstück *Hämodynamik* am besten erfassen. Die Leistung des Stofftransportes ist aber an die Leistungen des gesamten vegetativen Regulationsapparates, also an die des Stoffumsatzes, der Steuerung und an die Einflüsse gebunden, die aus der genotypischen Anlage und ihrer aus dem *chronophysiologischen* (L. R. GROTE) Ablauf hervorgehenden Geschichte entstanden sind. Die Notwendigkeit, den Zustand eines Menschen aus der *Ganzheit* des vegetativen Individualgeschehens zu beurteilen, hat in der wissenschaftlichen Medizin der neueren Zeit zuerst FR. KRAUS angestrebt. Er hat Vorgänger gehabt, die auf Grund empirischer Betrachtung eine *Ganzheitsdiagnose* herbeiführen wollten (KNEIPP, Wohlordnung im Menschen). Alle diese Bemühungen hatten aber erst Erfolg, als es der Forschung in den Jahren nach dem ersten Weltkrieg allmählich gelang, regulatorische Vorgänge in ihrer Bindung an die physikalischen Gesetzmäßigkeiten (Einfluß der Intensität einzelner Feldkräfte der Umwelt und des

Faktors Zeit) zu klären sowie die Kopplung der Betriebsstücke im Organismus zu erkennen. Es sei an W. R. Hess erinnert, der als erster die Beziehungen zwischen Funktionssystemen, z. B. die zwischen Kreislauf und Atmung, im Experiment dargestellt hat.

Damit befinden wir uns heute — im Gegensatz zu der Zeit noch um die Jahrhundertwende — in einer Epoche, in der die Klärung der *regulatorischen Beziehung* innerhalb des individuellen Regulationsgefüges, aber auch zu den Feldkräften der Umwelt immer mehr in den Mittelpunkt rückt. Damit ist aber eine Betrachtungsweise entstanden, die die Urteilsbildung aus verschiedenen Gründen schwierig gestaltet, und zwar ist es neben der Tatsache, daß die Zusammenhänge beim Entstehen der Erscheinungsformen oft nur durch direkte Beobachtungen während des Ablaufes einer Wechselwirkung festzustellen sind, noch die große Variabilität dieser Erscheinungsformen. Das gilt vor allem für diejenigen Arten der dystonischen Entgleisung, die lediglich aus der Kenntnis des täglichen Wechselwirkungsgeschehens zu ermitteln sind. Der Beobachter darf hierbei nicht nur den im Augenblick bestehenden Zustand beurteilen, sondern muß auch den *dynamischen Wert* einer Leistung in bezug auf den Faktor Zeit, ihr Wirken auf die organische Substanz, ihren Leistungsgrad usw. berücksichtigen. Diese und andere erschwerende Umstände erfordern Erfahrung, die der Untersucher nur durch intensives Analysieren zahlreicher Wechselwirkungsfälle und durch das Studium ihrer Umstände gewinnen kann, z. B. auch durch die Beobachtung der Wechselwirkung bei sich selbst und bei den Menschen seiner Umwelt.

Es ist unschwer zu erkennen, was hier gemeint ist: man darf — um das *Regulieren* eines Menschen innerhalb seiner Umwelt zu begreifen — die Erscheinungen nicht vom Standpunkt der heute eingebürgerten Normbegriffe beurteilen, sondern unter dem Gesichtspunkt der individuellen Anpassung und Leistung. Jeder gute Arzt versucht, den kranken Menschen aus seinen individuellen Verhältnissen zu verstehen und fragt nicht nur danach, was das einzelne Organ leistet. Er trachtet danach, eine Antwort auf die Frage zu finden, was ein Organ oder ein Funktionssystem im Rahmen der täglichen Wechselwirkungen seines Trägers zu leisten vermag, und welchen Anforderungen dieses Organ innerhalb der gegebenen psychosomatischen Umstände noch nachkommen kann. Der Gesichtspunkt, Organ und Funktion in ihrer Beziehung zur Innen- und Umwelt zu erkennen, ist das Ziel der Regulationsdiagnostik: in ihr wird die Frage nach der Krankheit nicht organbezogen, sondern persönlichkeitsbezogen beantwortet. Es sind u. a. folgende Problemstellungen zu klären: wie verhält sich das kranke Herz eines leptosomen, asthenischen, eines eurysomen, pyknischen, eines trainierten, eines untrainierten Menschen, und wie verhält es sich bei Personen mit verschiedener psychischer, z. B. zyklothymer oder schizothymer Konstitution, oder — wie L. R. Grote dargelegt hat — unter dem Gesichtspunkt der Sprangerschen Einteilung beim *theoretischen*, *ästhetischen*, *religiösen*, *praktischen* Menschen, beim Machtmenschen usw. Durch diese Fragestellung wird das kranke Organ aus seiner Isoliertheit herausgelöst; sein biologischer Wert kann in engstem Zusammenhang mit der Person des Trägers und dessen Wechselwirkungsumständen beurteilt werden. Regulationsdiagnostik bedeutet daher auch Klärung der formenden Beziehungen zwischen Mensch und Umwelt und die Beseitigung der Methode, eine Erkrankung als isoliertes Geschehen zu betrachten.

Die klinische Medizin bemüht sich in zunehmendem Maße seit Fr. Kraus, G. v. Bergmann u. a., diesem Denken Grundlagen zu geben. Das war zunächst nur auf Teilgebieten möglich und zielte fast ausschließlich auf die Kenntnis der Wechselwirkung zwischen Medikament und krankem Menschen hin. Erst als die formgebenden Einwirkungen anderer *Feldkräfte* in den letzten Jahrzehnten stärker hervortraten, wurden auch allgemeine Einflüsse auf den Menschen wie der Sport und die Arbeit in ihrer individuellen Wechselwirkung und ihren Folgen für den Organismus in die Betrachtung einbezogen. Es darf hervorgehoben werden, daß zur Erforschung solcher Einflüsse besonders die Beobachtung der Effekte allgemeintherapeutischer Maßnahmen (Hydrotherapie, Bestrahlung, Diätetik) beigetragen und die Kenntnis der individuellen Anpassung erweitert hat.

Aus der Untersuchung allgemeintherapeutischer Einflüsse gingen die ersten Methoden hervor, um die individuelle Wechselwirkung zu prüfen. Das gilt nicht nur für die vom Verfasser entwickelten Verfahren, in denen die allmählich ansteigende Wassertemperatur als *Feldkraft* angewendet wird, sondern auch für alle übrigen Methoden, in denen statische und dynamische Belastungen des individuellen Regulationsgefüges zur Klärung des Anpassungsbildes herangezogen werden. Auf diese Weise wurden die ersten Erfahrungen gesammelt; sie ergaben dann weiter, daß auch alle übrigen Einflüsse in die Beurteilung des gesamten Bildes einbezogen werden müssen. So ist es notwendig, durch eine ausführliche Anamnese jene — täglich wirkenden — Einflüsse zu erkennen, die maßgeblich den Menschen geformt haben (Ernährung, Bewegungsgröße, Strahlung, Klima usw.). Die Suche nach Merkmalen einer typischen Wechselwirkung zwischen bestimmten Erscheinungsformen des Menschen und den täglichen Einflüssen ergab schließlich hinweisende Symptome — Schleifstellen im vegetativen Erscheinungsbild und in der Anpassungsweise —, die sogar für das individuelle Handeln einzelner Menschengruppen als charakteristisch zu erkennen sind. Gleichzeitig wurde deutlich, welche Einflüsse das eutonische Gleichgewicht im Einzelfall erhalten und welche zur dystonischen Entgleisung führen. So zeigte sich z. B., daß die eutonische Leistung nur aufrechtzuerhalten ist, wenn dem mit einseitigen Einflüssen in Wechselwirkung stehenden Regulationsgefüge regelmäßig jenes qualitative und quantitative Optimum an Umweltreizen zugeführt wird, das der Eigenart der Individualität gerecht wird und ihre Entwicklung im Lebensablauf sichert (regulationsgerechte Wechselwirkung).

Die Möglichkeit, Wechselwirkungen an einer größeren Zahl von Menschen zu studieren, ist bei industrialisierter Arbeit besonders günstig. Die Menschen verschiedener Konstitution leisten unter gleichartigen Umweltbedingungen (Raum, Klima, Betriebsklima, Ernährung, körperliche Bewegung) eine gleichförmige Arbeit von bestimmter Anstrengungsgröße (gemessen im Akkord z. B.). Die *große Masse* ist dem Einfluß eines kontinuierlichen Mangels an Bewegungsreizen während ihrer Tagesarbeit (sitzende Tätigkeit, Bindung an den Arbeitsplatz) ausgesetzt und für längere Lebensperioden einer Einengung der körperlichen, aber auch der seelischen und geistigen Bewegungsbreite unterworfen. Mit solchen heute typischen Einflüssen, die also eine *Massenwirkung* darstellen, verbindet sich ein nahezu dauernder Verlust an natürlicher Umwelt, da der Mensch während seiner Arbeitsperiode kaum noch der freien Natur begegnet. Er braucht sich ihren wechselvollen Einflüssen nicht mehr anzupassen, weil er täglich einem reizschwachen *Raumklima* ausgesetzt ist. Diese eine größere Zahl von Menschen gleichzeitig treffenden Umstände schaffen sozusagen günstige, weil einheitliche Untersuchungsbedingungen und ermöglichen es, einen bestimmten Einfluß mit längerer Zeitwirkung auf das Regulationsverhalten zu verfolgen.

Die Untersuchungsmethoden, die in der Klinik oder in der Sprechstunde angewandt werden, sind nicht immer für die Beobachtung gesunder Menschen, wie etwa in einem Industriebetrieb, geeignet. Zumindest müssen die einzelnen Verfahren umgestellt und den besonderen Gegebenheiten des noch gesunden Menschen angepaßt werden (z. B. Untersuchung mit Belastung). Hierbei ergibt sich außerdem die Notwendigkeit, Methoden auszuwählen, die, ohne großen Zeitaufwand zu benötigen, die Eigenart der individuellen Regulationsleistung erkennen lassen. Die mit hohen Kosten und mit großen Anforderungen an Ausbildung und Zeitaufwand verbundenen Methoden, die zur Untersuchung der Hämodynamik in Klinik und Laboratorium gebraucht werden, z. B. die Methoden nach WEZLER-BÖGER bzw. BROEMSER-RANKE sind aus diesem Grunde, etwa als Kontrollverfahren, nur beschränkt brauchbar. Auch die große Abneigung der Menschen gegen Unbequemlichkeit und Belästigung spricht gegen den Gebrauch komplizierter, ihnen oft unverständlicher Methoden, so daß das außerhalb des Laboratoriums gewonnene Ergebnis selten das wirkliche Bild der regulatorischen Anpassung wiedergibt. Diese Erfahrung gibt etwa die wieder, welche auch KNIPPING und seine Mitarbeiter gemacht haben. Sie berichten, daß vor allem der psychische Einfluß (Angst, Erregung usw.) das Untersuchungsergebnis einer Prüfung der Kreislaufleistung erheblich beeinflussen kann. Auch daraus ergibt sich die Notwendigkeit, einfachere und weniger lästige Verfahren zu erproben und als Methode auszubauen. Die Praxis von rund 20 Jahren hat mittlerweile erwiesen, daß es mit Hilfe der einfachen Methoden durchaus möglich ist, die Vorgänge im individuellen Regulationsgefüge zu erkennen und aufzuklären. Man erlangt mit ihnen nicht nur ausreichenden Einblick in die Leistungslage des Organismus, sondern auch ein Bild von der individuellen Anpassungs- und Bewegungsform, und vermag diese danach wirklichkeitsgerecht zu beurteilen.

II. Die Wege und Mittel der Regulationsdiagnostik

Man hat schon seit längerer Zeit versucht, mit Hilfe von Blutdruck- und Pulsmessungen die Leistung des Herzens bzw. des Kreislaufes zu erkennen. Aber erst in den Jahren nach 1930 setzte sich der Gedanke, zunächst vereinzelt, später allgemeiner durch, auf diese Weise zu einer Aussage über die Kreislaufleistung zu gelangen. Wir können hier nicht auf die vielen einzelnen Versuche dieser Art eingehen. Es ist lediglich interessant festzustellen, daß die Blutdruck- und Pulsregistrierung, vor allem im Anschluß an den ersten Weltkrieg, in stärkerem Maße zur Beurteilung des Kreislaufverhaltens herangezogen wurden. Besonders förderlich waren hierfür die Untersuchungen VOLHARDS über die Nephritis, die den Wert der Blutdruckmessung auch für jede andere Krankheitsbeurteilung deutlich gemacht haben. Trotzdem war in den Arbeiten, die sich zusammenfassend über den Wert der Blutdruck- und Pulsregistrierung ausließen, der Tenor oft recht negativ, z. B. bei LEPEL, vor allem aber auf dem Kongreß für innere Medizin 1938.

Trotz der hier und in den Veröffentlichungen dargebrachten Einwände hat offensichtlich kein Kliniker auf die Blutdruck- und Pulsregistrierung verzichten können. Sie gehört nicht nur in der internen Klinik, sondern auch in der chirurgischen und anderen, zum täglich benutzten kleinen Rüstzeug. Über die Brauchbarkeit der Blutdruckmessung für die Klinik läßt sich daher kaum noch streiten.

Um so wichtiger war es, die Messung des Blutdrucks zu vereinheitlichen und Methoden zu entwickeln, um Blutdruck und Puls unter verschiedenen Gesichtspunkten bzw. unter Einwirkung eines bekannten Einflusses auf den Menschen zu beobachten.

Diese Richtung begann SCHELLONG schon um 1935 mit seinen Untersuchungen zu verfolgen, ebenso wurde sie — unabhängig von ihm — von GROTE und ROTHSCHUH eingeschlagen. Jedoch war nur der kranke Mensch Gegenstand der Untersuchungen, bei SCHELLONG zunächst der Zwischenhirn- und Hypophysengeschädigte, bei GROTE der herzkranke bzw. kreislaufkranke Mensch. Der Versuch, mit Hilfe von Blutdruck- und Pulsmessungen funktionelle, d. h. flüchtige Fehlleistungen des vegetativen Systems, besser des Regulationsgefüges, beim an sich *gesunden* Menschen zu erfassen, war zu dieser Zeit noch nicht unternommen worden. Die *Krankheit* als fest abzugrenzendes Geschehen war das Ziel der Diagnose, während die funktionelle Fehlleistung — außerhalb der klinischen Beobachtung stehend — kaum Gegenstand klinischer Erwägungen war. Die Verhältnisse lagen einseitig in dieser Richtung, obwohl FR. KRAUS und G. v. BERGMANN auf Grund von Beobachtungen während des ersten Weltkrieges die funktionelle Störung schon neben die gut abgrenzbare Krankheit eines Organs zu stellen begannen, und L. R. GROTE in Konsequenz aus solchen Erfahrungen die damals revolutionäre Forderung erhob, die *Krankheit* nicht nur als Veränderung eines Organs, sondern als Folge ganzheitsbezogener Veränderungen im gesamten Organismus zu betrachten.

Eine anschauliche Vorstellung über das Wesen der geänderten Funktion gab es damals nicht. Die von KRAUS, v. BERGMANN und GROTE geäußerten Anschauungen entbehrten noch der objektiven Grundlage. Es mangelte an Methoden, mit denen nicht nur gröbere, sondern auch feinere, sich nicht erst bei manifester Krankheit äußernde Fehlleistungen eingefangen werden konnten. Damit fehlte aber diesen Anschauungen noch das *Gewicht* gegen jenes Wissensgut, das durch die Zellularpathologie VIRCHOWS und die Erkenntnisse über die Entstehung von Infektionskrankheiten durch KOCH, BEHRING u. a. erbracht worden war. Der Begriff der *Frühschädigung* sowie der der prämorbiden Phase tauchte erst schemenhaft und kaum objektivierbar um 1935 auf.

Der Mangel an Methoden, mit deren Hilfe man solche Veränderungen der Funktion erfassen konnte, machte sich immer stärker bemerkbar. Er veranlaßte, daß in den Jahren nach dem ersten Weltkrieg immer wieder versucht wurde, Methoden zu finden, mit deren Hilfe funktionelle Vorgänge erfaßt werden konnten. Dem Zeitdenken gemäß handelt es sich bei diesen Bemühungen vorwiegend um Funktionsdiagnostik, die *organbezogen* war, z. B. der VOLHARDsche Wasserversuch, die Magensonde, der STAUB-TRAUGOTTsche Versuch u. a. Aus dem gleichen Denken entstanden zunächst die Methoden, durch Blutdruck und Puls die Herzfunktion bzw. die *Leistung* des Herzens festzuhalten.

Alle diese Versuche — im ganzen gesehen gegenüber früheren ein Fortschritt — konnten nur teilweise erfolgreich sein, da sie lediglich die Leistung eines Organs aufzuklären unternahmen. Das wurde am deutlichsten bei den sogenannten *Herzfunktionsprüfungen*, da hier mit Hilfe der Blutdruckmessung nicht allein der Aufwand an Herzmuskelkraft, sondern auch jene Kräfte gemessen wurden, die aus dem Wirken des peripheren Strömungswiderstandes und den elastischen Einflüssen hervorgehen. Die Entfaltung dieser Kräfte wird nicht nur vom Herzen als muskulärem Organ bestimmt, sondern auch von den Einflüssen, die — außerhalb des Organs liegend — im Gesamtorganismus wirksam sind (nervale und humorale Steuerung). Von ihrem Wirken hängt die Organleistung ebenso ab wie von der Leistungsfähigkeit der eigenen Organsubstanz. Diese Tatsache allein aber läßt erkennen, daß jede Funktionsdiagnostik nicht nur *organbezogen* sein darf, sondern daß auch die formenden und steuernden Kräfte außerhalb des Organs, z. B. Zwischenhirn-Hypophysen-System, Nebennieren usw. berücksichtigt werden müssen.

Den ersten Schritt, der von der Organbezogenheit einer Funktionsprüfung hinwegführte, hat FR. KRAUS vollzogen. Er untersuchte das vegetative Verhalten oder — besser gesagt — das Verhalten des *Regulationsgefüges* an der Bestimmung des Blutkalzium- und des Kaliumspiegels. Einen weiteren Schritt bildeten die Untersuchungen SCHELLONGS, der mit Hilfe des nach ihm benannten Testverfahrens die Steuerungseinflüsse des Hypophysenstammhirnsystems prüfen wollte. Er bewies mit seinem Verfahren, daß es *stammhirnlabile* und *stammhirnstabile* Menschen gibt. Das war — vom Standpunkt der Hämodynamik aus gesehen — eine wichtige Beobachtung, weil gerade sie die Abhängigkeit der Herz- und Kreislaufleistung von außerhalb des Herzens gelegenen Einflüssen hervorhob.

L. R. GROTE hat den Standpunkt, eine Diagnose nicht nur organbezogen, sondern im Hinblick auf die Ganzheit der Person zu stellen, schon 1922 gefordert. Aber erst 1934/35 wurde es möglich, den von ihm vertretenen Auffassungen durch objektivierende Methoden eine Grundlage zu geben. Gemeinsam mit ROTHSCHUH wurde die Regulationsprüfung des Kreislaufes entwickelt, und mit ihrer Hilfe gelang es, einige von GROTE schon aus klinischer Betrachtung erkannte Gesetzmäßigkeiten objektiv zu bestätigen (z. B. das Verhältnis von Blutdruck und Frequenzzuwachs). Aber erst die Untersuchungen, die vom Verfasser auf Anregung GROTES 1937 eingeleitet wurden, erbrachten den Beweis, daß die aus der klinischen Betrachtung gewonnene Ansicht vollkommen zutrifft, z. B. das Stufengesetz, das Verhalten der Hämodynamik bei ausreichender und bei ungenügender Leistung u. a. Darüber hinaus gelang aber mit der Methode der allmählichen Belastung nicht nur der Nachweis der Stufenentfaltung, sondern auch die Differenzierung der individuell verschiedenen Anpassungswege. Dieser Schritt war aus vielerlei Gründen wesentlich. Er ermöglichte nicht nur die Diagnose der *funktionellen Konstitution*, sondern er brachte auch Aufklärung über die Mittel und Wege, mit denen das individuelle Regulationsgefüge die Anpassung an irgendeine Anforderung durchführt. Damit war der Schritt, der schon lange gefordert wurde, getan: der Schritt in die *ganzheitsbezogene* Diagnose.

Sie war bei Beginn unserer Arbeiten über die Wirkweise der Allgemeintherapie noch ein Problem. Es mußte gelöst werden, um die Wirkungen der das Regulationsgefüge nur ganz allgemein beeinflussenden Therapieformen wie die Diätetik, die Wasseranwendung usw. zu erkennen. Mit Hilfe der von uns entwickelten Untersuchungsverfahren wurde es dann möglich, den Einfluß der Allgemeintherapie auf die Hämodynamik und — wegen ihrer Abhängigkeit vom Regulationsgefüge — auch den auf die anderen *Betriebsstücke* des Regulationsgefüges sichtbar zu machen. Damit war ein wesentlicher Schritt getan, um die individuelle Regulationsleistung zu objektivieren und das Verhalten der einzelnen Betriebsstücke sowie das der *Funktionssysteme* und ihrer Glieder, der Organe, zu differenzieren. Dieser Schritt in die von der *Ganzheit* ausgehende Diagnose gab zugleich die Richtung an, die von der Organdiagnose hinwegführte.

Die mit diesem Zeitlupenverfahren erzielten Befunde sind zunächst nicht mit den früheren Methoden, auch nicht mit denen von SCHELLONG und von GROTE-ROTHSCHUH, zu erreichen, weil sich die abrupte Belastung wie eine Zeitraffung auf die Regulationsvorgänge auswirkt. Die einzelnen Schaltstufen können nicht mit Sicherheit differenziert und daher nicht eindeutig beurteilt werden.

III. Regulationsbild und Anamnese

Der Vergleich der gewonnenen Regulationsbilder mit den Befunden aus den übrigen klinischen Untersuchungen (EKG, Röntgenuntersuchung, Blutchemie) sowie mit Anamnese und klinischem Befund ergänzt die funktionelle Diagnose und ermöglicht es, sie in die allgemeine klinische Diagnostik einzubauen.

Wir sind mit den Untersuchungsverfahren in der Lage, das Verhalten des einzelnen *während* einer Beanspruchung zu beobachten, es mit den Meßwerten und den Befunden aus den übrigen Verfahren, aus der Anamnese und dem Einzelbefund zu vergleichen und auf diese Weise ein abgerundetes Bild über die individuelle Dynamik (also nicht nur über das Ruhe-Nüchternverhalten) zu empfangen. Es ist damit ein Untersuchungsweg geschaffen worden, mit dessen Hilfe die funktionelle Situation vor und nach bestimmten therapeutischen, aber auch anderen Einflüssen untersucht werden kann. Ferner kann dieses Verfahren zur Differenzierung der Leistung des Organismus bei einzelnen Krankheiten herangezogen werden, und schließlich läßt es sich mit Erfolg anwenden, um die flüchtigen und sich nur funktionell äußernden Störungen im Regulationsgefüge einzufangen, wie sie innerhalb der prämorbiden Phase in Erscheinung treten. Die gestörte oder entgleiste Funktion konnte mit keinem anderen Verfahren bisher so deutlich sichtbar gemacht werden, wie mit der Untersuchung der Hämodynamik bei allmählich gesteigerter Belastung. Dadurch aber wurde diese einfache Methode auch von wesentlicher Bedeutung für die Untersuchung der individuellen Leistung. Sie wurde das Mittel, um die Grenze der ausreichenden Leistung, den Übergang in die Leistungsschwäche und ihre Ursachen zu erkennen, und damit das bis heute noch nicht übertroffene Verfahren zur Differentialdiagnose des Zustandes der Eutonie und der Dystonie des Regulationsgefüges.

Man untersucht mit dem *regulationsdiagnostischen* Verfahren in einem bestimmten Zeitpunkt des Lebens Entwicklungs- und Leistungsstand des individuellen Regulationsgefüges. Da die im Mittelpunkt stehende Hämodynamik als ein Teil des Regulationsgefüges zu betrachten ist, ergeben sich Einblicke in das Verhalten der gesamten Regulationsleistung, also der Protoplasmadynamik und der Neurodynamik. Darüber hinaus erfährt man den individuell verschiedenen Anteil von *intro- und extravertierender* Strömung bei Körperruhe und unter dem Einfluß einer Belastung. Diese Gegebenheiten werden hier schon erwähnt, weil gerade die Möglichkeit der diagnostischen Klärung Einblick in das Gesamtverhalten der individuellen Dynamik, in ihre Anpassungswege und die zu erwartende Leistung gibt. Außerdem lassen die Beziehungen beider *Strömungsgefälle* zueinander Rückschlüsse auf die Gestaltungswege und das Entstehen der einzelnen morphologischen Formen (einzelner Organe sowie des Körpers) erkennen. Das diagnostische Ergebnis spiegelt also die im Zeitpunkt vorhandene Bewegungs- und Leistungsform wider (individuelle Regulationsform).

Um die Beziehung zwischen den Testmethoden und der bisher üblichen klinischen Diagnostik herzustellen, muß außer auf die Anwendung dieser Methoden unbedingt auf die Erhebung einer genauen Anamnese Wert gelegt werden. Es genügt nicht, Krankheiten und augenblickliche Beschwerden festzustellen. Man muß über eine oberflächliche Anamnese hinausgehen und in eingehender Befragung die *Schleifstellen* im Regulationsgefüge ausfindig machen (Schleifstellenanamnese).

Wie die Erfahrung lehrt, erhält man damit oft schon Hinweise auf die Eigenart des Regulationsverhaltens, seiner Anpassungswege und seiner individuellen Leistungsgröße, da bestimmte subjektive Äußerungen und Eigenschaften in der Regel mit ihr gekoppelt sind. Hierbei müssen auch jene persönlichkeitsdifferenzierenden Erscheinungen beachtet werden, die das Wesen eines Menschen kennzeichnen. Zu ihnen sind seine Leistungsneigungen, Haltungseigentümlichkeiten und die Eigenart seiner Bewegungen zu rechnen, da sie ebenfalls persönlichkeitsdifferenzierenden Wert haben. Es muß ferner versucht werden, die gesamte Um- und Innenwelt anamnestisch zu erschließen um einen Überblick über Vergangenheit und Gegenwart, über Elternhaus und Erziehung, über die Einflüsse des Berufs und der täglichen Arbeit zu gewinnen. Auf diese Weise erhält man Kenntnis vom Umfang der Bewegungsantriebe, die täglich wirksam geworden sind, vom Ausmaß der Ruheeinflüsse (des Bewegungsmangels) und von allen im täglichen Gebrauch stehenden Wechselwirkungen. Neben diese Fragen treten die, welche für die eigentliche *vegetative Dynamik* kennzeichnend sind, wie die nach der Ernährung (Menge, Bevorzugung bestimmter Nahrungsstoffe, Kohlehydrat-, Fett- und Eiweißmenge, Vitaminquellen, Beziehung der Nahrungsmenge zur täglichen Bewegungsgröße usw.), ferner Fragen nach der Anzahl der Mahlzeiten, der morgendlichen Nahrungsaufnahme (z. B. ob der Betreffende sofort nach Beendigung der Schlafzeit aufnahmebereit ist oder erst einige Zeit Bewegung braucht, also Bewegungsabhängigkeit der Nahrungsaufnahme), Appetit (gleichmäßig, bewegungsabhängig, wechselnd, mäßig usw.), Abneigung gegen bestimmte Nahrungsstoffe, besonders gegen bestimmte Fette, schließlich die nach dem Stuhlgang (Zahl, Qualität, Farbe, Mühelosigkeit, Leibleere, Gasfüllung des Leibes usw.). An die Ernährungsanamnese schließt sich die Bewegungsanamnese an: Neigungen zu impulsivem Handeln, zu langsamer Bewegung oder zu Körperruhe (Sitzer oder Beweger), langsames oder schnelles Anlaufen bei einer Anforderung, Neigung zu Dauerleistung oder zum Sprint, Charakter der sportlichen Neigungen, Arbeitsneigungen, Hobbies usw. Diesen Fragen folgt die *Klimaanamnese*: Wetterempfindlichkeit (Wetterwechsel), Bevorzugung von kühler oder warmer Außentemperatur, Verträglichkeit von Hitze und Kälte, Erschlaffung, Lustlosigkeit, Müdigkeit oder Wohlbefinden, kalte Gliedmaßen. Ferner wird nach der Erwärmbarkeit bei Bewegung, bei Körperruhe (auch Neigung zu heißem Kopf und kalten Füßen) gefragt sowie nach dem Verhalten bei schweißtreibender Arbeit, bei Hitze und bei Erregung (Auftreten von *blassem* oder *rotem* Schwitzen). Eine weitere wichtige Feststellung ist die der Empfindlichkeit gegenüber Sonnenstrahlung (schnelle Rötung oder Bräunung, nur Rötung oder nur Bräunung, Rötungs- und Bräunungsgrade; Fehlen von Hautverfärbung, Auftreten von Störungssymptomen wie Kopfweh,

Schwindel, Benommenheit). Der *Klimaanamnese* folgt die *Schlaf- und Ruheanamnese*. Sie betrifft das Einschlafen, die Schlaftiefe, das Schlafbedürfnis; das Früh- oder Spätaufstehen, das langsame oder sofortige Erwachen (bei beginnender Helligkeit, bei geringen Störungen), die Eigenschaft *Tag-* oder *Nacht*mensch. Bei Frauen ist die Klärung des Menstruationsverhaltens von hinweisender Bedeutung. Fragen nur nach der Dauer und dem Intervall der Blutung genügen nicht, auch das Blutungsverhalten muß berücksichtigt werden, und zwar sind folgende Symptome zu beachten: Dauer und Stärke der Blutung, Menge des Blutabganges, zu Klumpen geronnenes oder flüssiges Blut, Schmerzhaftigheit der Menstruation und evtl. damit verbundene Kreislaufstörungen; Körperschwäche, Gesichtsblässe, Kopfschmerzen, verstärkte Müdigkeit, Schwindel, Bewußtseinsstörungen, Denkschwäche, Paraesthesien in den Fingern und Zehen, Neigung zu tetanischen Zuständen, das Auftreten von Fluor albus im Blutungsintervall usw.

Mit diesen und anderen, *das vegetative Dasein* erfassenden Fragen erhält man ein eindrucksvolles Bild über die Lebens- und Leistungssituation des Untersuchten. Beim Bestehen von Schleifstellensymptomen kann man nach einer solchen Anamnese darauf schließen, daß eine dystonische Entgleisung vorliegt, die dann nur noch durch die Regulationsprüfung zu bestätigen ist. Die Erfahrung zeigt, daß sich sowohl bei eutonischem Verhalten der einzelnen Regulationsformen als auch bei den einzelnen dystonischen Erscheinungsformen immer wieder gleichartige, nur intensitätsverschiedene Symptome feststellen lassen. Um die Befragung einheitlich durchzuführen, wurde ein Befragungsschema entwickelt, wie es im Beispiel wiedergegeben ist.

Name: ____________ geb. am: ____________ Beruf: ________ Datum: ______

____

____

____

Sonne: ______________________
Haut: ______________________
Sehen: ______________________
Gelbsucht: ______________________
Rheuma: ______________________
Herz: ______________________
Kreuz: ______________________
Kat. d. Luftw.: ______________________
Kopf: ______________________
Verdauung: ______________________
Stuhlgang: ______________________
Wasserl.: ______________________
Sport: (Bewegung überhaupt) ______________________
Zugempf.: ______________________
Wetterf.: ______________________
Schwitzen: ______________________
Schlaf: ______________________
Wärme: ______________________
Kälte: ______________________
Stehen: ______________________
Periode: ______________________
Schwangerschaft: ______________________
Fehlgeburt: ______________________

____

Befund: ______________________

____

____

____

Die klinische Untersuchung ist die Ergänzung der schon aus der Anamnese hervortretenden Eigenart und Leistungsform des Regulationsgefüges.

Sie wird am zweckmäßigsten mit der Feststellung der allgemeinen Merkmale der Konstitution begonnen: neben Gewicht und Körpergröße, Brustumfang, epigastrischer Winkel, Thoraxhaltung, abfallende oder gehobene Rippen, Verhalten der Bauchdecken (eingezogen oder vorgetrieben), Atmung (Brust-, Bauchatmung bevorzugt, paradoxe Atmung, z. B. beim Einatmen Brust heraus, Bauch eingezogen). Diesen Feststellungen folgt die Beschreibung der Haut (Farbe, Elastizität, Fettigkeit, licht- und wettergewöhnte oder entwöhnte Haut, Unterschied der Farbe zwischen Gesichtshaut und der des bedeckten Körpers), der Muskulatur (sehnig-trocken, mit langen Hebeln oder gedrungen-saftig, mit kurzen Hebeln, schwach oder kräftig profiliert, verfettet, schlaff, untrainiert — trainiert, der Körpergröße entsprechend oder nicht), des Unterhautfettgewebes, der Fettverteilung und des Fettansatzes (weich-pastös oder durchwachsenes Kernfett usw.), des Knochenbaues und -wuchses (starkknochig oder grazil, längenwachstumsbetont oder gedrungen und breitenwüchsig, leptosom, eurysom oder mesosom-ausgeglichen). Schließlich werden psychische Haltung und Eigenart (impulsiv oder zurückhaltend, intellekt- oder affektbetont, lebendig oder verhangen usw.) sowie der Kontakt mit der Umwelt, der Gesichtsausdruck und andere auffallende Erscheinungen festgestellt. Nach diesen allgemeinen, die Persönlichkeit kennzeichnenden Erhebungen folgt die Untersuchung der einzelnen Organe in der üblichen Reihenfolge (Kopf-, Mund- und Rachenorgane, Hals, Thorax, Leib, Zentralnervensystem und Gliedmaßen).

Dieses bei *gesunden* (eutonischen) sowie bei *dystonischen* und *kranken* Menschen in gleicher Weise notwendige Vorgehen wird durch Elektrokardiogramm, Röntgenuntersuchung, Blutchemie, Blutbild, Urinuntersuchung usw. ergänzt. Die Methoden haben nicht nur organdiagnostischen Wert, sondern aus der Fülle der Vergleichsuntersuchungen können bestimmte Beziehungen dieser Untersuchungsverfahren zum einzelnen Regulationsbild festgestellt werden. Ihre Ergebnisse werden sogar oft erst mit Kenntnis der vegetativen Haltung verständlich. Das gilt auch für den Laboratoriumsbefund, der seine Bedeutung erst aufdeckt, wenn er in Beziehung zum Regulationsverhalten gesetzt wird. So sind die Blutzuckerwerte, besonders im Staub-Traugott-Test (flache oder steile Kurve, Lage der Nüchternwerte usw.), der Cholesterin-, der Kalziumwert im Blut usw., aber auch das Verhalten des Hämoglobinwertes, der Erythrozyten-, der Leukozytenzahl und der Anteile der einzelnen Blutzellen (Links- oder Rechtsverschiebung im Differenzialblutbild) mit dem hämodynamischen Regulationsverhalten gekoppelt. Alle Untersuchungsergebnisse werden gewissermaßen als einzelne Bausteine in das Mosaik der regulationsdiagnostischen Analyse eingefügt, ergänzen es und erhalten durch ihre Beziehungen bzw. von dem Platz aus, den sie einnehmen, ihre Bedeutung für die *ganzheitsbezogene* Diagnose. Zugleich wird auf diese Weise die funktionelle Diagnose nach vielen Richtungen hin gesichert.

Es hat sich bei diesem Vorgehen als vorteilhaft erwiesen, den *nichtkranken* Menschen (also auch den dystonischen neben dem gesunden-eutonischen) möglichst unter Umweltbedingungen zu untersuchen, die seiner täglichen Tätigkeit entsprechen, z. B. durch geeignete Auswahl der hämodynamischen Testmethoden. Noch aufschlußreicher ist es, direkt am Arbeitsplatz zu testen, d. h. in fortlaufender Beobachtung Blutdruck, Puls, aber auch EKG und Blutchemie gewissermaßen als Arbeitstagesprofil zu untersuchen. Man erhält gegenüber dem *milieufernen* Untersuchen in der Klinik oft erstaunliche Ergebnisse, die tatsächlich die subjektiv geäußerten Erscheinungen auch als wirkliche, allerdings nur vorübergehende und daher funktionelle Veränderungen objektiv erkennen lassen. Dieses Vorgehen ist vor allem beim dystonischen Menschen wichtig, bei dem sich, wenn er seinem gewohnten Milieu entzogen ist, die Erscheinungen der Dystonie oft verlieren (subjektiv wie objektiv:

„gerade in der Sprechstunde sind sie verschwunden"). Im Gegensatz dazu steht der Mensch mit einer organisch manifesten Krankheit. Bei ihm sind die funktionellen Ausfälle oder die Symptome der dystonischen Funktion bei Körperruhe, unter Nüchternbedingungen sowie fern vom täglichen Getriebe in der Klinik und in der Sprechstunde festzustellen. Bei der Differenzierung von funktionellen Störungen müssen die eben erwähnten Gesichtspunkte berücksichtigt werden. Das geschieht heutzutage noch nicht in dem Maße, wie es erforderlich wäre. So erleben wir immer wieder, daß die klinische Untersuchung auch schwer dystonisch veränderte Menschen mit erheblicher Minderung der persönlichen Leistungsfähigkeit als *klinisch gesund* bezeichnet, weil organische Veränderungen sich nicht feststellen ließen. Gleichartige Resultate ergeben die vertrauensärztlichen Untersuchungen, die den dystonischen Menschen oft unrichtig beurteilen und einen Menschen *arbeitsfähig* schreiben, der sich im Zustand der prämorbiden Phase, der verringerten Leistungskraft befindet, und dessen Eingliederung in den Arbeitsablauf eines Büros oder Fabrikbetriebes nicht möglich ist. Es braucht kaum betont zu werden, welche schwierigen Lagen aus einer solchen Fehlbeurteilung des dystonischen Menschen erwachsen können, und welche Folgen sie für ihn, aber auch für seine Einstellung zu den Mitmenschen (u. a. Arzt, Arbeitgeber) haben muß (Mißtrauen usw.).

Daher sind auch bei Untersuchungen in der Klinik Belastungen zu Hilfe zu nehmen, die denen des täglichen Lebens entsprechen. Diese müssen ähnliche Empfindungen, Anspannungen, Ängste und Aufregungen auslösen, wie sie im Arbeitsmilieu oft unvermeidbar sind. Die Untersuchung mit allmählich gesteigerter Belastung (im ansteigenden Bade) hat sich auch hierbei allen übrigen Verfahren als überlegen erwiesen, nicht nur, weil die *Entfaltung* der Regulationsstufen zu erkennen ist, sondern auch, weil sich entsprechende Äquivalente innerhalb des subjektiven Empfindungsbildes einstellen und mit ihnen die vom Patienten geschilderten Störungskomplexe auftreten. Auf diesem Wege ist es möglich, nicht nur jede *Kreislaufstörung* zu analysieren, sondern sie auch — als Teil vom Ganzen — in ihrer Bedeutung für den Menschen und seine Leistung richtig zu würdigen. Es erschließt sich dann — aber nur dann — dem Untersucher das Wesen der vegetativen Dystonie. Sie wird in ihrer heute so viele Menschen bedrohenden Realität sichtbar, und es ist zu hoffen, daß die vielfach geäußerte Skepsis in ihrer Beurteilung immer mehr verschwindet.

IV. Kritisches zu den regulationsdiagnostischen Untersuchungswegen

Im Mittelpunkt der Regulationsdiagnostik stehen die Testmethoden, die mit Hilfe von Blutdruck- und Puls- (auch Atmungs-) Registrierung während verschiedener Körperzustände angewendet werden und ein Bild über die Eigenart des individuellen Anpassungsweges und der Leistungsgröße geben.

Die Bedeutung des einfachen Testverfahrens ist oft in Zweifel gezogen worden. Bevor wir daher auf die Untersuchungsergebnisse eingehen, müssen wir uns mit der Theorie und Praxis des Blutdruckes und seiner Messung auseinandersetzen.

Die Erfahrungen mit der Blutdruckmessung und mit jenen ersten Methoden, die sich der Blutdruckmessung zur Prüfung der *Herzleistung* bedienten, waren anfangs nicht sehr ermutigend. Abgesehen von technischen Mängeln der Geräte, wurde die Messung damals wie heute uneinheitlich durchgeführt und so konnte es vorkommen, daß verschiedene Untersucher am gleichen Objekt stärker voneinander abweichende Werte feststellten. Man war sich außerdem — und das war für die Beurteilung der einzelnen Befunde besonders entscheidend — nicht über die Bedeutung der gefundenen Zahlen einig. Es ist noch gar nicht solange her, daß viele Untersucher nur den systolischen Druck gemessen haben, während sie die Messung des diastolischen Druckes als wertlos bezeichneten. Man war allgemein der Ansicht, daß die *Herzleistung* allein mit Hilfe des systolischenDruckes beurteilt werden könne, während der diastolische Wert überflüssig sei.

Diesen Standpunkt vertraten z. B. SPOHR und LAMPERT. Ihnen gelang es trotz dieser Auffassung wohl als ersten, durch die Messung des systolischen Druckes und des Pulses vor und nach einer Belastung bestimmte, auch heute noch gültige Feststellungen zu treffen. Eine Analyse ihrer Ergebnisse war aber nicht möglich, weil sie die Bedeutung des diastolischen Druckes unterschätzt hatten. Erst unter dem Einfluß VOLHARDS und seiner Arbeiten über das Verhalten des Blutdruckes bei entzündlichen Nierenerkrankungen begann man, auch dem diastolischen Druck in zunehmendem Maße mehr Aufmerksamkeit zu schenken (1930). Immerhin galt damals und auch noch später (siehe die Äußerungen einzelner Sprecher auf dem Internistenkongreß 1938) die Feststellung von DURIG, daß „wohl kaum auf einem Gebiete der Medizin eine solche Summe von Vorurteilen herrscht, die nicht durch wissenschaftliche Tatsachen gestützt sind, wie bei der Bewertung des Blutdruckes". Das gilt zweifellos in gewissem Umfange auch heute noch, besonders im Hinblick auf die Kenntnis des diastolischen Druckes. Obwohl gegenwärtig kein Kliniker ohne Blutdruckmessung einen Kreislauf beurteilen würde, wird doch immer wieder, besonders von Seite des Physiologen, auf die Unexaktheit einer Analyse der Hämodynamik aus Blutdruck- und Pulskenntnis hingewiesen. Es sind vor allem WEZLER und BÖGER, die in ihrem Urteil u. E. zu weit gegangen sind, indem sie den Wert der *einfachen* Verfahren unterschätzen, und den von der FRANKschen Schule entwickelten Methoden der *physikalischen* Schlagvolumenbestimmung eine allzu große Bedeutung zusprechen. Sie werden von diesen Untersuchern als *exakt messende* Verfahren bezeichnet, während O. FRANK ihre Ergebnisse noch als *Schätzung* bewertet.

Nach der Ansicht von WEZLER und BÖGER wird bei der Blutdruckmessung der elastische Widerstand nicht genügend berücksichtigt. Diese Tatsache würde die richtige Beurteilung der Kreislaufleistung aus dem Verhalten des Blutdruckes verhindern. Sie lehnen deshalb auch jene älteren Versuche ab, das Fördervolumen des Herzens etwa nach der Formel von LILJESTRAND und ZANDER zu bestimmen. Natürlich ist nicht zu bezweifeln, daß den einfachen Verfahren Fehlerquellen anhaften, und daß man mit Hilfe der physikalischen Methoden zu exakteren Angaben, insbesondere über den Anteil der einzelnen Kreislauffaktoren an der Hämodynamik gelangen kann. Der Kliniker wie der Arzt in der täglichen Praxis kann nicht auf die einfachen Verfahren verzichten. Die Schwierigkeit, die physikalischen Verfahren an jedem Ort und unter allen Umständen, z. B. während einer Beanspruchung, anzuwenden, ist zu groß, um sie als allgemeingebräuchliche Methode verwenden zu können. Darüber hinaus geben die Untersuchungsergebnisse, wie die vergleichenden Arbeiten von DEPPE und WETTERER, zwei Schüler von BROEMSER, gezeigt haben, auch nicht die genaue Größenordnung der individuellen Hämodynamik wieder. Die beiden Untersucher fanden so große Abweichungen der Ergebnisse der drei physikalischen Methoden untereinander (O. FRANK, BROEMSER-RANKE und WEZLER-BÖGER) sowie gegenüber dem Ergebnis der blutigen Messung, daß auch diesen Verfahren nicht jene Meßgenauigkeit zugesprochen werden kann, die man von ihnen erwartet.

Auf Grund der Feststellungen von WETTERER und DEPPE ist die Frage berechtigt, ob die physikalischen Methoden das halten, was man sich von ihnen versprochen hat, besonders, wenn man nicht nur bei Körperruhe, sondern während einer Belastung untersucht. WETTERER und DEPPE heben hervor, daß sich die bei Körperruhe gefundenen Abweichungen bei raschen und quantitativ erheblichen Zustandsänderungen des Kreislaufes zu so großen Fehlern auswachsen müssen, daß die Ergebnisse nicht mehr als Maßstab für das wirkliche Strömungsverhalten angesehen werden können. Bedenkt man weiter, daß diese Abweichungen nicht allein aus den Unterschieden in der Berechnung (verschiedene Formeln) entstehen, sondern daß in ihnen Unsicherheitsfaktoren enthalten sind wie auskultatorisch gemessener Blutdruck und der immer wieder nur annäherungsweise bestimmbare Aortendurchmesser, so werden die Schwierigkeiten noch deutlicher. Die den einfachen Verfahren anhaftenden Fehlermöglichkeiten — hier ausschaltbar durch die wiederholte Messung — müssen sich in gewissem Umfange auch in den Berechnungsformeln äußern. Diese können aber ebenfalls nur einen ungenauen Meßbefund ergeben, zu dem noch oft große Schwierigkeiten bei der Durchführung der Messung mit den physikalischen Verfahren treten, wenn diese serienmäßig angewendet werden sollen. Im Einzelfall und unter den günstigen Bedingungen des Laboratoriums an Menschen ausgeführt, denen das Verfahren bekannt ist, werden die Schwierigkeiten geringer. Jedem Kenner der Methoden sind diese geläufig, wie z. B. der Zeitaufwand bei Messung der Pulswellengeschwindigkeit und die Unbequemlichkeiten, die bei Messung unter Belastung entstehen. Aus diesen Gründen verhalten sich die Versuchspersonen dem Vorgehen gegenüber oft ablehnend und zeigen eine Erregung, die das Endergebnis entstellt. Die Bedeutung gerade dieses Punktes haben schon KNIPPING und seine Mitarbeiter hervorgehoben. Weitere Schwierigkeiten für die Messung der Pulswellengeschwindigkeit ergeben sich aus dem individuell verschiedenen Gefäßverlauf, der das Anbringen der Registrierkapseln erschwert (besonders bei Reihenuntersuchungen, Anwendung bei Frauen usw.). Wie diese aus der Praxis gewonnenen Erfahrungen erkennen lassen, ist der Gebrauch der komplizierteren Untersuchungsverfahren und ihr Ergebnis recht zweifelhaft. Man wird auch nicht durch die Untersuchungen von WEZLER und THAUER vom Gegenteil überzeugt: auch diese werden unter Bedingungen durchgeführt, die in der Serienpraxis nicht zu schaffen sind.

Man sieht, daß es eine Reihe von Gründen gibt, um mit Hilfe einfacher Methoden eine Beurteilung der Kreislaufleistung anzustreben. In dieser Ansicht wird man noch bestärkt, wenn man sich die schon in den Äußerungen DURIGS wiedergegebene Sachlage vergegenwärtigt. Sie besteht zum Teil auch heute noch und ist dadurch gekennzeichnet, daß es — man verzeihe diese ketzerische Äußerung — unter den Kritikern leider auch viele gibt, die sich nur auf Grund einer vorgefaßten Meinung, aber ohne eigene Meßerfahrung zu der Sache äußern. Es mangelt ihren Darlegungen oft an sachlicher Kenntnis der Beziehungen, die während einer Beobachtung der Blutdruck- und Pulswerte unter Belastung entstehen, auf die BROEMSER und RANKE in ihren Arbeiten bereits hingewiesen haben. Es liegt außerdem eine Reihe von Befunden aus experimentellen Untersuchungen vor, aus denen sich auch in bezug auf das Ergebnis der einfachen Verfahren Beurteilungsmöglichkeiten ableiten lassen. Obwohl immer wieder und oft in unkritischer Weise Ansichten über den Wert einer Kreislauf- und Herzbeurteilung mit Hilfe von Blutdruck- und Pulsmessung geäußert werden, kann heute kein Arzt in der Klinik oder in der täglichen Praxis auf die Blutdruckmessung bzw. auf den Gebrauch der *einfachen* Funktionsprüfungen verzichten. Ruheblutdruckmessungen gehören ebenso wie die Feststellung von Körpertemperatur, Puls- und Atemfrequenz usw. zu den täglichen Überwachungsmaßnahmen bei schwerer Krankheit. Nach dem Kriege hat sich mehr und mehr die Kreislauffunktionsprüfung als Standarduntersuchung eingebürgert. Sie wird heute allgemein als *der Schellong* bezeichnet, obwohl das von SCHELLONG entwickelte Verfahren zunächst nicht im Hinblick auf die Untersuchung der Kreislaufleistung entstanden ist. Bekanntlich wurde die Methode hierfür zuerst von GROTE und ROTHSCHUH um 1937 entwickelt (sogenannter Kurztest bei schroffer Belastung) und wenig später das auf Anregung von GROTE entwickelte Verfahren bei allmählicher Belastung durch KUNZE ausgebaut (Zeitraffertest = Kurztest; Zeitlupentest = Test bei allmählicher Belastung). Beide Verfahren wurden im Laufe der Jahre zur Vollkommenheit ausgebildet, so daß sie heute in der hier beschriebenen Anwendung ausreichen, um sich einen Überblick über die Leistung und die Anpassungsweise des Kreislaufes zu verschaffen.

Die Zeitlupenbetrachtung ermöglichte Einsichten in die Vorgänge der regulatorischen Anpassung, die mit dem Kurztest ebensowenig wie mit dem von SCHELLONG entwickelten Verfahren festgehalten werden können. Aus der Erkenntnis der Stufenvorgänge aber war es möglich, die Zeitrafferteste und auch den allein auf SCHELLONG zurückgehenden *Stehversuch* auszubauen, und ihnen eine Grundlage zu geben. Auf diese Weise wurde es möglich — Folge systematischer Vergleichsuntersuchungen —, die Testverfahren regelrecht anzuwenden und ihre Befunde zu vergleichen. Es war allerdings notwendig, Kurztest und Stehversuch in wesentlichen Punkten in bezug auf Durchführung und Auswertung zu ergänzen und zu erweitern, z. B. hinsichtlich der Belastungsgröße im Kurztest und Stehversuch, der Beobachtung der Erholungsphase und der Einbeziehung der Atmung.

Die Erfahrungen von 20 Jahren haben die Richtigkeit des Weges bestätigt. Es ist daher möglich, die im weiteren näher zu beschreibenden Untersuchungsverfahren, die Kristallisationsprodukte jahrelanger Beobachtung sind, zu empfehlen. Es wird mit dieser Empfehlung angestrebt, auch einen Mangel zu beseitigen, der sich für die Beurteilung der einfachen Verfahren als nachteilig erwies: nämlich die von jedem Untersucher verschieden ausgeführte Testung, die es verhindert, daß vergleichbare und damit allgemein verwertbare Beobachtungsergebnisse zustande kommen.

Trotz der noch allgemein zutage tretenden Mängel haben sich die *einfachen* Verfahren immer mehr durchgesetzt. Das zeigen zahlreiche Arbeiten, die das eine oder andere nachgeprüft und in seinem Wert bestätigt haben, z. B. von SEMADENI, HOLTZER, ICKERT, STURM, BRÜNGER, WACHTER, REINDELL und seinen Mitarbeitern u. a. m. Auch das Urteil von H. REIN ist im Hinblick auf den Wert der häufig wiederholten Blutdruckmessung wichtig. REIN sagt in seinem Lehrbuch der Physiologie, daß die unblutige Messung des Blutdruckes wichtige Einblicke in das Verhalten des Kreislaufes vermittelt. REIN betont weiter, daß bei richtiger Messung an der A. brachialis des Gesunden Werte gefunden werden, die weitgehend denen einer blutigen Messung entsprechen (systolischer Druck bei 100 bis 140 mm Hg, diastolischer bei 60 bis 80 mm Hg).

V. Die Fehler bei der Blutdruckmessung

Es ist nach dem Gesagten wohl kaum am Wert der Blutdruckmessung zu zweifeln. Die Mängel sind, wie man häufig beobachten kann, keineswegs auf die Methode zurückzuführen. Sie entstehen in erster Linie aus der fehlerhaften und uneinheitlichen Messung, der ungenügenden Kenntnis dessen, was mit dem systolischen und diastolischen Druck gemessen wird, aus den Beziehungen dieser beiden sowohl untereinander als auch zum Puls und zur Atmung und aus der Art der Bewertung des Untersuchungsergebnisses. Diese Mängel gilt es zunächst auszuschalten.

Beginnen wir mit der Verschiedenartigkeit der Messungen. Hierbei stößt man auf eine wesentliche Ursache uneinheitlicher Meßergebnisse: das Fehlen geeichter Geräte. Wie Prüfungen der Blutdruckapparate durch das Eichamt der Physikalisch-Technischen Bundesanstalt (von DR. WIEGAND) ergeben haben, genügen viele Geräte nicht den Anforderungen, weil sie erhebliche Abweichungen von genormten Apparaten aufweisen. Es fehlen leider entsprechende Vorschriften, die eine regelmäßige Eichung der Blutdruckapparate ebenso wie bei anderen Meßgeräten fordern. Jeder Untersucher sollte daher, im Hinblick auf die Erfahrungen der Physikalisch-Technischen Bundesanstalt, das von ihm gebrauchte Gerät von Zeit zu Zeit auf seine Meßgenauigkeit prüfen lassen. Es sei bei dieser Gelegenheit darauf hingewiesen, daß von einer solchen Eichung auch nicht die neuen Geräte, mit deren Hilfe die Messung automatisch erfolgt (z. B. Infratonmessung nach

BOUCKE-BRECHT), ausgenommen werden dürfen. Auch diese müssen wie jedes Meßgerät von Zeit zu Zeit auf ihre Genauigkeit geprüft werden, um Meßdifferenzen auszuschalten.

Weitere Fehler entstehen aus der ungleichartigen Handhabung der Blutdruckmessung. Hierbei handelt es sich nicht nur um Fehler, die aus der verschiedenen Ablesung des systolischen und diastolischen Druckes hervorgehen. Sie treten auch dadurch auf, daß die Messungen vom gleichen Untersucher nicht mit der bei jeder Untersuchung notwendigen Geduld und Gleichmäßigkeit ausgeführt werden. Es ist zweifellos erforderlich, daß man sich die Technik des richtigen Messens des Blutdruckes ebenso aneignen muß wie etwa die Puls- und Atemzählung. Ebenso müssen die Werte mit der gleichen Sorgfalt abgelesen werden, wie das auch in anderen Meßverfahren, z. B. bei Gewichtsbestimmungen, üblich ist. Um eine ausreichende Genauigkeit zu erzielen, muß die Ablesung stets bei einer möglichst gleichen Geschwindigkeit beim Ändern des Manschettendruckes erfolgen. Es muß außerdem darauf geachtet werden, daß die Auskultation immer an jener Stelle der Ellenbeuge vorgenommen wird, an der die Gefäßgeräusche am stärksten hörbar werden. Die geeignete Meßstelle ist durch einige Messungen (gewissermaßen im Vorversuch) ausfindig zu machen. Die Messungen müssen stets in der gleichen Weise, entweder bei steigendem oder bei fallendem Manschettendruck erfolgen, weil sonst deutliche Unterschiede im Meßergebnis gefunden werden (um 5 bis 10 mm Hg). Im übrigen sollte man sich bei der Bedeutung der Blutdruckmessung darüber einig werden, in welchem Zeitpunkt abzulesen ist. So entstehen verschiedene Ergebnisse, wenn der eine Untersucher den systolischen Druck an der oberen Hörbarkeitsgrenze, der andere im Augenblick der größten Lautstärke abliest. Ähnliche Differenzen entstehen auch bei der Messung des diastolischen Druckes, der einmal im Zeitpunkt des sogenannten Schallwechsels, ein andermal in dem des Verschwindens der Geräusche abgelesen wird. Zum Erreichen vergleichbarer Ergebnisse sollte man sich streng an bestimmte Regeln halten, vielleicht auf der Grundlage der Empfehlungen von H. REIN, die er in seinem Lehrbuch für Physiologie gibt. REIN schlägt vor, die Druckwerte einmal bei steigendem und einmal bei fallendem Druck in der Manschette zu bestimmen. Wir wenden dieses Verfahren seit Jahren an und lesen hierbei an der obersten und untersten Hörbarkeitsgrenze ab. Als Meßwert wird das Mittel aus beiden Messungen angegeben, sofern diese stärker auseinanderliegen. Auf diesem Wege lassen sich bei gleichzeitig ausgeführten Vergleichsmessungen durch zwei Untersucher einheitliche Ergebnisse erzielen. Die Erfahrungen mit dem *Zeitlupentest* haben überdies ergeben, daß die Unterschiede in der Lautstärke der Pulsationen in der Regel nur bei Körperruhe nachweisbar sind. Sie verschwinden mit zunehmender Belastung. Die Pulsationsgeräusche treten dann am systolischen Punkt sofort lautstark auf; am diastolischen verschwinden sie plötzlich nach unverminderter Lautstärke, wenn sie nicht bis zum Nullpunkt durchzuhören sind.

Den zuerst von KOROTKOFF beschriebenen Geräuschunterschieden bei der Auskultation des Blutdruckes wurde in der Vergangenheit große Bedeutung beigemessen. Bei der Messung des Ruhedruckes (also bei geringer Belastung) lassen sich oft vier Phasen der Lautstärke unterscheiden. Sie wurden nach KOROTKOFF, der sie — wie gesagt — als erster beschrieb, die vier KOROTKOFFschen Phasen genannt. KOROTKOFF mißt — ebenso wie oben vorgeschlagen — den systolischen Druck am Anfang der 1. Phase, d. i. beim Auftreten der ersten Auskultationsgeräusche an der oberen Hörbarkeitsgrenze. Den diastolischen Druck liest er am Ende der 4. Phase ab, d. i. jener Zeitpunkt, in welchem das Pulsationsgeräusch gerade verschwindet. Während hinsichtlich der Bestimmung des systolischen Druckes kaum Differenzen aufgetreten sind, gehen die Meinungen über die des diastolischen immer noch auseinander. Vor allem auf Grund von Erwägungen von v. RECKLINGHAUSEN wird vielfach an der Messung am Übergang von der 3. zur 4. Phase festgehalten. Es ist hier nicht möglich, auf die dieser Auffassung zugrunde liegende Theorie einzugehen; es sei nur hervorgehoben, daß diese, sofern sie zutrifft, nur für die Messung bei Körperruhe gilt. Auf Grund der Erfahrung im Belastungsversuch haben wir uns dem ursprünglichen Vorschlag von KOROTKOFF angeschlossen und damit Ergebnisse erzielt, die mit den automatisch gemessenen Werten mit Hilfe der BOUCKE-BRECHT-Apparatur im diastolischen wie im systolischen Verhalten im wesentlichen übereinstimmen, und zwar sowohl bei Körperruhe als auch nach Belastung. Es sei hinzugefügt, daß das Korotkoffsche Vorgehen auch deshalb gebilligt werden kann, weil die in mm Hg ausgedrückten Differenzen zwischen Lautstärkeumschlagpunkt (Grenze 3./4. Phase) und Ende der 4. Phase selten mehr als 5 mm Hg betragen. Sie sind daher — vor allem im Hinblick auf den Wert einer einzelnen Ruhemessung — bedeutungslos und liegen im übrigen innerhalb der erlaubten Fehlergrenzen (siehe Beglaubigungsordnung für Druckanzeiger der Blutdruckmeßgeräte vom 28. 3. 1952, § 10). Bei solchem Vorgehen treten auch die Traube-Heringschen Wellen, besonders bei Bestehen höherer elastischer Widerstände, deutlicher hervor als bei dem Vorgehen nach v. Recklinghausen.

Es sind noch einige weitere Gesichtspunkte zu beachten. Man kann bei der Beurteilung des Blutdruckwertes nicht oft genug darauf hinweisen, daß die vielfach geübte einmalige Messung im Sitzen oder Liegen als Angabe für den Ruhedruck oder als Maßstab für die dauernde Blutdruckhöhe nicht genügt. Eine Einzelmessung — auch zu verschiedenen Tageszeiten vorgenommen — ergibt meistens keine ausreichende Beurteilungsgrundlage bei Bestehen einer Hypertonie. Zumindest ist bei dem Verdacht auf einen Hochdruck ein *Tagesprofil* (zusammen mit Puls- und Atmungsregistrierung) bei Körperruhe am liegenden Patienten auszufertigen, um eine Beurteilung der Blutdrucklage und damit eine solche der von Herz und arteriellem System geforderten Leistung (bei minimaler Beanspruchung) zu ermöglichen. Wenn es sich nicht gerade um einen *fixierten* Hochdruck handelt, wird man dann oft ein Absinken der gesamten Druckamplitude bis in den *nomotonen* Bereich feststellen. Hier und in allen anderen Fällen ermöglicht nun vor allem der *Zeitlupentest* eine klare Beurteilung. Er ermöglicht unabhängig vom Willen der Versuchsperson die genaue Differenzierung der Leistungsgrenze, des Verhaltens bei verschiedenen Belastungsstufen, der Anpassung an diese sowie der vorhandenen Leistungsgröße.

Diese während der zunehmenden Belastung im Bade zu treffenden Feststellungen sind nur mit diesem Test möglich, nicht aber mit dem Zeitraffertest, der Methode mit abrupter Belastung oder dem Stehversuch, der ausschließlich die statische Leistungskraft prüft. Die Beobachtungen im Zeitlupentest erweisen, daß die Eigenschaften des Regulationsgefüges dann sichtbar werden, wenn man bis zur Leistungsgrenze belastet. Nur im Falle, daß die Belastung groß genug ist, entfalten sich die in der täglichen Wirklichkeit gebrauchten Anpassungswege des Organismus und entwickeln einen Eindruck vom subjektiven Verhalten des Untersuchten bei der ihm möglichen Höchstanspannung (Regulationsstufenentfaltung und subjektives Anstrengungsbild).

Diese Erfahrungen haben gezeigt, daß die Belastung im Test die individuelle Leistungsfähigkeit ausschöpfen muß. Dann gelingt es auch, mit allen Tests das Regulationsgefüge vollkommen zu entfalten. Aus diesem Grunde sollte man davon abgehen, eine bestimmte Belastung vorzuschreiben, z. B. 10 Kniebeugen als Beanspruchung. Abgesehen davon, daß diese Belastung meistens zu gering ist, sollte man sie so wählen, daß wirklich ein Bild über die Leistungsfähigkeit und Anpassungsform des Kreislaufes entsteht. Das ist auch bei Anwendung des Zeitraffertestes sowie beim Stehversuch notwendig. Die von Schellong vorgeschriebene Stehzeit von 5 Minuten ist nur unter ganz besonderen Umständen ausreichend, z. B. bei Menschen mit ausgeprägter Stammhirnlabilität oder Veränderungen in der Hypophysenvorderlappenfunktion. Diese Zeit genügt nicht, wenn es sich darum handelt, die zahlreichen statischen Schwächezustände bestimmter Dystonieformen nachzuweisen. Es hat sich gezeigt, daß im Stehversuch eine Belastungszeit von mindestens 20 Minuten Stehen erforderlich ist, von dem Zeitpunkt an gerechnet, in dem die sogenannte Aufstehzacke (Ickert) abgeklungen ist (innerhalb der ersten 5 bis 6 Minuten nach dem Aufstehen). Im *Zeitraffertest* (Test mit abrupter Belastung) sind meistens 30 Kniebeugen erforderlich, die innerhalb von 50 bis 55 Sekunden von mäßig trainierten Menschen ausgeführt werden müssen. Beim trainierten Menschen muß die Belastung entsprechend höher sein; 40 oder 50 Kniebeugen werden von sehr leistungsfähigen Menschen in einer Zeit von 50 bis 55 Sekunden ausgeführt. Diese Voraussetzungen bei der Prüfung der *dynamischen* und der *statischen* Leistung müssen vom Untersucher beachtet werden, wenn ein ausreichend verwertbares Bild entstehen soll. Er muß sich daher vor dem Test ungefähr über die Belastungsgröße (dynamisch oder statisch) z. B. aus der Anamnese klar geworden sein. Die Bedingungen sind nur im dynamischen Kurztest und im Stehversuch zu beachten; bei dem Verfahren im ansteigenden Bade brauchen sie — wie schon erklärt — nicht berücksichtigt zu werden.

Schließlich sei noch darauf hingewiesen, daß die Untersuchung unter gleichen Bedingungen durchgeführt werden muß. Das ist für die Bestimmung der Ruhewerte (der Ausgangswerte) besonders wichtig. Wirkliche Ruhewerte können nur bei Messung von Blutdruck, Puls und Atmung am liegenden Körper gefunden werden. Bei der Untersuchung im *Zeitlupentest* versteht sich das von selbst; bei der im Kurztest ebenso wie im Stehversuch werden dagegen Blutdruck und Puls oft im Sitzen gemessen. Solche Werte geben aber nicht die Ausgangslage wieder, sondern bedeuten eine gewisse Belastung, auf die individuell verschieden reagiert wird. Die Befunde sind dann nicht eindeutig verwertbar. Vergleichbare Werte — besonders im Hinblick auf die Berechnung des *Leistungsintegrales* — erhält man nur bei Messung in der wirklichen Lage der Körperruhe — also an der liegenden Versuchsperson —. Sie ist deshalb als Bedingung zu fordern. — Eine weitere Bedingung, um vergleichbare Ergebnisse zu erhalten, ist die bekannte Tatsache, daß die Werte für Blutdruck und Puls im Tagesablauf wechseln. Die Ausgangslage von Blutdruck und Puls ist nur dann mit den Werten bei Körperruhe identisch, wenn die Tagestätigkeit noch nicht angelaufen ist, bzw. wenn die Versuchsperson völlig ausgeruht ist. Das ist aber, wie bei jeder Untersuchung unter Grundumsatzbedingungen, nur in den Morgenstunden der Fall. Da man diese Bedingungen in der täglichen Praxis aber kaum einhalten kann, muß gefordert werden, daß erst dann untersucht wird, nachdem die Versuchsperson einige Zeit liegend geruht hat. Auch diese Bedingung hat nur für den Kurztest und den Stehversuch Geltung; für die Untersuchung im ansteigenden Bade hat sie kaum Bedeutung.

Man muß sich aber stets bewußt sein, daß auch diese Werte nur die relative Ausgangslage wiedergeben. Das gilt vor allem für die Untersuchung von unruhigen und labilen Patienten, wie sie gewisse Gruppen von Dystonie zeigen, aber auch für solche, die vor der Untersuchung lebhaft tätig waren (z. B. bei Menschen, die während ihrer Arbeitszeit untersucht werden). Es ist nicht nur hinsichtlich der Ausgangswerte wichtig, diese Bedingung zu beachten, sondern auch im Hinblick auf die Berechnung der Leistungsgröße und Anpassungsform des Regulationsgefüges während bzw. nach einer Belastung. Zweckmäßig ist es deshalb, bei allen Untersuchungen auch den Zeitpunkt und die Umstände der Untersuchung zu vermerken (neben der Zeit z. B. Eintragungen über die „Verfassung", in der sich die Versuchsperson befindet: ruhig, erregt, Stundenzahl der geleisteten Arbeit, Anmarschweg usw.). In den Fällen, in denen die Ruhelage nicht genügend herbeigeführt werden kann, unterschreiten die nach der Belastung gemessenen Werte (also die der sogenannten Erholungsphase) gewöhnlich die der Ausgangslage. Man geht dann bei der Berechnung des prozentualen Leistungszuwachses nach GROTE (siehe Beschreibung der Methoden) nicht vom Wert vor der Belastung aus, sondern benutzt als Ruhewert den niedrigsten, der während der Erholungsphase gemessen wurde. Schließlich sei noch erwähnt, daß auch die Temperatur und die Ruhe im Raum während der Untersuchung von Einfluß auf Blutdruck und Puls sind. Überheizte oder zu kalte Räume sind für die Untersuchung ebensowenig geeignet wie solche, in denen viel Durchgang herrscht, bzw. sich außer dem Untersucher noch andere Personen aufhalten. Der Untersuchungsraum soll eine gleichmäßige Temperatur von 22° bis 23° C haben. Unterhaltung und Gespräche — auch solche zwischen den Mitarbeitern — stören den Untersuchungsgang, weil schon geringfügige Anregung der Aufmerksamkeit Puls, Blutdruck und Atmung beeinflussen. Das gilt nicht nur für die gesunden Menschen mit *eutonischem* Gleichgewicht im Regulationsgefüge, sondern vor allem für die Untersuchung *dystonischer* Menschen. Sie befinden sich gewöhnlich im Zustand der Labilität und sind oft nicht in der Lage, sich ausreichend zu entspannen und die Ruhehaltung des Körpers herzustellen.

Berücksichtigt man diese ohne besondere Schwierigkeiten einzuhaltenden Bedingungen, so verringern sich die Fehlerquellen. Man darf dann Untersuchungsergebnisse erwarten, die vergleichbar sind und die gewünschten Einblicke in die Leistungslage und die Anpassungsform des Untersuchten geben.

VI. Die Untersuchungsverfahren

Es werden — je nach Erfordernis oder nach Möglichkeiten — drei Verfahren angewandt:

1. Der Test bei allmählich zunehmender Belastung (Untersuchung von Blutdruck, Puls, Atmung und Körpertemperatur im ansteigenden Bade). Er wurde schon als *Zeitlupentest* gekennzeichnet.
2. Der Test bei abrupter Belastung (Untersuchung von Blutdruck, Puls und Atmung in Ruhe und nach Belastung mit durchschnittlich 30 Kniebeugen, die in einem Zeitraum von 50 bis 55 Sekunden ausgeführt werden müssen). Er wurde als *Zeitraffertest* bezeichnet.
3. Der *Stehversuch*, der zuerst von SCHELLONG beschrieben wurde.

Schon diese Gliederung läßt erkennen, daß mit den drei Verfahren verschiedene Untersuchungsziele erreicht werden. Im ersten Test beobachtet man während einer Belastung. Man tastet sich hierbei allmählich an die obere Leistungsgrenze heran. Da die Entfaltung des Regulationsgefüges langsam erfolgt, wird jeder Anpassungsvorgang — als Zeitlupeneffekt — einzeln sichtbar. Im zweiten Test wird das Verhalten des Regulationsgefüges nach einer plötzlichen Beanspruchung untersucht. In diesem Falle ist es nötig, sich vor der Durchführung des Tests über die ungefähre Belastungsfähigkeit im klaren zu sein. Es besteht allerdings eine gewisse Kontrollmöglichkeit in der Beobachtung der Atmung während der Beanspruchung (z. B. bei Kniebeugen), wobei die regulatorische Anpassung jedoch nicht in ihren einzelnen Anpassungsstufen zu beobachten ist. Sie erfolgt um so *zeitgeraffter*, je empfindlicher das Regulationsgefüge ist (Zeitraffereffekt).

Während mit diesen beiden Tests in erster Linie die dynamischen Verhältnisse untersucht werden, wird mit dem Stehversuch die statische Leistungsfähigkeit des Regulationsgefüges geprüft. Beide Verfahren können miteinander verbunden werden; hierbei müssen die dynamischen Tests sich dem statischen anschließen.

Man verfügt also über drei Verfahren, mit deren Hilfe nicht nur viele Eigenschaften der Hämodynamik, sondern die Leistung des individuellen Regulationsgefüges überhaupt getestet werden kann. In Verbindung mit der Elektrokardiographie (die Herzstromkurve wird im Kurztest vor der Belastung, sofort und 3 und 6 Minuten danach geschrieben), aber auch mit anderen klinischen Untersuchungen sowie mit der Anamnese bilden sie ein System der haemodynamischen Regulationsdiagnostik. Mit ihrer Hilfe ist das funktionelle Verhalten des individuellen Regulationsgefüges ohne allzu große Schwierigkeiten objektiv zu erfassen.

a) Die Regulationsprüfung im ansteigenden Bade (allmählich gesteigerte Belastung), Zeitlupentest

Dieses Verfahren wurde 1937 vom Verfasser entwickelt. L. R. Grote hat auf die Ergebnisse erstmalig 1938 auf dem Kongreß in Wiesbaden hingewiesen. Unabhängig davon hat auf dem gleichen Kongreß v. Neergard die Möglichkeiten erörtert, welche die Untersuchungen von Blutdruck und Puls während ansteigender Teilbäder nach Hauffe bieten. Die 1937 begonnenen Arbeiten wurden 1940 zum Abschluß gebracht, über ihre Ergebnisse berichtet.

Die Untersuchung wird in folgender Weise ausgeführt: Der zu Untersuchende wird in ein *normales* Wannenbad gesetzt, dessen Wasser eine Anfangstemperatur von 36° C hat. Es soll die Brustwarzenhöhe beim Liegen in der Wanne nicht überschreiten (Dreiviertelbad). Nach Feststellung gleichmäßiger Ruhewerte für Puls, Blutdruck und Atmung, nach Registrieren der Körpertemperatur (orale Messung) läßt man, weder zu schnell noch zu langsam, heißes Wasser zufließen. Es ist ausreichend, den Zustrom so zu regeln, daß sich die Wassertemperatur innerhalb von 4 Minuten um 1° C erhöht. Während dieser Zeit werden im Zweiminutenabstand Blutdruck, Puls, Atmung und Körpertemperatur gemessen. Die in bestimmten zeitlichen Abständen registrierten Werte, die mit zunehmender Beanspruchung gefunden werden, lassen das individuelle Leistungsbild entstehen, etwa im Sinne einer integrativen Wandlung von Blutdruck, Puls und Atmung in Abhängigkeit vom einzelnen Belastungsgrad. Die Wassertemperatur wird hierbei allmählich bis auf 44° C erhöht. Bei ambulanter Untersuchung (z. B. im Laboratorium der Fabrik während der Arbeitszeit) belastet man im allgemeinen nur bis zum Einsetzen der Regulationsstufe III (siehe spätere Erklärung). Das geschieht in der Regel bei Wassertemperaturen um 42° C. Man erhält dann allerdings keine Vorstellung über die Entfaltungsbreite dieser für die angespannte Anpassung wichtigen Regulationsstufe.

Erfolgt die Steigerung der Temperatur allmählich, so wird sie ohne Schwierigkeit ertragen. Sie kann auch bei älteren Menschen ohne Überlastung oder Überhitzung (Stauungswärme) angewendet werden, ja sogar bei kreislaufkranken Menschen (Herzklappenfehler, Hochdruck, Hypotonie, auch im Stadium der dynamischen Insuffizienz). In keinem Falle waren, bei fast zwanzigjährigen Erfahrungen, irgendwelche Komplikationen zu beobachten.

Die Maximalbelastung besteht nur für eine Zeit von 4 Minuten (Beanspruchung von 43° oder 44° C). Sie führt auch bei gesunden und leistungsfähigen Menschen zur vollständigen Entfaltung des Regulationsgefüges und entspricht, wie der immerwährende Vergleich zwischen dem Ausmaß der Effekte in den einzelnen Testmethoden ergibt, im Test mit abrupter Belastung einer Beanspruchung von 25 bis 30 Kniebeugen beim untrainierten, noch leistungsfähigen Menschen, beim trainierten einer solchen von 40 bis 50 Kniebeugen. Hier bilden nur die Regulationsformen eine Ausnahme, die besonders einseitig sind (Folge einer einseitigen genotypisch verankerten Ausgangslage des Regulationsgefüges). Bei dieser besonderen Gruppe gelingt es mitunter auch nicht, bei Höchsbelastung die Entfaltung des Regulationsgefüges bis zur Stufe III zu erreichen. Da in diesen Fällen jedoch die Klärung fehlt, ob die Stufe II (Stufe der Entspannung) oder die Stufe III (Stufe der Notfallsreserve) noch vorhanden ist oder sie im Zustand der regulatorischen Einengung (Erstarrung) versagt, wurde als Test für solche Fälle die Kombination mit einem pharmakologischen *Reizmittel* eingeführt. Und zwar wird der Zeitlupentest mit dieser Möglichkeit verbunden, indem bei Höchstbelastung je nach Erfordernis entweder ein sympathikomimetisches Mittel (z. B. Veritol) gegeben wird, um die Stufe III zu mobilisieren, oder ein sympathikolytisches (z. B. Doryl), um die Stufe II zur Entfaltung zu bringen. Die Effekte zeigen sich schon 1 Minute nach der Injektion bei Höchstbelastung, sofern das Regulationsgefüge anspricht. Die Injektion von Veritol führt zu einem Anstieg des systolischen Druckes; die von Doryl läßt den diastolischen Druck absinken. Die Effekte sind als positiv zu bezeichnen, wenn sich die genannten Veränderungen innerhalb von 2 Minuten post injektionem einstellen. Treten sie in dieser Zeit nicht auf, so ist der Versuch als negativ zu beurteilen (z. B. bei dystonischer Einengung und Erstarrung des Regulationsgefüges). Der Versuch wird dann in der gleichen Weise zum Ausklingen gebracht wie der einfache Zeitlupentest. Das geht folgendermaßen vor sich:

Nach Abschluß der Belastung läßt man in mäßiger Geschwindigkeit kaltes Wasser zufließen, etwa so, daß die Wassertemperatur innerhalb von 2 Minuten von 44° auf 40° C absinkt.

Die Entlastung wird subjektiv sofort spürbar und objektiv im Blutdruck-Pulsverhalten erkenntlich (Abschalten der Stufen). Führt man die Abkühlung in der Geschwindigkeit der Temperatursteigerung durch, so werden die Stufen in der umgekehrten Reihenfolge ihrer Entfaltung bei Belastung abgeschaltet. Es entsteht ein Spiegelbild der Regulationsentfaltung während der allmählichen Belastung. Die so erreichte *Entspannung* des Regulationsgefüges kennzeichnet den Übergang in die Ruhelage. Während sie bei diesem Vorgehen durch die Änderung der Wassertemperatur in gewissem Ausmaße gesteuert werden kann (ebenso wie die Entfaltung des Regulationsgefüges während der Belastung), erfolgt der Übergang in die Ruhelage im Zeitraffertest ebenso schroff, wie bei diesem Test die Beanspruchung wirksam wird. In diesem Falle beobachtet man den Übergang in die Ruhelage unbeeinflußt von außen. Der Ablauf der Entspannung kennzeichnet daher die Fähigkeit des Regulationsgefüges, sich zu erholen. Die Beobachtung dieser *Erholungsphase* nach abrupter Belastung hat daher für die Beurteilung Bedeutung. Sie wird hier schon erwähnt, weil bei ausgeglichenem Regulationsgefüge auch bei schroffer Entspannung die Rückkehr zur Ruhelage in der gleichen Weise wie bei gesteuerter Entspannung erfolgt. Das bedeutet, daß in der Erholungsphase die einzelnen Stufen in der gleichen Weise ausgeklinkt werden, wie sich das bei allmählicher Entlastung gezeigt hat. Die vergleichende Untersuchung hat ergeben, daß das *eutonische* Regulationsgefüge zur Herstellung der Ruhelage nicht länger als 6 Minuten benötigt. Alle über diese *Erholungszeit* hinausgehenden Entlastungsvorgänge kennzeichnen eine Störung des Entspannungsablaufes bzw. des Überganges in den Ruhezustand. Der Übergang ist individuell verschieden und hängt von der Regulationsform ab, obwohl die Erholungszeit in jedem Falle innerhalb der 6-Minutenbegrenzung liegt. Es gibt Menschen mit schneller und solche mit langsamer Erholung, unabhängig von der Leistungskraft des Regulationsgefüges. Die stets innerhalb der 6-Minutenzeit vor sich gehende Rückkehr zur Ruhelage ist hierbei abhängig von der Regulationsform, die über diese hinausgehende dagegen von der Leistungsfähigkeit und dem Zustand (Eutonie-Dystonie) des Regulationsgefüges.

Nachdem im Zeitlupentest das Belastungsmaximum erreicht ist, entlastet man also durch allmähliche Senkung der Wassertemperatur. Allzu schnelle Abkühlung ist unzweckmäßig, weil dadurch unangenehme Störungen ausgelöst werden können, z. B. Herzklopfen, Schwindel sowie hämmerndes Pulsieren im Kopf (ähnlich wie nach schroffem Abbrechen eines scharfen Laufes). Hat man bei einer Wassertemperatur von 36 bis 37° C die Ausgangswerte von Blutdruck und Puls wieder erreicht, ist der Versuch als beendet zu betrachten. Es ist zweckmäßig, in diesem Augenblick die Fürsorge für den Untersuchten noch nicht zu beenden. Besonders für labile Personen ist es angebracht, erst allmählich in die senkrechte Körperhaltung überzugehen (Sitzen — Aufsetzen — Stehen). Im Anschluß an das Bad läßt man die Versuchsperson noch 30 bis 45 Minuten ruhen. Nach Ausführung solcher Untersuchungen im Betrieb, also während der Arbeitszeit, gehen die Untersuchten wieder an ihre Arbeitsplätze. Trainierte Personen zeigen in der Regel kaum Ermüdungserscheinungen; bei untrainierten Menschen kann sich Müdigkeit einstellen, es treten aber selten andere Anstrengungsfolgen (Kopfweh, Schlafbedürfnis) auf.

Die gesamte Untersuchung dauert etwa 40 bis 45 Minuten (bis zur Entfernung aus der Wanne). Der Zeitverlust wird weitgehend durch das Untersuchungsergebnis aufgewogen. Obwohl es vorteilhaft für die Beurteilung des Gesamtverhaltens ist, wenn der Arzt an der Untersuchung teilnimmt, so kann die Untersuchung doch durch gut geschulte Hilfskräfte (technische Assistentin, Schwester) durchgeführt werden.

Neben dem die Untersuchung leitenden Arzt ist zur Mitarbeit nur eine Hilfsperson notwendig. Während der Arzt die Blutdruckmessung und das Einlassen des Wassers sowie die Beobachtungen der subjektiven Erscheinungen des Untersuchten registriert, bestimmt die Schwester Puls- und Atemfrequenz sowie die Mundtemperatur. Bei dieser Arbeitsteilung ist es ohne Schwierigkeit möglich, die Messung auch im Minutenabstand durchzuführen.

Es ist für den Arzt sehr aufschlußreich, dem Untersuchungsgang beizuwohnen bzw. die Messungen selbst durchzuführen. Er gelangt dadurch in die Lage, auch unter Umständen, wie sie in der Klinik vorhanden sind, das subjektive Verhalten des Untersuchten zu beobachten, und das Auftreten der von diesem geschilderten Erscheinungen direkt zu verfolgen (im Zusammenhang mit den objektiven Befunden). Das ist immer dann vorteilhaft, wenn unklare Angaben in der Anamnese das wirkliche Bild verschleiern. Wie die Erfahrung lehrt, begegnet man gerade bei dystonischen Entgleisungen den vielfarbigsten Schilderungen des Beschwerdekomplexes. Ihnen können die gleichen objektiven Erscheinungen zugrunde liegen, die aber — als psychologisches Merkmal interessant — grundverschiedene Bedeutung für den einzelnen haben und ihrem persönlichkeitsbedingten Gewicht nach von ihm beschrieben werden (z. B. unklare Beschreibung tetanischer Zustände, die erstmals von uns 1937 bei Durchführung des Zeitlupentestes als *arbeitsbedingt* objektiviert werden konnten).

Neben diese Beobachtungen treten die der Erscheinungen, die während der allmählichen Belastungszunahme an die einzelnen Temperaturbereiche des Wassers gebunden sind. Im Temperaturbereich von 37° und 38° C äußert die Versuchsperson in der Regel eine *wohlige* Müdigkeit (auch labile und erregte Menschen). Mitunter verfällt der Untersuchte in leichten Schlaf (abhängig vom Verhalten des diastolischen Druckes bzw. der Regulationsstufe II). Bei Wassertemperaturen von 40° C an ändert sich das Bild mit zunehmender Belastung. Der Untersuchte wird wach, er nimmt lebhaften Anteil am Untersuchungsgang. Bei weiter ansteigender Wassertemperatur zeigt das Gesicht manchmal den gespannten Ausdruck eines schwer und aufmerksam arbeitenden Menschen. Diese von 42° C Wassertemperatur an stets auftretenden Erscheinungen der Anstrengung äußern sich individuell verschieden, aber stets in der für den Untersuchten typischen Weise (Vergleich mit Anamnese). Es gibt Menschen, die bei einer außerordentlichen Anstrengung völlig ruhig bleiben, obwohl sie unter höchster Anspannung stehen. Andere erregt die Anstrengung maßlos. Sie werden — ungewollt, wie jede Befragung nach dem Test ergibt — wütend, schimpfen und versuchen aus dem Bad aufzuspringen. Bei anderen zeichnet sich im Gesicht die Anstrengung etwa wie nach einem angestrengten Lauf ab. Die Erregungswelle der Anstrengung löst bei Frauen häufig unwillkürlich Tränen aus. Alle diese als Zwangserscheinungen zu beurteilenden Ausdrucksformen der Anstrengung verschwinden in dem Augenblick, in dem die Wassertemperatur gesenkt wird und kehren wieder, wenn die Wassertemperatur erneut erhöht wird. Die Erscheinungen der Erregung — im Gegensatz zu denen der Ermüdung, die an die Senkung des diastolischen Druckes gebunden sind — treten mit der Steigerung des systolischen Druckes etwa in der Art auf, daß die Wut- und Zornesreaktionen während der Anspannung mit der Entfaltungshöhe der systolischen Leistung zunehmen, während die depressiven Szenen (Weinszenen, Niedergeschlagenheit) sich bei einer geschwächten Entfaltung der systolischen Kraft (Kompensation durch stärkere Frequenzzunahme) zeigen. Solche Gefühlsregungen, die sich zweifellos unabhängig vom eigenen Willen einstellen, sind offensichtlich echter Ausdruck der in hohe Anspannung versetzten, vegetativen Persönlichkeit. Ihre Kenntnis ist für die Beurteilung des Verhaltens innerhalb der täglichen Wechselwirkung und der daraus resultierenden psychischen und physischen Beanspruchung für den Arzt besonders wertvoll. Nicht nur für den Kliniker, der auf diese Weise über die künstlich produzierten

Symptome einen lebendigen Eindruck vom Aussehen und Ablauf der täglichen Haltung des Untersuchten bei Anspannung empfängt, sondern überhaupt für den Untersucher, der sich ein Bild über die Probleme von Leistung, Anpassung und Ermüdung schaffen möchte. Das erscheint gerade für den in Ausbildung begriffenen Arzt notwendig, der dieses Bild fern von der Wirklichkeit der täglichen Lebenseinflüsse des Untersuchten empfängt, und der sich kaum eine Vorstellung von den das Regulationsgefüge allmählich zerrüttenden Einflüssen machen kann. Es ist ferner unbedingt erforderlich, Erfahrungen über die Eigenart der individuellen Reaktion zu sammeln. Die Erscheinungen bei höchster Anspannung und der hierbei auftretenden Ermüdung ähneln weitgehend denen einer Krankheit, also einem Zustand, bei dem das Regulationsgefüge in seinem Gleichgewicht gefährdet ist. In diesem Zusammenhang sei an die so vernachlässigten Probleme erinnert, die vor einiger Zeit Grote in einem Vortrag anschnitt, als er die Frage nach der Kenntnis von der Reaktion des einzelnen Menschen auf die Wechselfälle des Lebens aufwarf. Wie verhält sich z. B. das Herz des *theoretischen*, des *ästhetischen*, des *religiösen*, des *Macht- und Gewaltmenschen* usw. (nach E. Spranger), und wie muß man ihn behandeln, wenn eines seiner Organe erkrankt ist? Diese Frage wird heute kaum gestellt. Sie beantwortet sich aber von selbst, wenn der Arzt mit Hilfe des Regulationstestes das subjektive Verhalten der Individualität beobachtet und dieses mit dem objektiven Befund zu vergleichen vermag. Das ist möglich, weil man im Zeitlupentest, geradezu rational vorgehend, die individuelle Antwort immer wieder in der gleichen Weise erhält. Der Test stellt also einen Untersuchungsweg dar, der, weit über die hämodynamischen Aufschlüsse hinausgehend, Einblick in die vegetativen Zusammenhänge und in die psychischen und somatischen Beziehungen vermittelt.

Es sei noch auf einige Erfahrungen hingewiesen, welche die Durchführung der Untersuchung erleichtern. Um das Liegen in der Wanne auch kleinen Menschen zu ermöglichen, kann ein Bettlaken benutzt werden, das wie im Dauerbad über die Wanne gespannt wird, auf dem die Versuchsperson völlig entspannt ruhen kann. Die Anordnung verhindert außerdem die Berührung mit dem nachströmenden warmen Wasser, das zweckmäßigerweise durch einen Schlauch, der am Boden der Wanne liegt, zugeführt wird. Die Messung der Körpertemperatur bereitet mitunter Schwierigkeiten beim Versuch, das Thermometer unter die Zunge zu legen. Nachdem sich gezeigt hat, daß keine Meßfehler auftreten, wenn das Thermometer auf der Zunge liegt, messen wir in dieser Weise, wobei darauf zu achten ist, daß die Atmung durch die Nase erfolgt.

Die Vorteile der Methode im ansteigenden Bade überwiegen den geringen Nachteil des größeren Zeitaufwandes. Um einige Beispiele zu nennen: die Beanspruchung in Form der „passiven" Belastung, d. h. unabhängig vom Willenseinfluß der Versuchsperson auf die Belastungsgröße (auch vom „guten" Willen), ergibt stets ein objektives Bild von der Belastungsfähigkeit des Regulationsgefüges. Diese Möglichkeit besteht nicht in dem Umfange, wenn Belastungen wie Kniebeugen, Treppensteigen oder mit dem Ergometer angewendet werden. Hier bestimmt der Wille des Untersuchten das Maß der Belastung (z. B. durch die Ausführung und Schnelligkeit der Kniebeugen). Ein weiterer Vorteil liegt in der Möglichkeit, die Belastung zu steuern. Indem man fortlaufend die Belastungsfolgen mißt, ist man jederzeit in der Lage, im geeigneten Augenblick die Untersuchung zu unterbrechen. Hierbei braucht der Untersuchte das Bad nicht zu verlassen, es genügt schon, wenn die Wassertemperatur vorübergehend um 1° bis 2° C gesenkt wird. Das ist notwendig, wenn — wie zuweilen bei bestimmten Dystonieformen — die subjektiven Erscheinungen anfangen, unangenehm zu werden.

b) Die Wirkung der Wassertemperaturänderung auf Blutdruck, Puls und Atmung

Das in Abbildung 1 gezeigte Untersuchungsergebnis gibt die Regulationsantwort wieder, die man bei Menschen mit leistungsfähigem, anpassungsbereitem Kreislauf findet. Wir sprechen hier von einem *eutonischen* Leistungsintegral, weil die Stufenentfaltung geordnet abläuft, und an diesem Ablauf jede einzelne Regulationsstufe im belastungsäquivalenten Ausmaß am Regulationsgeschehen beteiligt ist. Die Qualität der Leistung wird schon aus dem — im Bild sichtbaren — Ausmaß der Amplitudenweitung erkennbar. Diese wird zum Anstieg der Puls- und Atemfrequenz in rechnerische Beziehung gesetzt. Wie schon GROTE und ROTHSCHUH festgestellt

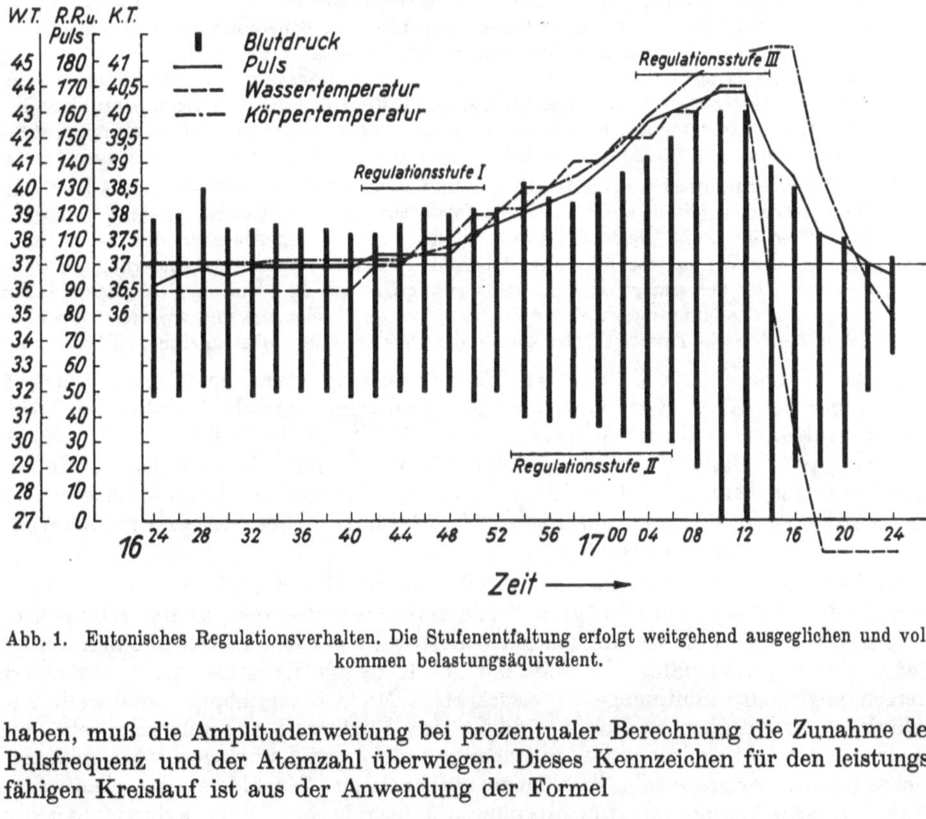

Abb. 1. Eutonisches Regulationsverhalten. Die Stufenentfaltung erfolgt weitgehend ausgeglichen und vollkommen belastungsäquivalent.

haben, muß die Amplitudenweitung bei prozentualer Berechnung die Zunahme der Pulsfrequenz und der Atemzahl überwiegen. Dieses Kennzeichen für den leistungsfähigen Kreislauf ist aus der Anwendung der Formel

$$\frac{\text{Amplitudenzuwachs} \cdot 100}{\text{Ruheamplitude}}$$

zu ermitteln (bei Berechnung des prozentualen Puls- und Atemzuwachses tritt deren Zuwachszahl an die Stelle der Amplitudenzunahme). Man findet dann — wie viele Beispiele ergeben haben —, daß sich ein Verhältnis von Amplituden- : Puls- : Atemfrequenzzuwachs von $2:1:\frac{1}{2}$ ergibt, prozentualen Zahlen von ungefähr $120:60:30\%$ entsprechend. Außerdem erkennt man aus der Eigenart der Stufenentfaltung das Wesen der Bewegungsform. Diese hier ist *eutonisch* und im nahezu absoluten Gleichgewicht. Ein solcher Ablauf findet sich immer nur dann, wenn bei den einzelnen Temperaturgraden (Belastungen) das in den Beispielen bestehende Verhalten sichtbar wird. In den einzelnen Temperaturbereichen lassen sich dann regelmäßig folgende Beobachtungen machen:

1. Im Temperaturbereich von 36° bis 38° C zeigt sich eine langsame und geringgradige Pulsfrequenzzunahme. Sie überschreitet kaum 10 Pulse pro min. Die Blutdruckamplitude ändert sich nicht. Das Kennzeichen dieser Phase ist daher die geringfügige Zunahme der Pulszahl. Sie umfaßt die Regulationsstufe I in Anlehnung an die Auffassung von GROTE.

   Die während der Regulationsstufe I in Tätigkeit gesetzten Vorgänge finden im BAINBRIDGE-Reflex ihre Erklärung. Dieser wird bekanntlich immer dann ausgelöst, wenn sich bei zunehmendem Bluteinstrom in das Mündungsgebiet der großen Hohlvenen eine Drucksteigerung einstellt. Diese — aus der Blutanstauung hervorgehend — löst reflektorisch die Minderung des Vagustonus am Herzen aus und führt zur Akzelerierung der Herzschlagfolge. Sie geht aus dem verstärkten Blutrückstrom hervor. Dieser wird durch die — als Belastungsfolge in Gang gesetzte — Mobilisierung der Blutdepots im Bauchraum (Splanchnikusgebiet) ermöglicht. Vom Ausmaß der Blutmobilisierung hängt also der Einstrom des Blutes ab. Dieser Vorgang steht daher im Mittelpunkt der Regulationsstufe I, indem er das Ausmaß der Drucksteigerung vor dem Herzen und damit die Höhe der Pulsfrequenzzunahme bestimmt. Die Zunahme des Blutrückstromes läßt sich auch aus der Erhöhung des Venendruckes feststellen (Messungen nach MORITZ und TABORA, z. B. von SCHAD ausgeführt).

2. Im Temperaturbereich von 38° bis 40° C setzt in wechselnder Schnelligkeit die Ausweitung der Blutdruckamplitude ein. Und zwar erfolgt diese unter den Umständen der eutonischen Regulation innerhalb dieses Belastungsbereiches stets durch Absinken des diastolischen Druckes. Der Vorgang ist das Kennzeichen dieser Phase, während die Änderung der Pulsfrequenz entweder sistiert oder nur ganz geringfügig ist. Die Änderung des diastolischen Druckes ist das Hauptmerkmal der Regulationsstufe II. Ebensowenig wie der Puls ändert sich der systolische Druck. Er bleibt entweder konstant oder sinkt um einige Millimeter ab.

Dieser Vorgang, der in anderen Fällen einseitig stark hervortritt, spiegelt jenen wider, den W. R. HESS im Experiment beobachtet und als *Absinken der diastolischen Fußpunkte* beschrieben hat. Es handelt sich offensichtlich um eine aktive Änderung der Gefäßweite, wahrscheinlich als Folge eines Nachlassens der Gefäßwandspannung. REINDELL hat diesen Vorgang während der Regulationsstufe II ebenfalls bei vielen der von ihm untersuchten Athleten beobachtet und ihn als *regulative Dilatation* bezeichnet[1]).

In diesen Vorgang ist offensichtlich nicht nur der Herzmuskel, sondern auch das gesamte arterielle System bzw. große Teile von ihm einbezogen, in erster Linie diejenigen, die durch die Belastung stärker beansprucht werden. Die Herzhöhlen weiten sich aus und werden fähig, die während der I. Regulationsstufe vor dem rechten Herzen angestaute Blutmenge in verstärktem Maße abzuschöpfen und weiterzubefördern. In den gleichen Vorgang dürfte der Windkessel eingeschlossen sein, der nun stärker gefüllt und dessen Wandspannung gleichzeitig verringert wird, mit dem Ziele, die sich vergrößernde Blutmenge aufzunehmen (Nachlassen des elastischen Widerstandes). Am meisten zum Absinken des diastolischen Druckes dürfte aber der periphere Vorgang beitragen: der hier gesteigerte Stoff- und Energiebedarf durch die Beanspruchung führt zur Eröffnung bisher stillgelegter Kapillaren. Wie schon KROGH gezeigt hat, steigt bei Muskelarbeit die Zahl der durchbluteten Kapillaren (Aufsprießen bisher nicht eröffneter Kapillaren bei Arbeit) an. Dieser Vorgang, die Erschließung der *verfügbaren Kapillarreserve*, ist das kennzeichnende Phänomen der Regulationsstufe II, und zwar aus verschiedenen Gründen. Die Ausweitung des Kapillarraumes lenkt den Blutstrom aus dem Herzen und dem Windkessel in die

---

[1]) Die Senkung des diastolischen Druckes am Übergang vom Zustand der Körperruhe in Arbeit (Belastung des Bewegungsapparates) wurde neuerdings auch von A. HOLMGREN in sehr exakten Untersuchungen nachgewiesen.

beanspruchten Organe oder das Organsystem. Die Kapillarraumweitung führt in diesen Bezirken zu einer Abnahme des Strömungswiderstandes. Zugleich wird dadurch auch das Strömungsgefälle vergrößert, da am Ende der arteriellen Strombahn leerer Raum geschaffen wird, gewissermaßen ein Vakuum entsteht, welches das größere in Herz und Windkessel angefallene Blutvolumen ohne Hindernis aufzunehmen vermag. Das Vakuum erleichtert außerdem den Bluteinstrom, indem die heranströmenden Blutmengen von ihm sozusagen angesaugt werden, etwa wie Flüssigkeit von einem Schwamm (Schwammeffekt). Dieser Vorgang entspricht und erklärt jenen, den A. Bier als das *Blutgefühl* eines aktiven Organes bezeichnet hat. Die im tätigen Organ sich einstellende Hyperämie ist die Folge dieses während der Regulationsstufe II im Mittelpunkt stehenden Geschehens. Sein Ausmaß und die Geschwindigkeit der Vakuumbildung ist hierbei von der Zahl der verfügbaren Kapillaren sowie von ihrer Fähigkeit sich auszuweiten, abhängig. Wir werden später noch deutlicher zeigen können, daß diese Unterschiede sich offensichtlich im Verhalten des diastolischen Druckes — indirekt auch in dem des systolischen — innerhalb der Stufe II äußern. Je schneller nämlich und je ausgiebiger dieser absinkt, um so bereitwilliger, aber auch um so umfassender öffnet sich die Kapillarraumreserve, und um so wirksamer wird das entstehende Vakuum. Dieses wird als *systolische Depression* oftmals während der Regulationsstufe II sichtbar: der systolische Druck sinkt trotz Ausweitung der Druckamplitude durch Abnahme des diastolischen Druckes bei gleichzeitigem Fehlen einer weiteren Pulsfrequenzzunahme um 5 bis 10 mm Hg ab. Der Befund zeigt die Stufe II als einen Vorgang, während dessen Ablauf nicht nur der beanspruchten Organgruppe eine größere Blutmenge (Erhöhung des Durchblutungsvolumens und damit auch des Füllungsvolumens) zugeführt, sondern gleichzeitig eine Erleichterung des Abstromes aus dem Antriebsraum (Herz und Windkessel) erreicht wird, indem der sich stetig weitende Kapillarraum wie eine Saugglocke wirkt. Dieser Vorgang, gekennzeichnet durch das Verhalten des diastolischen und systolischen Druckes sowie der Pulsfrequenz (Stagnieren), macht deutlich, daß neben der Zunahme des Füllungsvolumens im Kapillarraum die Verringerung des peripheren Strömungswiderstandes das Entscheidende ist. Sie wirkt sich folgendermaßen auf die Herzleistung aus: innerhalb der Regulationsstufe II bleibt die Beanspruchung des Herzmuskels und auch der Wandelastizität des Windkessels gering. Das Herz arbeitet ohne wesentlichen Widerstand als Folge des Schwammeffektes des Kapillarraumvakuums.

Diese Verhältnisse gelten für das linke Herz. Es bewegt die Blutsäule gewissermaßen wie ein im Leerlauf gehendes Schwungrad, das ohne Kraftaufwand das Blut befördert. Die Leistung des linken Herzens kann daher während der Stufe II als besonders geringfügig angenommen werden. Der kleine Kraftaufwand bedeutet geringen Verbrauch an Stoff und Energie und damit Zunahme der Ökonomie innerhalb dieser Tätigkeitsphase. Das Herz fördert zwar ein sich stetig erhöhendes Flüssigkeitsvolumen, jedoch ermöglichen die Verhältnisse in der Peripherie, daß seine *Druckleistung* niedrig gehalten werden kann. Es handelt sich um *Volumarbeit*, die das Herz während der Regulationsstufe II leistet, jener Arbeitsform, die für den Muskel besonders schonend ist (tropho- oder histotrop im Sinne der Bezeichnung von W. R. Hess). Man erkennt, daß die Ableitung des im Regulationsbild hervortretenden Geschehens ohne Zwang zu einer Vorstellung führt, die sich weitgehend mit dem Ergebnis der Untersuchungen von Gollwitzer-Meier sowie mit den Arbeiten von Gremels über die Energetik des Herzmuskels deckt.

3. Im Temperaturbereich von 40° C steigen in der Regel der systolische Druck und die Pulsfrequenz an. Die Zunahme des systolischen Druckes führt zur weiteren Ausweitung der Amplitude. Sie baut gewissermaßen auf dem bis zu diesem Belastungsgrad erreichten Stand

des diastolischen Druckwertes auf, dessen Bewegung dann stets im wesentlichen beendet ist. Aus dem Regulationsbild wird erkennbar, daß systolischer Druck und Pulsfrequenz in dem Zeitpunkt steiler anspringen, in dem der diastolische seinen Tiefpunkt (diastolischer Fußpunkt nach W. R. HESS) erreicht hat.

Der Vorgang ist folgendermaßen: Ansteigen des systolischen Druckes und der Pulsfrequenz kennzeichnet das Geschehen während der Regulationsstufe III. Wie die Beziehung zum diastolischen Druckverhalten bzw. zur Stufe II zeigt, wird die Stufe III im eutonischen Regulationsgefüge immer erst dann eingeschaltet, wenn die Leistungsbreite der Stufe II ausgeschöpft ist. Es versteht sich daraus, daß — bei gleicher Belastung — das Ausmaß der systolischen Drucksteigerung und der Pulsfrequenzzunahme um so kleiner ist, je stärker der diastolische Druck während der Stufe II abgesunken war. Umgekehrt ist er um so kräftiger, je geringer die Bewegung des diastolischen Druckes war bzw. je früher der diastolische Fußpunkt (Tiefpunkt) erreicht wurde. Wir werden sehen, daß die Größe der diastolischen Druckbewegung für die Eigenart der Regulationsform entscheidend ist, d. h. das Ausmaß der Regulationsstufe II bestimmt offensichtlich den Anteil der Stufe III und damit die systolische Druckleistung und die Frequenzzunahme.

Das Verhalten am Übergang von Stufe II zu Stufe III tritt physiologischerweise nur bei höherer Belastung ein und wird um so deutlicher, je stärker man — in diesem Falle durch Steigerung der Wassertemperatur (aber auch durch andere Beanspruchungen, durch Medikamente usw.) belastet. Hierbei bemerkt man, daß systolischer Druck und Pulsfrequenz um so steiler ansteigen, je schneller (schroffer, abrupter) die Belastung hochgetrieben wird, oder je höhere Belastungen dauernd einwirken. In diesen in den Regulationsbildern auftretenden Erscheinungen erkennt man unschwer das Geschehen wieder, das schon von STARLING, H. STRAUB, von BOHNENKAMP u. a. am Herzlungenpräparat festgestellt wurde, als sie die Beziehung zwischen Druckleistung und Widerstand untersuchten. Nach ihren Beobachtungen springt die systolische Leistung des Herzens mit zunehmendem Widerstand immer steiler an (*steil anspringende Systole* bei erhöhtem peripherem Widerstand, wie sich BOHNENKAMP ausgedrückt hat).

Der im Experiment isoliert rekonstruierbare Vorgang deckt sich mit dem, der am Übergang von Stufe II zu III bei weiterer Belastung im Regulationsbild sichtbar wird. Das *Steilanspringen* der Systole (bzw. des systolischen Druckes) setzt immer in dem Augenblick ein, in dem der diastolische Fußpunkt erreicht worden ist. Es wurde schon erörtert, daß dieser offenbar von der Fähigkeit bestimmt wird, die verfügbare Kapillarraumreserve zu mobilisieren. In jenem Zeitpunkt, in dem die Stufe II ausgeschöpft ist (= Maximum der *regulativen Dilatation* = Maximum der erreichbaren Senkung der diastolischen Fußpunkte), wird die Stufe III eingeschaltet (Anspringen der Systole = Einsetzen von Druckarbeit des Herzmuskels). Die Wendung erfolgt in dem Augenblick, in dem eine weitere Ausweitung des Durchblutungsraumes im belasteten Organ bzw. im beanspruchten Organsystem nicht mehr möglich ist. Für diesen Vorgang ist aber — neben Herz und Windkessel — in erster Linie der Kapillarraum verantwortlich zu machen, der — als aktiver Vorgang — mit der Beanspruchung des von ihm versorgten Organes in wachsendem Umfange seine verfügbare Reserve einsetzt (Abnahme des peripheren Strömungswiderstandes und energieökonomische Volumarbeit).

Dieses Geschehen einer Arbeit des Herzens unter kraftsparenden Bedingungen endet in dem Augenblick, in dem der diastolische Druck nicht weiter absinkt; der aktive Vorgang der Kapillarraumöffnung (-ausweitung) ist beendet, die verfügbare Kapillarraumreserve ausgeschöpft. Eine weitere Zunahme der Kapillarraumdurchblutung ist nun nicht mehr durch Erhöhen des Füllungsvolumens herbeizuführen, sondern nur noch durch Steigern der Durchblutungsgeschwindigkeit. Mit der vollkommenen Einschaltung der Kapillarreserve dürfte seine in diesem Zeitpunkt maximale Füllung bei noch langsamer Strömung dazu beitragen, den peripheren Widerstand zu erhöhen, der seinerseits wieder die Steigerung der systolischen Antriebsleistung notwendig macht. Damit tritt der Zeitpunkt ein, in dem die Durchflutungsgeschwindigkeit innerhalb des aktivierten Kapillargebietes erhöht wird. Im belasteten Organbereich entwickelt sich ein Zustand, den man als *aktive Hyperämie* bezeichnen kann. Ihm steht die *passive Hyperämie* gegenüber, die während der Stufe II auftritt, dem widerstandslosen Einfließen des Blutes in das erweiterte Kapillarbett entsprechend.

Das kontinuierliche Anwachsen des Blutbedarfes einerseits und die Ausweitung des sich nicht mehr ausdehnenden kapillaren Durchblutungsraumes bei weiterer Inanspruchnahme der schon belasteten Organgruppen andererseits erzwingen ein immer steileres Anspringen der Herzsystole und führen über die Dehnung der Windkesselwand zur wachsenden Beanspruchung ihrer elastischen Kräfte. Die Zunahme der systolischen Leistung erreicht schließlich ein Maximum. In diesem Zeitpunkt ist die Systole des Herzens an der Grenze ihrer Leistungskraft angelangt. Diese Grenze läßt sich aus dem Verhalten von systolischem Druck und Pulsfrequenz im Regulationsbild erkennen. Im Augenblick ihres Erreichens steigt der systolische Druck nicht mehr an; er bleibt konstant oder sinkt leicht ab, und zwar bei unverändertem diastolischem Druck. Im gleichen Moment setzt ein besonders steiler Anstieg der Pulsfrequenz ein. Aus diesem Vorgang, der sich bei fehlendem Absinken des diastolischen Druckes auffallend früh (bei geringer Belastung) einstellt, geht eindeutig die Beziehung der Pulsfrequenz zum systolischen und diastolischen Druck bzw. zur Druckamplitude hervor. Bei ausreichender Amplitudenweitung, sei sie diastolisch oder systolisch bedingt, ist der Pulsfrequenzanstieg relativ gering. Er ist besonders gering, wenn die Amplitudenweitung vorwiegend durch ein Absinken des diastolischen Druckes entsteht. Die Frequenzzunahme erfolgt dagegen schneller, wenn der Anstieg des systolischen Druckes vorzeitig, wie z. B. bei wenig absinkendem diastolischem Druck einsetzt. Bei erheblicher Ausdehnung der Amplitude durch Absinken des diastolischen und durch Ansteigen des systolischen Druckes kann die Frequenzzunahme gering sein (z. B. wie bei einer Aorteninsuffizienz). Sie ist hoch, wenn bei Ermangelung der Beweglichkeit des diastolischen Druckes auch die systolische Druckzunahme unter der Belastung fehlt, und die Amplitudenweitung unzureichend oder gar nicht zustande kommt. Diese Beziehungen beweisen die Richtigkeit der Feststellung von Grote aus der klinischen Beobachtung, daß unter Belastung der Amplitudenzuwachs bei leistungsschwachem Herzen dem Frequenzzuwachs nachhinkt und von diesem schließlich überflügelt wird.

Durch alles dies wird das Wesen der Vorgänge innerhalb der Regulationsstufe III deutlich. Der Übergang von einer Arbeitsform mit geringem zu einer solchen mit steigendem peripherem Widerstand kennzeichnet zugleich die Umformung der Arbeitsweise des Herzens. Die Phase der alleinigen Volumbewegung ist jetzt beendet. Bei wachsender *vis a tergo* — durch die Zunahme der systolischen Druckleistung — wird das Blut mit erhöhter Geschwindigkeit dem Kapillarraum zugeführt. Hierbei gibt die Höhe der systolischen Leistungsspitze eine Vorstellung über die aktiv herbeigeführte Steigerung des Strömungsgefälles, aber auch über die Größe der Blutstrombeschleunigung. Beides ist der Erfolg der in der Herzsystole entwickelten Druckleistung. Diese tritt nun in wachsendem Umfange als Druckarbeit neben die Volumverschiebung, sie fordert dem Herzmuskel zunehmend Kraftaufwand und damit *angespannte Anstrengung* ab. Aus diesem Vorgang ist zu ersehen, daß die Regulationsstufe III außerdem auch noch — neben einer Steigerung des peripheren (und elastischen) Widerstandes — durch die Änderung der Arbeitsform des Herzens, nämlich den Übergang von Volum- zu Druckarbeit gekennzeichnet ist. Das Ausmaß der Änderung wird nicht nur durch die Größe der Beanspruchung, sondern vor allem auch durch das Verhalten des Kapillarraumes bestimmt. Ist dessen verfügbare Reserve groß, so erfolgt der Übergang in die mit größerem Energieverbrauch verbundene Druckarbeit zu einem späten Zeitpunkt, ist sie dagegen vorzeitig aufgebraucht, so findet der Übergang zu Druckarbeit häufiger und schon bei geringerer Belastung statt. Das bedeutet, entsprechend dem höheren Energieverschleiß und bei Arbeit im Zustand der Anstrengung, starke Belastung und allmähliches Erschöpfen der Stufe III. Diese Erschöpfung äußert sich in der beschriebenen Umschaltung auf eine höhere Pulsfrequenz (Umschalten auf einen *kleineren Gang*).

Aus diesen Zusammenhängen geht hervor, daß jede längerwährende Herzarbeit im Zustand der Regulationsstufe III mit größerem Energieaufwand einhergeht. Sie ist also auf die Dauer unökonomisch. Handelt es sich dagegen um eine maßvoll wiederholte Mitwirkung der Stufe III, so ist sie der wichtigste Faktor, um die das Regulationsgeschehen *tragende Substanz* zu üben und zum Wachstum anzuregen (Zufuhr ausreichender Mengen arterialisierten Blutes).

Auch diese aus der Beobachtung des Regulationsverhaltens abzuleitenden Folgerungen lassen sich ohne weiteres in die experimentellen Ergebnisse der Arbeiten von GOLLWITZER-MEIER und von GREMELS einfügen. Die Stufe III ist die Phase der anstrengenden Anspannung, die mitunter mit stärkerem Antriebsverbrauch einhergeht. Die Antriebsleistung und die elastischen Kräfte werden dabei in verstärktem Umfange beansprucht. Hinsichtlich ihres Einflusses auf die Substanz und die zugeführten Energien kann der Effekt als *ergotrop* im Sinne von W. R. HESS bezeichnet werden. Der Effekt tritt also immer nur bei Ausbildung der Regulationsstufe III auf, während innerhalb der Regulationsstufen I und vor allem II der trophotrop-(histotrope) Effekt wirksam ist. Von beiden Wirkungen sind — unter dem Einfluß von Arbeit — bei Beanspruchung des gesamten Bewegungsapparates (animalisches System) oder einzelner seiner Teile auf der einen Seite das linke Herz und der angeschlossene Windkessel, auf der anderen Seite der verfügbare Kapillarraum bzw. die vorgeschalteten Gefäßabschnitte betroffen.

An dieser Stelle sei auf einen Vorgang hingewiesen, der sich in der Regulationsstufe III in zunehmendem Maße innerhalb des präkapillaren Gefäßraumes, im Bereich der Arteriolen, mit großer Wahrscheinlichkeit abspielt. Er geht aus der wachsenden Druckarbeit und der Zunahme der Strömungsgeschwindigkeit bei hoher Beanspruchung des Regulationsgefüges hervor. Durch ihre Erhöhung würden — wie bei einer Aorteninsuffizienz oder bei bestimmten Dystonieformen — Pulsationstöße entstehen, die mit unverminderter Kraft in den Kapillarraum hineinwirken. Das wird jedoch dadurch verhindert, daß bei hoher Strömungsgeschwindigkeit die — erstmalig von HAVLICEK, später von SPANNER, CLARA u. a. beschriebene — in vielen Organen nachgewiesene Einrichtung der arterio-venösen Anastomosen eingeschaltet wird. Schon HAVLICEK (1928) hat erkannt, daß es diesen Anastomosen als wichtigste Aufgabe zukommt, Arterie und Vene in einem Kurzschluß zu verbinden. Damit ist die Möglichkeit geschaffen, das Blut unter Umgehung des Kapillarraumes aus der Arterie direkt in die Vene, und damit in den Rückstrom zum Herzen zu leiten. Den Sinn dieser Einrichtung hat ihr Entdecker als *Vorflutventil* gekennzeichnet. Es wird immer dann als Überlauf wirksam, wenn die über den arteriellen Kreislauf andrängenden Blutmengen in zu großem Volumen und mit zu hoher Geschwindigkeit in den Kapillarraum einzubrechen drohen. Die in erhöhter Geschwindigkeit bis in den präkapillaren Raum gelangende Blutmenge wird durch diesen Umstand getrennt. Der kleinere Teil gelangt in den Kapillarraum, um hier seine Versorgungsaufgabe zu erfüllen, der andere mit wachsender Strömungsgeschwindigkeit zunehmende Teil fließt über den Kurzschluß dem venösen Rückstrom zu.

Dieses Geschehen — Aktivierung der a-v-Anastomosen — ist zweifellos an die Regulationsstufe III gebunden. Das Ausmaß der Blutumflutung über die Kurzschlüsse wird offensichtlich von der Beweglichkeit des diastolischen Druckes — Ausweitungsfähigkeit des Kapillarraumes — bestimmt. Die Kurzschlüsse werden in zunehmendem Maße von dem Zeitpunkt an benutzt, in dem die Ausweitungsfähigkeit erschöpft ist. Wie das Verhalten bei Aorteninsuffizienz und bei einzelnen Dystonieformen erweist, werden sie nicht eingeschaltet, wenn der Kapillarraum geöffnet bleibt, obwohl die Strömungsgeschwindigkeit, wie in manchen Fällen dystonischer Regulation, mitunter bis zum Maximum erhöht sein kann. Dann pulsiert das gesamte Blutvolumen im Kapillarraum (für das bloße Auge sichtbar wie bei einer Aorteninsuffizienz).

Wie eine Venenpunktion erweist, gelangt das Blut physiologischerweise mehr oder weniger utilisiert als dunkles Venenblut in den Rückstrom. Im Gegensatz hierzu ist eine zunehmende Arterialisierung des Venenblutes in allen jenen Fällen zu bemerken, in denen die Senkung des diastolischen Druckes unzureichend ist oder fehlt. Hier wird mit der wachsenden Inanspruchnahme der Regulationsstufe III das System der a-v-Kurzschlüsse vorzeitig in steigendem Maße eingeschaltet. Die Ventilwirkung kann in Einzelfällen so groß sein, daß das Blut, herzsynchron, hellrot aus der Vene pulsiert (z. B. beim Hochdruck und seinen Krisen, im Zustand der *Lungenstarre* nach v. Basch sowie im Zustand des *Asthma cardiale*).

In den genannten Fällen, aber auch bei einem Belastungsübermaß, wird das mit höchster Geschwindigkeit bis vor den Kapillarraum gelangende Blut, auf dem kurzen Wege ungenützt, dem venösen Rückstrom zugeführt, während gleichzeitig die in den kapillaren Nutzungsraum einströmende Blutmenge verringert wird. Dieses Geschehen während der Regulationsstufe III — besonders, wenn sie als Dauerzustand besteht — läßt die Gründe erkennen, die in die energetische und schließlich in die dynamische Insuffizienz eines Organs oder einer Organgruppe führen. Die Insuffizienz entwickelt sich aus den im kapillaren und präkapillaren Bereich auftretenden Vorgängen während langdauernder und maximaler Entfaltung der Stufe III. Die so entstehende *Kapillarraumsperre* bedeutet schließlich *Durchblutungsmangel* im Kapillarbereich, sei es als vorübergehende Erscheinung (bei Überanstrengung, bei Erschöpfung, im Erregungszustande usw.) oder als Dauerzustand (Folge der Anpassung nur noch über die Regulationsstufe III wie beim älteren Menschen oder bei den obengenannten Krankheitszuständen). Alle diese Erscheinungen deuten darauf hin, daß neben die genannten Vorgänge innerhalb der Regulationsstufe III die zunehmende Aktivierung der arteriovenösen Kurzschlüsse tritt. Sie setzt um so früher ein, je geringer die Aktivierungsfähigkeit des verfügbaren Kapillarraumes ist, und je höher die systolische Leistung ansteigt.

Auch die Atmung hat bestimmte Beziehungen zu den einzelnen Stufen. Während nämlich innerhalb der Stufe I sich keine wesentlichen, sicht- oder zählbaren Änderungen erkennen lassen, machen sie sich mit dem Einsetzen der Stufe II bemerkbar. Es zeigt sich hierbei eine deutliche Zunahme der Atemtiefe. Die Frequenz dagegen steigt noch nicht an, sie kann unter bestimmten Umständen sogar langsamer werden. Das Verhalten der Atmung ändert sich aber in dem Zeitpunkt grundlegend, in dem die Stufe II in die Stufe III übergeht: die Atemfrequenz wird nun gesteigert. Hierbei kann innerhalb einer weniger anstrengenden Belastung die Atemtiefe zunächst unverändert bleiben. Sie verringert sich in der Regel, wenn bei Höchstbelastung die schon beschriebenen Anstrengungszustände in Erscheinung treten.

Wir kommen in einer späteren Arbeit eingehend auf die Wechselbeziehung zwischen Kreislauf und Atmung zurück. Hier sei nur gesagt, daß ebenso wie zwischen diastolischem Druck und Pulsfrequenz eine Beziehung zwischen Puls und Atmung besteht. Das wurde in den letzten Jahren durch die Untersuchungen von HILDEBRANDT weitgehend bestätigt. Wenn die Amplituden sich vorwiegend über die diastolische *Entspannung* (Absinken des diastolischen Druckes) ausweiten, vertieft sich die Atmung, sich der größeren Leistung anpassend. Das tritt nicht ein, wenn die Senkung des diastolischen Druckes eingeschränkt bleibt. Hier steigert sich die Atemfrequenz, analog dem Übergang der Stufe II in III, relativ früh. Dagegen zeigt sich da, wo die Regulations-

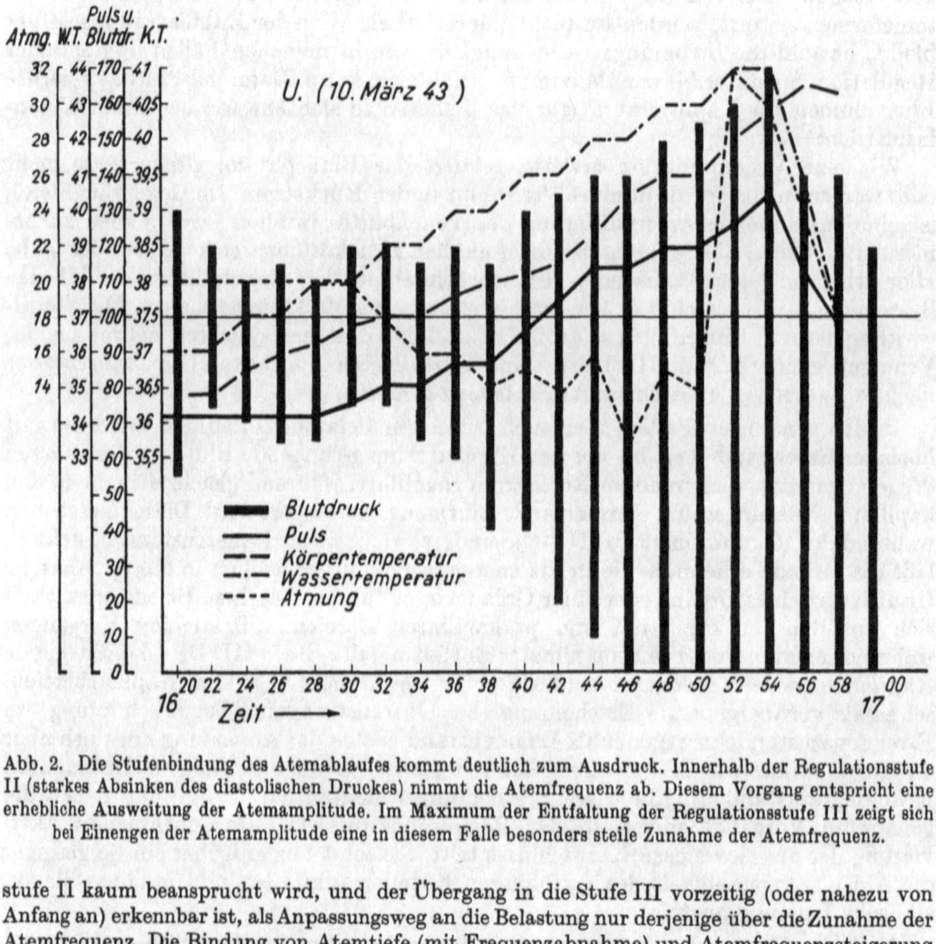

Abb. 2. Die Stufenbindung des Atemablaufes kommt deutlich zum Ausdruck. Innerhalb der Regulationsstufe II (starkes Absinken des diastolischen Druckes) nimmt die Atemfrequenz ab. Diesem Vorgang entspricht eine erhebliche Ausweitung der Atemamplitude. Im Maximum der Entfaltung der Regulationsstufe III zeigt sich bei Einengen der Atemamplitude eine in diesem Falle besonders steile Zunahme der Atemfrequenz.

stufe II kaum beansprucht wird, und der Übergang in die Stufe III vorzeitig (oder nahezu von Anfang an) erkennbar ist, als Anpassungsweg an die Belastung nur derjenige über die Zunahme der Atemfrequenz. Die Bindung von Atemtiefe (mit Frequenzabnahme) und Atemfrequenzsteigerung an die Regulationsstufen wird durch das Beispiel Abbildung 2 wiedergegeben. Man erkennt deutlich die mit Atemfrequenzabnahme einhergehende Vertiefung der Atmung innerhalb der Stufe II und die Atemfrequenzsteigerung innerhalb der Stufe III.

Aus dieser Sachlage erklären sich die beiden in bestimmten Zuständen von Dystonie nachweisbaren Verhältnisse. In den Fällen, in denen das Regulationsgefüge nur noch über die Stufe III reguliert, z. B. beim älteren Menschen und bei Hochdruck, erfolgt die Zunahme der Atemleistung ausschließlich über die Frequenzsteigerung; bei höherer Beanspruchung entwickelt sich aus diesem Verhalten die Einengung der Atemtiefe bei hoher Frequenz, mit anderen Worten: die Kurzatmigkeit und die Luftnot des in dynamischer Insuffizienz befindlichen Regulationsgefüges. Auf der anderen Seite beobachtet man bei bestimmten Formen der Dystonie, die mit übermäßigem und schnellem Absinken des diastolischen Druckes verbunden sind, eine auffallende Zunahme der Atemtiefe (bei bestimmter Belastungshöhe bis zu pathologischen Atemformen). Neben einer hier stets nachweisbaren respiratorischen Arrhythmie des Pulses kann eine Atmung z. B. ähnlich der BIOTschen auftreten. Die Atemfrequenz wird dann oft verlangsamt (gewöhnlich 12 pro Minute und weniger). Belastet man solche Menschen im ansteigenden Bade, aber auch durch psychische Einflüsse, also in der Weise, daß die belastenden Antriebe keine schwere körperliche Beanspruchung wie beim Laufen einschließen, so kommt es nur zu einer weiteren Zunahme der Atemtiefe und nicht zu einer Steigerung der Frequenz. Dieses Verhalten entspricht dem des diastolischen Druckes, der tief gemessen wird (um 40 bis 50 mm Hg bei Körperruhe und darunter) und bei geringen Belastungen nahezu bis zum Nullwert absinkt. Unter diesen Umständen einer relativ bewegungsarmen Belastung (z. B. auch bei Einwirken mittlerer Wärmegrade, die zu stärkerer Ventilation anregen), klagen die Menschen über Auftreten von Parästhesien in den Fingern und krampfartige Steifheit in den Händen, die manchmal mit Pfötchenstellung sowie mit Schmerzen in den Waden verbunden sind. Das sind also typisch tetanische Zustände, die bei bestimmten Dystonieformen immer dann auftreten, wenn der Mensch zu einer an seine Regulationsform gekoppelte Hyperventilation (in Verbindung mit großer Atemtiefe) veranlaßt wird. Auf Einzelheiten wird bei Besprechung der einzelnen dystonischen Erscheinungsformen eingegangen. Hier sei damit nur auf den engen Zusammenhang der Atmung mit den Regulationsstufen und ihre Bedeutung für die Beurteilung des Regulationsverhaltens hingewiesen.

Untersuchungen an den gleichen Menschen haben gezeigt, daß die Regulationsform ebenso charakteristisch für den Untersuchten ist wie sein Gesicht oder seine Bewegungen. Die Eigenart der regulativen Anpassung tritt auch bei wiederholter Untersuchung immer in gleicher Weise hervor (Abb. 3). Diese Stabilität ist allerdings insofern begrenzt, als sich im Ablauf von größeren Zeiträumen bestimmte Wandlungen des Regulationsverhaltens einstellen. Es besteht sicher eine Art Altersbindung; auch die einwirkende Umwelt kann allmählich zu einer Veränderung der Regulationsleistung führen. Im allgemeinen kann aber gesagt werden, daß mehrfache Untersuchungen bei konstanten Umwelteinflüssen und innerhalb eines kürzeren Zeitraumes stets eine der Individualität entsprechende Regulationsform ergeben haben. Es ist hinzuzufügen, daß sich die durch Umweltwirkung sowie durch den Lebenslauf bedingten Wandlungen im Regulationsbild auf der ursprünglichen Ausgangshaltung des Regulationsgefüges ausbilden. Diese ist das Ergebnis einer Entwicklung, die von dem im Genotyp festgelegten *Entwicklungspotential* bestimmt wird.

Wie sich in allen Regulationsbildern erkennen läßt, erfolgt die Anpassung der einzelnen Stufen so lange belastungsäquivalent, wie sich das Regulationsgefüge im eutonischen Gleichgewicht befindet. In diesem Falle werden kleine Belastungen immer nur mit der Stufe I ausgeglichen (z. B. Erheben aus liegender Körperhaltung, langsames Gehen in der Ebene, Aufenthalt in stärker erwärmtem Raume (23° bis 25°) C usw.). Mittlere Belastungen lösen, individuell verschieden, die Stufe II aus. Je nach den Eigenschaften oder nach dem Trainingszustande des Untersuchten sowie abhängig von seinem Alter kann die Wirkungsbreite der Stufe II groß oder klein sein. Der Übergang in die Stufe III erfolgt besonders früh, wenn eine entsprechende Anlage im Genotyp besteht oder wenn, wie beim Untrainierten, die körperliche (aber auch die seelische) Belastung vorzeitig zur Anstrengung wird. Sie wird außerdem relativ früh beim Menschen jenseits des 40. Lebensjahres eingeschaltet. Nur beim trainierten und leistungskräftigen Menschen ist die in den Abbildungen gezeigte Regulationsform nachweisbar. In diesen Fällen wird die Stufe III nur bei hohen Belastungen bzw. bei körperlicher Anstrengung (oder psychischer Anspannung) in Gang gesetzt.

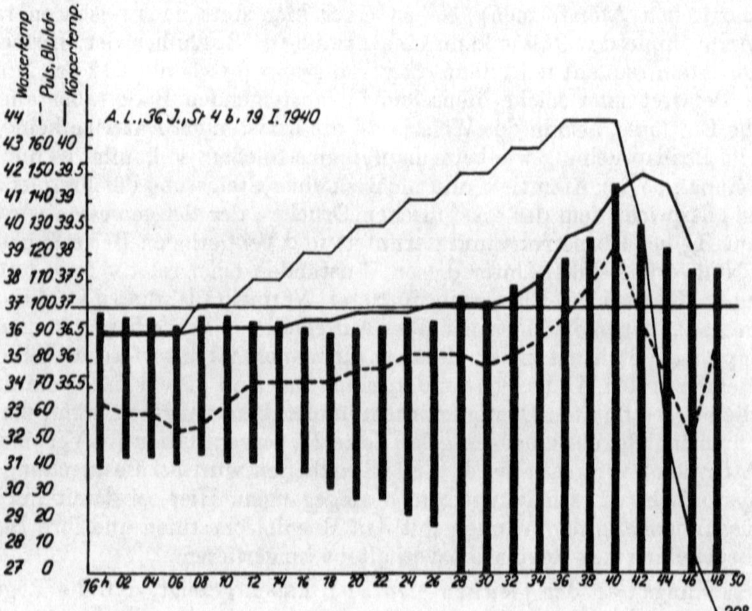

Abb. 3a

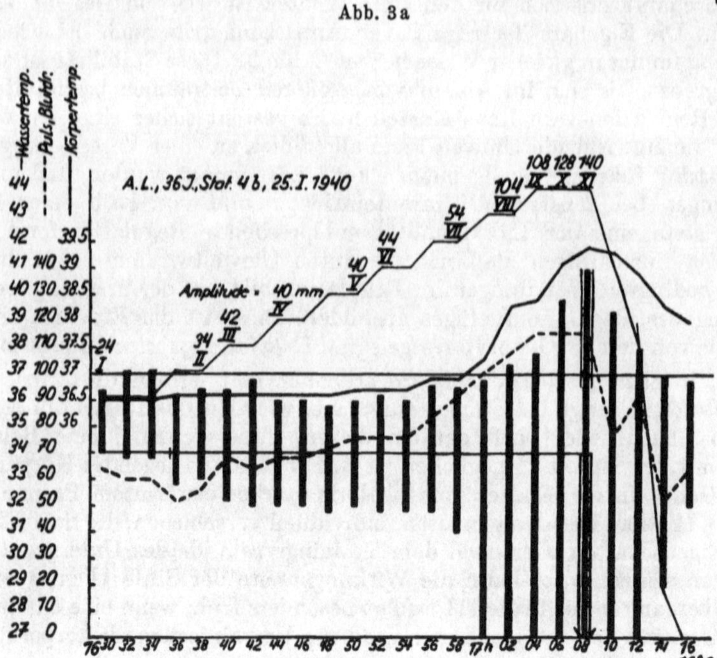

Abb. 3b

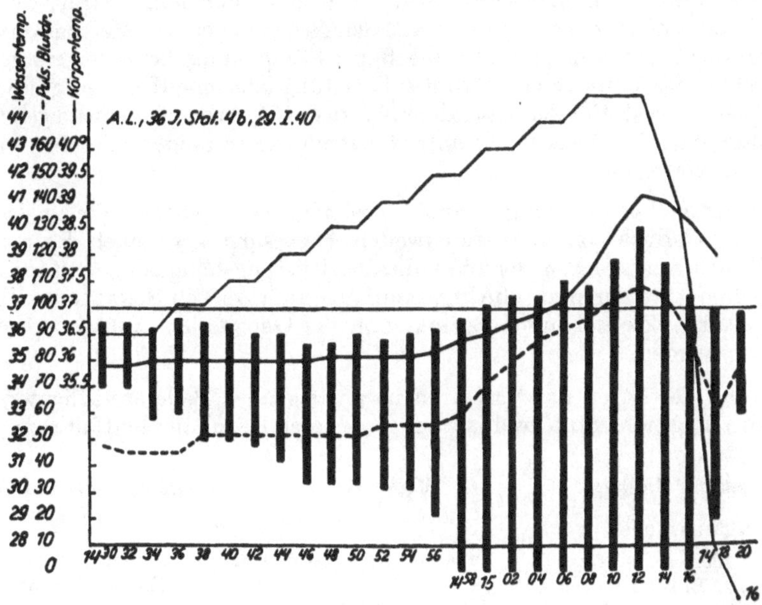

Abb. 3c

Abb. 3a—3c. Um die Gleichheit der individuellen Regulationsantwort zu zeigen, wurde in einer Reihe von Fällen der Zeitlupentest mehrfach hintereinander ausgeführt. Er ergibt immer wieder das gleiche Bild (sofern dieses nicht verändert wurde, z. B. durch Behandlung). Hier handelt es sich um einen Menschen in extremer Rechtsdeviation (genotypische Anlage → Asthenie). Die volumtypische Leistung ist deutlich eingeengt: relativ eng bleibende, hypoton liegende Amplitude. Erst bei gröberer Belastung sinkt der diastolische Druck bis zur Nullspannung ab. Typisch für die Regulationsform der geringe Anstieg der Pulsfrequenz über 100 pro min.

Den geschilderten Stufenaufbau bei der Regulationsentfaltung hat schon Grote in seinen wesentlichen Grundzügen erkannt. Er ordnete die Erscheinungen, die im Nacheinander bei Beanspruchung sichtbar werden, in 6 Regulationsstufen:

Regulation I. Ordnung:
  Variabilität des Schlagvolumens und der Ventrikelaustreibungskraft

Regulation II. Ordnung:
  Variabilität der tonisierenden Antriebe

Regulation III. Ordnung:
  Variabilität der Herzschlagfrequenz

Regulation IV. Ordnung:
  Variabilität der strömenden Blutmenge und des Depotblutes (die arteriovenöse Anastomose)

Regulation V. Ordnung:
  Ausnutzung des Sauerstoffgehaltes im Blut

Regulation VI. Ordnung:
  Verminderung der Blutmenge durch regulative Verminderung des Körpergewichtes.

Es ist unschwer zu erkennen, daß die von Grote festgestellten Vorgänge in der durch die Regulationsprüfung sichtbar gemachten Stufenentfaltung hervortreten, wenn auch in etwas anderer Gruppierung und Folge. Der wirkliche Sachverhalt konnte eben erst durch die Diagnostik unter allmählich gesteigerter Beanspruchung dargestellt werden. Um die richtige Stufenfolge zu erkennen und daraus die Eigenart der in ihnen auftretenden Vorgänge aus den Beziehungen der Meßmerkmale untereinander abzuleiten, genügt weder die Betrachtung klinischer Erscheinungen noch das Ergebnis der Methode mit abrupter Belastung oder mit Hilfe des Stehversuches. Diese Tatsache bestätigt den besonderen Wert des Verfahrens im ansteigenden Bade. Er beruht auf der Möglichkeit, die unter Belastung auftretenden Vorgänge wie mit der Zeitlupe zu verfolgen.

Auf jeden Fall ist es gelungen, und das sei hier hervorgehoben, die an sich richtige Vorstellung Grotes von einer stufenweisen Anpassung sowie auch das regulationsdiagnostische Kennzeichen der individuellen Leistungsfähigkeit durch ein einfaches Untersuchungsverfahren zu objektivieren. Die anfangs von Schellong, Hochrein u. a. geäußerten Zweifel an der Berechtigung der Groteschen Auffassung sind damit hinfällig geworden.

Auf Grund der durch das Verfahren im ansteigenden Bade ermöglichten Einsicht findet sich folgender Stufenaufbau bei geordneter Regulationsentfaltung:

Bedingungen des Auftretens	*Mechanismus*	*Hämodynamische Bedeutung*
Regulationsstufe I:		
tritt bei kleinen Belastungen auf, z. B. bei Erheben aus dem Liegen, Beschäftigung im Sitzen, mittlerer Lufttemperatur (23° C), Wassertemperatur von 36° bis 38° C, beim Sprechen usw.	Zunahme der Pulsfrequenz	erhöhter Blutrückstrom, Entspeicherung der Blutdepots, besonders im Vegetationsraum. Druckzunahme im Einstromgebiet des rechten Herzens. Auslösung des Bainbridge-Reflexes: mäßige Zunahme der Pulsfrequenz
Regulationsstufe II:		
tritt bei mittleren Belastungen auf, bei Lufttemperaturen um 30° C, bei Wassertemperatur von 38° bis 40° C. Ferner beim *Traben* ohne Anstrengung, bei Dauerleistungen ohne Anspannung	Absinken des diastolischen Druckes, geringfügige oder keine Änderung der Pulsfrequenz, kaum oder kein Anstieg des systolischen Druckes (kann auch absinken). Zunahme der Atemtiefe, nicht der Atemfrequenz	Ausweitung des Durchflutungsraumes, d. h. der Herzhöhlen, des Windkessels und vor allem der verfügbaren Kapillarreserve. Zunahme der Volumarbeit des Herzens und des Füllungsvolumens, besonders im Kapillarraum (Saugeffekt des letzteren). Arbeit ohne Widerstand für das Herz. Geringer Strömungswiderstand und langsame Durchflutung: Entwicklung einer *passiven* Hyperämie. Langsames *Extravertieren*. Histo- oder trophotrope Leistungsform. Stufe II = Absinken der diastol. Fußpunkte (W. R. Hess). Arteriovenöse Kurzschlüsse verschlossen

Bedingungen des Auftretens	*Mechanismus*	*Hämodynamische Bedeutung*
Regulationsstufe III: tritt bei anstrengender Beanspruchung ein. Diese relativ, weil abhängig vom Leistungsstand, von den Regulationseigenschaften des Regulationsgefüges und vom Alter. Lufttemperatur über 35° C, Wassertemperatur von 40° C an, jede sprinthafte Kraftleistung, auch schwere psychische Erregung (besonders im Alter). usw.	Steigen von systolischem Druck, von Puls- und Atemfrequenz. Der diastolische Druck — am Tiefpunkt — ändert sich nicht mehr. Geringfügiges Absinken bei steigendem systolischem Druck und relativ geringem der Pulsfrequenz möglich (Zunahme der Windkesseldehnung und des elastischen Widerstandes). Bei Erreichen der Leistungsgrenze Konstantbleiben von systolischem und diastolischem Druck (dieser steigt jetzt manchmal an); Erfolg: Amplitudeneinengung. Hierbei Steigerung von Puls- und Atemfrequenz in steilem Anstieg (Überflügeln des proz. Amplitudenzuwachses durch den der Pulsfrequenz)	Diastolischer Tiefpunkt erreicht. Ausweitungsfähigkeit des Kapillarraumes ausgeschöpft. Maximale Füllung des Kapillarraumes führt zu Widerstandserhöhung. Diese setzt um so früher ein, je geringer die diastolische *Entspannung*. Wachsende Strömungswiderstände erzwingen höheren Kraftaufwand des Herzmuskels: steiler anspringende Systole. Neben die Volumbewegung tritt zunehmend Druckarbeit. Erhöhung der elastischen Widerstände. Erhöhung des Strömungsgefälles durch systolische *Anspannung* (anstrengender *Klimmzug*). Steigerung der Strömungsgeschwindigkeit. Geschwindigkeits- und druckäquivalente Öffnung der a-v-Anastomosen. Ergotrope Leistungsform. Maximum der extravertierenden Dynamik. Zustand der steil anspringenden Systole (Bohnenkamp)

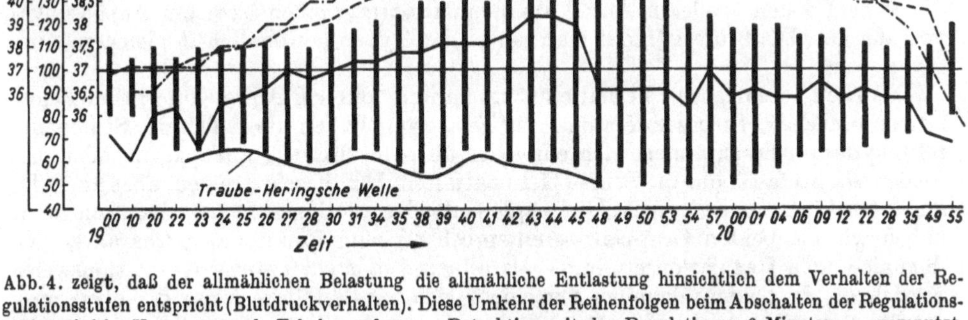

Abb. 4. zeigt, daß der allmählichen Belastung die allmähliche Entlastung hinsichtlich dem Verhalten der Regulationsstufen entspricht (Blutdruckverhalten). Diese Umkehr der Reihenfolgen beim Abschalten der Regulationsstufen wird im Kurztest — als Erholungsphase = Retraktionszeit der Regulationen 6 Minuten — ausgenutzt.

Die Rückkehr zur Ausgangslage erfolgt in der umgekehrten Reihenfolge der eben beschriebenen Stufenentfaltung. Das Verhalten während einer mit geringer Geschwindigkeit durchgeführten *Entlastung* des Regulationsgefüges zeigt Abbildung 4. Es handelt sich hierbei um das Regulationsbild eines Menschen im mittleren (eutonischen) Gleichgewicht.

c) Abweichungen von der geordneten Stufenentfaltung

Im Beispiel der Abbildung 1 wurde ein Regulationsbild gezeigt, in dem die Entfaltung der Regulationsstufen *belastungsäquivalent* bis zur Stufe III erfolgt, ein Ablauf, der sich aber nur bei Menschen in vollkommen geordnetem Gleichgewicht der

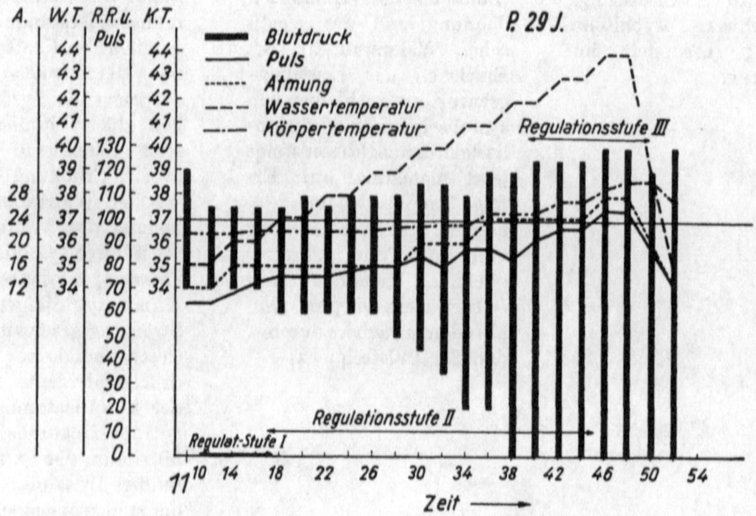

Abb. 5. Beispiel der volumtypischen Regulationsweise mit Fehlen der Stufe III. Eutonische Leistung, sichtbare im allmählichen Absinken des diastolischen Druckes, ausreichende Volumleistung (kein *Leerlaufen* des Herzens usw., daher keine Kollapsgefahr). Die genügende Volumleistung und das genügende Füllungsvolumen des arteriellen Systems äußern sich im Verhalten der Pulsfrequenzbewegung: ihr Anstieg bewegt sich in mäßigen Grenzen. Das Atemverhalten ist ebenfalls für die volumtypische Regulationsform im Zustand der Eutonie charakteristisch: Der Atemablauf erfolgt bei verlangsamter Ruhefrequenz unter Belastung, vor allem durch Zunahme der Atemamplitude.

Regulationsleistung findet. Diese ausgeglichenen Formen des eutonischen Zustandes sind relativ selten; viel häufiger wird beobachtet, daß die Regulationsstufe II bzw. die Stufe III den größeren Anteil am Regulationsgeschehen bzw. am Anpassungsvorgang hat. Die Stufe I findet man bei beiden Typen gewöhnlich in gleichem Ausmaße.

Das eben beschriebene Verhalten führt zu individuellen Abweichungen im Regulationsgeschehen. In besonders einseitig gelagerten Fällen kann sich die Stufenentfaltung darauf beschränken, sich entweder über die Stufe II anzupassen, oder, bei Fehlen der Stufe II, nur die Stufe III zu entfalten. Um diese extremen, aber auch die angenähert in so einseitigem Ablauf reagierenden Regulationsformen zu kennzeichnen, haben wir die beiden Gruppen — entsprechend dem funktionalen Charakter der dominierenden Regulationsstufen — als *volum- und drucktypische* Regulationsweise bezeichnet. In beiden Gruppen verschiebt sich verständlicherweise die oben mitgeteilte Belastungsäquivalenz. Bei volumtypischer Regulationsform — wohlgemerkt im Zustand der Eutonie — tritt die Stufe III regelmäßig erst bei höheren Belastungen in Tätigkeit, bei unserem Verfahren über 41° C Wassertemperatur oder später. In besonders einseitig gelagerten Fällen kann die Regulationsstufe III überhaupt fehlen, zumindest innerhalb der geforderten Belastung (bis 44° C). — Umgekehrt hat bei allen drucktypischen Regulationsformen die Stufe II nur geringfügigen Anteil, d. h. die Senkung des diastolischen Druckes ist gering. Die Stufe III wird schon bei niedrigerer Belastung eingeschaltet, bei unserem Verfahren bei 39° C Wassertemperatur oder früher. Auch hier kann die Mitwirkung der Stufe II in besonders einseitigen Fällen fehlen. Bei solchen Regulationsformen genügen relativ kleine Belastungen, um das *Steilanspringen der Systole* herbeizuführen.

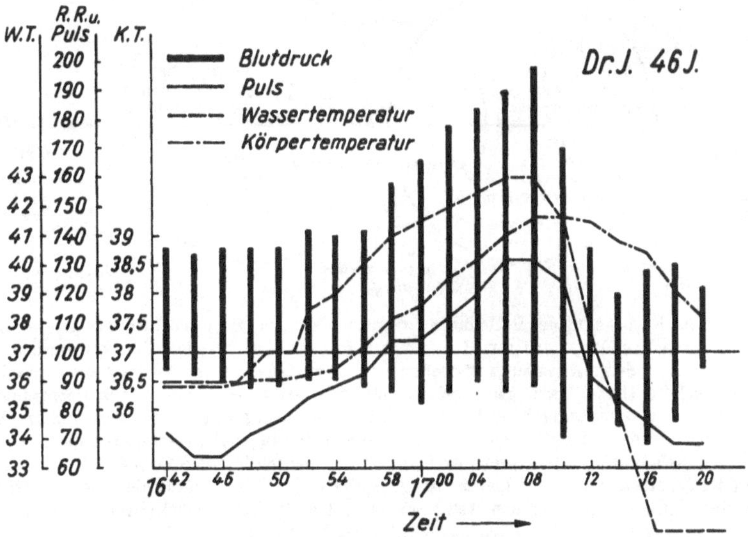

Abb. 6. Drucktypische Regulationsform. In ihr fehlt die Regulationsstufe II. Die Anpassung an Belastungen erfolgt regelmäßig durch Schaltung von Stufe I auf III schon bei kleineren und mittleren Belastungen.

Zwischen dem schon gezeigten Regulationsbild und den Abbildungen 5 und 6 finden sich zahlreiche Übergänge. Diese ähneln sich in den verwandten Gruppen und zeigen dann verwandte Symptome. Man kann sich die Varietäten vom Volum- bis zum Drucktyp, also von einem Extrem bis zum anderen, auf einer Achse aufgereiht denken (Abb. 7). In die Mitte müssen die Regulationsformen eingruppiert werden, die sich an Belastungen geordnet, d. h. mit Hilfe der drei Regulationsstufen anpassen. Es gibt immer nur eine relativ kleine Zahl von Menschen, deren Regulationsverhalten so abläuft, daß man es in den Mittelpunkt des eutonischen Bewegungsraumes einordnen kann (ideale Anpassung). Man findet innerhalb dieses eutonischen Bewegungsraumes aber zahlreiche Varietäten, die mehr oder weniger dieser idealen eutonischen Mitte angenähert sind. Der Idealzustand wird um so eher erreicht, je entfernter das Regulationsgefüge von den äußeren Kreisen eingeordnet werden kann.

Die beiden äußeren Kreise geben bildhaft die Entfernung der beiden extremen Regulationsformen Volumtyp (rechts) und Drucktyp (links) wieder. Der Weg von beiden Extremen bis zur Mitte ist sehr weit. Aus dieser Sachlage ergibt sich, daß, wie später genauer erörtert wird, die Überführung einer extremen Regulationsform bis zu einer Anpassungsweise, die etwa der von Regulationsformen im mittleren

Bewegungsraum entspricht, nur schwer möglich ist. Das bedeutet im Hinblick auf den therapeutischen Ausgleich und damit hinsichtlich der Erhaltung des eutonischen Gleichgewichtes, daß jede extreme Regulationsform durch zumeist von außen gesetzte Einflüsse gewöhnlich mit einiger Mühe im Gleichgewicht zu halten ist. Das ist jedoch nur möglich, wenn durch ständige *Substitution regulationsgerechter Einflüsse* (Intensität und Dauer) das eutonische Gleichgewicht aufrechterhalten wird.

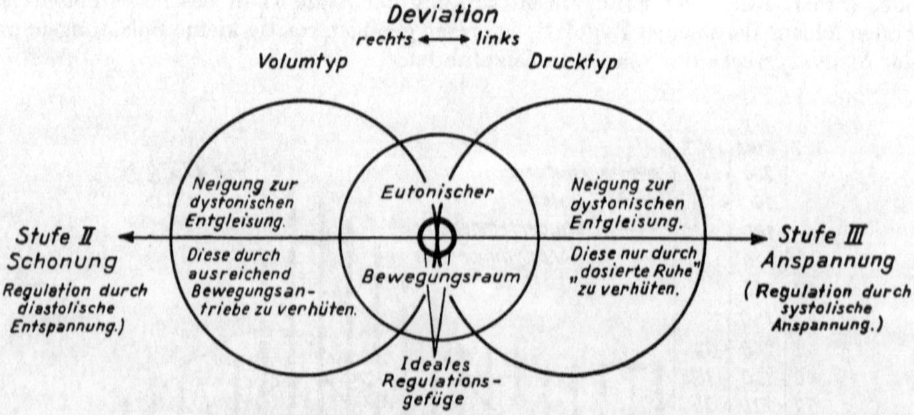

Abb. 7. Schema zur Erläuterung der Beziehungen zwischen Genotyp, Alter und Regulationsform. Der Mensch, dessen Regulationsgefüge dem mittleren Bewegungsraum angehört, reguliert die Beanspruchung mit der Schaltung I/II/III aus. Seine Anpassung ist weitgehend ausgeglichen. Seine Neigung zur dystonischen Entgleisung ist — auch bei einem Trainingsmangel — lange Zeit gering. — Der Mensch in Rechtsdeviation paßt sich bei Aktivieren der extravertierenden Dynamik mit der Schaltung I/II an, und zwar um so einseitiger, je ausgeprägter die Rechtsdeviation ist (wie z. B. in der Regel in der Jugend) (Volumarbeit des Kreislaufs = volumtypische Regulationsweise). Demgegenüber reguliert der Mensch in Linksdeviation in der gleichen Situation stets mit der Schaltung I/III, auch hier um so ausgeprägter, je stärker linksdeviiert die vegetative Dynamik ist, wie z. B. beim älteren und alternden Menschen (nach dem 40. Lebensjahr). (Druckarbeit des Kreislaufes = drucktypische Regulationsweise).

Rechtsdeviation = Anpassung über die diastolische Entspannung = durch Absinken des diastolischen Druckes bedingte Ausweitung der Amplitude (Rechtsüberwiegen der Herzarbeit).

Linksdeviation = Anpassung über die systolische Anspannung = durch Ansteigen des systolischen Druckes bedingtes Ausweiten der Blutdruckamplitude (Linksüberwiegen der Herzarbeit).

1. Eutonischer Bewegungsraum = Anpassung an die Belastung durch Stufen I + II + III äquivalent der Belastungshöhe.
2. Rechtsdeviation → Volumtyp: dieser entsteht aus dem Überwiegen der Stufe II bei Belastung während der Entfaltung der extravertierenden Dynamik.
3. Linksdeviation → Drucktyp: Entstehen aus dem Überwiegen der Stufe III bei Belastung während der Entfaltung der extravertierenden Dynamik.

Die volumtypische und die drucktypische Regulationsform sind offensichtlich in erster Linie das Ergebnis einer gewissen Erbanlage. Diese bestimmt die regulatorische Grundhaltung und damit die Einordnung in unser Bild. Wenn auch die Regulation in der Jugend vorwiegend in volumtypischer Weise erfolgt, so ist ihr Abstand von der eutonischen Mitte doch individuell verschieden. Es gibt Menschen, deren Regulationsgefüge außerordentlich rechtsverschoben, daher nur mit Stufe II arbeitet; andere, die von Anfang an der eutonischen Mitte und damit dem Übergang zur linken, drucktypischen Seite zuneigen. Diese Sachlage erleichtert das Verständnis für den chronophysiologischen Vorgang, daß jedes individuelle Regulationsgefüge eine altersgebundene Wandlung durchmacht. Diese Wandlung läuft immer nur von rechts nach links, also vom volumtypischen zum drucktypischen Verhalten. Es handelt sich hier um ein Geschehen, das wenigstens im eutonischen Bereiche bei jeder Einzelbelastung sichtbar wird. Mit anderen Worten: der jugendliche Mensch (bis zum 20. Lebensjahr etwa) zeigt vorwiegend die volumtypische Regulationsform. In den mittleren Lebensjahren stellt man gewöhnlich ein relativ ausgeglichenes Regulationsverhalten fest (zwischen dem 20. u. 40. Lebensjahr). Nach dem 40. Lebensjahr dagegen entwickelt sich in immer stärkerem Maße die drucktypische Regulationsweise unter allmählichem Zurückdrängen des volumtypischen Anteiles (sichtbar im Ansteigen des diastolischen Druckes). Nach dem 50. Lebensjahr sind in der Regel nur noch drucktypische Regulationsformen zu finden.

Aus diesen Beobachtungen geht hervor, daß die Regulationsform nicht konstant ist, sondern in chronophysiologischem Ablauf (L. R. GROTE) eine Wandlung durchläuft, die als altersphysiologische *Linksdeviation* bezeichnet werden kann. Vermutlich entspricht dies Verhalten dem von M. BÜRGER studierten gestaltlichen und stofflichen Wandel der großen Gefäße zur *Physiosklerose*. Der jugendliche Mensch befindet sich demgegenüber fast regelmäßig im Zustand der *Rechtsdeviation*.

Nur ausnahmsweise und in individuell verschiedenem Umfange begegnet man nach dem 40. Lebensjahr einzelnen Regulationsformen, die volumtypisches Regulationsverhalten zeigen. Ebenso selten finden sich andererseits Menschen um das 20. Lebensjahr, bei denen die drucktypische Regulationsweise erkennbar ist. In allen Fällen solcher Erhaltung der jugendlichen Regulationsweise oder des vorzeitigen Überganges in die linksdeviierte *Altersregulation* handelt es sich um Menschen mit extremer Regulationsform. Sie haben auf der Achse unseres Bildes ihren typischen Standort. Der volumtypische Mensch hat in Jugendjahren eine besonders stark rechtsdeviierte Ausgangslage. Der in jungen Jahren drucktypische Mensch beginnt dagegen seinen *Lebensbogen* schon im Bereich der absoluten eutonischen Mitte, entweder noch eben rechts von ihr liegend oder bereits in Linksdeviation. Während aber der volumtypische Mensch im Ablauf der physiologischen Linksdeviation weder durch eine Einzelbelastung noch durch die Beanspruchung während der Lebensentwicklung bis zur eutonischen Mitte oder darüber hinaus gelangt, durchschreitet der Mensch mit drucktypischer Anlage bereits zu einem relativ frühen Lebenszeitpunkt die Mitte. Seine Entwicklung vollzieht sich schon bald nach dem 20. Lebensjahr nahezu ausschließlich im Bereich des drucktypischen Regulationsgeschehens. Es wird später zu besprechen sein, welche Folgen das nicht nur für das Regulationsverhalten, sondern auch für die morphologische Entwicklung und das gesamte psychische und somatische Handeln beider Funktionsgruppen hat.

Durch Abbildung 7 soll eine Vorstellung über die Beziehungen der einzelnen Regulationsformen, über ihre Altersbindung und die Bedeutung der genotypischen Anlage gegeben werden. Aus der Abbildung geht hervor, in welcher Weise der einzelne Mensch in seinem Tun und Handeln von seiner Lage im Gesamtsystem abhängig ist. Es zeigt sich, daß wahrscheinlich nur der in den mittleren eutonischen Bewegungsraum einzuordnende Mensch fähig ist, ohne Mühe nicht nur sämtliche Regulationsstufen zu entfalten (bei Einzelbelastung), sondern auch den *Lebensbogen* in geordneter Entwicklungsfolge zu durchlaufen. Der im einseitigen Extrem befindliche Mensch ist hierzu nur unter günstigsten Bedingungen imstande, nämlich bei regelmäßigem Ausgleich der einseitigen Regulationsverhältnisse durch Bewegungseinflüsse (im volumtypischen) und durch Ruheeinflüsse (im drucktypischen Falle). Ist er hierzu nicht in der Lage, so ist es auf die Dauer nicht möglich, das eutonische Gleichgewicht zu erhalten. Das Regulationsgefüge entgleist früher oder später und geht in den Zustand des dystonischen Verhaltens über. Es versteht sich, daß solche Menschen während des Ablaufes ihres Lebensbogens häufig Schwierigkeiten haben, das Gleichgewicht aufrechtzuerhalten. Von der Aufrechterhaltung der Wohlordnung oder des eutonischen Gleichgewichtes hängen aber auf die Dauer weitgehend Leistung und Gesundheit des Menschen ab.

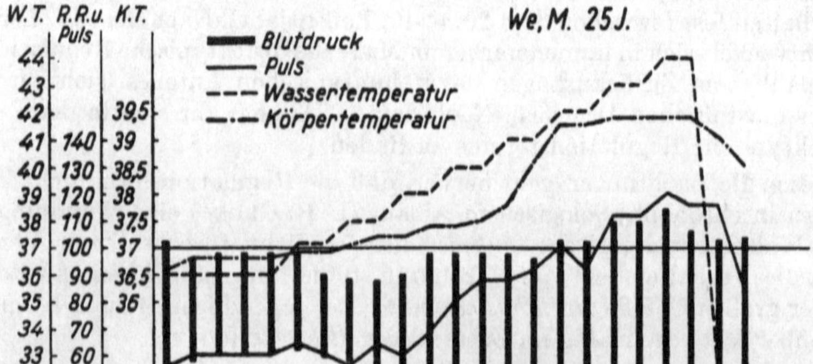

Abb. 8a. Einseitige, noch eutonische volumtypische Regulationsform. Hypotone Lage der Blutdruckamplitude, die sich *langsam* ausdehnt. Pulsanstieg bei höchster Belastung leicht überhöht (typisch für Mangel an körperlichem Training).

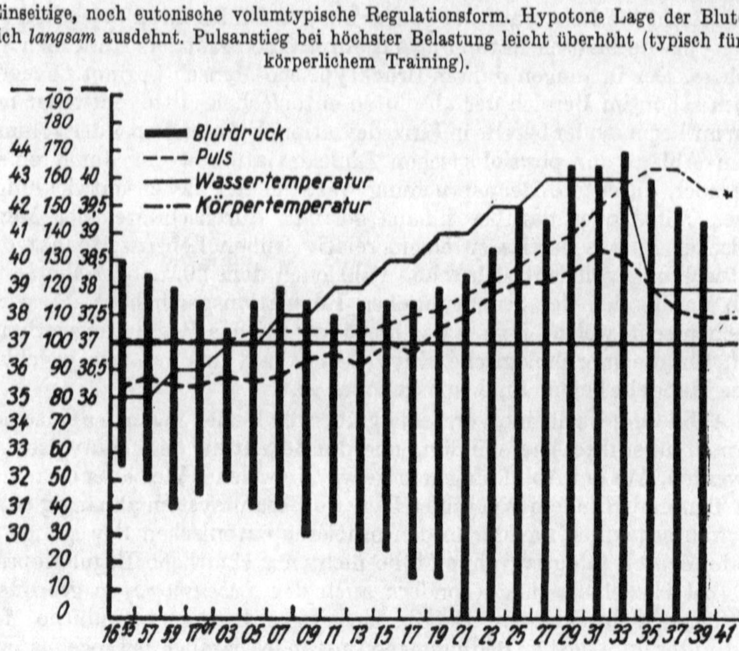

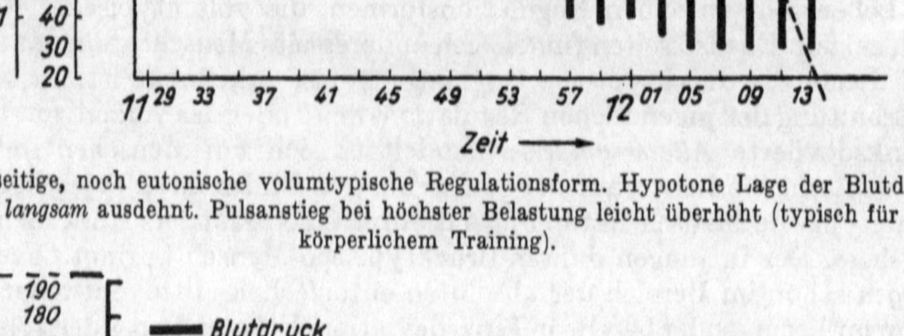

Abb. 8b. Volumtypische Regulationsform bei gutem Trainingszustand. Nomotone Blutdrucklage bei Körperruhe mit typisch weiter Amplitude bei relativ niedriger diastolischer Spannung. Unter Belastung dehnt sich die Amplitude schnell aus und erreicht schon bei mittlerer Belastung die Nullspannung. Danach Einschalten der Stufe III, die sich jedoch stets im Anteil an der Amplitudenweitung — gegenüber dem bei drucktypischem Verhalten — in mäßigen Grenzen bewegt. Pulsanstieg steht im rechten Verhältnis zu dem der Amplitudenweitung und dem Ansteigen der systolischen Leistung.

Die in den Abbildungen 5 und 6 dargestellten Regulationsbilder geben einseitige Regulationsformen wieder. Ihr Verhalten ist dadurch gekennzeichnet, daß bei durchschnittlicher Belastung (sie ist in allen Untersuchungen gleich groß) die Anpassung in dem einen Falle fast ausschließlich über die Schaltung der Stufen I/II, im anderen über die der Stufen I/III erfolgt. Es handelt sich hier um bereits einseitige Anpassungsformen. Diesen angenähert, gibt es zahlreiche Mischformen, in denen die eine oder die andere Stufe noch stärker oder auch weniger stark nachweisbar wird (Abb. 8 a, b und 9 a, b). Die volumtypische Regulationsweise tritt häufig in Verbindung mit einer arteriellen Hypotonie auf, während bei drucktypischer vielfach eine relativ hohe Lage der Druckamplitude gefunden wird. Dieser Kopplung entspricht diejenige bei Hochdruck. Hypertoniefälle stellen vom regulationsdiagnostischen Standpunkt gewissermaßen den extrem entwickelten Drucktyp dar (auch bei Körperruhe bleibt die Stufe III aktiviert). Jedoch stimmt diese Regel nicht immer. So findet man z. B. häufig bei Menschen des mittleren Bewegungsraumes, daß die einseitige Regulation nicht mit einer Verschiebung des Ruheblutdruckes zur hypo- oder hypertonen Seite verbunden sein muß. Man mißt recht oft eine *nomotone* Ruhelage des Blutdruckes, so daß in solchem Falle nicht sicher vorausgesagt werden kann, in welcher Weise die

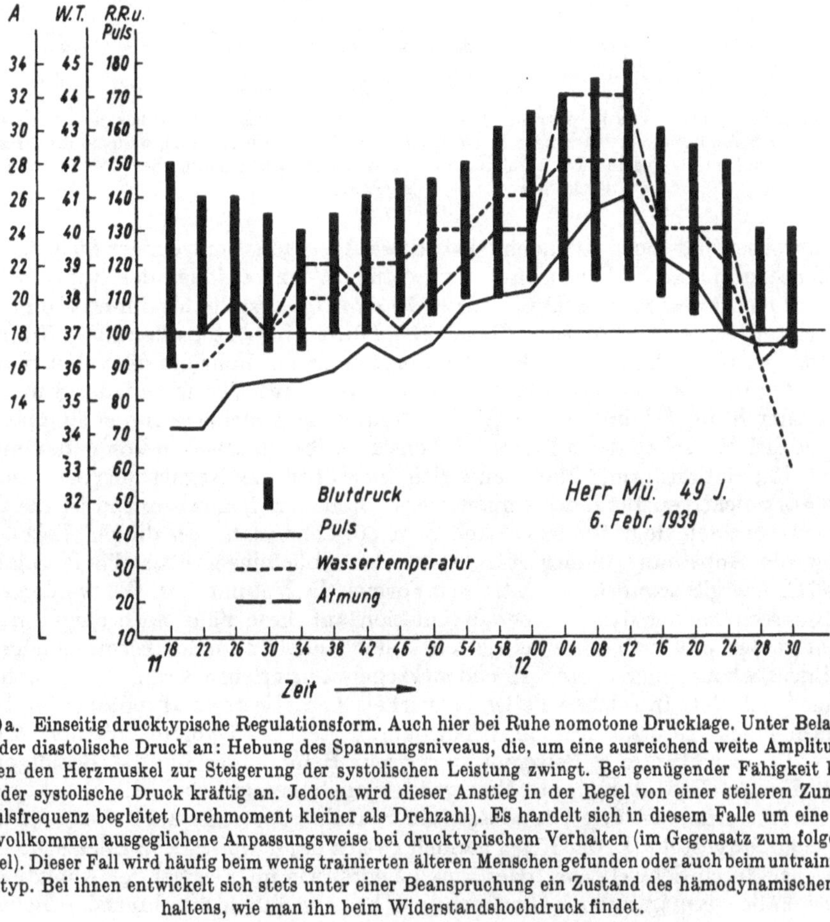

Abb. 9a. Einseitig drucktypische Regulationsform. Auch hier bei Ruhe nomotone Drucklage. Unter Belastung steigt der diastolische Druck an: Hebung des Spannungsniveaus, die, um eine ausreichend weite Amplitude zu schaffen den Herzmuskel zur Steigerung der systolischen Leistung zwingt. Bei genügender Fähigkeit hierzu steigt der systolische Druck kräftig an. Jedoch wird dieser Anstieg in der Regel von einer steileren Zunahme der Pulsfrequenz begleitet (Drehmoment kleiner als Drehzahl). Es handelt sich in diesem Falle um eine nicht mehr vollkommen ausgeglichene Anpassungsweise bei drucktypischem Verhalten (im Gegensatz zum folgenden Beispiel). Dieser Fall wird häufig beim wenig trainierten älteren Menschen gefunden oder auch beim untrainierten Drucktyp. Bei ihnen entwickelt sich stets unter einer Beanspruchung ein Zustand des hämodynamischen Verhaltens, wie man ihn beim Widerstandshochdruck findet.

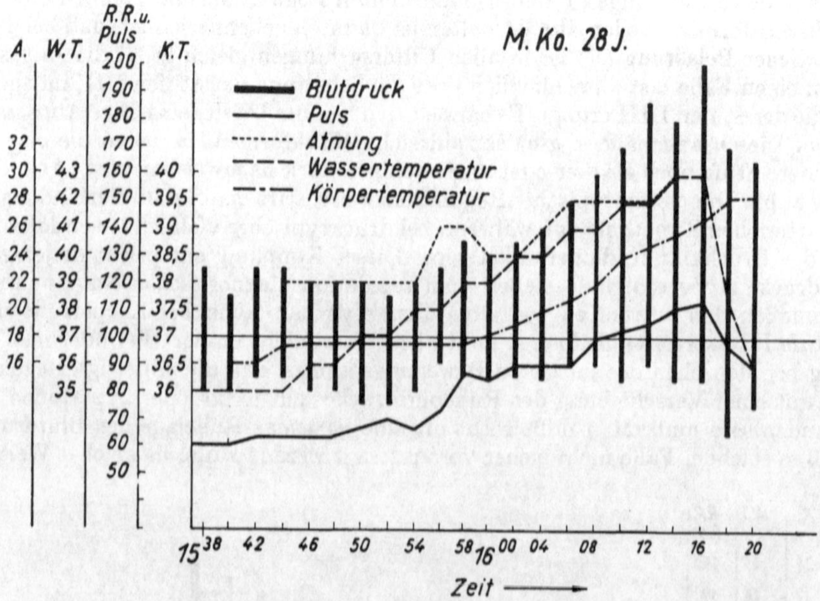

Abb. 9b. Einseitig drucktypische Regulationsform. Bei nomotoner Ruhelage der Druckamplitude steigt bei gleich großer Belastung wie in den vorigen Beispielen der systolische Druck steil an, während der diastolische nahezu konstant bleibt. Zustand des Regulationsgefüges ist als *trainiert* anzusprechen. Der Pulsfrequenzzuwachs bewegt sich in regelrechten Grenzen.

Regulationsentfaltung stattfinden wird. Diese Aussage ist mit einiger Sicherheit nur bei Menschen jüngeren Lebensalters zutreffend. Wenn bei ihnen der Ruheblutdruck in hypotonen (diastolischer Druck unter 70 mm Hg, systolischer unter 110 mm Hg) oder im hypertonen (diastolischer Druck über 80 mm Hg, systolischer über 130 mm Hg) gefunden wird, so handelt es sich in der Regel im ersten Falle um die volumtypische, im zweiten um die drucktypische Bewegungsform (bzw. Überwiegen der Stufe II im ersten, der Stufe III im zweiten Falle). Nomotone Druckbereiche stellt man vorwiegend bei Menschen der mittleren Lebensjahre fest (abgesehen von denen mit extremer Regulationsform). Man kann sich hier über die Regulationsform nur mit Hilfe des objektiven Befundes vergewissern. Besonders kennzeichnend ist die Regulationsweise nach dem 40. bzw. nach dem 50. Lebensjahr. In diesem Lebensalter erfolgt die Anpassung immer stärker und ausschließlicher über die Regulationsstufe III. Das gilt sogar für die extremen Formen des Volumtypes. Wir werden später bei Besprechung der dystonischen Regulation auf diese Fälle noch eingehen. Hier sei nur gesagt, daß man dann bei Bestehen eine Ruhehypotonie überraschenderweise die Entwicklung einer echten Hochdruckregulation erleben kann, wenn man ausreichend belastet. In solchen Fällen entwickelt sich also trotz Hypotonie (und einer wahrscheinlich bis etwa zum 40. Lebensjahr bestehenden volumtypischen Arbeitsweise) die drucktypische Bewegungsform, ein Befund, der für die Beantwortung vieler Fragen Bedeutung hat. Nur ganz ausnahmsweise wird die drucktypische Regulationsform auf der Grundlage einer Ruhehypotonie auch beim jüngeren Menschen festgestellt. In der Regel handelt es sich dann um stark trainierte Menschen (entweder durch Schwerarbeit oder durch Sport) wie im Beispiel der Abbildung 10. Solche Fälle vermag nur die Beobachtung bei allmählich zunehmender Belastung

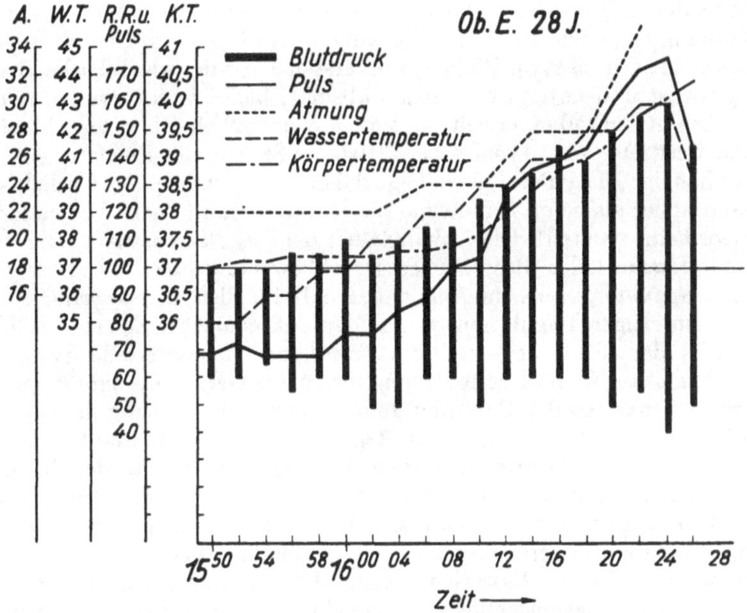

Abb. 10. Bei übermäßig stark trainierten Menschen an der Grenze der Erschöpfung des Regulationsgefüges zeigt sich bei hypotonem Blutdruck eine drucktypische Regulationsweise (wie auch bei *Schreckreaktionen* = Streßeffekte). Dieser Sachlage entspricht der übermäßige Anstieg der Pulsfrequenz. Es handelt sich mithin um einen dystonischen Drucktyp (Reizphasensituation = Plusleistung).

aufzuklären. Die Beurteilung des Anpassungsverhaltens aus den Ruhedruckwerten allein muß hier stets zu Fehlschlüssen führen. Ebenso kann die Frage, welches Ausmaß die bei der Belastung hervortretende *Linksdeviation* entwickelt, nur durch direkte Beobachtung während der Beanspruchung geklärt werden. Dieses Verfahren ermöglicht damit die Objektivierung von Symptomen, die bei Messung unter Ruhebedingungen nicht bestehen, die aber während der Belastung in Erscheinung treten können, und zwar in Verbindung mit typischen Symptomen, z. B. Stenokardie, zerebraler Schwindel usw., die auftreten, obwohl im Ruhezustand eine arterielle Hypotonie gefunden wird.

Die Beziehungen zwischen Lebensalter und Regulationsform weisen also ebenfalls auf die Bedeutung der Regulationsdiagnose hin. Erst sie vermag viele Erscheinungen, z. B. im morphologischen Allgemeinbild, im Elektrokardiogramm, im Röntgenbild, sowie manche, auf dem üblichen Wege kaum objektivierbaren Symptome, dem Verständnis näher zu bringen. Wichtig erscheint daher die Erfahrung, daß die Messung einzelner Ruhewerte selten genügt, um ein Urteil über die individuelle Hämodynamik bzw. die Dynamik des Regulationsgefüges zu erlangen. Die Messung unter Ruhebedingungen hat nur dann Wert, wenn der Ruhedruck stärker verändert ist (Hochdruck-Niederdruck, dieser altersabhängig).

Während bei den Regulationsformen der eutonischen Mitte die einzelnen Stufen mehr oder weniger kontinuierlich aufeinanderfolgen, ist die Regulationsleistung bei Rechts- oder Linksdeviation im Ablauf des *Leistungsintegrales* schon sichtbar als *dissoziiert* anzusprechen. Hierbei tritt die entscheidende Bedeutung des diastolischen Druckes (bzw. der Stufe II) deutlich hervor. Sein Verhalten entscheidet nicht nur das Einsetzen der Stufe III und mit ihr den Übergang in die anstrengende systolische

Leistung, sondern auch, ob die Hämodynamik weich und geschmeidig oder hart und klopfend arbeitet. Sie entscheidet weiter, ob der Mensch zu längerer Anspannung fähig ist (Volumtyp), oder ob er besser für kurzdauernde, aber kraftvolle Anspannung geeignet erscheint (Drucktyp). Während im ersten Falle der diastolische Druck stets sehr beweglich ist und unter Belastungen absinkt, bleibt er im zweiten nahezu unbeweglich. Die Amplituden erweitern sich ausschließlich über die Zunahme der systolischen Leistung. Von ihrem Ausmaß ist das Steigen der Pulsfrequenz (und der Atmung) abhängig. Die Pulsfrequenz liegt daher bei Drucktyp gewöhnlich schon im Ruhezustand höher als beim Volumtyp (Werte um 80 und höher beim ersten, um 60 und niedriger beim zweiten). Die Abhängigkeit der Regulationsentfaltung vom Ausmaß und der Eigenart der diastolischen Druckbewegung (der Bewegungsgröße der diastolischen *Spannungsebene* im Ablauf des individuellen *Leistungsintegrales*) wird so durch die einseitigen Regulationsformen deutlich gemacht. Es zeigt sich, daß die Spannung oder der so oft angezweifelte *Tonus*, den das arterielle System (eingeschlossen Herzmuskel, Windkesselwandung, periphere Gefäße bis zum Kapillarraum) in den Verschiedenheiten der Funktion äußert, durch die Messung des diastolischen Druckes objektiviert werden kann. Im Regulationstest bestimmt dieser nicht nur die individuelle Bewegungsform, sondern zeigt auch das Ausmaß der Spannung bei Körperruhe (Grundspannung). Er zeigt an, wie sie sich verändert, wenn der Kreislauf durch Arbeit beansprucht wird. Man erfährt damit aus dem Testergebnis, unter welchen Spannungseinflüssen (oder Tonus) sich die Anpassung abspielt und besitzt damit bereits zwei wichtige Kriterien, welche die Eigenart des Stoff- und Energietransportes eines Regulationsgefüges kennzeichnen: einmal das Ausmaß der systolischen Leistung des Herzens, zum anderen die Spannungslage im arteriellen System aus dem diastolischen Druck. Da von dieser die Entfaltung der Stufe III abhängig ist, ist die Beurteilung der diastolischen Spannung besonders wichtig für die Kenntnis der individuellen Hämodynamik. Die mitunter noch anzutreffende Unterbewertung des diastolischen Druckes ist also unberechtigt. Nur die gleichzeitige Messung des systolischen und des diastolischen Druckes in Verbindung mit der Puls- und Atemregistrierung vermag ausreichend Aufschluß über die Kreislaufverhältnisse zu geben. Da das typische Verhalten des diastolischen Druckes nur hervortritt, wenn man belastet, können die Beziehungen zwischen Spannungslage und der sich auf ihr aufbauenden systolischen Leistung nur durch den Zeitlupentest unter Anwendung einer ausreichenden Belastung erkennbar gemacht werden. Um Leistungsintegral und individuelle Leistungsgrenze sichtbar zu machen, bedient man sich daher am besten der Regulationsprüfung bei allmählich gesteigerter Belastung.

Die Unterschiede im Verhalten des diastolischen Druckes zeigen, daß es sich um individuelle Eigentümlichkeiten handelt. Sie sind teilweise genotypisch verankert, teilweise, besonders was die Beweglichkeit des diastolischen Druckes anbetrifft, werden sie durch seine Kopplung an das Lebensalter bestimmt. Der stärkere Spannungsänderungen zeigende Kreislauf arbeitet weicher und elastischer als der mit geringer diastolischer Beweglichkeit. Die Hämodynamik des jungen Menschen zeigt unter Belastung stets die geschmeidige Anpassungsweise (z. B. ohne Klopfen und Härte) im Gegensatz zum älteren Menschen, bei dem sich oft schon nach kurzer Belastungsdauer die Anpassung mit hoher Spannung bei geringer diastolischer Beweglichkeit bemerkbar macht (durch Härte, Klopfen und Kurzatmigkeit).

Wie die einzelnen Regulationsbilder erkennen lassen, handelt es sich bei den Änderungen des diastolischen Druckes zweifellos um eine aktive Leistung des Regulationsgefüges. Die durch sie gekennzeichnete Stufe II geht nämlich bei geordneter Stufenentfaltung dem Einschalten der Stufe III stets als selbständiger Anpassungsvorgang voraus. Die diastolische Spannungsänderung ist also von der systolischen Druckänderung unabhängig. Allerdings gibt es einzelne Ausnahmen, u. a. sind sie bei Bestehen einer stark einseitig drucktypischen Regulationsform zu beobachten. Die Schaltung I/III, besonders mit hoher systolischer *Leistungsspitze*, läßt erkennen, daß der diastolische Druck unter Höchstbelastung zuweilen leicht absinken kann (Abb. 11), und zwar dann, wenn der systolische Anstieg vorausgegangen ist. Dieses Verhalten zeigt sich in der Regel bei jüngeren Menschen. Die genauere Analyse ergibt, daß es sich bei ihnen nicht um eine aktive und selbständige Änderung der diastolischen Spannung handelt, sondern um einen systolisch bedingten Effekt. Daß hier tatsächlich eine andere Form der diastolischen Druckänderung vorliegt, zeigt auch das Ver-

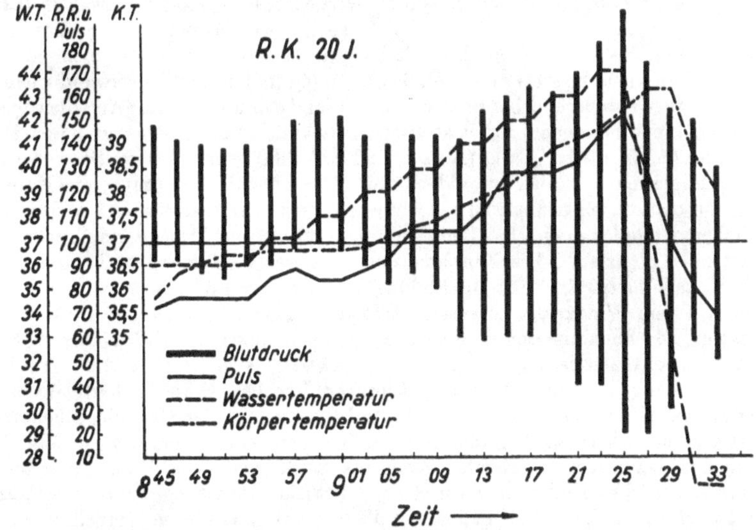

Abb. 11. Schon im Ruheblutdruckverhalten äußert sich die erhöhte Spannung im arteriellen System. Der diastolische Druck — besonders im Hinblick auf das Lebensalter bezogen — ist deutlich erhöht, sinkt nur geringfügig ab, um danach bei gleichzeitigem Ansteigen des systolischen Druckes vorübergehend ein noch höheres Niveau einzunehmen. Dieser Bewegung der Amplitude folgt nun eine zweite, bei der eine sichere *diastolische Entspannung* auftritt. Ihr entspricht das Absinken der systolischen Leistung, trotz höherer Beanspruchung des Regulationsgefüges. Dieser Phase folgt als nächste wieder ein Höhertreten der Amplitude, dem dann wieder mit der diastolischen Entspannung ein leichtes Absinken des systolischen Druckes folgt usw. Stets geht in diesem Falle die Zunahme des systolischen Druckes (mit Pulsfrequenzanstieg) dem Absinken des diastolischen Druckes voraus: der systolische Druck erzwingt sozusagen die diastolische Entspannung (Dehnungsvorgang, dem der aktive Entspannungsvorgang folgt, sichtbar an der vorübergehenden Abnahme des systolischen Druckes). Dieses Verhalten entspricht etwa dem eines Elastizitätshochdruckes.

halten der übrigen Komponenten. Gewöhnlich fallen bei einer aktiven Senkung des diastolischen Druckes auch Puls- und Atemfrequenz ab (Entlastungseffekt). Dieser Vorgang tritt nicht ein, wenn der einer Veränderung des diastolischen Druckes vorausgehende Anstieg des systolischen Druckes im Vordergrund steht, der hier mit einer Zunahme von Puls- und Atemfrequenz einhergeht. Die Senkung des diastolischen Druckes bleibt dabei aus oder ist nur geringfügig. Daraus kann geschlossen werden, daß im Gegensatz zum Verhalten bei geordneter Stufenentfaltung in diesem Falle die diastolische Senkung die Folge der systolischen Druckleistung ist. Sie bewirkt eine Dehnung und Ausweitung der Gefäße. Besonders die Wandung der Windkesselarterien wird sozusagen durch die Gewalt der Systole gedehnt und gespannt. Die dabei meistens nur geringfügige Abnahme des diastolischen im Anschluß an den Steilanstieg des systolischen Druckes ist daher regulationsdiagnostisch als Kennzeichen der Gefäßwanddehnung mit Ausweitung des Windkessels zu beurteilen. Da diese Änderungen im wesentlichen vom Verhalten des elastischen Widerstandes bestimmt werden, sind sie durch den Gegensatz zwischen systolischer Anspannungshöhe und dem im diastolischen Druck wiedergegebenen Dehnungsgrad zugleich auch relativer Maßstab für die Größe des elastischen Widerstandes sowie der Dehnungsfähigkeit des Windkessels. Die diastolische Druckänderung ist bei einer solchen Erscheinungsform relatives Maß für die Ausweitungsgröße des arteriellen Systems, besonders aber des Windkessels unter dem Einfluß der systolischen Leistung (bei gleichbleibendem peripherem Strömungswiderstand).

In der eben beschriebenen Regulationsform werden fast regelmäßig TRAUBE-HERINGsche Wellen beobachtet. Sie zeigen sich während der Änderung des diastolischen Druckes im Auf und Ab der diastolischen *Spannungsebene.* Die diastolische Bewegung gibt also nicht nur die Dehnungsgröße, sondern auch die stetig wechselnde Spannung in der Windkesselwand wieder. Dieses Verhalten findet sich vorwiegend bei relativ hohen Wandspannungen im arteriellen System (bei kräftigem Tonus), nie aber, wenn der diastolische Druck als Zeichen seiner größeren Beweglichkeit schnell absinkt. In diesem Falle (Abb. 5 und 8b) fehlt eine stärkere Beanspruchung der Wandelastizität (geringer elastischer Widerstand). Die schnelle oder dauernde Kapillarraumöffnung sorgt für den schnellen Abstrom des Blutes aus dem Windkessel, so daß weder eine Wandspannung höheren Grades noch eine Zunahme des systolischen Druckes in Erscheinung tritt (weich arbeitender Kreislauf). Die Zunahme der systolischen Leistung und die Zunahme der Wandspannung setzen erst ein, wenn die Füllung des Kapillarraumes ihr Maximum erreicht hat, der Abstrom aus dem Windkessel langsamer erfolgt, und so allmählich der Einstrom den Abstrom überwiegt. Die Zunahme der Wandspannung des Windkessels wird in diesem Falle allerdings kaum noch im diastolischen Druck sichtbar; es zeigt sich lediglich, hier gewöhnlich bei grober Beanspruchung, die Zunahme des systolischen Druckes. Diese Verhältnisse beim weich arbeitenden Kreislauf machen es verständlich, daß die nur auf der Grundlage höherer Wandspannung auftretenden TRAUBE-HERINGschen Wellen nicht erscheinen können. Man findet sie fast ausschließlich beim hart arbeitenden Kreislauf, z. B. auch dann, wenn unter bestimmten Umständen, wie bei Schreck oder allzu schroffer und starker Belastung, die Stufe III überstürzt eingeschaltet wird, so daß keine Zeit bleibt, um die Stufe II zu entfalten (vorzeitiges Anspringen der Stufe III als Folge momentaner Überlastung oder als Schreckreaktion). Unter diesen Umständen treten die TRAUBE-HERINGschen Wellen als Kennzeichen der erhöhten Beanspruchung des nicht vorbereiteten arteriellen Systems auf. Sie verschwinden ebenso wie die gesteigerte Pulsfrequenz in dem Augenblick, in dem der diastolische Druck aktiv gesenkt wird. Dieses Verhalten zeigt schon die Abbildung. In Abbildung 11 wird es noch deutlicher. Pulsfrequenz und systolischer Druck steigen hier relativ steil an. Bei gleichbleibender Belastung beginnt dann der diastolische Druck stärker abzusinken und das Ausweiten der Amplituden zu übernehmen. Es handelt sich hierbei gewissermaßen um die nachträglich einsetzende aktive Mitwirkung der Stufe II, die sich als typische Erscheinung in der sich nun zeigenden *Stagnation* der Pulsbewegung und der des systolischen Druckes äußert (Hemmung der Stufe III). Bei Erörterung der Dystonieformen werden noch weitere Beispiele für diese Beziehungen gebracht werden. Sie alle geben die Bedeutung des diastolischen Druckes als Kennzeichen der Spannungs-(Tonus-)lage des arteriellen Systems wieder. Außerdem kann man — aus seiner Beziehung zum systolischen Druck und zur Pulsfrequenz — den peripheren Strömungswiderstand und den elastischen Widerstand in gewissem Umfange differenzieren.

d) „Tonus" und Hemmung bzw. Enthemmung der Systole

Auf Grund dieser durch viele Befunde bestätigten Ergebnisse scheint die alte Streitfrage um das Bestehen eines aktiven Tonus der Gefäßwand entschieden werden zu können. Der Tonus äußert sich stets im Verhalten der Stufe II unter Belastung und in seiner Beziehung zu den hämodynamischen Faktoren der Stufe III. Diese Beobachtung wurde schon 1938 bekanntgegeben. Wie die Testergebnisse erkennen lassen, ist die diastolische Spannung (= Tonus) beim volumtypischen Menschen weitgehend von der im Zeitpunkt bestehenden Belastung seines Regulationsgefüges abhängig; sie wechselt mit dieser Belastung, während sie beim drucktypischen Menschen unabhängig von äußeren Einflüssen ist und während einer Beanspruchung auffallend unbeweglich bleibt.

Die eben erörterten Befunde bestätigen die von W. R. Hess und anderen aus dem Experiment abgeleitete Annahme, daß die Änderung der *diastolischen Fußpunkte* als aktiver Vorgang einer *Tonusänderung* anzusehen ist. Er tritt in jedem Regulationsbild, je nach Regulationsform, als Mittel der Anpassung verschieden stark hervor, besonders deutlich bei volumtypischer Regulation (vor allem beim jüngeren Menschen). Alle diese Befunde sichern damit die schon aus dem Experiment gezogenen Folgerungen, daß es tatsächlich eine tonische Regulation gibt.

Die Regulationsbilder extremer Formen wie Druck- und Volumtyp bestätigen aber auch noch einige andere experimentelle Erfahrungen. Eine von ihnen wurde schon erörtert, nämlich die Parallelität der unter Belastung gestellten drucktypischen Regulation mit dem Verhalten, das sich im Experiment als Enthemmung bzw. steiles Anspringen der Systole äußert, und das nur sichtbar wird, wenn der periphere Widerstand wächst oder hoch liegt. Das andere Verhalten, die *Hemmung der Systole* bei Fehlen eines nennenswerten peripheren Widerstandes, wurde noch nicht erörtert. Sie zeigt sich immer dann, wenn die *diastolischen Fußpunkte* absinken (W. R. Hess). Man findet diesen Vorgang im Verhalten der Stufe II oder in seinem reinsten Ausdruck in allen Fällen volumtypischer Anpassung wieder. Das Fehlen der Stufe III, auch bei hoher Belastung, oder ihre nur geringfügige Entfaltung deckt sich mit der schon von O. Frank erkannten Abflachung des systolischen Spannungsverlaufes und wurde später von Hofmann, Bohnenkamp, H. Straub u. a. bestätigt. Diese Übereinstimmung zwischen dem Experiment und den Ergebnissen der Regulationsdiagnostik geht auch aus anderen, noch zu erörternden Befunden hervor und sichert der Regulationsdiagnostik das Gewicht, das sie und ihre Verfahren beanspruchen dürfen. Es lassen sich z. B. die Parallelen zwischen dem experimentellen Ergebnis am innervierten Herzen und dem Ergebnis der Regulationsdiagnostik ziehen. Hierbei bestätigt sich, daß die Abflachung der Systole und die gleichzeitige Senkung der diastolischen Fußpunkte ein Vaguseffekt und das *Steilanspringen* der Systole ein Sympathikuseffekt ist (Bohnenkamp, W. R. Hess). Aus der Parallelität der Vorgänge läßt sich schließen, daß sie während der Stufe II in neurodynamischer Hinsicht Folge vagischer Steuerungseinflüsse sind, während die der Stufe III (und der Stufe I) ausschließlich unter dem Einfluß des Sympathikus stehen. Die extremen Regulationsformen haben für die Analyse der regulativen Anpassung ihre besondere Bedeutung. Sie bestätigen, daß die im Experiment festgestellten Anpassungsmöglichkeiten tatsächlich vorhanden sind.

Es gibt außer diesen Parallelen noch eine Reihe anderer Merkmale, die die Beziehungen zwischen den Regulationsstufen und den in ihnen enthaltenen Komponenten aufzeigen. Auch hierbei geben die extremen Regulationsformen eindrucksvoll Aufschluß über die Vorgänge, die während der Stufe II und III im Kapillarraum auftreten.

Das einseitig volumtypische Regulationsgefüge entwickelt die Stufe II bis zum Maximum ihrer Entfaltungsfähigkeit. Dabei werden die Vorgänge, die bereits bei der Erörterung der geordneten Stufenentfaltung geschildert wurden und der Stufe II angehören, maximal wirksam: die Ausweitung des Kapillarraumes, sein Saugeffekt auf den Windkessel, die Größe des Umflutungsvolumens, die Herzarbeit ohne Widerstand und die langsame Durchflutung des maximal ausgeweiteten Kapillarraumes. Ebenso ist es beim drucktypisch arbeitenden Regulationsgefüge, in dem alle Einflüsse der Stufe II ausgeschaltet bleiben, und die Vorgänge der Stufe III maximal wirksam werden: die zunehmende Abriegelung des Kapillarraumes und die Öffnung der a.-v-Anastomosen, Folge der unter Beanspruchung immer steiler anspringenden Systole, das Fehlen der entlastenden Einflüsse des Kapillarraumes, der hohe Strömungswiderstand bei hoher Strömungsgeschwindigkeit, der mit jeder Belastung wachsende, elastische Widerstand bei zunehmender Füllung des Windkessels und die besondere, hier dauernde Beanspruchung des Herzmuskels. Stets erscheinen als eigentliche Ursache des für jede Regulationsform typischen Verhaltens die eigentümlichen Verhältnisse am Ende der arteriellen Strombahn. Beim Volumtyp läßt schon der meistens erniedrigte diastolische Druck erkennen, daß die Spannung im arteriellen System verringert ist. Man findet oft Werte um 50 mm Hg gegenüber solchen um 80 mm Hg bei Menschen, deren Regulationsgefüge innerhalb des mittleren eutonischen Bewegungsraumes arbeitet. Die niedrige Spannung ist in erster Linie die Folge des dauernd verringerten Strömungswiderstandes bei geöffnetem Kapillarraum. Sie läßt gewissermaßen erkennen, daß unter den Umständen relativer Körperruhe die Stufe II schon eingeschaltet ist. Die Herzarbeit wird vom Ausmaß dieses hier verringerten Strömungswiderstandes bestimmt. Dementsprechend fehlt die Mitwirkung der Stufe III bei Belastung. Bei Körperruhe wird der systolische Druck niedrig gemessen und eine Bradykardie festgestellt. Ebenso findet sich eine Bradypnoe bei großer Atemtiefe (8 bis 12 pro min). Das Fehlen der Stufe III bei hoher Belastung läßt weiter darauf schließen, daß auch jetzt keine nennenswerte Steigerung des Strömungswiderstandes (und des elastischen Widerstandes) bei volumtypischer Regulation zustande kommt. Die weitere Senkung des diastolischen Druckes verrät die Ursache: es kommt trotz Belastung zur weiteren Senkung des Strömungswiderstandes infolge weiterer Öffnung des verfügbaren Kapillarraumes bis zu einem Maximum. Dieses Maximum ist dann erreicht, wenn der diastolische Druck auf Nullspannung gefallen ist. Selbst unter den Bedingungen einer schweren Belastung kann die bis zum Maximum geführte Entfaltung der Stufe II genügen, um den Ausgleich herbeizuführen. Dabei fehlt jede systolische Leistung, die Pulsfrequenz steigt nur gering an. Lediglich in jenen Fällen, in denen in der Nähe des diastolischen Tiefpunktes (Nullspannung) zugleich ein Füllungsmaximum im Kapillarraum entstanden ist, nimmt der periphere Widerstand zu und führt zur Mobilisation der Regulationsstufe III, etwa in der Weise, wie in Abbildung 10 zu erkennen ist.

Tatsächlich spricht vieles dafür, daß beim volumtypischen Regulationsgefüge der verfügbare Kapillarraum, unabhängig vom Zustand der Körperruhe oder -belastung, dauernd geöffnet bleibt, und zwar um so ausgedehnter, je einseitiger die Rechtsdeviation in die extreme Regulationslage ist. Die Folge hiervon ist, daß der verfügbare Kapillarraum dauernd langsam durchflutet wird. Dieses Verhalten und die Weitstellung des Kapillarraumes erklären, daß — auch zur Aufrechterhaltung des Füllungsvolumens — große Blutmengen an den verfügbaren Kapillarraum gebunden bleiben. Daraus entstehen für die Hämodynamik verschiedene Folgen. Die wichtigste ist, daß sich die dem Organismus zur Verfügung stehende Gesamtblutmenge bei volumtypischer Regulation um so mehr auf die gesamte periphere Strombahn verteilt, je extremer die Rechtsdeviation des Regulationsgefüges ist. Das ist möglich, weil sämtliche am Ende der arteriellen Strombahn befindlichen Kapillargebiete dem Zustrom geöffnet bleiben. Es fehlt sozusagen die Konkurrenz der Blutverteilungsgebiete (das *Blutgefühl* eines Organs kann nur beschränkt wirksam werden), und die dem Kreislauf verfügbare Blutmenge erstreckt sich über einen sehr weiten Raum. Daraus ist zu erklären, daß sich beim Menschen mit volumtypischer Regulationsform bei Körperruhe eine bemerkenswert langsame Strömungsgeschwindigkeit des Blutes findet. Aber auch die Blutumflutung bei Entfaltung der extravertierenden Dynamik unter Belastung kommt langsam in Gang (gehemmte Ausschüttung der inneren Blutspeicher) und wird nur zögernd durchgeführt. Die aus dieser Situation entstehenden Verhältnisse im Kapillarraum werden später noch eingehender behandelt. Sie erklären viele Erscheinungen, die für den Menschen mit dieser Regulationsform kennzeichnend sind, z. B. seine Neigung zum Kollaps, seine Kälteempfindlichkeit und noch eine Reihe anderer Symptome.

Aus dem eben Geschilderten wird die funktionelle Problematik des volumtypischen Regulationsgefüges ersichtlich. Es ist im eutonischen Gleichgewicht nur zu halten, wenn die Strömungsgeschwindigkeit und — noch wichtiger — das Flüssigkeitsvolumen (= Füllungsvolumen) der weiten Kapillarräume ausreichend groß bleibt. Die hämodynamische Situation macht die Gefährdung einer solchen Regulationsform deutlich. Jeder längerdauernde Mangel an Körperbewegung (bewegenden Umwelteinflüssen) und jede Einschränkung der im Organismus vorhandenen Flüssigkeitsmenge führt zur mangelhaften Füllung und zum weiteren Abflachen des Strömungsgefälles in extra- aber auch in introvertierender Richtung, indem die Strömungsgeschwindigkeit zu stark abnimmt.

Aus den gleichen Zusammenhängen ist auch die beim volumtypischen Menschen mit eutonischem Regulationsgefüge zögernd erfolgende Mobilisation der Blutdepots zu erklären. Sie hat eine oft zu langsame Umflutung einer überdies unzureichenden Blutmenge in die beanspruchten Organgruppen zur Folge. Dieses Verhalten tritt später bei Besprechung der dystonischen Situation noch deutlicher hervor. Es zeigt sich also, daß bei volumtypischer Regulation stets ein relativ großes Flüssigkeitsvolumen verschoben werden muß, um eine ausreichende Kapillarraumfüllung in den beanspruchten Organen herbeizuführen. Diese Kapillarraumfüllung ist für die Sicherung des eutonischen Gleichgewichtes der volumtypischen Regulationsform entscheidend wichtig. Die Entwicklung eines großen Umflutungsvolumens, sichtbar an einer stark zunehmenden Druckamplitude im Regulationsbilde, ist daher stets die Voraussetzung für die genügende Leistungsfähigkeit der Hämodynamik bei volumtypischer Regulationsweise. Das große Füllungsvolumen ist aber noch aus einem anderen Grunde wichtig. Es verhütet nämlich eine übermäßige Utilisation der Blutelemente und damit eine Überlastung des hämodynamischen Apparates; denn nur bei ausreichender Füllung des Kapillarraumes und der vorgeschalteten Kreislaufabschnitte bleibt die Flüssigkeitssäule so ausreichend in Bewegung, daß die Zahl der den Kapillarraum relativ langsam durchflutenden Blutelemente groß genug ist, um ihre Überlastung durch allzu weitgehende Utilisation zu verhindern. Ferner ist es nur unter solchen Verhältnissen möglich, die Umflutungsvorgänge bei Beanspruchung des animalischen Systems sowie bei ihrer Ruhigstellung (extra- und introvertierender Dynamik) ausreichend schnell zu aktivieren. Das große Füllungsvolumen als *schwer bewegbare Masse* wirkt hier sozusagen als peripherer Widerstand. Es sorgt für die Mitwirkung der Stufe III und führt zur strömungsbeschleunigenden Steigerung des systolischen Antriebes.

Das eutonische Gleichgewicht ist also immer nur relativ. Es kann sich auf die Dauer kaum aus eigener Kraft aufrechterhalten, wie es etwa in den Regulationsformen der eutonischen Mitte geschieht, deren Gleichgewicht sich von selbst erhält und auch durch gröbere Umwelteinflüsse nicht dauernd zu stören ist. Der Mensch mit einseitig volumtypischem Regulationsgefüge dagegen vermag das eutonische Gleichgewicht nur dann beizubehalten, wenn es ihm gelingt, durch Körperbewegung und genügende Flüssigkeitsaufnahme ein ausreichendes Flüssigkeitsvolumen zu schaffen und in Bewegung zu halten.

Die Gefährdung seines eutonischen Gleichgewichtes entsteht aus dem *Trend* zum übermäßigen *Schwammeffekt* des generell geweiteten Kapillarraumes. Wenn in solchem Falle das Regulationsgefüge täglich nur ungenügend belastet wird, so entsteht im *circulus vitiosus* aus der zunächst zeitlich begrenzten Störung des Gleichgewichtes die dauernde. Das Fehlen eines nennenswerten, peripheren Strömungswiderstandes bedeutet für das Antriebsorgan Mangel an jenem kräftigen Antriebsreiz, der die Enthemmung der Herzsystole und das steile Anspringen der systolischen Leistung herbeiführt. Damit fehlt aber auch der substanzbildende Übungsreiz für den Herzmuskel und die Windkesselwände. Das nicht ausreichend bewegte Herz des Menschen mit volumtypischer Regulationsform bleibt hypoplastisch, seine Windkesselwandung oft bis ins vorgeschrittene Alter zart, dünn und auch übermäßig dehnungsfähig (ohne elastischen Widerstand). Ein solcher Herzmuskel ist das Ergebnis seiner dauernd sich selbst schonenden Arbeit, der ad absurdum geführten *Histotropie*. Er ist in späteren Lebensjahren kaum noch fähig, die Umflutung im notwendigen Ausmaß aufrechtzuerhalten und auch nicht mehr in der Lage, die durch körperliche Belastung notwendige Bewegung innerhalb der Hämodynamik hervorzubringen. Das führt zur Dauerform der *gehemmten Systole*. Sie kennzeichnet die Ausbildung der muskulären sowie der dynamischen Leistungsschwäche, die die sekundäre Folge des dauernd verringerten Strömungswiderstandes ist. Diese Form der Leistungsschwäche ist also nicht das Ergebnis einer dynamischen Überlastung, sondern geht aus einem dauernden Mangel an Anspannung und Widerstand hervor. Die so veränderte Hämodynamik und ihre Folgen sind daher als *Schonungsschäden* zu bezeichnen.

Wir sind damit unversehens schon in die Beschreibung der funktionell entgleisten Hämodynamik hineingeraten. Die Störung des eutonischen Gleichgewichtes führt zur Entwicklung des dystonischen Geschehens. Die Entgleisung, wie das Beispiel der einseitig volumtypischen Regulationsform zeigt, kann besonders leicht erfolgen, wenn der Mensch nicht immer aus sich heraus für die Aufrechterhaltung des Gleichgewichtes sorgen kann. Dabei ist das durchaus möglich, wenn regulationsgerecht das Flüssigkeitsvolumen und seine Bewegung genügend hoch gehalten werden. Unter diesen Bedingungen läßt sich auch ein ausreichend antriebsfähiger Herzmuskel entwickeln (großes Flüssigkeitsvolumen ist zugleich *Widerstandsbildner*) und damit die sekundär auftretende dynamische Insuffizienz verhindern.

Während bei volumtypischer Regulation das eutonische Gleichgewicht durch das genügend große Flüssigkeitsvolumen und seine Bewegung gesichert wird, sind bei drucktypischer Regulation andere Bedingungen notwendig, um dieses aufrechtzuerhalten. Auch hier ermöglicht die Analyse der in der peripheren Strombahn bestehenden Situation das Verständnis für das Wesen dieser Regulationsformen. Wir müssen davon ausgehen, daß bei jeder Beanspruchung des Regulationsgefüges das einseitige Verhalten entsteht. Die Vorgänge der Stufe III treten um so ausgeprägter auf, je extremer die drucktypische Situation ausgebildet ist. Das Eigentümliche des Regulationsverhaltens wird schon aus dem optischen Bild sichtbar. Es zeigt sich, daß die extravertierende Dynamik um so schneller und heftiger mobilisiert wird, je mehr die Mitwirkung der Stufe II unter Belastung ausgeschaltet bleibt. Diese Feststellung wird durch die Analyse vieler Regulationsbilder bestätigt. In ihnen zeigt sich, daß die systolische Leistung um so schneller und kräftiger anspringt, je höher der diastolische Druck schon im Zustand der Körperruhe ist, oder je mehr er unter der Beanspruchung ansteigt, und zwar als Ausdruck einer Spannungs- und Widerstandszunahme im Bereich des Windkessels (Folge der zunehmenden Abstromhemmung) und der Strömungsperipherie, also im Bereich der Kapillaren. Die diastolische Spannung ist beim Drucktyp, mit Ausnahme der schon erwähnten Regulationsformen beim älteren Menschen, stets höher als 80 mm Hg. Sie erhöht sich mit zunehmendem Alter, und zwar um so mehr, je ausgeprägter in jüngeren Lebensjahren die Stufe III am Regulationsgeschehen Anteil hat. Ebenfalls zeigt sich zumeist in den mittleren und späteren Lebensjahren unter Belastung eine Zunahme der diastolischen Spannung. Der diastolische Druckwert steigt bei besonders einseitigen Fällen bis auf Werte von 125 bis 130 mm Hg an. Bei diesem Verhalten (reiner Drucktyp) stellt sich stets eine Enthemmung der Systole ein. Die systolische Leistung wird bei energetischer und dynamischer Suffizienz des Antriebsorganes um so höher getrieben, je stärker der diastolische Druck ansteigt.

Im Verhalten des diastolischen Druckes und seiner Beziehung zum systolischen drückt sich also das des peripheren Strömungswiderstandes in erster, in zweiter Linie aber auch das des elastischen Widerstandes aus. Der diastolische Druck kennzeichnet den Drucktyp als eine Regulationsform, in der die Hämodynamik mit relativ hohem und bei Beanspruchung mitunter sogar wachsendem peripherem und elastischem Widerstand arbeitet. Diesen Verhältnissen entspricht die Bewegung von Puls und Atmung, die von einer gegenüber dem Volumtyp höheren Ruhelage ausgehen (80 bis 90 Puls pro min, 16 bis 24 Atmung pro min). Die Pulsfrequenz wird um so mehr erhöht, je stärker der diastolische Druck ansteigt, also je mehr der Gesamtwiderstand zunimmt. Der Pulsfrequenzanstieg wird allerdings deutlich von der systolischen Leistungskraft bestimmt. Wenn diese steil anspringt und eine große Amplitude schafft, bleibt der Pulsfrequenzzuwachs relativ klein. Nur wenn die systolische Leistung verringert ist, so daß sich die Drucklage bei sich nur wenig oder nicht vergrößernder Amplitude nach oben verschiebt, steigt die Pulsfrequenz auf sehr hohe Werte an. Wie bereits beschrieben, muß dieser Vorgang als Hilfsregulation bewertet werden, die sich einschaltet, wenn die Amplitudenweitung unzureichend ist und sich nicht, der Belastung äquivalent, zu vergrößern vermag. Der dynamisch nicht die volle Leistung erreichende Herzmuskel schaltet gewissermaßen auf kleinere Gänge um, deckt damit allerdings den Stoff- und Energiebedarf in der Strömungsperipherie weniger ökonomisch. Es ist wichtig, hier festzustellen, daß dieser Vorgang hauptsächlich nur bei hohem peripherem Widerstand (ansteigendem oder erhöhtem diastolischem Druck) oder übermäßiger Beanspruchung der Windkesselelastizität auftritt, nicht aber bei hoher systolischer Leistungsspitze in Verbindung mit einem nomotonen Spannungsverhalten. Die Änderung der Atemfrequenz geht hierbei meistens dem der Pulsfrequenz parallel, d. h. ein Steilanstieg der Frequenz (Auftreten von Kurzatmigkeit) zeigt sich nur bei hoher Pulsfrequenz und dem Bestehen der sie auslösenden Bedingungen, so bei unter Belastung ansteigendem diastolischem Druck und unzureichender systolischer Leistungskraft (kleine Amplitude).

Bei eutonischer Leistung und genügender Leistungsfähigkeit des Herzmuskels wird auch beim Drucktyp die in der Peripherie bestehende Strömungslage durch die Höhe der Einstromgeschwindigkeit und die damit verbundene Größe der Durchflutung kompensiert. Die hohe systolische Leistung sorgt dann selbst bei höherem Widerstand für eine genügende Erneuerung des utilisationsfähigen Blutes im Kapillarraum, vorausgesetzt allerdings, daß der diastolische Druck (das Spannungsniveau im Leistungsintegral) nicht wesentlich höher als zwischen 80 und 90 mm Hg liegt. Dieses Verhalten des diastolischen Druckes sagt aus, daß der periphere Strömungswiderstand relativ hoch liegt und unter diesen Bedingungen nur ein Teil des vorhandenen Kapillarraumes für die Durchflutung geöffnet ist. Gleichzeitig macht das Fehlen der diastolischen Entspannung deutlich, daß die Öffnung des Kapillarraumes, wie sie sich sonst bei geordneter Stufenfolge einstellt, während der Belastung ausbleibt. Daraus ergibt sich die Notwendigkeit, den erhöhten Stoffbedarf durch Steigerung der Bluteinstromgeschwindigkeit (und des örtlichen Stoffaustausches) zu decken. Dieses Ziel, die Deckung des Stoffbedarfes, wird also im drucktypischen

Falle durch die ausreichend hohe systolische Leistung erreicht. Daß das auch auf diesem Wege möglich ist, zeigen die vielen Fälle von Drucktypen, die über einen längeren Lebenszeitraum hinweg im eutonischen Gleichgewicht bleiben. Das ist möglich, weil die Durchflutung des Kapillarraumes und damit die Deckung des Stoffbedarfes nicht nur durch die Steigerung der Umflutungsgeschwindigkeit, sichtbar in der systolischen Leistung bestimmt wird, sondern auch durch ein in diesen eutonischen Fällen relativ günstiges Verhältnis zwischen Durchflutungsgröße des Kapillarraumes und Durchflutungsgeschwindigkeit.

Diese Sachlage zeigt, daß bei der drucktypischen Regulationsform die Leistung der Herzsystole entscheidend für das Funktionsergebnis ist. Dieses hängt aber, besonders hinsichtlich des Faktors Zeit, davon ab, ob es gelingt, die diastolische Spannungsebene niedrig zu halten und damit sozusagen durch ihre Lage eine relative Mitwirkung der Stufe II zu erzielen. Dieses Verhalten besteht dann, wenn ein diastolischer Druck gefunden wird, der nicht höher als 80 mm Hg ist. Bei dieser Drucklage ist damit zu rechnen, daß ein genügend großer Durchflutungsraum im Kapillarbereich zur Verfügung steht, der allerdings mit entsprechend höherer Geschwindigkeit und Utilisation durchströmt wird.

Auch unter den hämodynamischen Bedingungen des Drucktypes ist also die Herstellung eines relativ günstigen Verhältnisses zwischen Durchflutungsvolumen und Durchflutungsgeschwindigkeit im Kapillarbereich möglich. Es kann aufgehoben werden, wenn sich die Anzahl der durchfluteten Kapillaren verringert, ein Vorgang, der sich im Ansteigen des diastolischen Druckes äußert, und der z. B. bei langdauernder Anstrengung oder im Falle übermäßiger Anspannung eines nicht trainierten Regulationsgefüges festgestellt werden kann. Unter diesen Umständen läßt die systolische Leistung des Herzmuskels nach, und zwar als Folge der im diastolischen Druckanstieg sichtbar werdenden Einengung des durchfluteten Kapillarraumes. In dieser Entwicklungsmöglichkeit äußert sich die Gefährdung des eutonischen Gleichgewichtes bei drucktypischer Regulation. Die Höhe und die Dauer einer ausreichenden systolischen Leistung hängen also in erster Linie vom Verhalten des Kapillarraumes ab. Die Abnahme der systolischen Leistungshöhe spielt sich hierbei meistens in zwei Phasen ab. Wenn durch irgendwelche Umstände die Größe des durchfluteten Kapillarraumes eingeengt wird, so stellt sich zunächst ein stärkerer Anstieg der systolischen Leistung bei jeder Beanspruchung ein. Das Regulationsgefüge reagiert jetzt mit Ausbildung der dystonischen Reizphase. An der hierbei für längere Zeit bestehenden *Plusleistung* des Regulationsgefüges erschöpft sich allmählich die systolische Kraft. Wenn sie nachläßt, steigt zugleich der diastolische Druck. Der periphere Widerstand nimmt durch weitere Einengung des verfügbaren Kapillarraumes zu. Das darf als besondere Eigentümlichkeit des drucktypischen Verhaltens angesehen werden.

Beim Volumtyp weitet sich der Kapillarraum aus, wenn er zunehmend beansprucht wird. Bei der drucktypischen Regulationsweise engt er sich ein, wenn die Leistungsgrenze überschritten ist. In diesem Verhalten kann man den Ausdruck einer zweckmäßigen Haltung des Regulationsgefüges erblicken, nämlich die Durchblutungsgeschwindigkeit im Kapillarraum zu drosseln, um auf diese Weise die bei allzu hoher systolischer Leistung verringerte Möglichkeit der Utilisation zu verbessern.

Aus diesen Zusammenhängen erklärt sich auch die bei drucktypischer Regulation unter starker Belastung zuweilen auftretende Hebung der diastolischen Spannungsebene, dann nämlich, wenn die individuelle Leistungsgrenze des Herzmuskels überschritten wird. Jetzt wird die Menge des den Raum der Kapillaren durchströmenden Blutes verringert. Das ist zugleich die Wurzel der unter solchen Umständen sich allmählich verringernden systolischen Leistung. Denn *Peripherie* ist in diesem Zusammenhang auch der Herzmuskel. Die Durchblutung seiner Kapillaren wird unter diesen Bedingungen ebenso abnehmen, wie die im gesamten animalischen System. Auf diese Weise verringert sich allmählich seine Kraft (Leistungsschwund). Dieser

Vorgang kann bis zu einem gewissen Grade als eine sinnvolle Handlung angesehen werden, da die Durchflutungsgeschwindigkeit in den Kapillaren auf ein vernünftiges Maß zurückgeschraubt wird.

Die Gründe, die zu der Annahme berechtigen, daß sich während der Regulationsstufe III in wachsendem Umfange die arteriovenösen Anastomosen öffnen, wurden bereits erörtert. Die zunehmende Öffnung der a-v-Anastomosen ermöglicht es, daß trotz Erhöhung der systolischen Leistung die Durchströmungsgeschwindigkeit des Kapillarraumes relativ niedrig bleibt. Die Anastomosen dienen hierbei als Überlaufventil, das in Tätigkeit tritt, wenn eine große Blutmenge mit erhöhter Geschwindigkeit gegen den Kapillarraum drängt, und von ihm flächen- und geschwindigkeitsmäßig nicht verarbeitet werden kann. Die Durchblutungsgröße des Kapillarraumes nimmt um so mehr ab, je höher die diastolische Spannungsebene liegt, d. h. je mehr die Durchblutungsfläche eingeengt ist. Unter diesen Umständen (erhöhte Strömungsgeschwindigkeit und verringerte Aufnahmefähigkeit des Kapillarraumes für die herangeführte Blutmenge) wächst die Zahl der Kurzschlußverbindungen. Der Blutstrom umgeht so mehr und mehr den kapillaren Stoffwechselraum und strömt ungenützt und kurzgeschlossen dem venösen System zu (Arterialisierung des venösen Blutes bei Drucktyp unter Beanspruchung). Die Öffnung der a-v-Anastomosen bedeutet im Endeffekt also zunehmende Abriegelung des Kapillarraumes und Auftreten eines kurzgeschlossenen Kreislaufes. Dieses Verhalten ist immer dann vorhanden, wenn der diastolische Druck erhöht ist, vor allem, wenn er über 100 mm Hg liegt. Besonders unter Belastung treten erhebliche Steigerungen des diastolischen Druckes auf. Abhängig von der Zeitdauer dieses Verhaltens sind die Kurzschlüsse als dauernd geöffnet zu betrachten, so daß wie bei Hochdruck der größere Teil des Blutes ungenützt seinen Weg in das venöse System nimmt.

Aus diesen Zusammenhängen wird erneut ersichtlich, daß tatsächlich das Verhalten der Strömungsperipherie die Bedingungen schafft, die bei dauernd drucktypisch orientierter Hämodynamik die Gefährdung bestimmt. Das Nachlassen der systolischen Leistung ist selten der primäre Vorgang, sondern Folge der im Kapillarbereich auftretenden Durchblutungslage. Die auftretende Mangeldurchblutung entsteht in dem Augenblick, in dem das zunächst noch ausreichende Verhältnis zwischen Durchflutung des Kapillarraumes und Kurzschlußeffekt zugunsten des letzteren verschoben wird (Einengung des Kapillarraumes). Die zunächst unter dem Einfluß des wachsenden Strömungswiderstandes eintretende Enthemmung der Systole ermöglicht die Kompensation nur bis zu einem gewissen Grade und in gewissen Grenzen (Ausbleiben der Einengung) über die höhere Durchflutungsgeschwindigkeit. Bei längerem Bestehen einer Belastung (bei ihrer übermäßigen Steigerung) wird der Einstrom in die Kapillaren schließlich weitgehend gedrosselt. Dadurch tritt eine bei übermäßiger Entfaltung der Stufe III typische Sachlage ein: die anfallende Blutmenge umgeht den Kapillarraum, der selbst immer mehr in den Zustand der Mangeldurchblutung gerät. Diese darf als um so größer angenommen werden, je höher der diastolische Druck liegt. Aus ihr kann schließlich der Substanzschaden hervorgehen, der also im drucktypischen Falle aus der Mangeldurchblutung infolge der zunehmenden Kapillarraumsperre entsteht.

Diese in den Schaden übergehende Entwicklung muß ebensowenig zwangsläufig eintreten wie die bei volumtypischer Regulation, obwohl wie bei dieser das eutonische Gleichgewicht um so schwerer aus sich selbst erhalten werden kann, je extremer die im Genotyp verankerte Ausgangslage ist. Auch unter den Bedingungen des drucktypischen Verhaltens gelingt es, durch regulationsgerechte Anpassung die allmähliche Entgleisung zu verhindern bzw. hinauszuzögern und abzumildern. Da die Gefährdung hier durch das vorzeitige Anspringen der Regulationsstufe III und durch die Entfaltung der ihr zugrunde liegenden Vorgänge entsteht, und die Stufe III durch geringfügige Belastung bereits mobilisiert wird, so ist es begreiflich, daß durch die Verringerung der belastenden Einflüsse auch die übermäßige Entfaltung der Stufe III verhindert wird. Aus der Beobachtung der Wirkungsunterschiede zwischen dem Verhalten der diastolischen Spannung bei Körperruhe und bei Belastung ergibt sich klar das zweckmäßige Mittel, das allein in der Lage ist, auf die Dauer das eutonische Gleichgewicht bei drucktypischer Regulationsform zu erhalten. Es ist der Faktor *Ruhe*, der es im Zusammenwirken mit dem Faktor *Zeit* ermöglicht, den Durchblutungsmangel und seine Folgen für das Regulationsgefüge und die seine Funktion tragende Substanz auszuschalten. Im Gegensatz zum Volumtyp muß die sie kennzeichnende Neigung zu übermäßiger Bewegungsaktivität gedämpft und auf ein bestimmtes *regulationsgerecht* angepaßtes Maß gebracht werden (Ruheeinflüsse).

Aus dem Gegensatz beider extremer Regulationsformen wird auch der Sinn der Regulationsstufen aufgedeckt. Während die Stufe I, in jeder Regulationsform erkennbar, der Mobilisierung der Blutdepots dient, zeigt sich die Stufe II als Vorgang, in dem neben der Entspannung und Öffnung die Auffüllung der aktivierten Durchflutungsräume als das Wesentliche erscheint. Die in den inneren Depots (dem Vegetationsraum) mobilisierte und mit Nahrungsstoffen beladene Blutmenge wird bei mittlerer Belastung den beanspruchten Organen zugeführt. Diese werden mit Stoff (und Energie) aufgefüllt. Hierbei ist es wichtig, daß in dieser Phase das Prinzip der Stoffwechselökonomie der in Gang kommenden extravertierenden Dynamik vorherrscht. Die herangeführten Stoffenergiemengen werden nur in geringem Maße vom Stoffumsatz beansprucht; ihr größerer Teil wird als Reserve in die Kapillarräume der beanspruchten Organgruppen eingelagert (Wirksamkeit der verlangsamten Strömung im erweiterten Kapillarraum = Sickerdurchflutung). Das alles geschieht nicht als Selbstzweck, sondern schon im Hinblick auf die zukünftige Beanspruchung höheren Grades, also auf die eigentliche Arbeitsleistung im Sinne der Anstrengung und Anspannung. Die Stufe II umfaßt also nicht nur den Vorgang der Entspannung des zunehmend belasteten Funktionssystems, sondern auch den seiner Vorbereitung auf die folgende Anspannungsphase. Auf ihr baut sich die Stufe III auf und wird erst in Wirklichkeit in ihrem Ausmaß, ihren Möglichkeiten und ihrer Leistungsdauer durch das Wirken der Stufe II gesichert.

Innerhalb der Stufe III entwickelt sich die Anspannung des Regulationsgefüges (Anstrengung) auf der Grundlage der Vorbereitungsstufe II. Das bedeutet, daß regulationsdiagnostisch ein Leistungsbild günstiger zu beurteilen ist, wenn zwischen Stufe II und III ein optimales Verhältnis ausgebildet ist. Hier folgt der ausreichenden Vorbereitung die Anspannung; sie kann aus den schon an den Ort der Anspannung herangeführten Reserven schöpfen. Es wurde schon darauf hingewiesen, daß auch die Entfaltung der Stufe III, also die Anspannung des Regulationsgefüges, eine gewissermaßen biologische Notwendigkeit sei. Sie ist nicht nur im Sinne eines Energieverbrauches wirksam, sondern auch in dem eines Einbaues neuer funktionstüchtiger und leistungstragender Substanz in die belasteten Organe. In diesem Vorgang äußert sich der Effekt der Übung. Er ist weitgehend an die Stufe III gebunden, die allerdings auf einem ausreichenden Schalten über die Stufe II erst voll wirksam werden kann (ausreichende Bildung verfügbarer Stoffreserven). Hinzu kommt, wie später noch erörtert wird, daß erst innerhalb der Stufe III jene Arterialisierung des Gesamtblutes stattfindet, die für die Größe des Stoffumsatzes Voraussetzung ist. Das Ausmaß der im Zustand einer Anstrengung erreichten Sauerstoffsättigung des Blutes durch die Funktion der Atmungsorgane ermöglicht nicht nur die Deckung des Anstrengungsbedarfes an Sauerstoff, sondern dieser sorgt auch für den Intensivumsatz der eingelagerten Stoffe (vergleichbar mit einem Sauerstoffbrenner). Die über die Stufe II eingelagerten (im ganzen gärungsfähigen) Stoffe werden so innerhalb der

Stufe III über die ausgiebige Arterialisierung des Blutes durch die intensive Oxydation (dissimilatorisch), die nur innerhalb dieser Stufe möglich ist, eingebrannt und als Baustein in die Organzelle einlagerungsfähig.

Diese stufengebundenen Beziehungen nicht nur der Hämodynamik, sondern auch der Protoplasmadynamik, müssen immer wieder in den Mittelpunkt unserer Bedeutungsanalyse gestellt werden. Es zeigt sich, daß die geordnete Stoff- und Energieverteilung eindeutig vom Ablauf des im Regulationsbild zum Ausdruck kommenden eutonischen Verhaltens abhängt. An diesem müssen stets alle Stufen in ausreichender Breite am Regulationsgeschehen bei Beanspruchung des animalischen Systems in extravertierender, bei Körperruhe in introvertierender Dynamik beteiligt sein. Aus dieser Sachlage sind die Folgen zu erkennen, die auftreten müssen, wenn durch einseitige Regulation die Schaltung entweder nur über die Stufen I/II oder über die I/III abläuft. Wenn man hierbei an die in längeren Zeiträumen sich abspielende Entwicklung denkt (den chronopathologischen Ablauf), so wird die Bedeutung der eben erörterten Beziehungen besonders sichtbar. Es ist zu erwarten, daß bei Schaltung auf Stufe I/II, also bei volumtypischer Regulationsform, im Laufe der Jahre die Effekte der Vorbereitungsphase übermäßig stark dominieren und sich auch in anderer Weise, z. B. im morphologischen Bilde des Menschen, d. i. der Erfolg seines Stoffumsatzes, ausprägen. Ähnliches gilt für die Verhältnisse bei Dauerschaltung auf Stufe I/III, so wie bei drucktypischer Regulationsform. Hier macht sich auf die Dauer die erhöhte Mitwirkung der Anspannungsphase bemerkbar.

Diese Verhältnisse haben für die vielen Schattierungen aller Regulationsformen im eutonischen Gleichgewicht Geltung. Aus der täglichen Regulationsleistung geht gewissermaßen die menschliche Gestalt hervor. Sie ist das Produkt der Wechselwirkung zwischen den im Genotyp verankerten Möglichkeiten (dem Entwicklungspotential) und den Einflüssen, die im Laufe der Zeit (des Lebensbogens) zusammentreffen. So ist es zu erklären, daß aus dem bei einem Überwiegen der Stufe II regulierenden Gefüge die leptosome und aus dem bei Überwiegen der Stufe III die eurysome Gestalt hervorgeht, sofern die Wechselwirkung mit regulationsgerechten Einflüssen gekoppelt ist. Die schon angedeuteten Veränderungen infolge einseitiger Stufenschaltung führen dann zum entgleisten Stoffumsatz (und -ansatz), wenn die regulationsgerechte Wechselwirkung nicht möglich ist. Es entwickelt sich der asthenische bzw. der pyknische Mensch. Die beiden — natürlich in verschiedenen Formen — aus der Stufenschaltung hervorgehenden Entwicklungsmöglichkeiten kennzeichnen, daß der Substanzansatz im animalischen System des volumtypischen Menschen auch bei relativ gutem eutonischem Gleichgewicht meistens hinter dem des drucktypischen zurückbleibt, während der Stoffumsatz im animalischen System beim drucktypischen Menschen in verstärktem Umfange erfolgen kann. Der Grund ist wahrscheinlich folgender: während die schnelle Entfaltung der Stufe III beim drucktypischen Menschen durch kleinere Belastungen in Tätigkeit gesetzt wird und der Substanzeinbau zustande kommt, benötigt der stärker mit Stufe II regulierende langanhaltende Belastungen, um einen Substanzzuwachs im animalischen System herbeizuführen. Aus diesem Zusammenhang erklärt sich, daß der Mensch mit Schaltung I/III auch bei gleich intensiver Körperbewegung schneller ein kräftig ausgebildetes animalisches System (bei gleichem Training) entwickelt, als der mit Überwiegen der Schaltung I/II. Dessen Muskelmasse bleibt gegenüber der des ersteren relativ gering, zeigt mäßigere Konturierung in Verbindung mit einem ausgeprägten Längenwachstum der Knochen. Es entsteht aus dem Schaltungsverhalten im Regulationsgefüge und in der aus ihm hervorgehenden Wechselwirkung der Gegensatz im morphologischen Wachstum, der schließlich die Wachstumskonstitutionen wiedergibt. Der Gegensatz, der aus dem Unterschied des Regulationsverhaltens entsteht, ist immer wieder festzustellen. Er äußert sich nicht nur im Wachstumsunterschied der Konstitutionsformen, sondern auch im unterschiedlichen Stoffansatz beim jugendlichen und beim älteren Menschen. Ähnliche Gegensätze treten aber auch in den funktionellen Äußerungen hervor, z. B. in den Leistungsneigungen, der Leistungsgröße und der Fähigkeit zur anhaltenden Leistung (Leistungsdauer). Sofern ein guter Trainingszustand besteht, d. h. das Regulationsgefüge sich im eutonischen Gleichgewicht befindet, wird erkennbar, daß der Mensch mit Schaltung I/II (der volumtypische, der in Rechtsdeviation, der stärker *introvertierende* Mensch), derjenige also mit Überwiegen des Längenwachstums, über eine große Leistungsdauer verfügt. Im Gegensatz hierzu zeigt der Mensch mit Vorherrschen der Schaltung I/III (der drucktypische, der in Linksdeviation, der stärker *extravertierende* Mensch), also der mit Überwiegen des Breitenwachstums, die größere, aber kurzdauernde Kraftleistung.

Diesen Unterschieden schließen sich weitere an. Die verlängerte Anlaufzeit des volumtypischen Menschen, die kürzere des drucktypischen (daher seine bessere Spurt- und Sprintfähigkeit). Es erweist sich, daß diese Eigenschaften auch durch ein ausgiebiges regulationsgerechtes Ausgleichstraining nicht zu verdrängen, sondern lediglich *funktionell zu kompensieren* sind, d. h. durch mehr oder weniger langes fortgesetztes Training läßt sich die Schaltung I/II durch entsprechend starke Bewegungsreize in die Schaltung I/II/III (seltener durch überstarke Reize die Schaltung I/III) überführen. Ebenso kann durch die geeignete Auswahl von bestimmten Bewegungsreizen zur Schaltung über die Stufen I/III der fehlende Anteil der Stufe II durch Senkung des diastolischen Spannungsniveaus wirksam gemacht werden (erreichbar durch jedes richtig geleitete Training). Jedoch ist es auf diese Weise kaum möglich, die Wirksamkeit der genotypisch angelegten Grundschaltungsform vollkommen und für die Dauer umzustimmen.

Auf Einzelheiten wird später zurückzukommen sein. Mit diesen Hinweisen sei nur betont, in welchem Umfange die Einflüsse der Stufenschaltung sich auswirken. Ursache der Unterschiede sind in jedem Falle die Eigenart der Blutumflutung in extra- und introvertierender Richtung und die damit verbundenen Stoffumsetzungen in den Funktionssystemen. Mit der längeren Vorbereitungsstufe II ist stets das flache Umflutungsgefälle bei Mobilisieren der extravertierenden Dynamik verbunden und damit das Entstehen der langen Anlaufzeit. Die Abkürzung der Vorbereitungsphase führt dagegen stets zum Steilerwerden des extravertierenden Umflutungsgefälles und zu einer entsprechenden Verkürzung der Anlaufzeit der Reaktion gegenüber Umweltwirkungen.

Um noch einmal die Beziehungen innerhalb der Hämodynamik bei beiden Regulationsformen zu kennzeichnen, sei folgende Übersicht gegeben:

Volumtyp (Überwiegen der Stufe II)
gekennzeichnet durch:

1. große Volumleistung des Kreislaufes (großes Füllungsvolumen im beanspruchten Organsystem) und geringe Druckleistung;
2. die *gehemmte Systole* bei tiefer diastolischer Entspannung und langer Diastolendauer sowie niedriger Pulsfrequenz;
3. die in Ruhe und noch stärker bei Belastung hervortretende Öffnung des Kapillarraumes (bei verschlossenen a-v-Anastomosen);
4. die hohe dynamische Leistung und die verringerte statische Leistung (Kollapsneigung durch Abnahme des Flüssigkeitsvolumens im Kreislauf);
5. den kleinen Energieaufwand, d. i. Verhalten bei histotroper Arbeitsweise und dem relativen Mangel an ergotrop wirksamen Einflüssen infolge Fehlens der Stufe III.

Drucktyp (Überwiegen der Stufe III)
gekennzeichnet durch:

1. eine große Druckleistung (Füllungsvolumen klein, kleine schnell zirkulierende Blutmenge) bei kleiner Volumleistung;
2. die *enthemmte Systole* bei geringer diastolischer Entspannung, kurzer Diastolendauer sowie höherer Pulsfrequenz (schon im Ruhezustand);

3. die besonders bei Beanspruchung hervortretende Öffnung der a-v-Anastomosen (Folge der hohen und stetig zunehmenden Strömungsgeschwindigkeit und dem Anstieg des elastischen Widerstandes) bei Fehlen der Kapillarraumöffnung (zunehmende Abriegelung des Kapillarraumes);
4. die vorzeitig ermüdende dynamische Leistung (bei dauernder oder häufiger und übermäßiger Beanspruchung) und die hohe statische Leistung (Standfestigkeit);
5. den erhöhten Energieaufwand, d. i. das Verhalten bei ergotroper Arbeitsweise und dem Fehlen der Entspannungsfähigkeit (Stufe II) und damit der histotropen Einflüsse.

Wie aus dieser Übersicht zu ersehen ist, ergibt der Anteil der diastolischen und systolischen Druckbewegung eine Vorstellung darüber, in welcher Form eine Leistung zustande kommt. Das Leistungsergebnis bei Rechts- oder bei Linksdeviation wird hinsichtlich seiner Ökonomie vom Verhältnis zwischen Amplitude und Frequenz bestimmt, oder wie man sich technisch ausdrücken könnte, die Leistung = Pferdestärke (PS) ist das Ergebnis aus dem Produkt von Drehmoment und Drehzahl. Sie kann aus einem großen Drehmoment = Amplitude bei niedriger Drehzahl = Frequenz oder aus einem kleinen Drehmoment bei hoher Drehzahl hervorgehen. Eine gleich hohe Leistung kann zwar auf verschiedenem Wege erzielt werden, jedoch ist das Ergebnis aus dem großen Drehmoment gegenüber dem mit niedrigem das ökonomischere. Wie aus der Beobachtung der Stufenentfaltungsvorgänge zu erkennen ist, wird diese ökonomische Leistung des großen Drehmomentes bei niedriger Drehzahl von einem Regulationsgefüge ermöglicht, in dem die Stufe II überwiegt. Mit der Abnahme des Drehmomentanteiles am Leistungsergebnis und der Erhöhung der Drehzahl wächst in der Regel der Anteil der Stufe III. Auch hier tritt indes noch die Beziehung zwischen Drehmoment und Drehzahl hervor: je höher — innerhalb der Stufe III — der Anteil der systolischen Leistung am Leistungsergebnis ist, um so weniger steigt die Frequenz und umgekehrt. Diese schon früher erkannte Beziehung, die von Grote und Rothschuh ihrer Berechnung des Leistungszuwachses zugrunde gelegt wurde, kennzeichnet ebenfalls die Ökonomie, die aus dem Verhältnis von Drehmoment und Drehzahl hervorgeht, hier lediglich innerhalb der Stufe III. Jedoch kann das Leistungsergebnis auch bei großem Drehmoment innerhalb der Stufe III niemals unter so schonenden Bedingungen geschaffen werden, wie dann, wenn an ihm auch die Stufe II Anteil hat. In diesem Zusammenhang sei auf die Berechnung des Leistungsintegrals verwiesen. Danach deckt sich das Ergebnis auch mit den Befunden von Gollwitzer-Meier, Gremels usw., nach dem Volumarbeit = Arbeit mit großem Drehmoment in Stufe II, bei niedriger Drehzahl mit einem sehr kleinen Energieverbrauch geleistet wird, im Gegensatz zu Druckarbeit = Arbeit mit noch größerem Drehmoment in Stufe III bei einer in der Regel höheren Drehzahl.

Aus diesen Beziehungen versteht sich auch das Leistungsergebnis im Hinblick auf die Leistungsdauer. Während diese bei Arbeit auf der Grundlage der Stufe II sehr groß ist bei gleichzeitiger Abnahme der Intensität, ist das Arbeitsergebnis auf der der Stufe III hinsichtlich der Leistungsdauer stets verkürzt. Es nimmt noch stärker ab, je höher der Anteil der Drehzahl gegenüber dem des Drehmomentes ist.

Rechtsdeviation Stufe II =
→ großes Drehmoment, niedrige Drehzahl, ökonomische Leistung

Eutonische Leistung bei Entfaltung der extravertierenden Dynamik

Linksdeviation Stufe III =
→ abnehmende Drehmomentgröße, zunehmende Drehzahl, verringerte Ökonomie der Leistung

Diese Ökonomiebeziehungen haben Geltung bei Entfaltung der extravertierenden Dynamik. Von der Belastung sind hierbei vor allem die Organe des animalischen Systems, abgesehen von den zentralen „regulationsengen“ Organen (z. B. Herz) betroffen. Diese müssen die Leistung hervorbringen, die im einen Falle als ökonomische, histo- oder trophotrope Leistung im Sinne von W. R. Hess, im anderen dagegen als ergotrope anzusprechen ist. Diese beiden heute vielfach gebrauchten Begriffe kennzeichnen also nicht nur Verbrauch und Schonung der Substanz, sondern auch die Ökonomie, die aus der Beziehung von Drehmoment = Amplitude und Drehzahl = Frequenz sowie aus der Stufenanteiligkeit am Regulationsgeschehen hervorgeht.

c) Die ergänzende Prüfung der Stufenschaltung durch Medikamente

Unter bestimmten Umständen ist es angebracht durch Medikamente mit bestimmter Wirkung zu versuchen, die Eigenart der Stufenleistung noch deutlicher zu machen. Dieses Vorgehen wird besonders bei einseitiger Regulationslage erforderlich. Man prüft dann, ob der unter Höchstbelastung erreichte Grad der Stufenentfaltung

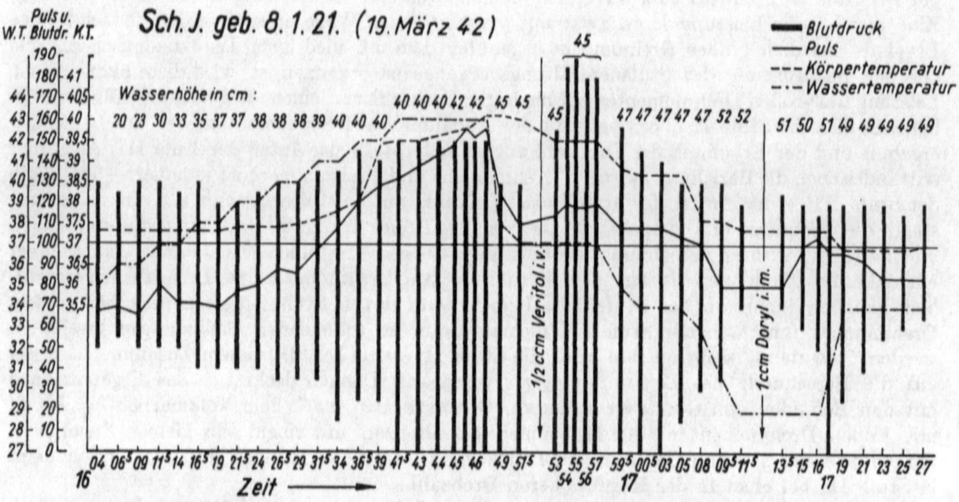

Abb. 12. Kombinierter Veritol-Doryltest: Veritoltest auf der Höhe der Belastung bei volumtypischer Regulation. Die Regulationsstufe III wird entfaltet und die systolische Leistung des Herzmuskels erhöht, ohne daß es zu einer entsprechenden Zunahme der Pulsfrequenz kommt (typischer Veritoleffekt). Nach Abklingen der Wärme- und Veritolwirkung und Wirksamwerden der Kältewirkung → Zusammenschrumpfen der Amplitude. Injektion von Doryl, das zu einem dem Regulationstyp entsprechenden Steilabfall des diastolischen Druckes führt (entgegen der physiologischen Kältewirkung des Bades).

noch durch den medikamentösen Reiz gesteigert werden kann. Es gelingt so z. B., bei unzureichender Entfaltung der Stufe II oder III zu entscheiden, ob es sich bei dem Fehlen einer Stufe lediglich um ein der Regulationseigenart entsprechendes Zurückdrängen oder schon um eine wirkliche Schwäche der Stufenentfaltung handelt.

Um diese Frage zu klären, wird im Zustand der Höchstbelastung je nach der Regulationsform ein Mittel gegeben, von dem zu erwarten ist, daß es die durch natürliche Belastung nicht ausgelöste Regulationsstufe in Bewegung bringt (gezieltes *Doping*). Um dieses Ziel zu erreichen, müssen Medikamente benutzt werden, die in der Lage sind, im einen Fall die Stufe II, im anderen die Stufe III zu mobilisieren. Die schon 1940 eingeleiteten und bisher nicht veröffentlichten Untersuchungen wurden mit Veritol (Mobilisierung der Stufe III), mit Doryl (Mobilisierung der Stufe II) und mit Strophantin durchgeführt (zur Beeinflussung der Pulsfrequenz).

Diese Versuche waren anfangs nur gedacht, um die *Empfindlichkeit* des Untersuchungsverfahrens zu prüfen, nämlich, ob es auf medikamentösem Wege gelingt, sichtbare Veränderungen im Verhalten von Blutdruck und Puls bei Höchstbelastung hervorzurufen. Erst später, nachdem das gelungen war, wurde die medikamentöse Beeinflussung als zusätzlicher Test im Anschluß an die allmählich zunehmende Belastung eingeführt, um die noch vorhandene Bewegungsbreite einseitiger Regulationsformen zu erkennen.

Um die Wirksamkeit und den medikamentösen Effekt auf das Regulationsverhalten besonders deutlich zu machen, zeigen wir zunächst einen Versuch (Abb. 12), in dem nacheinander im Anschluß an die Höchstbelastung bei nur verringerter Beanspruchung (Wassertemperatur 40° C) Veritol (½ ccm i. v.) und nach weiterer Abkühlung der Wassertemperatur bis auf 29° C Doryl (1 ccm i. m.) verabreicht wurde. Um den Effekt des Veritols auf die systolische Leistung besonders deutlich zu machen, wurde die Wassertemperatur im Anschluß an die Höchstbelastung stärker gesenkt (bis auf 37° C). Hierdurch wurde ein dem Temperaturabfall entsprechendes Absinken der Pulszahl und ein Nachlassen der systolischen Leistung erreicht. Bei gleichbleibender Wassertemperatur von 37° C (Bereich der ausschließlichen Wirksamkeit der Stufe II) wird nun Veritol verabreicht. Hiernach stellt sich der typische, anschließend noch genauer zu beschreibende Einfluß auf die systolische Leistung ein. Während sie zum Maximum emporgetrieben wird, bleibt die Pulsfrequenz nahezu unbeeinflußt. Es zeigt sich nur der geringfügige Anstieg von 10 pro min, wahrscheinlich als Folge der maximalen Mobilisation der Blutdepots und des weiter erhöhten Blutrückstromes zum Herzen.

Der Veritoleffekt kann durch die weitere Verringerung der Wassertemperatur (bis auf 34° C) wieder gedämpft werden. Die systolische Leistungsspitze sinkt jetzt zusammen mit dem Puls, mit der WT-Abnahme parallel gehend, ab. Wenn der Veritoleffekt abklingt, sichtbar im Erreichen des systolischen Wertes vor Injektion, hebt sich die diastolische *Spannungsebene* unter dem Kälteeinfluß bis über die diastolische Ausgangslage. Die Amplitude schnurrt unter dem Einfluß der kühleren Wassertemperatur zusammen und unterschreitet die Weite vor Belastung (120/70 mm Hg gegenüber 130/50 mm Hg Ausgangswert).

In diesem Zeitpunkt wird Doryl verabreicht, um seine Wirkung auf den nomotonen Blutdruck und seine diastolische Spannungsebene bei niedriger Wassertemperatur (29° C) zu prüfen. Schon zwei Minuten p. i. zeigt sich der typische Dorykeffekt im Verhalten des diastolischen Druckes; er sinkt immer weiter ab und erreicht das diastolische Entspannungsmaximum. Die Dorylwirkung klingt schon nach wenigen Minuten ab. Der diastolische Druck steigt wieder an und erreicht bei gleichzeitigem Absinken der Pulsfrequenz etwa die Ausgangslage. Diese Gegenüberstellung zeigt, daß durch Veritol und durch Doryl charakteristische Wirkungen hervorgerufen werden. Es ist hervorzuheben, daß diese Wirkungen an einem leistungsfähigen, im eutonischen Gleichgewicht befindlichen Regulationsgefüge (mittlerer eutonischer Bewegungsraum) festgestellt wurden.

Nun haben wir bei weiteren Fällen Veritol und Doryl im Sinne der erwähnten Zielsetzung verwendet und bringen im folgenden die Beispiele.

1. Veritolversuche

Abbildung 13 zeigt eine volumtypische Regulationsform, in der im Anschluß an Höchstbelastung (Wassertemperatur von 44° C) die Fähigkeit zur Entfaltung der Stufe III geprüft wird. Es wurden nach Verringerung der WT auf 40° C bei einem Blutdruckverhalten wie bei Höchstbelastung und einer Pulsfrequenz von 120 pro min ¼ ccm Veritol i. v. verabreicht. Diese geringe Menge genügt, um 1 Minute p. i.

die systolische Leistung zu erhöhen, und zwar über das bei Höchstbelastung erzielte Ausmaß hinaus. Die Wirkung auf den systolischen Druck endet nach 5 Minuten. Aus diesem Verhalten geht hervor, daß dieses im eutonischen Gleichgewicht befindliche Regulationsgefüge unter noch höherer Belastung in der Lage ist, auch die Stufe III zu entfalten. Es handelt sich also um ein gut belastungsfähiges Regulationsgefüge, das aber durch Beanspruchung mit einem Bewegungsreiz, dessen Stärke dem der täglichen Umwelt entspricht, in der Regel nicht voll entfaltet wird. Wie der Veritolversuch zeigt, ist die systolische Leistung, trotz der wahrscheinlich dem Regulationsgefüge nicht äquivalenten Beanspruchung durch die tägliche Umwelt, noch ausreichend erhalten. Es handelte sich bei dem Versuch um einen leptosomen, gut trai-

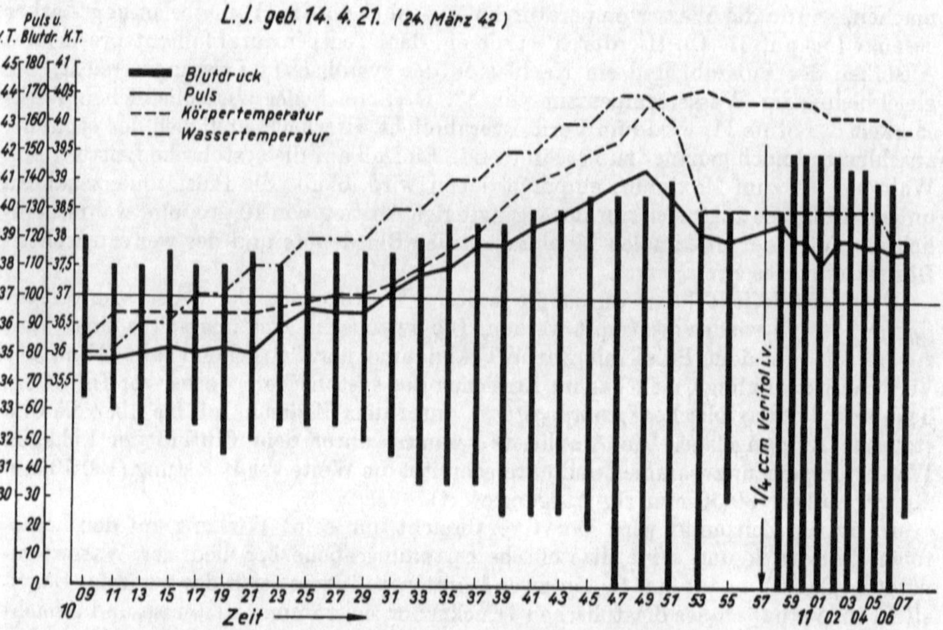

Abb. 13. Veritoltest bei Volumtyp. Die Regulationsstufe III ist nicht genügend entfaltet. Auch hier wird noch eine deutliche Zunahme der systolischen Leistung ausgelöst. Die Pulsfrequenz wird durch das Veritol nicht beeinflußt. Das Regulationsgefüge ist also in der Lage, die Anspannungsstufe einzuschalten und noch eine muskuläre Leistung hervorzubringen.

nierten Mann von 22 Jahren, der ein guter Leichtathlet (Mittelstrecke) war und sich leistungsfähig und gesund fühlte. Das Ergebnis entspricht daher vollkommen der Erwartung, die an die Konstitution, den Trainingszustand und das Lebensalter der Versuchsperson geknüpft werden konnte. Das Verhalten der Regulationsvorgänge nach Veritol bestätigt im übrigen die geschilderten Beziehungen zwischen Amplitude und Pulsfrequenz. Mit der zusätzlichen Weitung der Amplitude durch Ansteigen des systolischen Druckes sinkt die Pulsfrequenz leicht ab. Sie steigt als Folge der weiteren Wärmewirkung in dem Augenblick wieder leicht an, in dem der Veritoleinfluß nachläßt und der systolische Druck abzusinken beginnt. Dieses Verhalten ist in solcher Deutlichkeit nur dann mit Sicherheit zu erwarten, wenn die Stufe III auf der ausreichend großen Mitwirkung der Stufe II aufbauen kann.

In Abbildung 14 wird das Beispiel eines schon außerhalb des mittleren eutonischen Bewegungsraumes liegenden, volumtypischen Regulationsgefüges gegeben, erkennbar an der hypotonen Lage der Druckamplitude und der Bradykardie. Die Belastung erfolgt in der gleichen Weise wie im vorhergehenden Beispiel. Auch hier ist das Ausmaß des Belastungseffektes zu erkennen, der — ebenso wie im anderen Beispiel — immerhin eine Körpertemperatur über 40° C auslöste, obwohl die Mitwirkung der Stufe III recht unvollkommen ist. In diesem Falle wurde bei Senkung der WT auf 40° C ½ ccm Veritol i. v. verabreicht, wo der systolische Druck anstieg und sich steil auf der durch Höchstbelastung im Bade erreichten Anpassungsstufe entfaltete. Das Regulationsbild demonstriert eindrucksvoll die durch Veritol herbeigeführte *Enthemmung der Systole*, die so außerordentlich ist, daß auch die mit der Wassertemperatur abgesunkene Pulsfrequenz sichtbar ansteigt, allerdings ohne das Niveau bei Höchstbelastung im Wasserbad zu überschreiten. Auch dieses Verhalten gibt die Beziehung zwischen Amplitude und Pulsfrequenz wieder. Der Anstieg der Pulsfrequenz bleibt im Verhältnis zur Amplitudenweitung im ganzen klein, er ist nicht höher als der bei 44° C Wassertemperatur. Dem raschen Abfall der Pulsfrequenz mit dem der Wassertemperatur entspricht die Neigung der volumtypischen Regulationsform zur Bradykardie. Sie zeigt sich schon in dem Augenblick, in dem die Beanspruchung verringert wird.

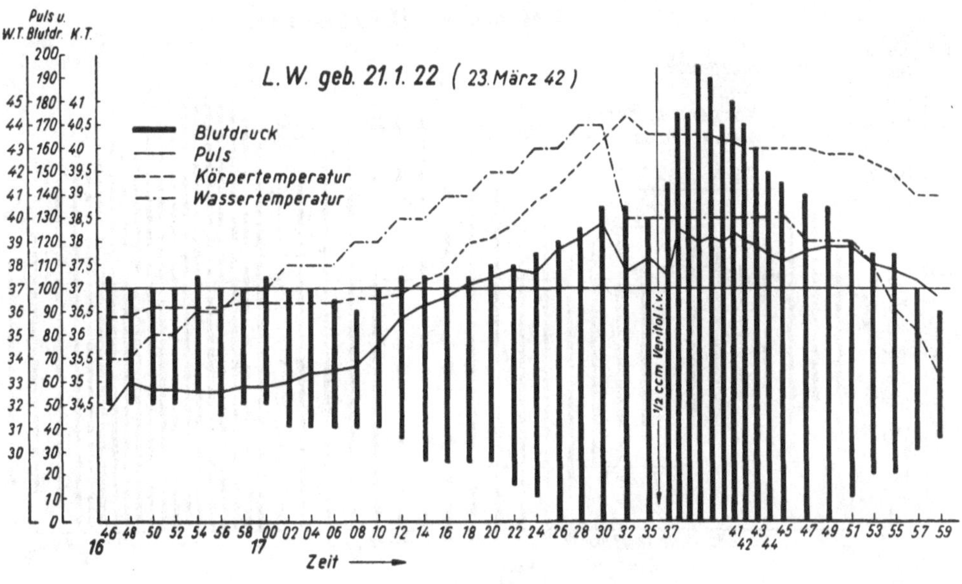

Abb. 14. Volumtypische Regulation bei großer regulatorischer Anpassungsbreite und im trainierten Zustand. Bei Höchstbelastung zeigt sich ein kräftiger Veritoleffekt als Kennzeichen einer vorzüglichen muskulären Leistungsfähigkeit des Herzens (kräftige Entfaltung der Stufe III). Auch hier bleibt die Pulsfrequenz unbeeinflußt.

Der höhere Anstieg des systolischen Druckes ist in erster Linie Folge der höheren Veritoldosis. Sie wirkt sich auch hier nur auf die systolische Leistung aus, also wie zu erwarten im Sinne der Mobilisierung der Stufe III. Die Pulszunahme ist diesem Effekt gegenüber zu gering, als daß er als wesentlich angesprochen werden könnte, zumal er die unter Wasserwärme erreichte Höhe nicht überschreitet. Aus diesem Beispiel ist ebenfalls zu erkennen, daß die unter täglicher Belastung bestehenden Anforderungen für das Regulationsgefüge dieses Menschen zu klein sein müssen, wenn man voraussetzt, daß die im Regulationstest entwickelte Belastung einer starken täglichen Beanspruchung entspricht.

Das Ausmaß des Veritoleffektes macht in beiden Beispielen sichtbar, in welchem Umfange die Stufe III als zusätzliche Kraftreserve vorhanden ist. Ihr Verhalten (Verhältnis von systolischem Zuwachs zur Pulsfrequenzbewegung) zeigt deutlich, daß diese Kraftreserve ebenso wie im vorausgehenden Falle recht groß ist. Die in der Stufe III und ihrer systolischen Leistung zum Ausdruck kommende Kraftreserve gibt jener Vorstellung Ausdruck, die von Cannon beschrieben ist. Sie wird unter dem Einfluß einer *Anstrengung* mobilisiert und ermöglicht wie ein *Klimmzug* die Überwindung einer außerordentlichen Beanspruchung. Die Fähigkeit zur Mobilisierung der Stufe III

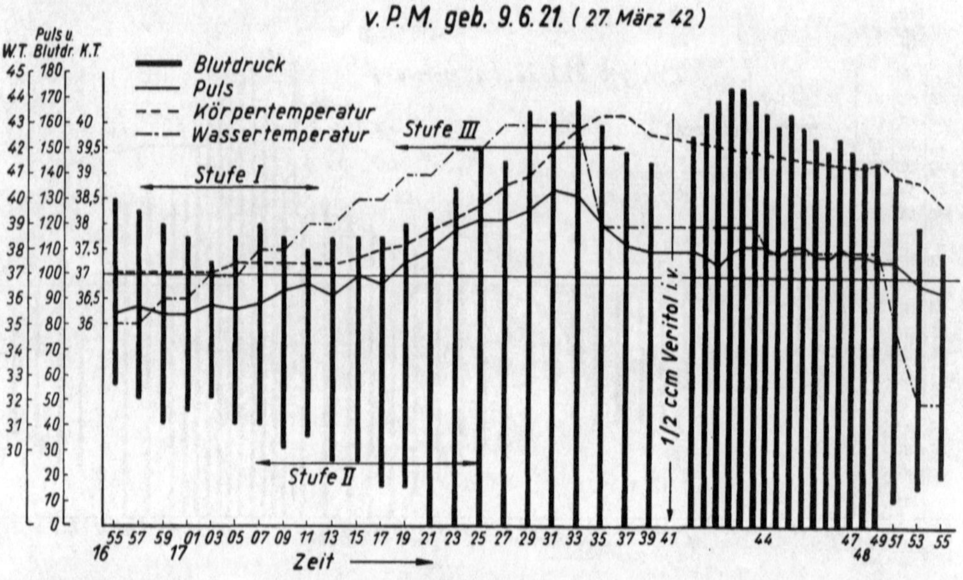

Abb. 15. Veritoleffekt bei im ganzen ausgeglichem Regulationsgefüge. Stufe III wurde in regelrechter Weise im Badeversuch ausgelöst. Der danach durchgeführte Veritoltest zeigt das gleiche Bild wie der Warmwassereffekt. Unterschiede ergeben sich nur im Einfluß auf die Pulsfrequenz, die bei der Badewirkung im regelrechten Verhältnis zum Anstieg des systolischen Druckes zunimmt, während die Pulsfrequenz nach Veritol konstant bleibt. Dieser Veritoleffekt: ausschließlich Steigerung des *Drehmomentes*, kein Einfluß auf die *Drehzahl*, ist das Kennzeichen der spezifischen Wirkung des Mittels auf den Herzmuskel, im Gegensatz zur Badewirkung.

kennzeichnet gewissermaßen die Größe der Cannonschen *Notfallreserve*, auf die das Regulationsgefüge unter bestimmten Umständen zurückgreifen muß. Zu diesen Umständen zählen nicht nur grobe Belastungen, sondern auch die Zeit mit ihrer lebenslangen Beanspruchung. Die Stufe III und damit die in ihr vorhandene Notfallreserve wird mit zunehmendem Alter häufiger und stärker beansprucht. Diese Sachlage erklärt die Bedeutung, die das Vorhandensein einer ausreichend entfaltungsfähigen Stufe III bzw. einer großen systolischen Kraftreserve für die individuelle Leistung und damit für die Leistungsdauer eines Regulationsgefüges hat. Sie kann bis zu einem gewissen Grade mit Hilfe des Veritoltestes erkannt werden.

Auch hier baut sich die Stufe III auf der vorbereitenden Stufe II auf. Diese ermöglicht, entsprechend der weiten Amplitude, erst die hohe systolische Leistungsspitze (Bereitstellung ausreichender Stoffenergiereserven für die Anspannung), wobei die relativ niedrig bleibende Pulsfrequenz die Ökonomie der Leistung kennzeichnet. — Dieses Testergebnis deckt sich, wie im vorher beschriebenen Falle, mit unseren Erwartungen. Es handelte sich jetzt um einen 23jährigen Sportsmann, der sich völlig gesund und leistungsfähig fühlte, von ausgesprochen leptosomer Körperform mit sehnig-schlanker, gut trainierter Muskulatur.

Abbildung 15 stellt ein Beispiel dar, in dem ein im gleichen Alter stehender gesunder Mann die Entfaltung des gesamten Regulationsgefüges zeigt. Dieses Versuchsergebnis ist deshalb aufschlußreich, weil es wiedergibt, daß durch Veritol (½ ccm i. v.) tatsächlich nur die Stufe III, und zwar fast ausschließlich ihre systolische Leistung, angesprochen wird. Die durch das Medikament erzielte Anregung des Regulationsgefüges ist nicht größer als die, die durch den natürlichen Einfluß erreicht wird. Es zeigt sich, daß in den Fällen, in denen die Stufe III während der täglichen Belastung häufig eingeschaltet wird, diese auch durch den Veritoleffekt in nicht größerem Umfange angesprochen wird als durch die Höchstbelastung im Wasserbade. Das bedeutet einmal, daß im Gegensatz zu den beiden vorausgehenden Beispielesn, das Regulationsgefüge durch alle der WT von 44° C entsprechenden Tagesbeanspruchungen in Tätigkeit gesetzt wird. Zum anderen erweist sich, daß der Veritoleffekt das jeweils erreichbare Maximum der systolischen Leistung entfaltet (½ ccm Veritol i. v.). Damit wird sozusagen als Beweis bestätigt, daß die im volumtypischen Falle mit der gleichen Dosis entwickelte systolische Leistung zumindest dem im Einzelfall erzielbaren systolischen Maximum nahekommt, wenn ihm nicht gar entspricht. Das jeweils durch den Veritoleffekt erzielte Leistungsmaximum ist also ein Maßstab für die Entfaltungsgröße der Regulationsstufe III und mithin ein solcher für die Größe der Kraft- bzw. Notfallreserve. Sie ist auch in den beiden volumtypischen Regulationsformen nicht kleiner als im Regulationsbild Abbildung 12, das in den mittleren eutonischen Bewegungsraum relativ nahe der optimalen Mitte einzureihen ist. Dem Bilde entspricht im übrigen der morphologische Habitus der Versuchsperson, der als *mesosom* bezeichnet werden kann, also eine Körperform wiedergibt, in der Längen- und Breitenwachstum relativ ausgewogen sind.

Im übrigen zeigt sich auch in diesem Falle, daß bei leistungsfähiger Stufe III vom Veritol nur die systolische Leistung gesteigert, die Pulsfrequenz dagegen praktisch kaum verändert wird. Diese Tatsache läßt, wie auch schon in den beiden vorausgehenden Beispielen, deutlich erkennen, daß das Veritol als zusätzliches Testmittel geeignet ist, die Leistungsbreite der Regulationsstufe III zu prüfen. Naturgemäß ist das allerdings nur dann sinnvoll, wenn die Stufe III während der Belastung im ansteigenden Bade nicht genügend entfaltet wird.

Erwähnenswert ist bei diesem Beispiel (Abb. 15) außerdem noch das verschiedene Verhalten der Pulsfrequenz unter dem natürlichen Reiz der Wasserwärme und unter dem des Veritols. Es beweist, daß die Wirkung des Veritols sich fast ausschließlich auf die systolische Leistung konzentriert, während die des Wärmereizes beide Kreislauffaktoren, systolische Leistung und Frequenz, und zwar im geordneten Verhältnis zueinander, in Bewegung bringt. Das festzustellen ist aus zweierlei Gründen wichtig. Zum ersten besteht die Möglichkeit, die Kreislauffaktoren isoliert in Gang zu bringen und diese so zu zeigen, daß sie zwar in der natürlichen Stufenentfaltung wie unter dem Warmwasserreiz zusammenwirken, unter bestimmten Umständen aber auch für sich eingeschaltet werden können. Zum anderen äußert sich in dem Gegensatz von natürlicher und medikamentöser Wirkung der grundsätzliche Unterschied, der auch sonst häufig zwischen einem allgemeintherapeutischen (natürlichen Umweltreiz) und einem spezifisch gerichteten und isoliert wirkenden medikamentösen Einfluß besteht. Während der natürliche Reiz in der Regel alle Komponenten einer Regulationsstufe als geschlossene Anpassungseinheit betätigt, wirkt sich der medikamentöse Einfluß scharf begrenzt innerhalb ihrer einzelnen Komponenten aus. Diese Feststellung ist bei der Indikation der therapeutischen Wege ebenso zu berücksichtigen wie bei ihrer Auswahl, bei der zu bedenken ist, ob ein einzelner Wirkungsfaktor oder die gesamte Stufe beeinflußt werden soll. Man muß sich z. B. beim Gebrauch eines medikamentösen Reizes mit der

Wirkung des Veritols klar machen, daß ausschließlich die systolische Leistung des Herzmuskels (bzw. das *Drehmoment* des Regulationsgefüges) und mit ihr die elastischen Kräfte des Windkessels beeinflußt werden, nicht aber die Pulsfrequenz (also die *Drehzahl* des Regulationsgefüges). Das Veritol ist also nicht in der Lage, das optimale Verhältnis zwischen Systole und Frequenz herzustellen, wie es z. B. durch den Warmreiz ermöglicht wird. Dieser verteilt gewissermaßen die Beanspruchung auf die einzelnen, die Regulationsleistung vollziehenden Komponenten.

Für die therapeutische Anwendung bedeutet diese Erfahrung, daß das Medikament immer nur dann angewandt werden sollte, wenn eine Erhöhung der systolischen Leistung erforderlich ist, z. B. im Kollaps. Längerdauernde Veritolgaben dagegen sind mit starker Beanspruchung des Herzmuskels verbunden, die durch das Fehlen des optimalen Verhältnisses zwischen Systole und Frequenz auf die Dauer zu erhöhtem Energieverschleiß führen müssen. Dieser ist beim Gebrauch des Wärmereizes, der z. B. auch im ansteigenden Teilbad nach Hauffe in Anwendung kommt, nicht zu erwarten. Die Wärme kann deshalb ohne Schaden während längerer Zeit als Übungsreiz angewandt werden (abgesehen von der Möglichkeit, mit Hilfe der allmählich ansteigenden Temperatur bis auf 38° und 39° C die Fähigkeit der Gefäßweitung zu üben).

Diese drei Beispiele, typisch für die Anwendung und das Ergebnis des Veritoltestes, zeigen eindeutig, daß

1. die beim Volumtyp gewöhnlich unzureichend eingeschaltete Stufe III durch das Veritol zur Entfaltung gebracht werden kann;
2. auf diese Weise die Größe der in der Stufe III vorhandenen Kraftreserven sichtbar zu machen ist;
3. dem Veritol eine spezifische Wirkung auf die systolische Leistung zugeschrieben werden muß. Die Pulsfrequenz bleibt beinahe unbeeinflußt. Durch den Vergleich des Wärmeeinflusses mit dem des Veritols wird der Unterschied zwischen einem allgemein-thermischen Reiz auf das Regulationsgefüge und einem spezifisch wirkenden medikamentösen Reiz deutlich gekennzeichnet.

2. Dorylversuche

Die Untersuchung mit Doryl hat den Zweck zu prüfen, ob bei fehlender Mitwirkung der Stufe II diese durch den Einfluß des Medikaments ausgelöst werden kann. Die Untersuchung hat daher in erster Linie nur Sinn, wenn es sich um die Prüfung der drucktypischen Regulationsform handelt. Auch hier wird das Medikament ergänzend verwendet, und zwar, nachdem die Belastung im ansteigenden Bade die Eigenart der Regulationsform deutlich gemacht hat. Man injiziert das Medikament unter dem Einfluß der Höchstbelastung und prüft die in diesem Augenblick noch vorhandene Entspannungsfähigkeit des arteriellen Systems bzw. die Entfaltungsgröße der Stufe II.

In Abbildung 16 ist ein solcher Versuch mit Doryl wiedergegeben. Die drucktypische Regulationsform ist ohne Schwierigkeit zu erkennen. Sie ist mit einer auch bei Körperruhe bestehenden Hochstellung der Druckamplitude verbunden (diastolischer Druck im Liegen um 90 mm Hg), so daß schon von einer mit einem Hochdruck verbundenen, drucktypischen Regulation gesprochen werden kann. Es handelt sich in diesem Falle um einen 34 jährigen Mann mit Symptomen einer beginnenden dystonischen Entgleisung (drucktypische Reizphase).

Bei ihm stellt sich die typische, im Bereiche mittlerer Belastung auftretende Entspannung des arteriellen Systems ein. Diastolischer und systolischer Druck fallen leicht ab. Die Druckamplitude senkt sich dadurch um maximal 25 mm Hg bei 39° C WT. In dieser Zeit bleibt die Bewegung der Pulsfrequenz relativ flach (Ausgangslage des Blutdruckes 175/85 mm Hg bei 110 Puls pro min; bei 39° C Blutdrucklage von 155/65 mm Hg bei Puls von 120 pro min). Man erkennt aus diesem Verhalten, daß, wie bei diesem Lebensalter zu erwarten, die Regulationsstufe II auf den Wärmereiz (mittlere Temperatur) noch anspricht.

Nachdem die Wassertemperatur 40° C (Regulationsstufenwende) erreicht hat, wird die Amplitude durch eine leichte Hebung der diastolischen Spannungsebene höher geschraubt, so daß eine nennenswerte Ausweitung der Amplitude fehlt. Auch dieses Verhalten ist charakteristisch. Man findet es regelmäßig beim dystonischen Menschen mit drucktypischer Regulation. Bei ihm bleibt die Regulationsstufe III

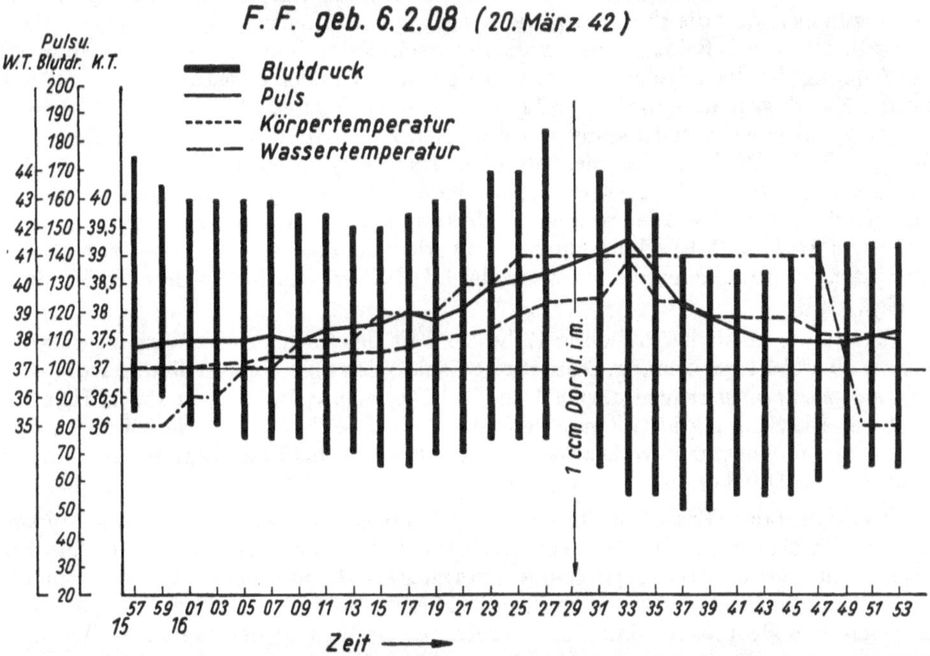

Abb. 16. Dorylversuch bei drucktypischer Regulation im Zustand beginnender Einengung der Anpassungsfähigkeit. Bei gleichbleibender Wassertemperatur (41°) zeigt sich nach der Dorylinjektion ein Absinken der Blutdruckamplitude mit deutlichem Absinken der diastolischen Spannung. Es handelt sich um eine aktive Änderung des Tonusverhaltens, da trotz gleichbleibender Belastung des Kreislaufes mit dem Absinken des diastolischen Druckes zugleich der systolische und die Pulsfrequenz nachlassen. Das Doryl bewirkt also eine Mobilisierung der Stufe II und ermöglicht die Abschaltung der sonst dauernd eingeschalteten Stufe III durch die Entspannung des arteriellen Systems. Die Stufe II ist also in diesem Falle noch *mobilisierbar*.

auch im Zustand relativer Körperruhe eingeschaltet. Nur stark entspannende Wirkungen wie Wassertemperaturen von 37 bis 39° C bei allmählicher WT-Steigerung (wohlige Wasserwärme) sind in der Lage, eine gewisse Entspannung des arteriellen Systems herbeizuführen, und damit die Steilheit des extravertierenden Gefälles und die Strömungsgeschwindigkeit zu verringern. Die auf diese Weise geschaffene, günstigere Durchblutungslage (besonders im Bereich des kapillaren Stoffwechselraumes) verschwindet jedoch in dem Augenblick, in dem über diese Temperaturgrade hinausgehend belastet wird. Von diesem Zeitpunkt an steigen nicht nur der systolische Druck und die Pulsfrequenz stärker an, sondern auch die diastolische Spannungsebene — charakteristisch für das drucktypische Verhalten — wird angehoben. Der diastolische Druck wächst jetzt mit wachsender Beanspruchung, seine in den mittleren Belastungsgraden erreichte Senkung (= Entlastung) verschwindet wieder.

In diesem Falle interessiert zur Klärung der Prognose, ob es auf therapeutischem Wege gelingen würde, die diastolische Spannungsebene auch nach Höchstbelastung zu senken. Zu diesem Zwecke wurde 1 ccm Doryl i. m. verabreicht. Trotz unveränderter Belastungshöhe beginnt schon eine Minute p. i. der vorher in ansteigender Bewegung befindliche diastolische Druck abzusinken, und 10 Minuten p. i. wird ein Maximum der Drucksenkung erreicht. Gleichzeitig verringert sich die bis auf 185 mm Hg (bei 41° C) hochgetriebene systolische Leistungsspitze um 35 mm Hg. Es ist hervorzuheben, daß die Puls- sowie die Atemfrequenz offensichtlich vom Doryleffekt unberührt bleiben. Beide steigen zunächst noch einige Minuten weiter an, obwohl die Senkung des diastolischen Druckes bei gleichbleibender Belastungshöhe und mit ihr das Nachlassen der systolischen Leistung bereits eingesetzt haben. Auch in diesem Vorgang, alleinige Beeinflussung des diastolischen Spannungsablaufes, äußert sich die spezifische Wirkung des Medikaments. Das Doryl beeinflußt offenbar ebensowenig wie das Veritol die gesamte Stufe, sondern nur ihre typische Komponente, die diastolische Spannung. Die spezifische Wirkung auf die diastolische Spannung zeigt sich darin, daß die Pulsverlangsamung nicht wie beim natürlichen Umweltreiz gleichzeitig mit der Entspannung eintritt, sondern daß sie erst nachträglich, nach Minuten erfolgt.

Ebenso wie im Falle Abbildung 12 beschränkt sich auch hier die Wirkung anfangs auf die diastolische Spannung. Diese wird gesenkt; sie unterschreitet die durch die *Entspannungstemperaturen* (zwischen 37° und 39° C) erreichte Senkung um 15 mm Hg ganz deutlich. Die Senkung ist als außerordentlich zu bezeichnen, weil sie bei gleichbleibend höherer Belastung erfolgt, nach der erfahrungsgemäß ein weiterer Anstieg des diastolischen Druckes einzutreten pflegt.

Damit wird durch den Doryltest bestätigt, daß es sich noch nicht um eine Hypertension mit fixiertem, diastolischem Druck handelt, sondern daß das Gesamtbild auf der Grundlage einer drucktypischen Ausgangslage, z.B. unter dem Einfluß übermäßiger Bewegungsantriebe während der Tagesleistung, entstanden ist. Zugleich läßt dieses Ergebnis den Schluß zu, daß durch geeignete Gestaltung der täglichen Wechselwirkung ein relativ eutonisches Gleichgewicht im Regulationsgefüge erzielt werden kann.

Die gleichen Wirkungen äußern sich in dem in Abbildung 17 wiedergegebenen Versuch. Auch hier handelt es sich um eine drucktypische Regulationsform, die im Gegensatz zum vorausgehenden Beispiel als *eutonisch* anzusehen ist. Man beobachtet, daß schon 1 Minute nach der Injektion bei gleichbleibender Belastungstemperatur der Doryleffekt zustande kommt. Der diastolische Druck beginnt abzusinken, mit ihm, bezeichnend für das eutonische Regulationsgefüge, aber gleichzeitig die Pulsfrequenz und der systolische Druck. Es stellt sich also die erwünschte Entspannung des arteriellen Systems ein, die auf der Grundlage einer Senkung der diastolischen Spannung (der Mobilisierung der Stufe II) möglich wird. Auf diese Weise kann der Wirkungsanteil der Stufe III, sichtbar im Absinken von systolischer Leistung und Pulsfrequenz, verringert werden.

Damit ist die Wirkung des Doryls gekennzeichnet. Sie beruht auf der Senkung des diastolischen Druckes, auf der Entspannung des arteriellen Systems durch Mobilisieren der Stufe II; das bedeutet vor allem die Öffnung und Weitung der verfügbaren Kapillarräume. Die Beispiele zeigen weiterhin, daß die bei Drucktyp nicht eingeschaltete Stufe II, sofern sie einzuschalten ist, auf diesem Wege zur Entfaltung gebracht werden kann, und das Ausmaß der noch vorhandenen Entspannungsfähigkeit des arteriellen Systems sichtbar zu machen ist (Absinken des diastolischen Druckes trotz hoher Belastung). Schließlich wird noch gezeigt, daß der Einfluß des Doryls ein typisch medikamentöser ist, da es geradezu spezifisch auf die diastolische Spannung wirkt.

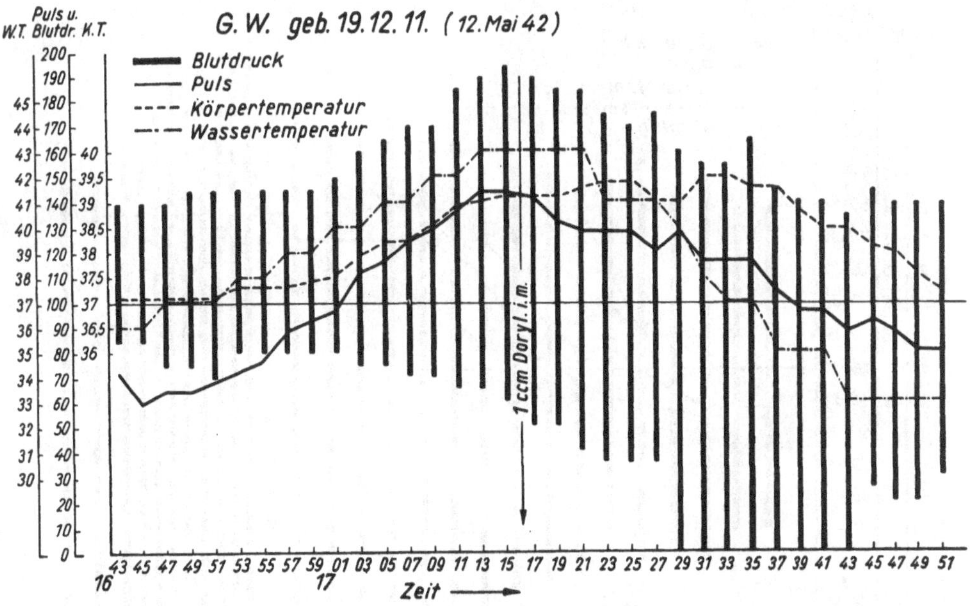

Abb. 17. Eutonische, drucktypische Regulationsform. Nach Doryl tritt auch hier das bei Abb. 16 beobachtete Absinken der Amplitude infolge Entspannung des arteriellen Systems = Mobilisierung der Stufe II ein. Die Stufe III klingt langsam ab. Der Doryleffekt hält etwa 26 Minuten an, dann wird er durch die kühlere Wassertemperatur überholt. Der Effekt weist nach, daß trotz drucktypischer Regulationsweise die Stufe II, z. B. auf therapeutischem Wege, wieder ausgebildet werden kann (z. B. Fastenkur, UV-Therapie, medikamentös mit Rauwolfiapräparaten usw.).

3. Strophantinversuche

Während man mit Hilfe des Veritol- und des Doryltestes die Möglichkeit hat, die Leistung des Regulationsgefüges einseitiger Bewegungsformen zu prüfen, ist es mit dem Strophantinversuch möglich, die Ansprechbarkeit einzelner Regulationsformen auf einen Digitalis-Körper zu prüfen. Seine wichtigsten Wirkungen sind die Zunahme der systolischen Zusammenziehung, die diastolische Weitung des Herzens und die in Verbindung mit der längeren Diastolendauer auftretende Pulsverlangsamung. Auf diesem Wege wurde es möglich, das Verhalten der einzelnen Regulationsformen zu prüfen und darüber hinaus die Frage nach der *Empfindlichkeit* des Untersuchungsverfahrens gegenüber medikamentösen Einflüssen zu beantworten. Ferner interessiert es, ob eine Wirkung des Strophantins auf alle Regulationsstufen gleichzeitig oder auch auf die Stufenfolge (z. B. Intensivierung der Stufe II und der Stufe III) besteht.

Abbildung 18 ist das Regulationsbild eines 22jährigen Mannes, der sich im Zustand der volumtypischen Reizphase I, d. h. einer Dystonie bei Bestehen eines Asthma bronchiale befand (entsprechend hohe Atemfrequenz). Die Situation der Reizphase äußert sich optisch schon im Verhalten der Druckamplitude, die hier auch bei Körperruhe bemerkenswert groß ist (mit niedrigem diastolischem und hohem systolischem Druck). Die Pulsfrequenz liegt bei Körperruhe bereits relativ hoch.

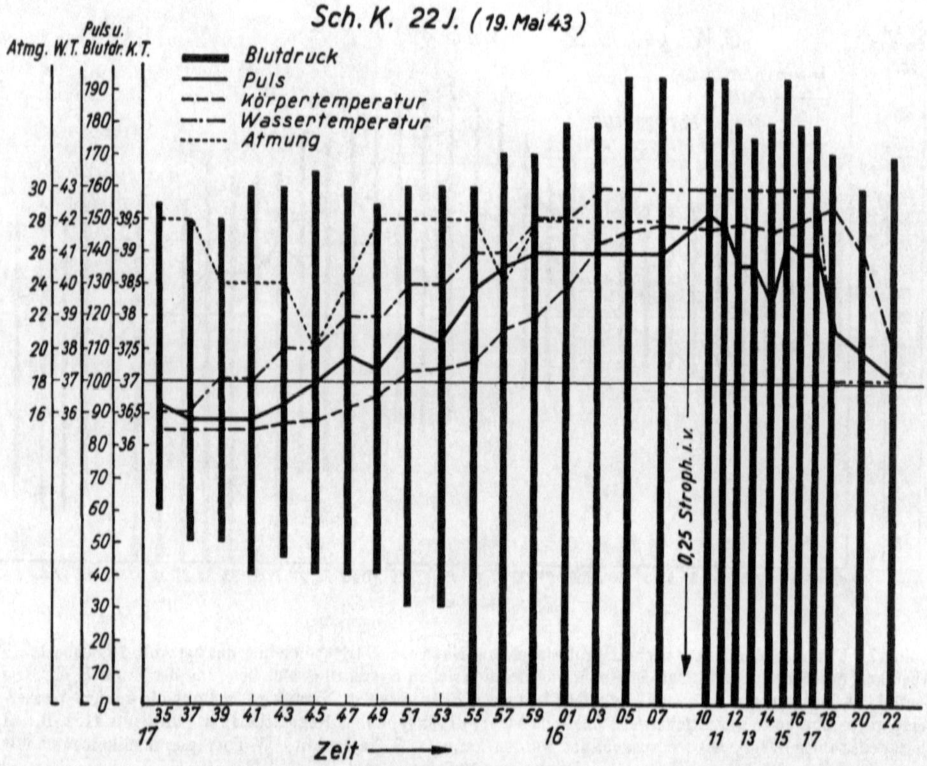

Abb. 18. Strophantinversuch auf der Höhe der Regulationsentfaltung bei einem Menschen in volumtypischer Reizphase. Ergebnis: die Pulsfrequenz sinkt trotz gleichbleibender Belastung ab, begleitet von einem Nachlassen der systolischen Leistung. Ursache: die unter Belastung mobilisierte Stufe III wird gedämpft, ein Vorgang, der durch weiteres Nutzbarmachen der Stufe II ermöglicht wird. Das weitere Nachlassen des diastolischen Druckes wird allerdings nicht sichtbar, weil das Absinken unter die Nullspannung mit der Blutdruckmessung nicht erfaßt wird. Strophantin wirkt also in erster Linie im Sinne einer Mobilisierung der Regulationsstufe II, die in der spezifischen Wirkung: Verlängerung der Diastolendauer und Senkung der Pulsfrequenz zum Ausdruck kommt.

Der Kranke wurde im ansteigenden Bade bis zu einer Wassertemperatur von 43° C belastet. Hierbei stellte sich die zu erwartende Ausweitung der Amplitude ein. Der diastolische Druck sank rasch bis zum Nullwert ab. Es ist deutlich zu erkennen, daß bei Erreichen des diastolischen Fußpunktes der systolische Druck stärker anspringt und die Pulsfrequenz schneller ansteigt. Das Maximum der systolischen Leistungsspitze liegt um 200 mm Hg bei einer gleichzeitigen Pulsfrequenz von 152 pro min. Dieses Verhalten zeigt, daß der Kreislauf trotz der erhöhten Beanspruchung bei Körperruhe leistungsfähig ist und noch stärker beansprucht werden könnte.

Verabreicht man im Zeitpunkt der Höchstbelastung nun $^1/_4$ mg Strophantin, so ist schon 2 Minuten p. i. zu erkennen, daß es zwar zu keiner zusätzlichen Weitung der Amplitude kommt, die Pulsfrequenz sich aber deutlich verringert. Die Abnahme der Pulsfrequenz ist als typischer Effekt Folge der zunehmenden Diastolendauer. Das Fehlen eines Einflusses auf das Verhalten von systolischem und diastolischem Druck hat seine Ursache in der maximalen Amplitudenentfaltung. Eine Senkung der diastolischen Spannung ist nach Erreichen des *Nullwertes* nicht mehr erkennbar. Sie kann aber, wie die Verlängerung der Diastolendauer zum Ausdruck bringt, angenommen werden, da diese stets mit der „Senkung der diastolischen Fußpunkte" einhergeht. Das möglicherweise den Nullwert unterschreitende Absinken der diastolischen Spannung ist aber nicht nur aus der Zunahme der Diastolendauer herzuleiten, sondern auch aus dem Verhalten des systolischen Druckes. Dieser fällt trotz gleichbleibender Belastung mit der Pulsfrequenz ab, ein Verhalten, das nur durch ein Nachlassen der Spannung durch das Absinken der diastolischen Fußpunkte ermöglicht wird. Dieses Absinken, trotz weiterer Belastung auftretend, ist nur durch die zusätzliche aktive Weitung des gesamten arteriellen Strombettes (Herzhöhlen und Windkessel) infolge der Verringerung der diastolischen Spannung zu erklären. Besonders die Öffnung des verfügbaren Kapillarraumes dürfte das Nachlassen der systolischen Leistung ermöglichen und damit die Mitwirkung der Stufe III herabsetzen.

Diesem Verhalten ist zu entnehmen, daß das Strophantin in erster Linie auf die Regulationsstufe II einwirkt. Der Effekt wird unter Höchstbelastung des Kreislaufes bei maximaler Anspannung auch der Stufe III in typischer Weise sichtbar gemacht. Eine Steigerung des systolischen Druckes (Wirkung auf die Systole) durch die Wärmebelastung nach Strophantin erfolgt nicht mehr. Die weitere Entfaltung der Stufe III wird offensichtlich überflüssig, indem eine typische Wirkung auf die diastolische Spannung zustande kommt. Sie ist aus der Pulsverlangsamung sowie aus der, trotz unveränderter Belastung (43° C), geringer werdenden systolischen Leistung zu ersehen. Das kennzeichnet den medikamentösen Effekt als eine Erscheinung, die durch Beeinflussung der Regulationsstufe II hervorgerufen wird. Die erhöhte Aktivierung der Stufe II ermöglicht die schnellere Abschaltung der anstrengenden Stufe III und damit den Übergang in eine ökonomischere Arbeitsform.

Während die Wirkung des Strophantins im Beispiel der Abbildung 18 nicht direkt am diastolischen Druck zu verfolgen ist, weil dieser das Entspannungsmaximum erreicht hatte, ist in Abbildung 19 das Verhalten der diastolischen Spannung bei einem Menschen volumtypischer Regulationsform deutlich zu erkennen. Es handelt sich in diesem Falle um ein Regulationsgefüge im Zustande einer beginnenden dystonischen Einengung, sichtbar an der verzögerten Ausweitung der Druckamplitude unter der zunehmenden Belastung. Erst unter Höchstbelastung gelingt es, eine ausreichende Amplitude durch Absinken des diastolischen und ein geringfügiges Ansteigen des systolischen Druckes zu erzielen. Die Pulsfrequenz erreicht hierbei ihren Höchstwert. In diesem Zeitpunkt werden bei gleichbleibender Belastung (43° C) 0,25 mg Strophantin i. v. verabreicht. Schon 2 Minuten p. i. zeigt sich die Senkung der Pulsfrequenz in Verbindung mit der des diastolischen Druckes. Diese Entwicklung kommt nach einigen Minuten zum Stillstand; der diastolische Druck ist im Gegensatz zu den Erfahrungen im Normaltest bei Belastung von gleichlanger Dauer um 20 mm Hg und die Pulsfrequenz um 16 Schläge pro min gegenüber den Werten bei Höchstbelastung abgesunken. Der systolische Druck bleibt zunächst unbeeinflußt; er steigt erst nach 10 Minuten leicht an, und zwar begleitet von 10 mm-Hebung des diastolischen Druckes. Auch diese Kopplung darf als eine typische Erscheinung angesehen werden. Während es kaum zweifelhaft ist, daß die Veränderungen in den ersten 10 Minuten p. i. ein Strophantineffekt sind, handelt es sich bei dem zweiten Vorgang (Hebung der Amplitude) offensichlich um einen solchen, der nach Abklingen der einmaligen Strophantininjektion eintritt, und der durch den wieder allein stattfindenden Einfluß der Belastungstemperatur hervorgerufen wird. Sie veranlaßt erneut die Mobilisierung der Stufe III, zunächst allerdings noch unter den günstigeren Bedingungen der Strophantinmitwirkung (gemischter Effekt).

Der Strophantintest ermöglicht es also, besonders in den Fällen mit unzureichender Stufenentfaltung, einen medikamentösen Einfluß auf den diastolischen Ablauf eindeutig darzustellen. Mit dem Eintreten dieser Wirkung wird die Durchblutungslage im Kapillarraum während der Höchstbelastung in ähnlicher Weise gebessert wie nach

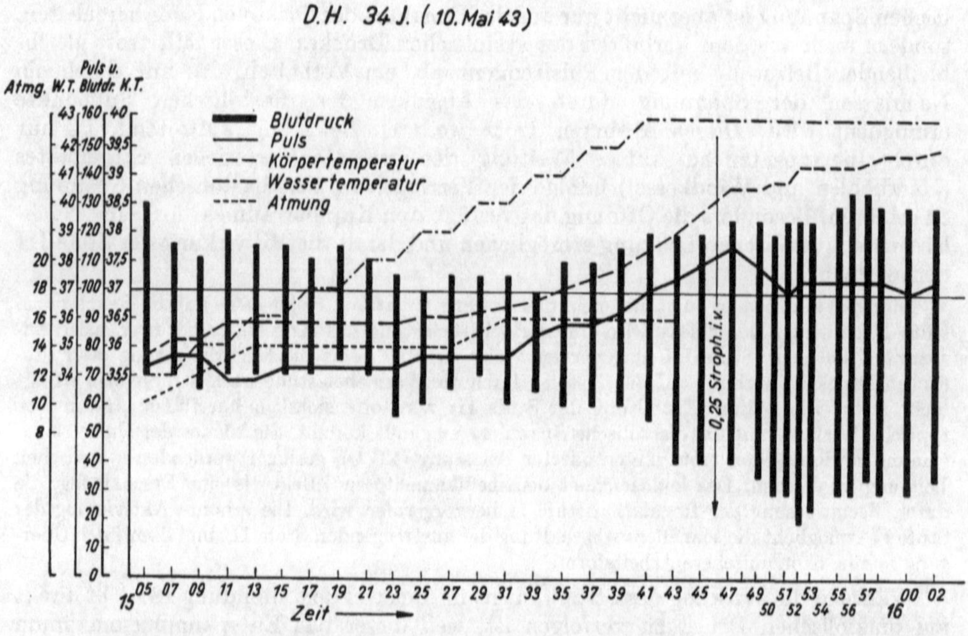

Abb. 19. Diesen Unterschied kennzeichnet besonders dieses Regulationsbild eines in seiner Leistung eingeengten Regulationsgefüges. Strophantin, auf der Höhe der Belastung verabreicht, bewirkt zunächst eine Mobilisierung der Regulationsstufe II: der diastolische Druck und die Pulsfrequenz sinken ab, die Amplitude wird weiter ohne systolischen Druckanstieg. Erst bei länger anhaltender Beanspruchung und Ausbleiben einer weiteren Zunahme im Mitwirken der Stufe II setzt ein deutlicher Anstieg der systolischen Druckleistung ein = Belastungsfolge nunmehr Eingreifen der Stufe III in die Anpassungsvorgänge.

Doryl (Ausschöpfung der verfügbaren Kapillarreserven), wenn auch mit einem Intensitätsunterschied. Der Doryleffekt ist stärker als der Strophantineffekt. Er bewirkt ein so starkes Absinken des diastolischen Druckes, daß die Stufe III fast völlig abgeschaltet wird. Ihr Abschalten in solchem Umfange wird nach Strophantin (wenigstens in der üblichen Dosierung) nicht erzielt.

In dieser Tatsache ist u. E. der hämodynamische, besonders günstige Einfluß dieses Mittels zu suchen. Die Stufenentfaltung im Bereiche von II/III läßt erfahrungsgemäß besonders vorteilhafte Bedingungen aus der Eigenart der Hämodynamik für die Protoplasmadynamik entstehen. Unter Zunahme des durchfluteten Kapillarraumes und der Durchflutungsgröße im beanspruchten Organsystem wird am Übergang der Stufe II zur Stufe III (sichtbar im Verhalten des systolischen Druckes) nicht nur die Strömungsgeschwindigkeit des Blutes (der Kapillarraumdurchflutung) erhöht, sondern auch der Stoffumsatz gesteigert, und zwar durch Heranführen des innerhalb der Stufe III ausgiebiger arterialisierten Blutes. Dieser vor allem den Digitaliskörpern zukommende Effekt (Wirkung auf die Stufe II mäßigen Grades und geringere Senkung der Mitwirkung der Stufe III) schafft die bessere Durchflutung und die optimalen Bedingungen im Grenzbereich der Stufen II/III, indem der schon geschilderte Einbau der vorhandenen Stoffenergiereserven in schnellster Weise und mit großer Intensität erfolgt. Die in der zweiten Phase der Abbildung 16 zustande kommende Erhöhung der systolischen Leistung kann unter dem Gesichtspunkt dieser Zusammenhänge betrachtet werden Die vorher nicht erreichte Zunahme wird durch die nach Strophantin stärkere Entfaltung der Stufe II, gewissermaßen die energetische Voraussetzung für die Hebung der systolischen Leistung, trotz gleichbleibender Belastung ermöglicht, während ihre Zunahme vorher als Folge der eingeengten Vorbereitungsphase (Stufe II) nicht gesteigert werden konnte. Die Zunahme der systolischen Leistung erfolgt unter Strophantin also, im Gegensatz zu der viel stärkeren, primären nach Veritol, auf dem Umwege über die Beeinflussung der Stufe II.

Um diesen Unterschied zwischen Strophantin und Veritol auf die volumtypische Regulationsform deutlicher zu machen, zeigen wir in den Abbildungen 20 und 21 die Regulationsbilder von zwei Versuchen an der gleichen Person. Es handelt sich um einen im Zustand des eutonischen Gleichgewichtes befindlichen Menschen, bei dem versucht wurde, die systolische Leistung bei Höchstbelastung zunächst mit Strophantin zu steigern. Auch bei dieser volumtypischen Regulationsform ist nur eine Wirkung auf die Diastolendauer zu erkennen, die in der beschriebenen Pulsverlangsamung bei höchster Belastung hervortritt. Der Einfluß auf den diastolischen Druck wird wie im ersten Strophantinversuch nicht direkt sichtbar. Es stellt sich auch hier etwa 10 Minuten nach der Injektion eine Zunahme des systolischen Druckes ein, die zwar nur 5 bis 10 mm Hg beträgt, aber doch als typischer, sekundärer Strophantineffekt zu werten ist. Die Zunahme des systolischen Druckes erfolgt bei unverändert verlangsamtem Puls, obwohl die Belastung durch die Wassertemperatur geringer wird, und steht in deutlichem Gegensatz zum Verhalten vor der Injektion bei Höchstbelastung. Auch hier ist dieses Zeitintervall zwischen Pulsfrequenzabnahme und systolischem Druckanstieg kennzeichnendes Merkmal für die Eigenart der Strophantinwirkung in Form einer Aktivierung der Vorgänge im Bereiche des Überganges von Stufe II zu Stufe III. Hinzu kommt die Erfahrung bei volumtypischen Regulationsformen, daß schon geringfügiges Zurückgehen mit der Belastung physiologischerweise mit einem systolischen Steilabfall, der hier fehlt, verbunden ist, so daß man auch aus diesem Grunde berechtigt ist, in der systolischen Druckzunahme eine konsekutive Wirkung des Strophantins zu sehen. Wie schon im vorausgegangenen Beispiel ist sie als Folge der besseren Ökonomie im kapillaren Stoffwechsel durch die Intensivierung der Vorgänge am Übergang von Stufe II zu Stufe III zu betrachten.

Auch in diesem Falle äußert sich also bei der Beeinflussung der Kreislaufleistung mit Strophantin (in therapeutischer Dosierung) die Wirkung auf die Stufe II. Die Änderung der systolischen Leistung folgt ihr erst später und ist als sekundärer Effekt zu beurteilen, der sozusagen eine Indirektwirkung der nun besser ausgenutzten Vorbereitungsstufe (Stufe II) darstellt. Wahrscheinlich würde sich dieses zeitliche Intervall bei höherer Dosierung ändern, indem die Wirkung auf die Systole mehr und mehr mit der auf die Diastole zusammenfällt, so daß eine scheinbare Direktwirkung auf die Systole zustande kommt. Hierüber liegen noch keine Versuche vor. Es ist allerdings fraglich, ob mit therapeutischen Dosen von Strophantin eine so intensive Wirkung auf die Systole wie mit Veritol zu erreichen ist. Das Beispiel in Abbildung 21 zeigt den Einfluß dieses Mittels bei der gleichen Regulationsform in seiner intensiven Direktwirkung, gegenüber der die konsekutive des Strophantins gering erscheint.

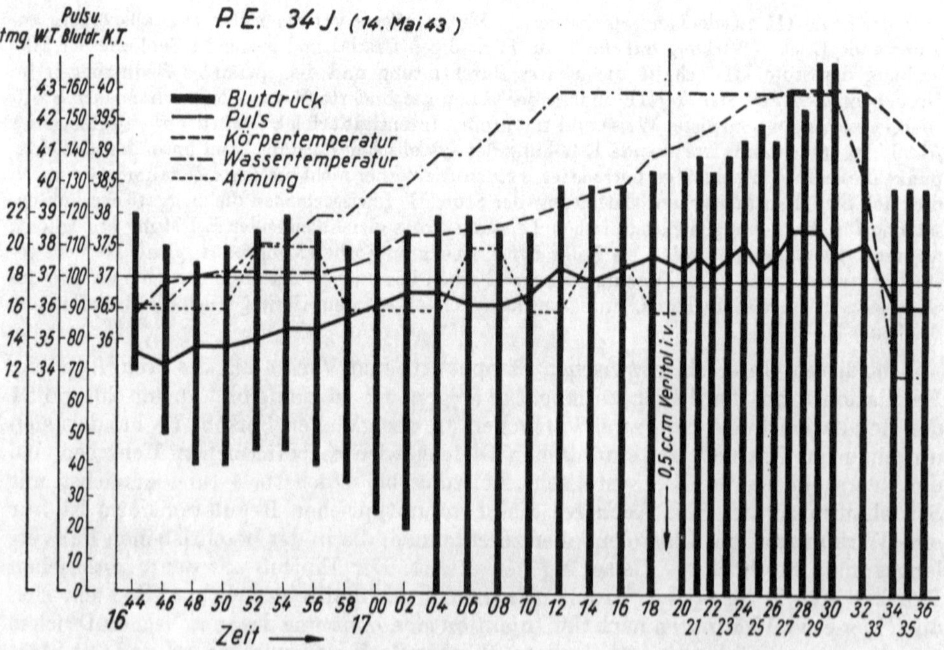

Abb. 20

Abb. 20 und 21. Um den Gegensatz der Strophantin- und Veritolwirkung besonders deutlich hervortreten zu lassen, sowie die Leistungsfähigkeit der Methode zu demonstrieren, wird in den beiden Abbildungen der Unterschied der Effekte an der gleichen volumtypischen, gesunden, trainierten Versuchsperson gezeigt. Das Veritol bewirkt die Entfaltung der Stufe III, zunächst ohne Einfluß auf die Pulsfrequenz. Diese steigt erst geringfügig an, wohl aus der Summation des anhaltenden Heißwassereffektes mit dem des Veritols. Immerhin ist der Frequenzanstieg so gering, daß man auf eine Dominanz der Veritolwirkung hinsichtlich der Zunahme der systolischen Leistung schließen kann. In Abb. 21 fehlt jede Beeinflussung der Stufe III durch Strophantin. Trotz hochbleibender Belastung kommt es zu einem deutlichen Absinken der Pulsfrequenz (Puls besser gefüllt). Dieser Effekt entspricht dem in Abb. 18 gezeigten. Die diastolische Spannung sinkt noch weiter ab (unter Nullspannung) und bewirkt das typische Frequenzverhalten. Ergebnis: Strophantin wirkt ausschließlich auf die Regulationsstufe II, während Veritol die Stufe III unmittelbar und ausschließlich beeinflußt. Für die medikamentöse Therapie ist daraus zu folgern, beim *geschwächten* Herzen nur Strophantin zu verabreichen, während Veritol im Prinzip nur bei leistungsfähigem Herzmuskel verabreicht werden sollte.

Aus den eben wiedergegebenen Feststellungen geht hervor, daß das Strophantin zweckmäßigerweise immer dann angewendet wird, wenn mit anhaltender Wirkung eine Änderung des diastolischen Verhaltens bzw. eine günstigere Regulationsweise am Übergang von Stufe II/III herbeigeführt werden soll. Das ist in erster Linie bei drucktypischen Regulationsformen notwendig. Doryl kommt für diesen Zweck kaum in Betracht, da es kein anhaltend wirksames Medikament ist, vor allem aber zu stark auf die Stufe II einwirkt, so daß möglicherweise eine zu weit gehende Strömungsverlangsamung im Kapillarraum eintritt. Die Effekte auf den Stoffwechsel wie nach Strophantin können dann nicht auftreten. Daraus kann gefolgert werden, daß die Strophantinmedikation vorteilhaft ist, wenn die Stufe II ungenügend entfaltet wird, sowie dann, wenn infolge ihrer mangelhaften Mitwirkung auch die Stufe III — die Notfallregulation — nur ungenügend mobilisiert werden kann. In den Fällen mit eingeengter Regulation scheint es daher sinnvoll zu sein, Strophantin zu geben, und zwar in einer Dosis, die eben ausreicht, um die Stufe II zu mobilisieren. Ihre Mitwirkung ist die Voraussetzung für die allmähliche Erholung des Herzmuskels und die Kräftigung der systolischen Leistung.

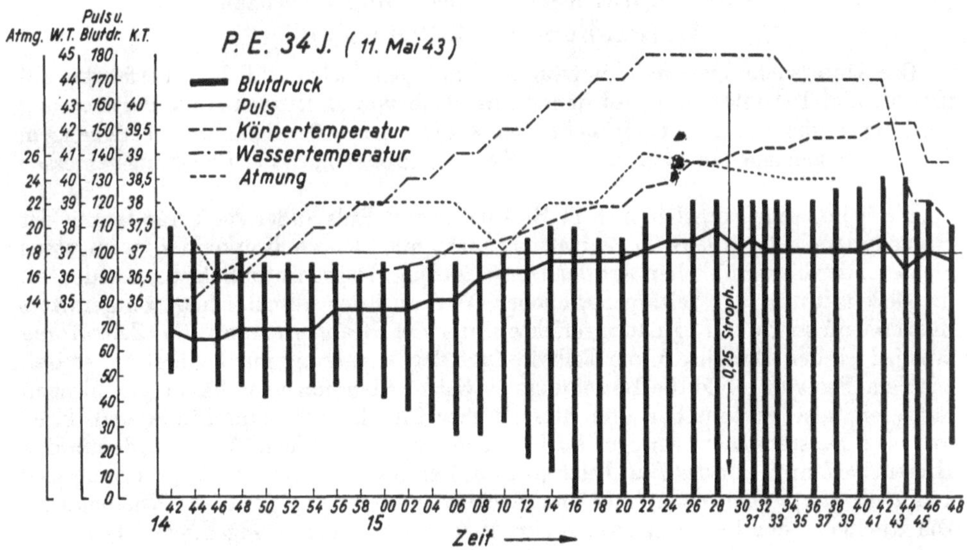

Abb. 21

In den gleichen Fällen Veritol zu geben, ist wegen seiner Direktwirkung auf die Systole und die Stufe III nicht angebracht. Diese Zusammenhänge lassen erwarten, daß besonders bei eingeengter drucktypischer Regulationsform unter Veritol eine Erschöpfung der systolischen Leistung früher oder später eintreten wird. Die Anwendung von Veritol dagegen ist in den volumtypischen Fällen zweckmäßig, in denen es notwendig ist, die Stufe III in Gang zu setzen, und durch die Steigerung der systolischen Leistung die Umflutungsgeschwindigkeit in extravertierender Richtung, aber auch die Durchflutungsgeschwindigkeit im Kapillarraum zu erhöhen. Der Veritolgebrauch ist daher immer angebracht, wenn die systolische Leistung als Folge einer dauernd übermäßigen Wirksamkeit der Stufe II nachgelassen hat (Schonungsschäden als Folge unzureichender extravertierender Dynamik).

Diese Beispiele mögen genügen, um die erweiterten Möglichkeiten des regulationsdiagnostischen Verfahrens bei allmählicher Belastung unter Hinzuziehen medikamentöser Einflüsse zu zeigen. Darüber hinaus erläutert ihre Anwendung in den einzelnen Regulationsstufen deutlich die Eigenart der medikamentösen Wirkung. Die Kombination der Regulationsprüfung im ansteigenden Bade mit dem medikamentösen Test ist weiter ausbaufähig, insbesondere müssen noch Beobachtungen bei den verschiedenen Formen der dystonischen Entgleisung durchgeführt werden.

Nachdem die Methodik der Regulationsprüfung bei allmählich zunehmender Belastung, die zusätzliche Prüfung der Regulationsstufen während der Belastung durch einzelne Medikamente und die Ergebnisse des Verfahrens erörtert worden sind, wird im folgenden die Regulationsprüfung bei schroffer Belastung und der sogenannte Stehtest zur Prüfung der statischen Leistung des Regulationsgefüges zu besprechen sein. Diese z. T. schon früher entwickelten Verfahren (Spohr und Lampert, Kaufmann und Kreal, Grote und Rothschuh, Schellong u. a.) erwiesen sich in der bisher vorliegenden Form als unzureichend. Die in der Praxis gemachten Erkenntnisse mit dem Verfahren bei allmählich gesteigerter Belastung ermöglichen es nun, diese bekannten Methoden so zu modifizieren, daß sie für die Diagnostik der Regulationsstörungen, aber auch für die des leistungsfähigen Regulationsgefüges anwendbar geworden sind.

f) Die Regulationsprüfung bei schroffer Belastung (sog. Kurz- oder Zeitraffertest)

Das Untersuchungsverfahren baut sich auf den bisher üblichen Verfahren auf (Spohr und Lampert usw.), in denen mit Hilfe von Blutdruck- und Pulsmessung bei Körperruhe und nach einer mehr oder weniger schroffen Belastung (Kniebeugen, Treppensteigen usw.) das Verhalten der Kreislaufgrößen nach der Belastung gemessen wird.

Die bei diesem Vorgehen sich in Blutdruck und Puls äußernde Veränderung der Hämodynamik läßt die Stufenentfaltung nicht mit Sicherheit erkennen, wenigstens nicht bei der bisher üblichen Art der Durchführung. Die schroffe Belastung bedeutet, im Gegensatz zu der zeitlupenähnlichen Wirkung der allmählichen, zeitgerafftes Zusammenfassen der Regulationseffekte unter der Beanspruchung. Die Zeitraffung läßt jedoch den Einblick in die Teilvorgänge der Anpassung nur bedingt zu, so daß aus dem Belastungsbild die Beziehungen zwischen den einzelnen hämodynamischen Faktoren, also systolischer und diastolischer Druck, Druckamplitude und Pulsfrequenz, meistens nicht genügend differenziert werden können. Auch wurden in den älteren Verfahren nur der Blutdruck (oft nur der systolische) und der Puls gemessen, und zwar gewöhnlich nach einer unzureichenden Belastung (z. B. 10 Kniebeugen). Die Rückkehr der Belastungswerte zur Ausgangslage wurde ungenügend beachtet, die Atmung in seltenen Fällen registriert. Es ist zu zeigen, wie wichtig gerade die Atmung für die Beurteilung der Leistungsgröße ist und in welcher Weise sie Rückschlüsse auf die Regulationsform erlaubt. Erst nachdem sich aus dem Vergleich der Untersuchungsbefunde Hinweise für die Umgestaltung der älteren Testverfahren ermöglichen ließen, gelang es wenigstens, in einem für die tägliche Praxis ausreichenden Umfange die Einblicke zu sichern, die für die Beurteilung der Hämodynamik nötig sind. Drei Gesichtspunkte wurden bei der Ausführung der Kreislauffunktionsprüfung mit schroffer Belastung (Kurztest) so gut wie nicht beachtet:

1. Die Notwendigkeit genügender Belastung des Regulationsgefüges. Die Ergebnisse, die durch zu geringe Belastung erzielt werden, sind nur bedingt vergleichbar, weil nicht alle Regulationsstufen zur Entfaltung gebracht werden. 10 Kniebeugen führen auch beim untrainierten Menschen gewöhnlich nur zur Entfaltung der Stufe I. Eine so geringe Belastung ist aber in der Regel auch für den kreislaufgestörten Menschen unzureichend.
2. Die Regulationsstufen werden von dem Zeitpunkt an in umgekehrter Reihenfolge abgeschaltet, in dem der Belastungsreiz nicht mehr wirksam ist (Abb. 4). Die Abschaltung der Stufen erfolgt hierbei nicht in der zeitgerafften Wirkung des schroffen Belastungsreizes, sondern klingt allmählich aus.

   So kommt während der *Erholungsphase* eine zeitlupenähnliche Wirkung zustande, in der spiegelbildlich die Eigenart der bei Belastung auftretenden Stufenentfaltung sichtbar wird. Die nacheinander erfolgende Schaltung der Regulationsstufen kann auf diese Weise in der Erholungsphase, also in jenem Zeitabschnitt, der sich direkt der Belastung anschließt, beobachtet werden.
3. Die aus dem Test mit allmählicher Belastung gewonnene Erfahrung, daß die Zunahme der Atemtiefe ein zur Stufe II gehöriger Vorgang ist, während die Steigerung der Atemfrequenz an die Entfaltung der Regulationsstufe III gebunden ist, läßt auch in bezug auf die Beobachtung der Atmung wichtige Einblicke zu. Die Belastung muß daher so kräftig gewählt werden, daß, sichtbar im Verhalten der Atmung, die Stufe III erreicht wird.

Die Ausnutzung dieser bisher kaum berücksichtigten Beurteilungsmöglichkeiten für den Kurztest, aber auch für den Stehversuch, und ihr Einbau in die Diagnostik, wurden mit bestem Erfolge besonders in den Jahren nach dem Kriege vorgenommen. Die Notwendigkeit, neben der vorteilhaften Untersuchung im ansteigenden Bade auch die einfacher auszuführenden älteren Verfahren weiter zu führen, ergab sich aus der täglichen Praxis. Hier sind Untersuchungen (auch Reihenuntersuchungen) nur mit einem zeitsparenden Verfahren möglich, das ohne Umstände am bekleideten Menschen angewandt werden kann. Denn nicht jeder Mensch, außer unter den Bedingungen der Klinik und in gewissem Umfange auch unter denen in der Fabrik, ist damit einverstanden, sich dem Badeversuch zu unterziehen. So wurde die Weiterentwicklung der älteren Verfahren ein aus der Praxis diktiertes Erfordernis.

Aus dem Verfahren von GROTE-ROTHSCHUH wurde folgende Methode entwickelt: Blutdruck, Puls und Atmung werden im Zustand der Körperruhe gemessen. Man erhält nur dann wirkliche Ruhewerte, wenn am liegenden Menschen registriert wird. Dieser Punkt ist zu beachten, da meistens am sitzenden Patienten Blutdruck und Puls bestimmt werden. Da es sich dann aber nicht um die Ruhelage des Körpers handelt, sind die gemessenen Werte nicht mehr vergleichbar (man muß bei Angaben des Patienten über Blutdruckwerte daher stets fragen, in welcher Körperlage gemessen wurde). Außerdem ist es vor allem bei lebhaften Menschen wichtig, sie mit liegender Manschette vor der ersten Messung eine Weile ruhen zu lassen. Um eine genügende Entspannung zu erreichen, läßt man die Augen wie zum Schlaf schließen und empfiehlt der Versuchsperson, sich unbeteiligt und ruhig zu verhalten. Diese Kleinigkeiten sind zu berücksichtigen, um eine den wirklichen Ruhewerten möglichst nahekommende Ausgangslage herbeizuführen. Die Ruhewerte werden meistens durch mehrere Messungen bestimmt. Gleichzeitig wird, falls sie mitgeschrieben werden soll, die Herzstromkurve registriert. Es ist zweckmäßig, die Elektroden auch hier schon vor Beginn der ersten Messung anzulegen und während der ganzen Untersuchung liegen zu lassen.

Im Anschluß daran erhebt sich die Versuchsperson und führt mit liegenden Elektroden und der Manschette am Arm die Kniebeugen (das Treppensteigen usw.) aus. Hierbei läßt man laut zählen. Man erkennt auf diese Weise die Veränderung der Atmung während der Belastung, nämlich die Atemvertiefung und den Zeitpunkt des Frequenzanstieges. Bei untrainierten, aber gesunden Menschen zeigt sich die Zunahme der Atemtiefe, abhängig von der Regulationsform, gewöhnlich nach 12 bis 18 Kniebeugen. Danach setzt meistens in kontinuierlicher Steigerung der Frequenzanstieg ein. Kurzatmigkeit stellt sich in zunehmendem Maße etwa nach 25 Kniebeugen ein. Sie ist das Zeichen, daß an der Anpassungsarbeit des Regulationsgefüges von diesem Zeitpunkt an in zunehmendem Maße die Stufe III beteiligt ist. Man belastet von diesem Augenblick (der beginnenden Kurzatmigkeit) an noch mit weiteren 5 Kniebeugen, um die Stufe III genügend zu entfalten. Die Beobachtung des Atemablaufes macht es möglich, auch bei diesem Verfahren die ungefähre Leistungsgrenze schon während der Belastung zu erkennen. Das ist besonders bei der Untersuchung von wenig trainierten oder kreislaufschwachen Menschen zweckmäßig. Man erkennt am Verhalten der Atmung nicht nur die Belastungsgrenze, sondern kann den häufigen Fehler vermeiden, die Versuchsperson zu wenig zu belasten. Bei gesunden, trainierten Menschen erfolgt der Übergang der Atmung in die höhere Frequenz regelmäßig zu einem späteren Zeitpunkt als beim untrainierten, leistungsschwachen. Um die Frequenzzunahme herbeizuführen, sind in solchen Fällen manchmal Belastungen bis zu 50 Kniebeugen nötig. Wendet man eine geringere Beanspruchung an, so kommt nur eine unvollständige Entfaltung des Regulationsgefüges zustande (z. B. nur bis Stufe II oder eine unvollständige Stufe III).

Die Kniebeugen müssen ausreichend tief und mit der Schnelligkeit ausgeführt werden, die der Versuchsperson überhaupt möglich oder zumutbar ist. Um hier ein Kriterium für die Ausführung und damit eine weitere Vergleichsmöglichkeit für das Ausmaß der Belastung zu haben, stellt man die Zeit, die zur Ausführung der Kniebeugen gebraucht wird, mit einer Stoppuhr fest. Der Durchschnittswert liegt bei Ausführung von 30 Kniebeugen mit guter Leistungskraft bei etwa 45 bis 55 Sekunden. Darüber hinausgehende Zeiten sind bereits ein Hinweis für einen Mangel an Übung bzw. für eine muskuläre Leistungsschwäche.

Bei diesem Verfahren hat sich der Kurztest als Methode zur Reihen- und Übersichtsuntersuchung gut bewährt. Der Untersucher hat, vor allem bei Ausführung von Kniebeugen, außerdem den Vorteil, während der Belastung beobachten zu können und die Belastungshöhe durch Kontrolle der Atmung zu steuern. Die Beobachtung des Verhaltens in der Erholungsphase bietet noch zusätzlich den erwünschten Einblick in das individuelle Regulationsverhalten (Regulationsform, weich, hart arbeitender Kreislauf usw.).

Nach der Belastung muß sich der Untersuchte so schnell wie möglich wieder in die Ausgangslage begeben. Die erste Druckmessung, ebenso die Registrierung der Herzstromkurve und mit ihr die der Frequenz, muß möglichst sofort im Anschluß an die Belastung erfolgen. Es ist für die Beurteilung sehr wichtig, ohne Verzögerung zu messen, weil bereits geringe Verzögerungen nicht mehr den wirklichen Belastungswert erkennen lassen. Wie die Erfahrung lehrt, sinken der systolische Druck und die Pulsfrequenz schon 5 bis 10 Sekunden nach Übergehen in die Ruhelage ab, so daß bei langsamem Arbeiten des Untersuchers die *Leistungsspitze* der Stufe III nicht mehr ausreichend erfaßt wird. Es läßt sich immer wieder feststellen, daß der systolische Druck und die Pulsfrequenz (abhängig von der Regulationsform) schon 10 Sekunden nach Abbruch der Belastung beim Übergang zum Liegen um etwa 10 bis 15 mm Hg und um 5 bis 10 Pulsschläge absinken (ebenso die Atemfrequenz). Dagegen werden die vertiefte Atmung und die Senkung des diastolischen Druckes noch längere Zeit auf dem bei Höchstbelastung erreichten Stand gehalten, entsprechend dem schon aus dem Verhalten bei allmählicher Belastung geschilderten Abschalten der einzelnen Regulationsstufen.

Die Beobachtung der Erholungsphase umfaßt den Zeitabschnitt von der ersten Messung nach Belastung bis 6 Minuten danach. Während dieses Zeitraumes werden Blutdruck, Puls und Atmung im Minutenabstand bestimmt. Außerdem wird die Herzstromkurve sofort nach Belastung, dann nach 3 und nach 6 Minuten registriert. In diesem Zeitraum von 6 Minuten müssen die Belastungswerte wieder ausgeglichen werden und die Rückkehr in die Ausgangslage erfolgt sein. Diese *Erholungszeit* ist das Ergebnis von Beobachtungen an einer großen Zahl von gesunden sowie dystonischen und kranken Menschen. Und zwar gilt der 6-Minuten-Wert grundsätzlich für beide Regulationsformen, wenn auch die Rückkehr zur Ausgangslage um so schneller erfolgt, je ungenügender die Entfaltung der Stufenfolge ist. Bei Menschen mit drucktypischem Regulationsgefüge erfolgt sie daher langsamer als bei den mit volumtypischem, bei denen sie schon nach 3 bis 4 Minuten abgeschlossen ist. Es ist hervorzuheben, daß offensichtlich die Belastungshöhe für die Rückbildung des Belastungszustandes innerhalb der Grenzen der im Regulationstest geforderten Beanspruchung eine nur untergeordnete Rolle spielt. Der trainierte und leistungsfähige Mensch gleicht bei einer Belastung von 50 Kniebeugen ebenso innerhalb der 6-Minuten-Grenze aus wie der nicht trainierte gesunde, der nur mit 30 Kniebeugen belastet wurde. Es zeigt sich so, daß die 6-Minuten-Grenze immer dann eingehalten wird, wenn die Hämodynamik und im weiteren Sinne die Anpassungsarbeit des Regulationsgefüges *kompensiert* ist. Man erkennt daraus, daß nicht die Belastungshöhe an sich das Maßgebliche für das Testergebnis ist, sondern die auch im Atmungsverhalten hervortretende Entfaltung der Regulationsstufen. Die Stufe III wird beim untrainierten Menschen früher erreicht (bei niedrigerer Leistung) als beim trainierten. Der Zustand der atmungsdosierten Höchstbelastung schafft für beide die gleichen Bedingungen und ermöglicht die Rückkehr zur Ausgangslage innerhalb der gesetzten Frist. Die geordnete Rückbildung der Belastungsfunktion hängt offensichlich davon ab, ob das Regulationsgefüge in der Lage ist, den aus der Belastung entstehenden Stoffbedarf schon während der Belastung bzw. noch innerhalb der Erholungsphase abzudecken. In diesem immer wiederkehrenden Befund muß ein Kennzeichen der kompensierten Hämodynamik gesehen werden. In allen Fällen, in denen die gemessenen Kreislaufkomponenten (oder auch nur eine von ihnen) nicht in dieser Zeit zur Ruhelage zurückkehren, ist eine regulatorische Entgleisung bzw. eine beginnende *Dekompensation* der Hämodynamik anzunehmen.

Dieser aus der Erfahrung mit dem Regulationstest gefundene Erholungszeitwert von 6 Minuten stimmt mit dem Ergebnis früherer Untersuchungen EPPINGERS und seiner Mitarbeiter überein. Diese haben festgestellt, daß die Abdeckung des nach Belastung auftretenden Sauerstoffdefizites bei insuffizientem Herzen stets länger als 6 Minuten braucht. Ähnliches wurde auch schon in den älteren Beobachtungen von KAUFMANN und KREAL mitgeteilt (Erreichung des Wertes nach 5 Minuten). Im Kurztest erkennt man das Auftreten eines Sauerstoffdefizites besonders deutlich am Verhalten des Pulses, und zwar bereits bei geringfügiger Veränderung der Regulationsleistung. Schon mäßige Störungen führen zur verzögerten Rückbildung der höheren Pulsfrequenz zum Ausgangswert. Weniger deutlich äußert sich ein bestehendes Sauerstoffdefizit im Atmungs- und Blutdruckverhalten. Diese zeigen gewöhnlich erst bei gröberer, nun schon meistens muskulärer Leistungsschwäche (dynamischer gegenüber der energetischen) die verzögerte Rückkehr zu den Ruhewerten.

Die Erholungsphase hat aber nicht nur wegen der Beobachtung der Rückkehr der Belastungswerte in die Ausgangslage Bedeutung. Sie ermöglicht darüber hinaus die Beurteilung des Regulationsablaufes in ähnlicher Weise wie im Zeitlupentest, so daß man aus dem Verhalten der Stufenabschaltung auf die Eigenart der Bewegungsform schließen kann (s. Abb. 4). Die Stufenabschaltung erfolgt hier unbeeinflußt (gegenüber dem Test im ansteigenden Bad) und daher zusammengeraffter als im Zeitlupentest, jedoch immer noch so übersichtlich, daß der Rückschluß auf die Bewegungsform möglich ist. Schon innerhalb der ersten Minute nach der Belastung sinken der systolische Druck und der Maximalwert von Puls und Atmung bei kompensiertem Kreislauf stärker ab und erreichen manchmal schon den Ausgangswert. In der Regel kehrt der diastolische Druck erst nach diesem Ausklinken der Stufe III in die Ruhelage zurück, ebenso verschwindet die Atemvertiefung.

Neben diese Kriterien (Erholungszeit, Belastungshöhe, Verhalten in der Erholungsphase) tritt als weiteres die schon erwähnte Berechnung des prozentualen Zuwachses der Druckamplitude, der Puls- und der Atemfrequenz nach Belastung. Sie hat erklärlicherweise nur dann Sinn, wenn die Belastungswerte in der eben erörterten Weise, also sofort im Anschluß an die Belastung, registriert worden sind, da sich sonst ein unrichtiges Zahlenverhältnis der Zuwachszahlen (zu geringe Zuwachszahlen) ergibt. Die Berechnung erfolgt nach der Formel von GROTE und ROTHSCHUH. Die große Zahl der in der beschriebenen Weise durchgeführten Beobachtungen hat die Zweckmäßigkeit der Berechnung bestätigt, so daß die früher erhobenen Einwände (SCHELLONG, HOCHREIN u. a.) hinfällig geworden sind. Das aus der Formel

$$\frac{\text{Zuwachs nach Belastung multipliziert mit 100}}{\text{dividiert durch Ruhewert}}$$

gefundene Zahlenverhältnis zwischen Amplituden-, Puls und Atemfrequenzzuwachs gibt die Leistungslage des Kreislaufes bei schroffer Beanspruchung eindeutig wieder. Beim gesunden, leistungsfähigen (trainierten wie nicht trainierten) Menschen finden sich in der Regel prozentuale Zuwachszahlen zwischen Druckamplitude, Puls und Atmung von 2 : 1 : ½. Diesem Verhältnis entsprechen Werte von 120% Amplitudenzuwachs bei 50% Puls- und 25% Atemfrequenzzuwachs mit individuellen Schwankungen von etwa ± 10%. Die genannten Zahlen geben ungefähr das Bild der durchschnittlichen Leistungsfähigkeit bei einer Belastung von 30 bis 40 Kniebeugen wieder; sie dürfen als Kennzeichen für eine, den heutigen Anforderungen während der Tagesarbeit entsprechende ausreichend leistungsfähige Kreislaufdynamik angesehen werden.

Verschiebungen innerhalb dieses Verhältnisses deuten auf Störungen der Regulationsleistung und der dynamischen Anpassungsfähigkeit hin. Sie finden sich selten als einzige Symptome, sondern in der Regel in Gesellschaft mit den bereits genannten, z. B. mit einem vorzeitigen Übergang der Atemtiefenzunahme in die erhöhte Atemfrequenz, einer Verlängerung der Erholungsphase und einem entsprechenden Verhalten der Kreislaufregulatoren während dieser Phase. Die Änderung der Zuwachsverhältnisse äußert sich, wie schon von Grote und Rothschuh erkannt, in einer Abnahme des Amplitudenzuwachses und dem Überwiegen des Pulsfrequenzzuwachses (sowie des prozentualen Atemzuwachses). Dieses manchmal in einem Verhältnis von 1 : 2 : 1 oder ähnlich hervortretende Verhalten zeigt sich in der Regel bei Bestehen einer dynamischen, in vielen Fällen auch bei dem einer zunächst noch energetischen Insuffizienz. Das eben genannte Zuwachsverhältnis kennzeichnet die Minusleistung des Regulationsgefüges als Einengung der individuellen Regulationsbreite. Die Differenzierung, ob es sich hierbei um eine Folge einer dynamischen oder um die einer noch energetischen Insuffizienz handelt, ist durch die Berechnung allerdings nicht möglich. Man kann die Unterscheidung der beiden Insuffizienzzustände aber häufig aus der Beurteilung der übrigen genannten Kriterien (besonders der Erholungszeitdauer) treffen.

Schellong, aber auch Hochrein haben behauptet, daß in allen Fällen mit Veränderung des Zuwachsverhältnisses Veränderungen im EKG auftreten müßten. Diese Auffassung trifft nicht zu, und zwar, weil die eben genannte Unterscheidung zwischen dynamischer und energetischer Insuffizienz nicht genügend berücksichtigt wurde. Außerdem wurde vielfach nur das Ruhe-EKG mit dem Ergebnis des Belastungsversuches verglichen, ein Vorgehen, das immer dann zu Fehlschlüssen führen muß, wenn die Verschiebung der Zuwachszahlen auf eine energetische Insuffizienz (wie bei vielen Dystonieformen) zurückzuführen ist. In diesen Fällen zeigt sich unter der Voraussetzung einer genügenden Beanspruchung in der Belastungsstromkurve das für Durchblutungsstörungen kennzeichnende Verhalten. Es ist also nötig, das im Regulationstest gefundene Verhalten mit den Stromkurven nach Belastung und den während der Erholungsphase geschriebenen zu vergleichen, um eine Fehlbeurteilung zu vermeiden. Der Vergleich erweist dann weitgehende Übereinstimmung zwischen dem Ergebnis der Berechnungsformel und dem Verhalten der Herzstromkurve. Dadurch bestätigt sich, daß die Berechnungsformel von Grote und Rothschuh bei Einhaltung aller Bedingungen tatsächlich das Leistungsverhältnis wiedergibt.

Aus der Kenntnis zahlreicher Befunde geht hervor, daß sich bei energetischer Insuffizienz die EKG-Veränderungen in der Regel nur in der sofort nach Belastung geschriebenen Kurve finden, während die Ruhekurve ebenso wie die in der Erholungsphase aufgenommene (gewöhnlich 3 und 6 Minuten nach Belastung) keine Veränderungen feststellen lassen (z. B. Abflachung von T, Senkung der Zwischenstücke). Demgegenüber zeigen sich bei einer beginnenden dynamischen Insuffizienz (Übergang von der energetischen in die dynamische) im EKG die genannten Veränderungen nicht nur sofort nach Belastung, sondern auch im Verlauf der nach 3 und 6 Minuten aufgenommenen Stromkurve. Der Befund deckt sich mit der verlängerten Erholungsphase der dazugehörigen Regulationsbilder. Die nach Belastung hervortretenden Veränderungen bilden sich also nicht mit genügender Schnelligkeit zurück. Während in dem Falle einer energetischen Insuffienz gewöhnlich eine regulatorische Plusleistung (z. B. wie in jeder dystonischen Reizphase) besteht, findet sich bei regulatorischer Minusleistung (Einengung der Anpassungsgröße) meistens eine dynamische Insuffizienz. Bei ihr zeigen sich die Deformierungen oft nicht nur nach Belastung und in der Erholungsphase, sondern auch schon in der Ruhestromkurve (fixierter Schaden).

Wie die Erfahrungen aus größeren Untersuchungsreihen lehren, kennzeichnet die Berechnung überdies den Übergang vom eutonischen in das dystonische Verhalten, und zwar in seine beide Formen, also in die Reiz- und in die Einengungsphase. Die Reizphase äußert sich in der Regel zuerst in einer Zunahme der Reizempfindlichkeit des Regulationsgefüges gegenüber jedem als Belastung wirkenden Umweltreiz. Die erhöhte Empfindlichkeit zeigt sich gerade bei Anwendung schroffer Reize in der hier besonders stark hervortretenden Enthemmung der Anpassungsvorgänge. Sie sprechen jetzt schon auf schwache Reize in einer Stärke an, die in keiner Weise der Höhe der Belastung gerecht wird. Es fehlt die Äquivalenz der Reizantwort gegenüber der Belastung (Fehlen der Belastungsäquivalenz). Die Regulationsstufen entfalten sich zeitlich zusammengerafft und in gesteigertem Ausmaße, allerdings abhängig von der durch Genotyp und Lebensalter festgelegten Regulationsform, in der schon erwähnten *Plusleistung*. Diese besagt zwar, daß die Leistungskraft noch ausreichend ist, macht aber gleichzeitig verständlich, daß bei Andauern dieses Zustandes um so früher Ermüdungszeichen auftreten, je häufiger die Plusleistungsantwort erfolgen muß, und je weniger trainiert das Regulationsgefüge ist. Die *Plusleistung* ist daher erklärlicherweise oft mit einer energetischen Insuffizienz verbunden. Es fehlt die ausreichende Einschaltung von Ruheperioden. Dieser Zustand muß daher allmählich zur Ermüdung der Substanz führen, eine Folge der langdauernden Plusleistung des Regulationsgefüges und seiner Organe, ein Entwicklungsablauf, der zwangsläufig auf die Dauer zum Versagen der Anpassungsfähigkeit führt.

Die energetische Insuffizienz besteht also in der Regel in dem Zeitabschnitt, in dem sich das Regulationsgefüge langdauernd im Zustand der Plusleistung befindet. Sie äußert sich im übermäßigen Ansteigen der systolischen Leistung, der Pulsfrequenz und der Atmung, häufig in Verbindung mit einem gleichzeitigen Absinken des diastolischen Druckes. Außerdem finden sich die beschriebenen Veränderungen im Verlauf der Herzstromkurve sofort nach Höchstbelastung. Sie zeigen sich fast nur unmittelbar nach der Belastung und verschwinden in der Regel schon 30 Sekunden bis spätestens 1 Minute nach der Belastung, entsprechend der noch bestehenden Fähigkeit des Regulationsgefüges, einen vorübergehend auftretenden Durchblutungsmangel sofort nach Übergehen in die Ruhelage wieder auszugleichen. Diese nur sehr flüchtig erscheinenden Veränderungen kennzeichnen wir als *Durchblutungsunregelmäßigkeiten* zur Unterscheidung von echten, länger bestehenden und über die Erholungsphase hinausgehenden Veränderungen, den *Durchblutungsstörungen.*

Die regulatorische Plusleistung wird im Ergebnis der Berechnungsformel erkennbar, indem die prozentualen Zuwachsziffern das bei Eutonie bestehende Zahlenverhältnis überschreiten. So ist der prozentuale Zuwachs der Druckamplitude in diesem Falle oft höher als 200%. Auch die Zuwachszahlen für die Atmung sind regelmäßig erhöht. Das Zuwachsergebnis hat sich also in kennzeichnender Weise verändert, dagegen bleibt das Zahlenverhältnis als Zeichen der erhaltenen Leistungskraft unverändert und wahrt das bei geordneter Anpassung gefundene (2 :1 : ½). Zuwachswerte, die über 200% hinausgehen (für die Druckamplitude), stellen ungefähr Maximalwerte der Plusleistung dar. Aber auch Werte, die den *eutonischen* Amplitudenzuwachs von 120% (bei Anwendung der genannten Belastung) nur mäßig überschreiten, müssen als Symptom einer regulatorischen Plusleistung beurteilt werden. In solchen oft vorkommenden Fällen treten gewöhnlich die Veränderungen im EKG weniger deutlich hervor (bzw. sind vom Ausmaß der Belastung abhängig).

Der Berechnungswert ist also auch wichtig für das Erkennen beginnender (vorübergehender) Veränderungen, in denen die regulatorische Entgleisung in einem sehr frühen Stadium erfaßt wird. In diesem Falle braucht erklärlicherweise auch noch keine energetische Insuffizienz zu bestehen. Ihre Diagnose kann im Grunde nur dann gestellt werden, wenn im Zusammenhang mit den im Regulationsbild hervortretenden Plusleistungszahlen das beschriebene Verhalten im EKG gefunden wird.

Regulationstest bei schroffer Belastung

(30 Kniebeugen in 45 Sekunden)

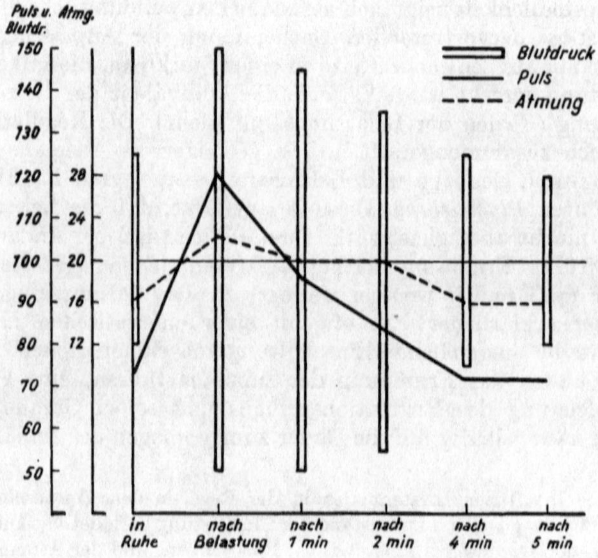

Abb. 22. Beispiel des Kurztestes, der heute regelmäßig mit der gleichzeitigen Schreibung des Elektrokardiogramms und der Atemkurve kombiniert wird. Der Blutdruck, EKG und Atemkurve (mit Hilfe des Infratonabnehmers von Boucke-Brecht, der zwischen Schwertfortsatz und Nabel angelegt wird) werden bei Ruhe, nach Belastung und im Minutenabstand gemessen. Puls- und Atmungsfrequenz ergeben sich aus den Stromkurven. — In unserem Falle handelt es sich noch um die einfachste Form des Kurztestes, ohne EKG-Gerät durchgeführt. Auch aus ihm ergeben sich viele Folgerungsmöglichkeiten. In diesem Ergebnis wird sichtbar, daß nach 30 Kniebeugen in 45 Sekunden die Entfaltung aller Regulationsstufen (Schaltung I/II/III) zustande kommt, das Verhältnis der Zuwachswerte sich als regelrecht und die Erholungsphase als ausgeglichen erweist. Es handelt sich um ein ausgeglichenes leistungsfähiges Regulationsgefüge eines trainierten jungen (mesosomen) Mannes von 24 Jahren.

Aus der Berechnung ist auch der Übergang in die Minusleistung zu erkennen, indem das bei Leistungsfähigkeit des Regulationsgefüges bestehende Zahlenverhältnis unterschritten wird und der Amplitudenzuwachs allmählich hinter dem von Puls und Atmung zurückbleibt. In diesen Änderungen bahnt sich die Einengung der regulatorischen Leistungsbreite an, die schließlich mit dem Auftreten der dynamischen Insuffizienz des Regulationsgefüges verbunden ist, und zwar nicht nur mit den beschriebenen Symptomen, sondern auch in Verbindung mit subjektiven Erscheinungen, die wir als *Schleifstellensymptome* bezeichnen. Es muß an dieser Stelle hervorgehoben werden, daß der Zustand der dynamischen Insuffizienz nicht mit dem der Dekompensation des Kreislaufes identisch ist. Die dynamische Insuffizienz geht der Dekompensation zeitlich mehr oder minder lange voraus. Letztere unterscheidet sich gewissermaßen nur gradmäßig von dem Insuffizienzstadium. Das Auftreten der Dekompensation kennzeichnet in der zeitlichen Entwicklung nur jenen Zeitpunkt, in dem die dynamische Insuffizienz so ausgeprägt ist, daß die regulatorische Leistung auch auf die bisher eben noch erreichte Minusleistung bezogen, objektiv sowie subjektiv versagt bzw. die Einengung der Anpassungsbreite so weit vorgeschritten ist, daß das Regulationsgefüge nicht mehr in der Lage ist, sich geringfügigen Anforderungen der gewohnten, täglichen Umwelt anzupassen. Diese Feststellung ist deswegen wichtig, weil man z. B. schon bei Bestehen der dynamischen Insuffizienz häufig schwerere Veränderungen im EKG findet, ohne daß eine eigentliche *Dekompensation* (Zusammenbruch der Minimalleistungen) bereits aufgetreten wäre. Es sei hervorgehoben, daß sich die genannten Begriffe nicht nur auf die Leistung des Herzens beziehen, sondern auch auf die des Regulationsgefüges und seiner Betriebsstücke.

Regulationstest bei schroffer Belastung

(30 Kniebeugen in 45 Sekunden)

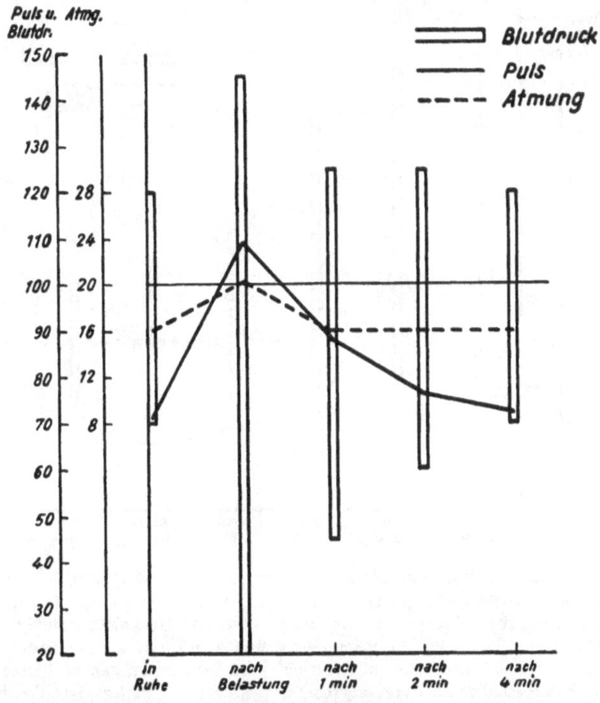

Abb. 23. Beispiel eines Kurztestes bei volumtypischer Regulation. Die verstärkte Mitwirkung der Stufe II kommt im Steilabfall des diastolischen Druckes deutlich zum Ausdruck, dementsprechend geringere Zunahme des systolischen Druckes.

Regulationsform des jüngeren Menschen, die Rechtsdeviation des Regulationsgefüges kennzeichnend. Im EKG in der Mehrzahl der Fälle Rechtsüberwiegen der Stromkurve. Atemablauf zeigt regelmäßig Anpassung an die Belastung durch verstärkte Zunahme der Atemamplitude (Zwerchfellbewegung aus inspiratorischer Mittelstellung), geringere der Atemfrequenz.

Die mit einer Einengung der Anpassungsbreite einhergehende Veränderung kennzeichnet also die *dynamische Insuffizienz.* Sie äußert sich im Regulationsbild objektiv in der durch den geringen Amplitudenzuwachs bei Überwiegen des Puls- und Atemfrequenzzuwachses hervortretenden Minusleistung (Berechnung nach GROTE-ROTHSCHUH), in der verlängerten Erholungsphase (Überschreiten der Erholungszeit von 6 Minuten) und in der geringen Belastungsfähigkeit des Menschen (vorzeitiges Auftreten des Überganges in die erhöhte Atemfrequenz, etwa bei 15 bis 20 Kniebeugen und langsame Ausführung der Belastung, mehr als 60 Sekunden für 30 Kniebeugen). Außerdem zeigt sich die *dynamische Insuffizienz* im Verhalten der Herzstromkurve. Während bei einer energetischen Insuffizienz die beschriebenen Veränderungen nur flüchtig auftreten, bleiben die Senkung des Zwischenstücks und das flache T (neben anderen Veränderungen) in diesem Falle längere Zeit nach der Belastung erkennbar. Die Symptome finden sich besonders auch in der 3 und 6 Minuten nach Belastung geschriebenen Stromkurve. Die längeranhaltende Deformierung der Stromkurve nach der Belastung muß daher als Kennzeichen der aus der Minusleistung her-

Regulationstest bei schroffer Belastung

(30 Kniebeugen in 45 Sekunden)

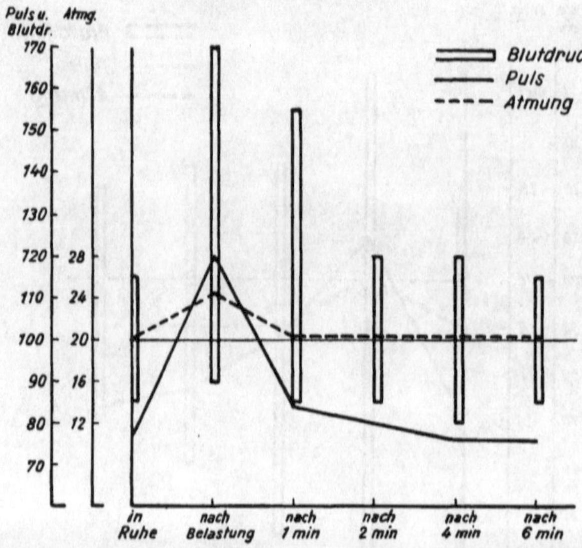

Abb. 24. Beispiel eines Kurztestes bei drucktypischer Regulationsform. Das Fehlen der Stufe II und die verstärkte Anpassung über die Stufenschaltung I/III kommt deutlich zum Ausdruck. Es wird eine ausreichend große Amplitude nur durch Zunahme des systolischen Druckes erreicht. Die Leistungsfähigkeit wird durch das Verhältnis von Amplituden- zu Puls- und Atemfrequenzzuwachs (prozentual) gekennzeichnet. Sie erweist, daß die Leistung durch ein großes „Drehmoment" erreicht wird bei sich im ganzen haltender Zunahme der „Drehzahl". Gegenüber dem Verhältnis bei volumtypischer Regulation (trainiert) ist allerdings die Drehzahlzunahme des Drucktypes höher. Dadurch wird das Verhältnis von Drehmoment zur Drehzahlzunahme wenig gegensätzlich (wie beim Volumtyp) und ausgeglichener. Beim leistungsgeschwächten (muskelschwachen) Regulationsgefüge übersteigt die Zunahme der Pulsfrequenz die der Amplitude: die Drehzahl wird größer als das Drehmoment beim Entwickeln der Leistung. Drucktypische Regulationsformen stets bei Linksdeviation des Regulationsgefüges, daher vorwiegend beim Menschen, älter als 40 Jahre. Im EKG in der Mehrzahl Linksüberwiegen des Stromkurvenverlaufes. Atemablauf zeigt Anpassung vorwiegend über stärkere Frequenzzunahme. Die Zunahme der Atemamplitude tritt ihr gegenüber zurück (Zwerchfellbewegung aus exspiratorischer Mittellage, besonders bei ungenügender Spannfähigkeit des Zwerchfells = Übergang in die inspiratorische Tiefstellung).

vorgegangenen *dynamischen Insuffizienz* angesehen werden. Die Symptome der Insuffizienz verschwinden erst, parallel zum Verhalten von Blutdruck, Puls und Atmung, in einer Zeit, die länger ist als die mit 6 Minuten zu begrenzende Erholungsphase. Das Bild der Ruhestromkurve braucht in dieser Entwicklungsphase noch keine Deformierung zu zeigen. Darin drückt sich aus, daß mit einer *dynamischen Insuffizienz* nicht unbedingt ein *Organschaden* (Brustwand-EKG) gekoppelt sein muß.

Es seien noch einige Hinweise zur Untersuchungstechnik im Gebrauch des Zeitraffertestes gegeben. Um vergleichbare Ergebnisse zu sichern, ist es notwendig, gleichmäßige Voraussetzungen für die Untersuchungsbedingungen zu schaffen, auch im Hinblick auf die Umweltbedingungen. Die Untersuchung soll nach Möglichkeit entweder in den Vormittags- oder in den Nachmittagsstunden durchgeführt werden, nicht aber zu verschiedenen, wahllos herausgegriffenen Tageszeiten, weil häufig gröbere Veränderungen im Blutdruck- und Pulsverhalten zu den verschiedenen Tageszeiten gefunden werden, Erfahrungen, die besonders durch die exakten Beobachtungen von Hildebrandt bestätigt worden sind. Ebenso muß bei diesem Test wie auch bei dem noch zu beschreibenden statischen Versuch Wert darauf gelegt werden, daß der Untersuchungsraum eine gleichmäßig gehaltene Temperatur hat. Außerdem ist es zweckmäßig, im Raum Ruhe zu halten, um so der Versuchsperson zu ermöglichen, in die wirkliche Entspannungshaltung zu kommen. Jede Unterhaltung während der Untersuchung hat zu unterbleiben, da jedes Sprechen die Aufmerksamkeit der Versuchsperson erregt, gewöhnlich zu einer Änderung des Pulsverhaltens führt und auch die Messung der Atemfrequenz erschwert. Ferner ist es zweckmäßig, die Versuchsperson über den Untersuchungsgang aufzuklären, um ihr die aufmerksame, Puls anregende Neugier und der Sache die Spannung zu nehmen. Schließlich ist zu empfehlen, einige Notizen über das Verhalten der Versuchsperson vor, während und nach der Belastung zu machen, z. B. ob die Belastung für den Untersuchten eine Anstrengung bedeutete oder leicht durchzuführen war (Ausführung der Kniebeugen). Auch das Atmungs- und Pulsverhalten sollte schriftlich festgehalten werden, Atmungstiefe oder stoßweise Atmung, Unregelmäßigkeiten des Pulses usw.

In den Abbildungen 22 bis 24 werden drei Beispiele gezeigt, welche die Durchführung sowie das Ergebnis des Kurztestes bei einem Regulationsgefüge in nahezu eutonischer Mitte (Abb. 22), bei einem mit volumtypischem (Abb. 23) und bei einem mit drucktypischem Verhalten (Abb. 24) wiedergeben. Die Regulationsbilder kennzeichnen den eutonischen Zustand dieser drei Grundformen des Regulationsverhaltens, wie es sich beim gesunden und leistungsfähigen Menschen feststellen läßt. Sie entsprechen den Bildern bei allmählicher Belastung. Besonders eindrucksvoll ist hierbei die Übereinstimmung des regulatorischen Ablaufes der Erholungsphase mit dem Belastungsbild im großen Regulationstest. Eine Erklärung der Beziehungen zwischen den Kreislaufkomponenten erscheint hier überflüssig. Sie geht aus den Ausführungen, den Abbildungen und den früheren Erörterungen hervor.

g) Der statische Regulationstest (Stehversuch)

Während mit den bisher beschriebenen Verfahren die dynamische Leistung der Hämodynamik geprüft wird, untersucht man mit dem *Stehversuch* ihre statischen Fähigkeiten. Sie lassen sich indirekt auch aus dem Verhalten des diastolischen Druckes bei allmählicher Belastung beurteilen. Bekanntlich führte Schellong dieses Verfahren zur Differenzierung von Zwischenhirnstörungen ein. Später dehnte er es allgemein zur *funktionellen Differentialdiagnose* von Kreislaufstörungen aus. Er kombinierte den Stehversuch mit der Belastungsprüfung (Treppenversuch) und dem EKG. Der Weg dieser Methoden ist heute allgemein bekannt. Sie sind in der ursprünglichen Form in der Klinik gebräuchlich geworden (Semadeni, Holzmann, Lepel, Ickert u. a.). Das Verfahren wurde von Schellong in dem bekannten Buch „Regulationsprüfung des Kreislaufes“ zusammenfassend dargestellt. Er schuf damit im gleichen Zeitpunkt, in dem auf dem Kongreß für Innere Medizin 1938 die einfachen Funktionsprüfungen abgelehnt wurden, die erste Grundlage für ihren systematischen Ausbau.

Entsprechend der Zielsetzung, die statische Leistungsfähigkeit bei kranken Menschen, vor allem bei *stammhirnlabilen* und *stammhirnstabilen* Kranken zu differenzieren, begnügte sich Schellong mit einer Untersuchungszeit von etwa 8 Minuten. In diesem Zeitraum zeigen sich bei stammhirnlabilen Menschen die als hypodyname und hypotone Regulationsstörung bezeichneten Veränderungen.

Ickert erweiterte das Verfahren, indem er bei der Untersuchung tbc-kranker Menschen die *Aufstehzacke*, die sofort nach Lagewechsel mehr oder weniger stark hervortritt, in die Beurteilung einbezog. Obwohl auf diese Weise weitere Einblicke eröffnet wurden, ergibt sich durch die Beurteilung der Aufstehzacke doch nicht jene Einsicht, auf die es in diesem Verfahren ankommt. Die Aufstehzacke scheint in anderer Hinsicht eine Bedeutung zu haben. Die im Anschluß an die Änderung der Körperlage auftretende Bewegung der einzelnen Kreislaufkomponenten ist von der Reizbarkeit des Regulationsgefüges abhängig und Folge der dynamischen Beanspruchung. Sie kommt, wie auch die Veränderungen in der dynamischen Kurzprüfung, etwa 4 bis 6 Minuten nach der Lageänderung zur Ruhe. Blutdruck und Puls stellen sich von diesem Zeitpunkt an auf eine etwa gleichbleibende Haltung ein, die nun beibehalten wird, sofern die statische Leistungsfähigkeit intakt ist. Die eigentlich statische Leistung der Gefäße setzt also offenbar erst etwa 5 Minuten nach der Lageänderung ein. Es erscheint daher die übliche Untersuchungszeit von 8 Minuten (vom Beginn der Lageänderung an) als zu kurz bemessen. Eine Prüfung der statischen Leistung in jenen zahlreichen Fällen, in denen eine Schwäche (ohne ausgesprochenen Zwischenhirnschaden) besteht, ist in dieser Form nicht möglich. Es gelingt z. B. nicht, die Hintergründe jener Beschwerden wie Müdigkeit beim Stehen, Gähnen, Kopfdruck bei schon kurzdauernd durchgeführter Arbeit im Stehen, Übelkeit und Schwindelgefühl, vor allem in warmen Räumen oder beim Stehen auf engem Raum usw. zu objektivieren. Wenn man dagegen solche Menschen über einen längeren Zeitraum hinweg beobachtet, so zeigen sich im Regulationsbild typische Zeichen des Versagens der statischen Leistung. Als notwendige Beobachtungszeit hat sich auf Grund vieler Erfahrungen ergeben, daß man mindestens 20 Minuten nach Ausgleich der Aufstehzacke beobachten muß. Erst dann zeigen sich in solchen Fällen *relativer Labilität* die schon von Schellong beschriebenen Symptome einer statischen Schwäche. Ihre Feststellung hat heute insofern Bedeutung, weil sich bei vielen Menschen, die sich dauernd unter dem Einfluß des Bewegungsmangels befinden, subjektive, lästige Beschwerden einstellen, die lediglich auf das allmähliche Versagen der statischen Leistung zurückzuführen sind. Treten während dieser Zeit die typischen Veränderungen von Blutdruck und Puls nicht auf, so darf angenommen werden, daß keine Störung der statischen Leistung (keine Stammhirnlabilität) besteht. Vorhandene Beschwerden müssen dann andere Ursachen haben. Auf Grund dieser Erfahrungen wenden wir den Stehversuch vorwiegend in Form der 20-Minuten-Prüfung an (sofern die Stammhirnlabilität sich nicht schon vorher äußert). Der Versuch wird in folgender Weise durchgeführt:

Man untersucht zunächst das Verhalten von Blutdruck, Puls und Atmung bei Ruhelage im Liegen. Wenn die Werte gleichmäßig sind, erhebt sich der zu Untersuchende ohne Hast und bleibt von diesem Augenblick an möglichst entspannt, unbeteiligt und unbeweglich stehen. Sofort nach dem Aufstehen und dann im Ein- bzw. Zweiminutenabstand werden Blutdruck, Puls und Atmung gemessen, und zwar während eines Zeitraumes von 20 Minuten (10 Messungen). Im Anschluß daran legt sich der Untersuchte wieder auf das Ruhebett. Sofort nach dem Hinlegen und dann im Ein- bis Zweiminutenabstand werden die Kreislaufkomponenten mehrfach hintereinander erneut bestimmt. Damit ist die Untersuchung abgeschlossen.

Es sind auch hier einige Regeln zu berücksichtigen, von denen die Verwertbarkeit der Untersuchungsergebnisse abhängt. So ist darauf zu achten, daß jede körperliche Bewegung (Wechseln des Standbeines u. ä.) und selbst kleine seelische Emotionen (Erregung der Aufmerksamkeit durch Ansprechen usw.) ausgeschaltet bleiben. Nur wenn das gelingt, ist die Prüfung des statischen Verhaltens möglich, weil jede Anregung von außen oder Anspannung von innen (Aufmerksamkeit) das im diastolischen Druck zum Ausdruck kommende Spannungsniveau hebt (im Sinne einer Tonussteigerung). Aus diesen Gründen entstehen häufig Schwierigkeiten für die Durchführung des Stehversuches. Oftmals genügt schon die ungewohnte Umgebung, um das Ergebnis der Untersuchng zu beeinflussen. Der Einfluß aber, den eine ungewohnte Umgebung ausübt, geht deutlich aus Untersuchungen hervor, die in der gewohnten, etwa am Arbeitsplatz, gemacht worden sind. Sie zeigen — wohl der Wirklichkeit am nächsten kommend — als überraschendes Ergebnis oft besonders niedrige Drucklagen (z. B. bei Arbeit im Stehen). Man muß diesen Umstand vor allem dann beachten, wenn es sich um an sich gesunde Menschen handelt, bei denen mit dem üblichen diagnostischen Vorgehen keine Veränderungen nachweisbar sind, die aber über Beschwerden klagen, die für eine dystonische Entgleisung charakteristisch sind. Hier gibt die Untersuchung am Arbeitsplatz (Messung von Blutdruck, Puls und Atmung während verschiedener Tageszeitpunkte) den nötigen Aufschluß, während sie in der ungewohnten Umgebung (im Sprechzimmer des Arztes, in der Klinik) oft nicht zum Ziele führt. In diesem Falle hat man die Möglichkeit, mit Hilfe des großen Regulationstestes Einblick in die statische Leistungsfähigkeit zu erhalten.

Die Kenntnis dieser Erfahrungen ist für die Indikation des einzelnen Tests wichtig. Es hat sich regelmäßig gezeigt, daß man in schwierig zu beurteilenden Grenzfällen mit der Regulationsprüfung im ansteigenden Bade am weitesten kommt. Sie erlaubt in indirekter Folgerung auch die Beurteilung der statischen Leistung. Die Leistung ist immer dann als gut zu bezeichnen, wenn die Stufenentfaltung regelrecht ist (eutonisches Regulationsgefüge) und der diastolische Druck mehr oder weniger gesteigert wird, ferner wenn die Regulationsstufe III überwiegt, wie bei allen drucktypischen Regulationsformen. Bei allen volumtypischen Regulationsformen dagegen ist die statische Leistung, abhängig vom diastolischen Spannungsablauf, mehr oder weniger labil und erweist sich als geschwächt. Dieser Schluß ergibt sich schon aus der früheren Erörterung der Regulationsstufen. Da die statische Leistung im wesentlichen von der Höhe des diastolischen Spannungsniveaus bestimmt wird und in Zusammenhang damit von der Blutfüllung des in diesen Fällen meistens ausgeweiteten Kapillarraumes abhängt (niedriger diastolischer Druck), so ist ohne weiteres zu verstehen, daß Störungen immer dann eintreten, wenn im Verhalten der Stufenentfaltung Fehlleistungen bestehen. Wenn z. B. geringfügige Körperbewegung ein schnelles Absinken des diastolischen Druckes (= allzu beschleunigte Öffnung des Kapillarraumes) auslöst, wenn Öffnung und Füllung der sich ausweitenden Kapillarräume nicht Hand in Hand gehen (verzögerte Umflutung), wenn die Mobilisierung der inneren Blutdepots nur zögernd in Tätigkeit tritt, oder alle diese Faktoren zusammenwirken, so führt dies zu einer verringerten statischen Leistung. Alle diese Zusammenhänge erfährt man aus dem Regulationstest im ansteigenden Bade, und zwar bequemer und objektiver, weil der Ablauf des Testes von den Empfindungen der Versuchsperson nicht gestört werden kann.

Wir wenden den Stehtest bei Menschen mit deutlichen Symptomen einer statischen Leistungsschwäche an, z. B. bei Menschen mit einer Stammhirnlabilität, um den Begriff Schellongs zu gebrauchen. In diesem Falle äußert sich regelmäßig das für die statische Leistungsschwäche typische Verhalten, auch bei größerer Unruhe der Versuchsperson während der Untersuchung. Man kann bei solchen Menschen, ohne den Untersuchungsablauf zu stören, gleichzeitig das EKG schreiben, das eindrucksvolle Veränderungen zeigt, wenn die statische Leistung absinkt (z. B. Auftreten einer rechtsbetonten Koronarinsuffizienz).

Der Test mit schroffer Belastung durch Kniebeugen kann, wie es schon Schellong ausgeführt hat, an den Stehversuch angeschlossen werden. Nachdem der letztere beendet ist (3 bis 4malige Ruhemessung im Liegen) wird der Kurztest in der beschriebenen Form vorgenommen. Um die Ausführung des Stehversuches (zusammen mit dem Kurztest) und die einzelnen Regulationsbilder, die als typisch bezeichnet werden dürfen, kennenzulernen, fügen wir die in den Abbildungen 25 bis 27 festgehaltenen Beispiele ein.

Abbildung 25 gibt das Bild der statischen Leistung bei einem gesunden, trainierten jungen Menschen wieder, dessen Regulationsgefüge eutonisch ist und dem mittleren Raum in der dem Alter entsprechenden Rechtsdeviation angehört. Man erkennt eine

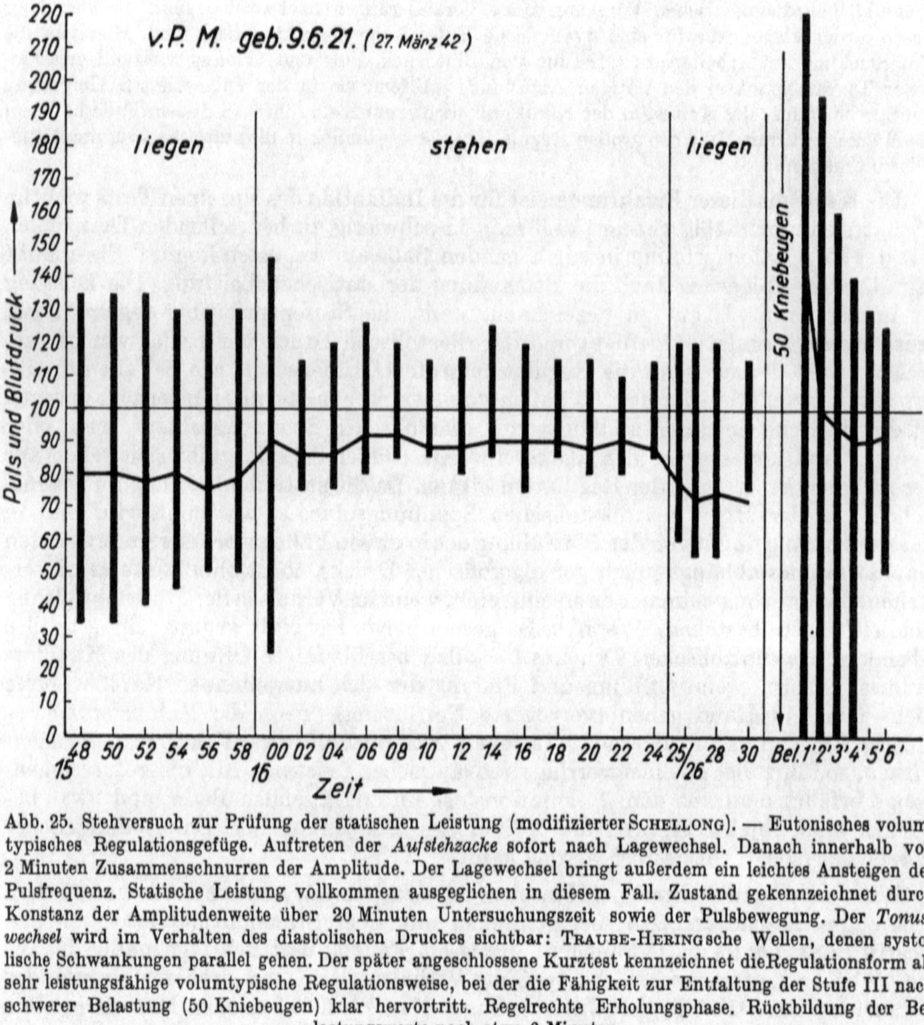

Abb. 25. Stehversuch zur Prüfung der statischen Leistung (modifizierter Schellong). — Eutonisches volumtypisches Regulationsgefüge. Auftreten der *Aufstehzacke* sofort nach Lagewechsel. Danach innerhalb von 2 Minuten Zusammenschnurren der Amplitude. Der Lagewechsel bringt außerdem ein leichtes Ansteigen der Pulsfrequenz. Statische Leistung vollkommen ausgeglichen in diesem Fall. Zustand gekennzeichnet durch Konstanz der Amplitudenweite über 20 Minuten Untersuchungszeit sowie der Pulsbewegung. Der *Tonuswechsel* wird im Verhalten des diastolischen Druckes sichtbar: Traube-Heringsche Wellen, denen systolische Schwankungen parallel gehen. Der später angeschlossene Kurztest kennzeichnet dieRegulationsform als sehr leistungsfähige volumtypische Regulationsweise, bei der die Fähigkeit zur Entfaltung der Stufe III nach schwerer Belastung (50 Kniebeugen) klar hervortritt. Regelrechte Erholungsphase. Rückbildung der Belastungswerte nach etwa 6 Minuten.

sehr lebendige Ruheamplitude (Untersuchung nach sehr bewegter Tagesarbeit am Nachmittag). Beim Aufstehen stellt sich die Ickertsche Aufstehzacke ein; nicht nur der systolische Druck steigt an, auch der diastolische Druck sinkt deutlich ab. Die Frequenz steigt nach der Haltungsänderung augenblicklich um 12 Pulse pro min. Während des Stehens ergeben sich einige typische Veränderungen, so das Zusammenschnurren der zunächst stark ausgeweiteten Druckamplitude. Die Amplitudenweite nimmt unter dem Einfluß des entspannten Stehens mehr und mehr ab und stellt sich schließlich auf eine bestimmte Weite und Lage ein, die nun im Prinzip beibehalten wird. Bei genauerem Hinsehen bemerkt man allerdings, daß sie nicht gleich groß bleibt, vielmehr ein wellenförmiges Auf und Ab nicht nur des diastolischen Spannungsniveaus, sondern auch der systolischen Leistung zeigt. Und zwar ist zu erkennen, daß gleichzeitig mit dem diastolischen der systolische Druck ansteigt. Parallel hierzu bewegt sich die Pulsfrequenz. Sie zeigt bei Ansteigen des systolischen Druckes eine kleine, aber recht deutliche Zunahme. Mit der wellenförmigen Senkung des diastolischen und systolischen Druckes nimmt sie gleichzeitig geringfügig ab.

Dieses Verhalten, ausreichend große Aufstehzacke, geringes Ansteigen der Pulsfrequenz um höchstens 15 bis 20 Pulse pro min im Stehen, das Zusammenschnurren der Amplitude 2 bis 5 Minuten nach der Aufstehzacke und die Wellenbewegung kennzeichnen die gute statische Leistungsfähigkeit. Wie schon bei der Analyse der Vorgänge bei höherer diastolischer Spannung hervorgehoben wurde (Drucktyp), äußert sich die kräftige Tonusleistung ähnlich dem Spiel der Pupille in der rhythmischen Schwankung der diastolischen und recht oft, parallel hierzu, auch in der des systolischen Druckes und der Pulsfrequenz. In der Schwankung wird gewissermaßen der Leistungswechsel zwischen Stufe II und Stufe III deutlich, in dem einmal die eine, dann wieder die andere überwiegt. Dem Gesamtbilde nach handelt es sich bei den rhythmischen Schwankungen um die TRAUBE-HERINGschen Wellen, deren Bedeutung schon bei Erörterung des peripheren und des elastischen Widerstandes beschrieben wurde. Immer, wenn solche Veränderungen aufgetreten sind, wird auf Grund der Analyse des großen Regulationstestes festgestellt, daß die elastischen Kräfte des Windkessels, aber auch die den Widerstand in der Peripherie erhöhenden Einflüsse (Kapillar- und Präkapillarraum) wirksam sind. Die elastischen Kräfte bedeuten zwar im Hinblick auf die dynamische Leistung eine höhere Beanspruchung des Kreislaufes, sie bewirken jedoch gleichzeitig die für diese Regulationsform gute statische Leistung (Abb. 25).

Bei diesem Verhalten ist besonders auch auf die Amplitudenweite aufmerksam zu machen. Sie unterschreitet kaum die bei Körperruhe und Entspannung der Muskulatur nachweisbare Weite von 30 mm Hg. Dieser Befund kennzeichnet zweierlei: einmal äußert sich darin die auch im Stehen genügende Volumenleistung; die sich verkleinernde Amplitude entwickelt bei höherer Frequenz immer noch ein ausreichendes Minutenvolumen und damit eine genügend große *extravertierende* Dynamik, zum anderen ändert sich die Größe der Amplitude auch nicht nach einem Stehen von 20 Minuten Dauer. Dieser Befund kennzeichnet ebenfalls die ausreichende Förderleistung. Sie kommt, wie die gesamte Optik des Regulationsbildes erweist, in erster Linie über die Stufe III, die sich im Verhalten des systolischen Druckes zeigt, zustande. Die Mitwirkung der Stufe II äußert sich im Verhalten des diastolischen Druckes und im Ablauf seiner Wellenbewegung während des Stehens. Im Gegensatz zum Verhalten im Liegen (diastolischer Druck um 50 mm Hg) und nach einer dynamischen Belastung bewirkt die statische Belastung physiologischerweise keine Senkung, sondern eine Hebung des diastolischen Spannungsniveaus. Die nur bei niedriger Lage des diastolischen Druckes anzunehmende Mitwirkung der Regulationsstufe II wird gewissermaßen während des Stehens ausgeschaltet. Das *Zusammenschnurren* der Amplitude kommt in erster Linie durch die Hebung der diastolischen Spannungsebene zustande. Die dynamische Leistung während des Stehens, die Herstellung eines ausreichenden Füllungsvolumens und einer der Verringerung des durchfluteten Kapillarraumes entsprechenden Strömungsgeschwindigkeit wird im wesentlichen durch die Stufe III gesichert. Deren systolische Leistung — wenn auch relativ klein bleibend und durch Schaltung auf niedrigere Gänge (= höhere Pulsfrequenz) ergänzt — muß hoch genug sein und während des Stehens groß genug bleiben (Erhaltung der Amplitude bei gleichbleibender Frequenz), um ein genügendes Füllungsvolumen bei längerdauernder, statischer Belastung in allen Blutverteilungsgebieten zu gewährleisten.

Man erkennt aus diesen Zusammenhängen, daß nur ein gut funktionierendes, d. h. jeder Stufenanforderung genügendes Regulationsgefüge zu einer solchen exakten Leistung fähig sein kann. Vor allem zeigt sich, daß selbst das scheinbar keine wesentliche systolische Leistung erfordernde Stehen ebenfalls eine leistungsfähige Stufe III benötigt. Denn wenn diese bei zunehmender Hebung der diastolischen Spannungsebene nicht ausreichend zur Entfaltung gelangt, so schnurrt die Amplitude stark zusammen. Gewöhnlich stellt sich dann, wie bei jedem Nachlassen der dynamischen Leistung, eine über 100 Pulse hinausgehende Frequenzzunahme ein. Gleichzeitig steigt der diastolische Druck über 90 bis 100 mm Hg.; seine Bewegung hängt allerdings von der Fähigkeit zur Spannungssteigerung ab (bzw. von der Möglichkeit, die Kapillarraumweite sofort nach Lageänderung einzuengen). In allen Fällen der volumtypischen Regulationsform ist diese Fähigkeit nur dann ausreichend entwickelt, wenn die Stufe III bei einer Anpassung genügend mobilisierbar ist, etwa so, wie es im Beispiel der Abbildung 24 gezeigt ist. Man erkennt die Leistungsfähigkeit der Stufe III deutlich aus dem angeschlossenen *Zeitraffertest.* Nach einigen Minuten Liegen wird mit 50 Kniebeugen belastet. Danach sinkt nicht nur der diastolische Druck als Kennzeichen der Mitwirkung der Stufe II ab, auch die systolische Leistung springt als Zeichen der ausgiebigen Mitwirkung der Stufe III steil an. Wie die Berechnung der Zuwachswerte ergibt, kann in diesem Falle schon von einer relativen Plusleistung des Regulationsgefüges gesprochen werden. Diese Leistungsart erklärt sich aus dem Alter (20. Lebensjahr, Maximum der Entwicklungslabilität) und dem recht gut trainierten Körperzustand bei einer in diesem Lebensabschnitt häufig erhöhten Reizempfindlichkeit des Regulationsgefüges.

Wir können uns an dieser Stelle nicht über die Bedeutung dieses Regulationsbildes auslassen. Es sei nur hervorgehoben, daß sich in demVerhalten im statischen Test, ebenso wie im dynamischen Kurztest, deutlich die Leistungslage äußert. Vergleicht man dazu das in Abbildung 14 gezeigte Regulationsbild der gleichen Versuchsperson bei zunehmender Belastung, so erhält man einen eindrucksvollen Überblick über die Anpassungswege und die Leistungsgröße des Regulationsgefüges und findet die eben gegebenen Hinweise (Abhängigkeit der statischen Leistung vom Mitwirken der Stufe III) bestätigt.

Zum Vergleich der eben gegebenen Erläuterungen stellen wir neben die Abbildung 25 das Bild eines Regulationsgefüges, in dem die statische Leistung klar erkennbar herabgesetzt ist (Abb. 26). Die Hebung der diastolischen Spannungsebene kommt allerdings zustande, jedoch äußert sich deutlich die unzureichende Mitwirkung der Regulationsstufe III, und zwar im Fehlen der Aufstehzacke sowie im allmählichen Absinken der systolischen Leistungsspitze bei gleichzeitigem Ansteigen der Pulsfrequenz über 100 Pulse pro min (ausgehend von 65 pro min in Körperruhe). Man erkennt weiterhin die Zunahme der diastolischen Spannung sowie die die hohe Spannung charakterisierende Wellenbewegung (Traube-Hering). Die Amplitude wird allmählich so klein, daß offenbar die Förderleistung nur noch durch den Pulsfrequenzanstieg kompensiert wird. Menschen mit dieser Anlage zeigen zwar primär eine ausreichende Fähigkeit zur statischen Leistung, lassen jedoch schon nach relativ kurzer Zeit Symptome der Ermüdung erkennen: Gähnen, Lustlosigkeit, müder, abgespannter Gesichtsausdruck; Schwere in den Gliedern, ähnlich der, die z. B. beim bummelnden Spazierengehen auftritt.

Auch die Phase nach der statischen Belastung, nach dem erneuten Übergang in die Ausgangslage (Liegen) ist aufschlußreich. Der diastolische Druck fällt augenblicklich — und das ist immer wieder eindrucksvoll — bis zu dem vor dem Versuch gemessenen Spannungsniveau ab. Mit dem Spannungsabfall (der Widerstandsverringerung) sinkt gleichzeitig die Pulsfrequenz. Die systolische Leistung ändert sich dagegen nicht, sie bleibt auf dem während des Stehens erreichten Niveau. In diesem Verhalten und dem der Pulsfrequenz äußert sich das „Abschalten“ der

Stufe III sowie der Übergang in die Stufe II bzw. die Stufe I (als Übergang zur Ruhelage bzw. zur „Schlafhaltung“ der Hämodynamik). Das Verhalten des systolischen Druckes kennzeichnet die Ermüdung der Antriebsleistung. Er steigt erst dann in die vor dem Stehversuch gemessene Ausgangslage an, wenn nach Absinken des diastolischen Druckes (Ausweitung des Kapillarraumes) durch Bewegung die Steigerung des systolischen Druckes ausgelöst wird. Wie die mäßige Amplitudenweitung nach 50 Kniebeugen zeigt, ist die dynamische Leistung, wie schon aus der Aufstehzacke hervorgeht, deutlich verringert.

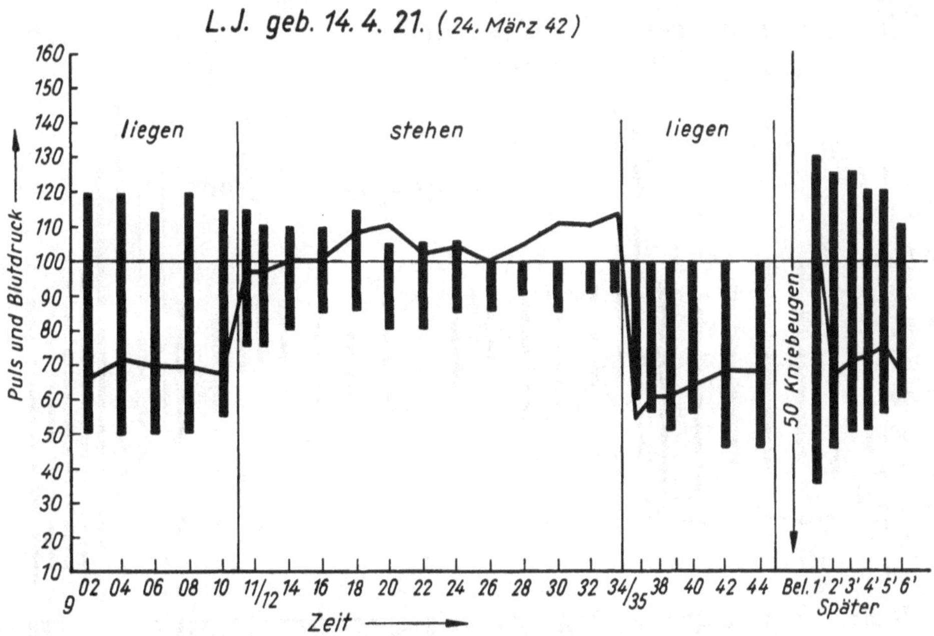

Abb. 26. Ungenügende statische Leistung bei eingeengter volumtypischer Regulation:

1. Es fehlt die *Aufstehzacke.*
2. Die Pulsfrequenz steigt sofort nach Lagewechsel stark an, um danach während der statischen Belastung den Grenzwert von 100 zu überschreiten und ständig anzusteigen.
3. Mit dieser Bewegung schrumpft die Amplitude unter Abfall des systolischen Druckes immer mehr zur fast nicht mehr meßbaren Größe zusammen.
4. Am Ende der Belastung typische Kennzeichen der statischen Überforderung: Gähnen, Blässe des Gesichts, Müdigkeit, Taumeln, Neigung zum *Kollaps.*

Nach Hinlegen weitet sich die Amplitude sofort wieder aus unter Steilabfallen der Pulsfrequenz, die im Stehen um so mehr ansteigt, je kleiner die Amplitude wird: Zunahme der Drehzahl bei Verringerung des Drehmomentes als Symbol der Leistung. Im Liegen Umkehr dieses Verhaltens: Anwachsen des Drehmomentes bei Abnahme der Drehzahl.

Die eingeengte volumtypische Regulation tritt nach schroffer Belastung eindeutig hervor: unzureichende Entfaltung der Stufe II, Fehlen der Stufe III (Mangel an Training der Muskulatur).

Die Amplitudenweitung auf den gleichen Reiz nimmt bei diesem jungen Mann von 21 Jahren nicht jene Ausmaße an wie im vorausgehenden Beispiel. Die Bewegung des diastolischen und des systolischen Druckes ist gering, der Frequenzzuwachs dagegen relativ hoch. Nach Rückkehr in die Ruhelage fällt aber die hohe Frequenz steil zur Ausgangslage ab, systolischer und diastolischer Druck erreichen innerhalb von 6 Minuten die Ausgangslage. Dieses Verhalten kennzeichnet die Ursachen der dynamischen Minderleistung, wie sie auch schon in der Vorgeschichte und in dem Befund des eben erörterten Falles sichtbar wurden. Es handelt sich zwar um einen als gesund (ohne Krankheit) anzusprechenden Menschen, jedoch stellte sich heraus, daß bei ihm im Gegensatz zu dem vorher untersuchten der Trainingszustand ungenügend (keine Bewegung, untrainierte Muskulatur) und die Ansprechbarkeit des Regulationsgefüges herabgesetzt waren. Auch seine Leistungsfähigkeit ist gegenüber der des anderen geringer. So können gröbere Beanspruchungen (50 Kniebeugen) zu den beschriebenen Erscheinungen der *dynamischen Insuffizienz* führen. Dieses Unter-

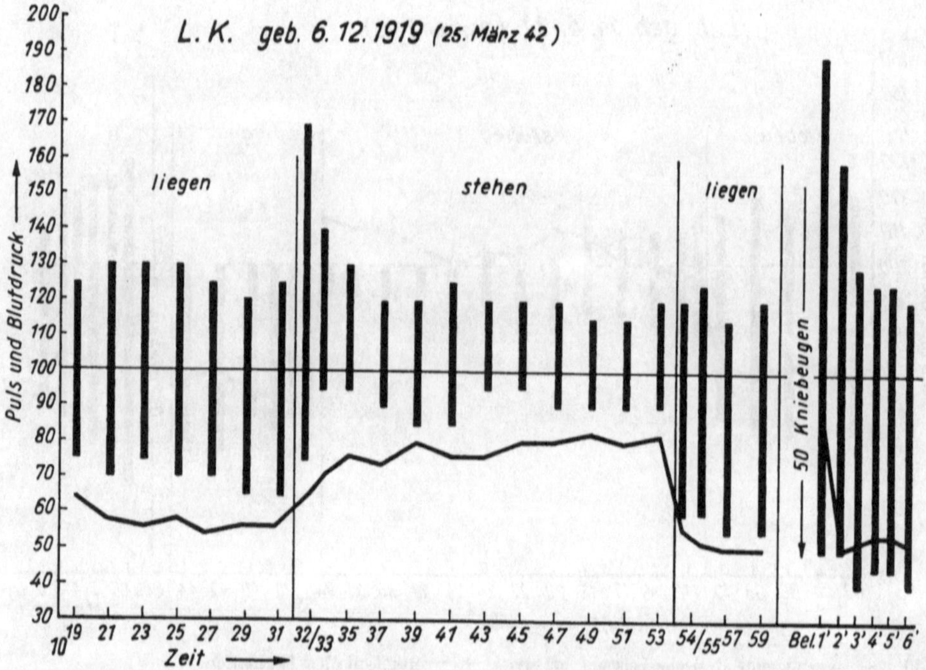

Abb. 27. Statische Prüfung bei einem stark trainierten Regulationsgefüge drucktypischer Regulationsweise (eurysom/Sprinternatur). Im Liegen verlangsamte Pulsfrequenz bei monotoner Drucklage: Meßwerte im Liegen uncharakteristisch.

Im Stehen tritt die kräftige Tonuszunahme diastolisch hervor. Nach Entfalten einer kräftigen Aufstehzacke steigt bei Zusammenschnurren der Amplitude der diastolische Druck stark an. Die Amplitude bleibt in ihrer Weite während der Belastung unverändert, jedoch ihre Schwankungen sind — typisches Bild bei kraftvoller tonischer Leistung — erheblich: TRAUBE-HERINGsche Wellen. Die Pulsfrequenz steigt entsprechend der guten tonischen Leistung nur mäßig an (als optischer Ausdruck des Tonusübermaßes): Pulsfrequenz bewegt sich unterhalb der diastolischen Grundspannung im Gegensatz zur schlechten statischen Leistung, bei der sie sich über diese erhebt). Die drucktypische Regulationsweise tritt bei der dynamischen schroffen Belastung hervor: Amplitudenweitung nur durch Zunahme der systolischen Leistung. Relativ geringe Mitbeteiligung der Stufe II bei großer der Stufe III.

suchungsergebnis wird noch klarer, wenn man es mit dem Regulationstest im ansteigenden Bade vergleicht (Abb. 13). Die verminderte Leistungsfähigkeit der Stufe III geht auch aus dem verringerten Veritoleffekt hervor. Auch im Vergleich mit dem Beispiel der Abbildungen 14 sowie 24 ist der Effekt bei gleicher Belastungsdosis herabgesetzt. Die Entfaltungsfähigkeit der Stufe III ist als Folge des mangelnden Körpertrainings bei gleichzeitig volumtypischer Regulationslage unzureichend (ungenügende systolische Antriebskraft). Das Nachlassen der Leistung im Zustand der Körperruhe bei Stehen (oder Sitzen) ist auf diesen Mangel zurückzuführen, nicht auf das Versagen der statischen Leistung, die, wie das Verhalten des diastolischen Druckes zeigt, genügend groß ist.

Diesen Bildern stellen wir als drittes ein Beispiel (Abb. 27) zur Seite, das ein in jeder Weise geordnetes Verhalten der dynamischen und statischen Leistung wiedergibt. Es entspricht dem in Abbildung 1 gezeigten Ergebnis des großen Regulationstestes. Der Stehversuch gibt die geordnete, statische Leistung wieder: eine mäßige

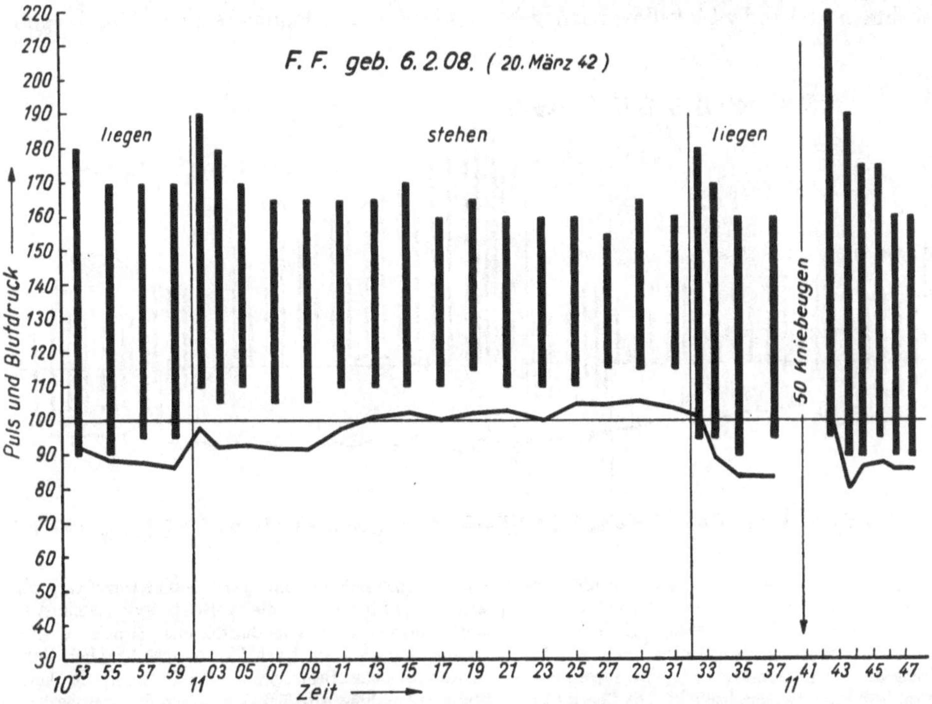

Abb. 28. Drucktypische Regulationsweise ist stets mit kraftvoller statischer Leistung verbunden. Diese Tatsache tritt in diesem Bilde noch ausgeprägter hervor. Sofort nach Lagewechsel deutliche Aufstehzacke, jedoch schon mit Ansteigen der diastolischen Spannung auf über 100 mm Hg, die Leistungsform klar charakterisierend. Die Amplitude schnurrt hierbei etwas zusammen, unter relativer Konstanz der systolischen Drucklage, jedoch bei kontinuierlichem Ansteigen des diastolischen Druckes (bis auf 120 mm Hg). Die Einengung der Amplitude wird parallel gehend von einem leichten Ansteigen der Pulsfrequenz begleitet. Sie überschreitet die Grenze von 100 pro min., jedoch bleibt sie, die hohe tonische (statische) Leistung zum Ausdruck bringend, stets weiter unterhalb der Ebene, die von der Summe aller diastolischen Drucke gebildet wird. Im Liegen nach Stehen wird das Ausgangsverhalten wiederhergestellt.

Die kräftige dynamische Leistungsfähigkeit tritt im Kurztest hervor: Ausweitung der Amplitude, entsprechend der drucktypischen Regulation durch erhebliche Zunahme der systolischen Leistung. Entsprechend geringe Zunahme der Pulsfrequenz: großes Drehmoment durch maximales Entfalten der Stufe III unter Ausschluß der Stufe II, niedrig bleibende Drehzahl.

Erhebliche muskuläre Leistungsfähigkeit des Herzens.

Hebung der diastolischen Spannungsebene als Kennzeichen der guten Regulationsfähigkeit der Stufe II und eine ausreichende systolische Leistung bei nur geringer Zunahme der Pulsfrequenz als Symptom der genügenden Mitwirkung der Stufe III. Das Regulationsbild ist auch insofern typisch für die gute statische Leistung, daß, als ein charakteristisches Symptom, die Lage der Pulsfrequenz stets im Bereich von 80 Pulsen pro min bleibt (unterhalb des diastolischen Druckes im Bilde). Ebenso wird die große dynamische Leistung sichtbar. Nach 50 Kniebeugen kommt es zur kräftigen Ausweitung der Amplitude bei mäßigem Ansteigen der Pulsfrequenz. Stufe II und III sind beide in gleicher Weise an dem Anpassungsvorgang beteiligt.

Während es sich bei den bisher gezeigten Beispielen um volumtypische Regulationsformen (im Beispiel Abbildung 27 um eine solche nahe der eutonischen Mitte) gehandelt hat, wird im nächsten Beispiel das Verhalten eines drucktypischen Regulationsgefüges gezeigt (Abb. 28), und zwar bei einem ebenfalls gesunden Mann. Die bei ihm bestehende Linksdeviation geht schon aus den Ruhemessungen im Liegen

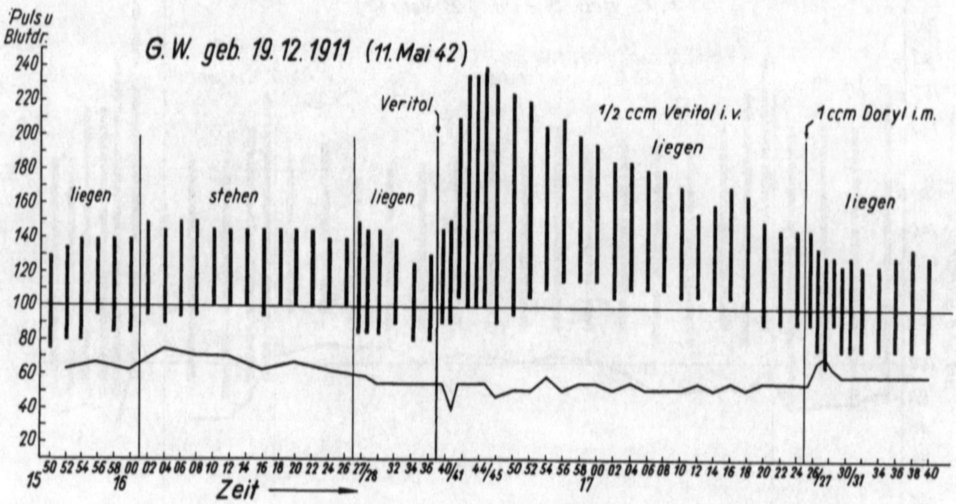

Abb. 29. Kombination der statischen Prüfung bei guter tonischer Leistung mit Veritol- und Doryltest, um die Eigenart der drucktypischen Regulationsform zu zeigen. Im Stehversuch die typischen Symptome: Ansteigen des diastolischen Druckes, Gleichbleiben der Amplitude, weit unter dem diastolischen Druck liegende Ebene der Pulsbewegung, geringes Ansteigen der Pulsfrequenz im Stehen. Nach Veritol ausschließlich Entfaltung der Regulationsstufe III bzw. ihres muskulären Anteils, keine Beeinflussung der Pulslage, also kein nerval bedingter Akzeleranseffekt. Die übermäßige Spannungszunahme wird bei Nachlassen der systolischen Leistung offenbar. Die bei hoher systolischer Leistung sofort nach Veritol zunächst gleichbleibende oder sogar etwas absinkende diastolische Spannung ist hier lediglich Dehnungseffekt, der sofort beendet ist, wenn die systolische Leistung nachläßt. Dann Ansteigen des diastolischen Druckes bis auf 120 mm Hg. Erst nach Abklingen des Veritoleinflusses gelangt die Amplitude wieder in die Nähe der Ausgangswerte bei Beginn des Stehversuches. Der Doryltest zeigt die typische Wirkung, jedoch tritt eine nur geringe Senkung der Amplitude unter die Ausgangswerte ein.

Bemerkenswert das Pulsverhalten insgesamt: die Drehzahl bleibt bei großem Drehmoment nahezu stets unverändert.

hervor. Bei auffallend großer Amplitude in Körperruhe ist der diastolische Druck auf 90 mm Hg und darüber erhöht, ein Symptom, das, wie bereits früher erörtert, die drucktypische Regulationsform kennzeichnet, ebenso wie der relativ hohe Ruhepuls von 90 pro min. Nach dem Übergang zum Stehen zeigt sich, wie auch in anderen Fällen, eine deutliche Aufstehzacke. Jedoch erhebt sich schon bei so geringfügiger Belastung die diastolische Spannungslage auf 110 mm Hg, und die systolische Leistung steigt von 170 auf 190 mm Hg an. Damit entwickelt sich ein Anpassungsbild, das dem eines Hochdruckes (*Widerstandshochdruck* von Wezler-Böger) entspricht. Nach Abklingen der Aufstehzacke nimmt die systolische Leistung zunächst die gleiche Lage wie bei Körperruhe ein, danach sinkt sie allmählich ab. Auch dieser Vorgang ist ein Symptom der Ermüdung der Stufe III, der aus dem Verhalten des diastolischen Druckes und der Pulsfrequenz zu erklären ist. Das Abklingen des systolischen geht mit einer Zunahme des diastolischen Druckes unter Amplitudenverkleinerung einher (bis auf 115 mm Hg). Die Pulsfrequenz erfährt als typische Antwort auf die Amplitudenabnahme einen deutlichen Anstieg. Auch die regelmäßig bei solchen Regulationsformen festzustellende Erhöhung der Reizempfindlichkeit des Regulationsgefüges geht aus dem Stehtest hervor; sie wird durch die Aufstehzacke deutlich gemacht. Die geringfügige Körperbewegung steigert den diastolischen sowie den systolischen Druck erheblich. Diese Bilder lassen sich nur beim stärker *linksdeviierten* Drucktyp feststellen, und zwar immer dann, wenn die muskuläre Leistungsfähigkeit des Herzens erhalten ist. In welchem Ausmaß die Leistung trotz hohen peripheren Strömungswiderstandes erhöht werden kann, ist aus dem Steilanspringen nach 30 Kniebeugen zu entnehmen (Ansteigen des systolischen Druckes auf 220 mm bei Fehlen eines nennenswerten Anstiegs der Pulsfrequenz). Diesem Verhalten entspricht die Erholungsphase, deren Zeit nicht verlängert ist. Die Ausgangslage wird innerhalb von 5 Minuten wieder erreicht, zumindest hinsichtlich des diastolischen Druckes. Die systolische Leistung geht sogar um 10 mm Hg unter die Ausgangslage zurück, ebenso wie die Pulsfrequenz, ein Verhalten, das ebenfalls vorwiegend nur beim Drucktyp beobachtet werden kann. Es ist wohl berechtigt anzunehmen, daß dieser Vorgang als Entlastungsreaktion im Anschluß an die relative Mitwirkung der Stufe II erfolgt. Der in Abbildung 15 gezeigte Dorylversuch wurde an der gleichen Versuchsperson unternommen.

Endlich sei noch erwähnt, daß auch der Stehversuch mit dem medikamentösen Test gekoppelt werden kann, indem nach Abschluß des normalen Stehversuches (Abb. 29 und 30) an Stelle der Belastung durch Kniebeugen der Veritol- bzw. Doryltest angeschlossen wird. Wir zeigen in diesem Beispiel das Testergebnis eines jungen, leistungsfähigen Mannes mit drucktypischer Regulation in noch eutonischem Bereich. Auch hier bestätigt der an der liegenden Versuchsperson beobachtete Veritoleffekt die drucktypische Antwort: im Gegensatz zum volumtypischen Menschen kommt es wie im Stehtest zur Steigerung des diastolischen Druckes. Gleich eindrucksvoll ist die Wirkung des Doryls auf den systolischen und den diastolischen Druck. Beide Versuche, in Kombination mit dem Stehtest, geben die Eigenart der drucktypischen Regulationsform wieder, die hohe statische Leistung. Ebenso tritt die hohe systolische Leistungsfähigkeit nach Veritol hervor, die dieses Regulationsgefüge als in eutonischer Leistung befindlich kennzeichnet. Der Doryltest ergibt schließlich, daß die diastolische Spannung noch veränderlich, d. h. die Hochdrucksituation nicht manifest ist, sondern auch therapeutisch noch beeinflußt werden kann.

Mit diesen Beispielen wurde das von uns gebrauchte Verfahren bei verschiedenen Regulationsformen und zugleich ihre typischen Reaktionen im Stehversuch gezeigt. Der Vollkommenheit halber sei erwähnt, daß sich selbstverständlich auch zwischen diesen Verlaufsformen viele Übergänge feststellen lassen, die aber alle der einen oder anderen Regulationsform zugeordnet werden können, wie aus den Bildern des Testes bei allmählicher Belastung ersichtlich ist. Man erkennt auch im statischen Test die drei Grundtypen der Regulationsweise, und es ist bei Vorgehen in der dargestellten Form möglich, ihre Unterschiede zu differenzieren. Freilich ist der Bewegungsablauf weder im statischen noch im Zeitraffertest so gut und übersichtlich zu beobachten, wie es der Zeitlupentest zuläßt. Als Nachteil des Stehversuches muß hervorgehoben werden, daß er nur bei Einhalten der geschilderten Untersuchungsbedingungen brauchbare Resultate ergibt (insbesondere das Einhalten der Ruhe im Raum).

Es seien noch einige Hinweise für die Deutung des Testergebnisses gegeben. Wie schon früher erörtert, kann das Verhalten bei Beanspruchung nicht in jedem Falle aus dem der Ruheamplitude geschlossen werden. Auch bei gleicher Ausgangslage kann sich die Amplitude nach dem Übergang in die senkrechte Körperhaltung verschieden einstellen; das gilt auch für die Anwendung der dynamischen Testverfahren. Der diastolische Druck erfährt hier wie in den dynamischen Tests nur in allen gleichartigen Bewegungsformen eine sich ähnelnde Änderung. Da sich auf seinem Niveau stets die Stufe III aufbaut, bestimmt er die Eigenart der Anpassung und der Ein-

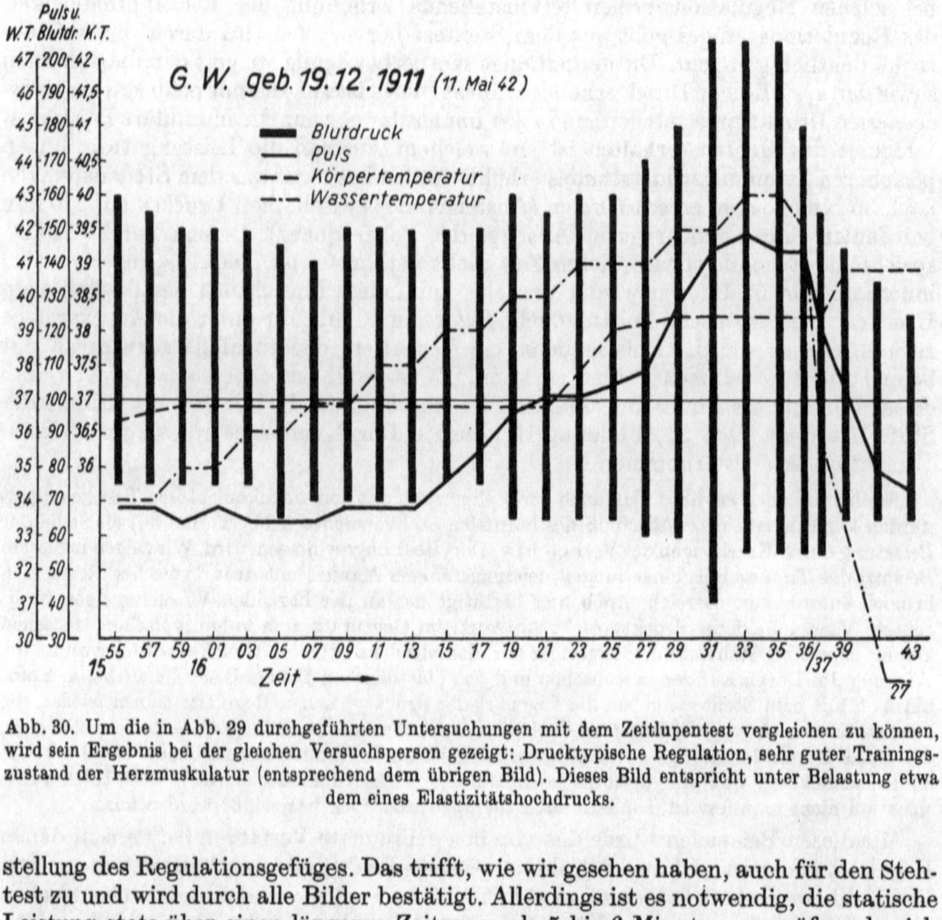

Abb. 30. Um die in Abb. 29 durchgeführten Untersuchungen mit dem Zeitlupentest vergleichen zu können, wird sein Ergebnis bei der gleichen Versuchsperson gezeigt: Drucktypische Regulation, sehr guter Trainingszustand der Herzmuskulatur (entsprechend dem übrigen Bild). Dieses Bild entspricht unter Belastung etwa dem eines Elastizitätshochdrucks.

stellung des Regulationsgefüges. Das trifft, wie wir gesehen haben, auch für den Stehtest zu und wird durch alle Bilder bestätigt. Allerdings ist es notwendig, die statische Leistung stets über einen längeren Zeitraum als 5 bis 6 Minuten zu prüfen, da sich der diastolische Druck ebenso wie das Verhalten des von ihm abhängenden systolischen erst dann auf die Anforderung an die statische Leistung einstellt. Es ist deshalb sehr wichtig, die Folgen der oft kräftigen Aufstehzacke abklingen zu lassen, und die Veränderungen von Blutdruck und Puls hinsichtlich ihres Verhaltens längere Zeit zu beobachten. Die Amplitude reduziert sich jetzt unter Ansteigen des diastolischen und manchmal auch des systolischen Druckes. Sofern Stabilität im Blutdruck- und Pulsverhalten erreicht wird (gleichbleibende Lage), stellt sie sich innerhalb von 20 Minuten nach Übergehen in die senkrechte Körperhaltung ein. Die Stabilisierung der Werte erfolgt selten plötzlich, sondern meistens allmählich, und zwar in dem genannten Beobachtungszeitraum, der sich empirisch ergeben hat. Die Zeit von 20 Minuten kann man gewissermaßen als die *physiologische Einstellzeit* bezeichnen. Alle

Hinweise, die für eine verringerte statische Leistung sprechen, äußern sich in der Regel innerhalb dieses Zeitraumes, und zwar um so schneller, je ungenügender die statische Anpassung ist. Eine relative Labilität wird in volumtypischen Fällen sichtbar. Wie aus Abbildung 26 hervorgeht, *schnurrt* die Amplitude stark zusammen. Die Frequenz steigt von 65 im Liegen und von 96 pro min während des Stehens bis auf 112 an. Dieses Bild steht in deutlichem Gegensatz zu Abbildung 25, in der Blutdruck und Puls bald nach der Aufstehbewegung ein gleichbleibendes Niveau zeigen, das während der ganzen Zeit der statischen Belastung unverändert erhalten bleibt. Vergleichen wir dieses Bild in seinem Gesamteindruck mit dem Ergebnis der Abbildung 26, so fällt außerdem die Unruhe der Blutdrucklage während des Stehens auf. Während in Abbildung 25 sofort im Anschluß an die Lageänderung ein Gleichgewicht erreicht wird, stellt es sich in den Befunden der Abbildung 26 nicht genügend ein. Auch aus diesem Verhalten geht die Labilität im Regulationsgefüge hervor (entsprechend der relativen *Stammhirnlabilität* im Sinne von SCHELLONG).

Dieses Verhalten ist für die statische Leistung der Grundtypen kennzeichnend. Die größere Unruhe im Blutdruck-Pulsverhalten tritt meistens dann auf, wenn die Stufe II (Entspannungsphase) bzw. die Beweglichkeit des diastolischen Druckes vorherrscht. Dagegen erreichen bei gehemmter Entfaltung der Stufe II und dem Überwiegen der Stufe III Blutdruck und Puls bei Ansteigen des diastolischen Druckes eine bemerkenswert schnelle Stabilisierung. Die statische Leistung ist in diesen Fällen auffallend groß. Auch die Unterschiede der systolischen Leistung, die trotz ansteigender diastolischer Werte unverändert kräftig bleibt, kennzeichnet die Stabilität der statischen Leistung. Hier tritt noch einmal die Beziehung zwischen Amplitude und Pulsfrequenz hervor, indem die Stabilität der Pulsfrequenz bei gleichbleibender und ihre Steigerung bei abnehmender Druckamplitude klar zu erkennen ist.

Die statische Leistung ist also relativ eindeutig zu differenzieren, wenn entsprechend unserem Vorschlag über einen längeren Zeitraum hinweg beobachtet wird, da der Gegensatz zwischen erhöhter und erniedrigter systolischer Leistung dann besonders deutlich hervortritt. Die Befunde, auch außerhalb der dystonischen Störung, decken sich also nicht nur mit den klinischen Erfahrungen, sondern auch mit den Beobachtungen SCHELLONGS bei der hypodynamen bzw. hypotonen Regulationsstörung. Diese werden bei der Beschreibung der dystonischen Erscheinungsformen näher erörtert. Aber auch aus den hier gezeigten Befunden geht die an die Regulationsform gebundene Leistung hervor. Sie ist, wie SCHELLONG schon erkannt hat, zweifellos eine Frage der zentralen Schaltungsvorgänge im Stammhirn. Ihre *Haltung* wird durch den diastolischen Druck während der statischen Leistung wiedergegeben, seine Lage läßt in jedem Augenblick die über das Stammhirn eingestellte Spannungsebene erkennen. Aus diesem Zusammenhang wird auch verständlich, daß sich in dieser Leistung jede Bewegung, jede Änderung der Aufmerksamkeit, jeder Wechsel im Muskelspiel beim Stehen im Verhalten des diastolischen Druckes äußert. Die Einflüsse machen sich naturgemäß bei den Menschen stärker bemerkbar, die eine sehr bewegliche Spannung haben, also beim in Rechtsdeviation befindlichen Menschen, während die mit Linksdeviation eine besonders große statische Festigkeit (Stabilität) bei gewöhnlich im dynamischen Test verringerter Beweglichkeit und Anpassungsbereitschaft haben. Man wird deutlich erkennen, daß sich die hierbei gefundenen Verhältnisse nicht nur zur Beurteilung der gestörten Leistung ausnutzen, sondern überhaupt den Komplex der gesamten psychosomatischen Bindungen übersehen lassen.

Damit wurden zunächst die prinzipiellen Vorgänge beschrieben, die sich aus der Summe der Bewegungsformen herauskristallisieren lassen. Wir begegnen einer überaus großen Vielfalt von Formen, und es ist festzustellen, daß ein Regulationsablauf dem anderen ebenso selten gleicht wie ein Gesicht dem anderen. Zur Definition und näheren Beschreibung stehen uns bisher folgende Kriterien zur Verfügung:

1. die Beobachtung der Stufenschaltung mit ihren drei Phasen „Eröffnung, Entspannung und Anstrengung";
2. die Berechnung des Leistungszuwachses;
3. die Beobachtung der Erholungsphase und ihres Zeitwertes;
4. die Beobachtung des Verhaltens der diastolischen Spannungsebene bei statischer Belastung.

Wir möchten diesen Kriterien als fünfte die Berechnung des Amplitudenfrequenzproduktes nach Liljestrand und Zander hinzufügen. Auf Grund zahlreicher, von uns durchgeführter Berechnungen müssen wir ihr insofern einen Wert zuerkennen, als die im Regulationsbild sichtbare Bewegungsgröße der Blutverschiebung einen zahlenmäßigen Ausdruck findet. Ob es sich hierbei um den des Schlagvolumens handelt, bleibe dahingestellt; für unsere Zwecke ist es nicht unbedingt erforderlich, absolute Zahlen für seine Größenordnung zu erhalten. Dagegen erscheint es vorteilhaft, die Richtungsänderungen des Schlagvolumens, die bei den einzelnen Bewegungsformen während einer Belastung erfolgen, in Zahlen auszudrücken. Einzelheiten über die Anwendung des Amplitudenfrequenzproduktes werden später erläutert.

VII. Die Bedeutungsanalyse der Untersuchungsergebnisse

Nachdem in den bisherigen Ausführungen versucht worden ist, einzelne Kriterien herauszuarbeiten, die ohne wesentliche Aufdeckung der Hintergründe die Eigenart der Kreislaufleistung charakterisieren, sollen im folgenden die Bewegungsvorgänge in ihren Einzelheiten gedeutet werden. Wir weisen darauf hin, daß es sich um einen Versuch handelt, der in mancher Hinsicht spekulativ anmuten mag, weil er nicht nur kausales, sondern auch finales Vorgehen in den Kreis der Urteilsbildung einbezieht. Wir haben aber berechtigte Aussichten, daß sich das Gebäude der Diagnostik der Wechselbeziehung zwischen einzelnen Bezugssystemen innerhalb und außerhalb des Organismus vervollkommnen wird, und sich die Lücken allmählich immer mehr ausfüllen lassen werden.

Wir gehen von dem von L. R. Grote formulierten Begriff der *Bedeutungsanalyse* aus. Sein Gedanke hierbei ist, die Diagnostik nicht allein auf die Feststellung eines Zustandes zu beschränken, sondern ein Symptom entsprechend seiner Bedeutung für das individuelle Dasein und seine Leistung zu bewerten. Das im Regulationsbild auftretende Symptom ist, wie bereits erwähnt, nicht nur der Ausdruck für einen dem messenden Auge sichtbar werdenden, einzelnen Vorgang. Der im Regulationsbild notierte Meßwert stellt immer nur einen Vordergrund dar, hinter dem eine Reihe von unsichtbaren und nicht direkt zu messenden Vorgängen steht. Wenn wir den Bewegungsablauf in allen Einzelheiten verstehen wollen, und zwar nicht nur hinsichtlich der Bedeutung für die Hämodynamik, sondern darüber hinaus für die einzelne Person, so müssen wir über die Deutung der sichtbaren Vorgänge in den Hintergrund eindringen. Um zu diesem Ziel zu kommen, steht eine große Zahl von Forschungsergebnissen zur Verfügung, mit denen die in den Regulationsbildern hervortretenden Bewegungsvorgänge verglichen werden können. Bevor wir diese Arbeiten jedoch heranziehen, ist es ratsam, sich zunächst mit der Bedeutung der einzelnen Kreislaufkomponenten zu befassen, wie sie uns in dem Geschehen des Zeitlupenablaufes bei allmählicher Belastung begegnen.

a) Die Beziehungen zwischen systolischem und diastolischem Druck und ihre Bedeutung

Die Entfaltung der Regulationsstufen läßt deutlich erkennen, in welcher Weise die einzelnen hämodynamischen Komponenten voneinander abhängig sind. Hierbei wird besonders aus den Werten im Diagramm deutlich, daß man bei der Feststellung von diastolischem und systolischem Druck sowie der Amplitudenentwicklung mehr feststellt als einzelne, wenig sagende Druckwerte. Ihre Aneinanderreihung läßt während einer Belastung das Bild der Leistung entstehen, zu der eine individuelle Hämodynamik befähigt ist. Da, wie gezeigt wurde, das entstehende *Integral* recht verschieden aussehen kann, erhält man überdies ein Bild vom individuellen Anpassungsweg der Hämodynamik.

Mit dem systolischen und dem diastolischen Druck wird der Bewegungsablauf der Hämodynamik während einer Belastung gemessen. Er gibt das Abbild des individuellen *Leistungsintegrales*, das sich aus einer größeren Zahl einzelner herausgeblendeter Vorgänge zusammensetzt. Welche Bedeutung kommt dabei dem Verhalten des systolischen und des diastolischen Druckes als Einzelwert zu, welche Beziehungen zwischen beiden lassen sich aus dem Ergebnis der Untersuchungen erkennen, welche bestehen zu Puls und Atmung als den anderen registrierten Größen?

Der systolische Druck kennzeichnet das ungefähre Ausmaß des in jeder Herzsystole entwickelten Kraftaufwandes. Damit ist seine Bedeutung aber noch nicht genügend gekennzeichnet. Da wir ihn schon herzferner an der A. brachialis messen, registrieren wir nicht nur die während der Systole entwickelten Kräfte, sondern auch jene, die unter ihrem Einfluß in der Gefäßwand entwickelt werden. Die Kräftebildung in der Gefäßwand erfolgt nach den Gesetzen, die von E. H. Weber und O. Frank in ihrer *Schlauchwellentheorie* festgelegt sind. Die wellenförmige Fortpflanzung ermöglicht die Weiterleitung der systolischen Impulse bis in die arterielle Peripherie. Mittler dieser Impulsfortpflanzung sind die elastischen Elemente der Gefäßwand, vor allem die des *Windkessels*, dessen Wände (große Arterien) auch morphologisch entsprechend ausgestattet sind (Windkesseltheorie von E. H. Weber).

Die über die Blutsäule der Windkesselwand transformierte Systole wirkt auf die jeweils vorhandene Spannung der in ihr bestehenden elastischen Elemente ein. Diese erfahren eine Dehnung, die im Grunde einen Spannungszuwachs bedeutet, ähnlich einer Bogensehne, die gespannt wird. Der rhythmisch erfolgende Spannungszuwachs in der Windkesselwand wird neben dem systolisch entwickelten Kraftaufwand des Herzmuskels als weiterer Vorgang im Diagramm wiedergegeben (systolische *Aufladung* der elastischen Elemente = Erhöhung ihres Elastizitätsmoduls = Verringerung ihrer Dehnbarkeit bzw. des *Dehnungspotentials*).

Die Änderung der systolischen Leistung geschieht ausschließlich während einer Anpassungsphase, die sich im Regulationsbild eindeutig als Regulationsstufe III abgrenzen läßt. Diese folgt, mit einer Ausnahme, auf die noch einzugehen sein wird, der Stufe II, deren Verhalten durch die Bewegung (und die Haltung) des diastolischen Druckes wiedergegeben wird. Allein schon die Reihenfolge der Veränderungen weist darauf hin, daß die des diastolischen Druckes denen des systolischen vorausgegangen sind. Wir können aber auf Grund der Erfahrungen mit dem Regulationstest noch mehr sagen: die Stufe III entwickelt sich immer nur auf der von der Stufe II ausgebildeten Grundlage. Mit anderen Worten: das im Leistungsintegral sichtbar werdende systolische Verhalten ist von dem des diastolischen abhängig, oder: die Systole baut sich auf der Diastole auf. Hierbei ist, entsprechend der Schlauchwellentheorie, nicht nur an die Vorgänge am Herzen, sondern auch an die systolische und diastolische Wellenphase im arteriellen System zu denken.

Welchen Vorgang erfaßt der diastolische Druck? Der Begriff des *Gefäßtonus* ist allgemein wenig geschätzt und gibt auch den Bewegungsablauf und die Beziehung zwischen Stufe II und III nicht genügend wieder. Denn die Stufe II und ihre schon gekennzeichneten Vorgänge bewirken Höhe, Haltung und Bewegung des diastolischen Druckes. Er ist sozusagen das Ergebnis einer sich im arteriellen System abspielenden, rhythmisch neu formierten Wechselwirkung zwischen Antriebsorgan und Peripherie. Beide wirken wie Kraft und Gegenkraft aufeinander und erzeugen die Spannung innerhalb der Blutsäule, die nun ihrerseits auf die Gefäßwand und ihre elastischen Elemente übertragen wird. Der diastolische Druck mißt daher eine Kraft — Gegenkraft — Beziehung, in der die Höhe der als Gegenkraft wirksam werdenden peripheren Einflüsse und die diesen gegenüberstehenden des Antriebes Ausdruck findet. Hierzu ist, wie auch aus dem Vorgang der Schlauchwellenübertragung der Systole, vor allem aber aus der Stufenfolge hervorgeht, als Antriebsorgan nicht nur der Herzmuskel, sondern sind auch die mit ihm sozusagen in Funktionseinheit tretenden elastischen Elemente des Windkessels zu rechnen. Diese sind in diesem Zusammenhang nicht *Peripherie*, sondern gehören zum *zentralen* Antriebsorgan, das über die elastische Gefäßwand bis weit in die Peripherie zu wirken vermag.

Die im arteriellen System zwischen Peripherie und Antrieb entwickelte Spannung wird aber nur dann auftreten können, wenn eine stärkere systolische Leistung wirksam ist, also während der Stufe III. Ihre Mitwirkung am Zustandekommen des diastolischen Druckes muß dagegen um so geringer sein, je niedriger die systolische Leistung gemessen wird. Das ist der Fall, wenn der diastolische Druck gering ist, und wenn das diastolische Integral eine sinkende Tendenz zeigt. Hierbei, und darin drückt sich die Bedeutung der Stufe II aus, fehlt der systolische Leistungszuwachs trotz Zunahme der Belastung so lange, wie die diastolische Druckabnahme besteht. Die Antriebsleistung kann in diesem Falle also nur unwesentlich an der im arteriellen System entstehenden Spannung beteiligt sein; ihre Mitwirkung läßt sogar bei raschem und ausgiebigerem Sinken des diastolischen Druckes nach (Absinken des systolischen Druckes, Fehlen der Stufe III). Aus dieser Sachlage erklärt sich die Wirkung, die vor allem die Vorgänge in der Strömungsperipherie auf den diastolischen Druck ausüben; sie beeinflussen in erster Linie seine Höhe beim Fehlen des systolischen Druckzuwachses. Wir dürfen daher den Schluß ziehen, daß die Veränderung der Strömungsperipherie während der Dominanz der Stufe II das Verhalten des diastolischen Druckes fast ausschließlich bestimmt. Wie die Erfahrung aus den Regulationsergebnissen lehrt, fehlt die systolische Mitwirkung während der wachsenden Belastung so lange in stärkerem Ausmaße, wie der diastolische Druck absinkt. Dieses Verhalten ändert sich in dem Augenblick, in dem der diastolische *Tiefpunkt* (der diastolische Fußpunkt von W. R. Hess) erreicht ist. Jetzt springt die systolische Leistung an, jedoch ohne bei *eutonischer* Anpassung den diastolischen Druck wesentlich zu beeinflussen.

Der Wechsel zum Mitwirken der Stufe III, der, solange die diastolische Bewegung vorhält, fehlt, ist damit in seiner Beziehung eindeutig gekennzeichnet. Er stellt sich ein, wenn die Änderung der Verhältnisse in der Strömungsperipherie aufhört, wenn also die Möglichkeiten der Stufe II erschöpft sind. Diese Möglichkeiten bestehen zusammengefaßt in der Änderung des Strömungswiderstandes, der also offensichtlich innerhalb der Stufe II allein den diastolischen Druck bestimmt. Die zur Antriebsleistung gehörenden Einflüsse, Systole des Herzens, elastischer Widerstand, spielen in diesem Zeitraum nur eine untergeordnete Rolle. Sie setzen erst ein, wenn die Stufe II ausgeschöpft ist, d. h. wenn die Vorgänge, die den peripheren Strömungswiderstand verändern, in dem der individuellen Dynamik möglichen Umfange ausgenutzt worden sind. Es zeigt sich weiter aus der Eigenart des Überganges von Stufe II (auf dem erreichten Tiefpunkt verharrend) zur Stufe III, daß diese auf der Grundlage der vorausgehenden aufgebaut wird. Diese Feststellung geht auch aus dem stets wiederkehrenden Befund hervor, daß die systolische Leistung (bei eutonischem Verhalten und bei gleich hoher Belastung) um so später eingeschaltet wird, je ausgiebiger der diastolische Druck abgesunken war (bzw. je länger die Stufe II allein die Anpassung an die zunehmende Beanspruchung besorgt hat).

Die mit dem diastolischen Druck während der Entfaltung der Stufe II gemessenen Werte kennzeichnen also das im peripheren Strömungswiderstand bestimmte Verhalten der Spannung im arteriellen System. Sie entsteht nicht nur aus einem Wirken der Gefäßwand (im Sinne des Gefäßtonus), sondern vorwiegend aus der Kraft-Gegenkraft-Wirkung zwischen Peripherie bzw. Strömungswiderstand und systolischer Antriebskraft. Beide verursachen eine Spannung, die über die Blutsäule auf die Gefäßwand wirksam wird. Der Spannungseffekt ist hierbei um so geringer, je niedriger der periphere Strömungswiderstand ist, ein Zustand, der stets während der Stufe II eintritt. Auch das Verhalten der systolischen Leistung innerhalb dieser Stufe kennzeichnet den geringen Anteil der Antriebskräfte am Zustandekommen des diastolischen Druckes. Ihr Anteil bleibt auch unter Belastung um so geringer, je mehr der periphere Strömungswiderstand absinkt (volumtypische Regulationsform). Er wächst dagegen bei wenig veränderlicher Strömungsperipherie. In diesem Falle (drucktypische Regulationsform) nimmt die im diastolischen Druck wiedergegebene Spannung in der Blutsäule und ihre Wirkung auf die elastischen Elemente während der Beanspruchung zu. Auch dieser Fall äußert sich im Regulationstest, und zwar in zwei Symptomen:

1. im Auftreten der schon erwähnten TRAUBE-HERINGschen Wellen und
2. im Ansteigen des diastolischen Druckes während der Zunahme der systolischen Leistung.

Die Amplitude nimmt hierbei nicht oder nur wenig zu.

Wir messen daher, je nach dem Verhalten der Stufenentfaltung, im diastolischen Druck zwei verschiedene Einflüsse: während der Stufe II vorwiegend den der Strömungsperipherie und während der Entfaltung der Stufe III das Wirken der zentralen Antriebe einschließlich des Einflusses der elastischen Elemente. Deren Wirksamkeit wächst deutlich, wenn der diastolische Druck das beschriebene Verhalten (TRAUBE-HERINGsche Wellen oder Ansteigen) bei gleichzeitiger Zunahme des systolischen Druckes (sowie der Puls- und Atemfrequenz) zeigt.

Die Änderungen des diastolischen Druckes sind bei eutonischem Verhalten auch dann gering, wenn die Stufe III vorzeitig eingeschaltet wird (wenn der diastolische Druck also frühzeitig den Tiefpunkt erreicht). Dieses Verhalten sowie das bei beweglicher Strömungsperipherie zeigt erneut die immer wiederkehrende Tatsache, daß die Vorgänge der Stufe II den Zeitpunkt des Einschaltens der Stufe III bestimmen. Da die Stufe II sich durch die Bewegungsgröße des diastolischen Druckes äußert und dieser die Spannung wiedergibt, die im arteriellen System durch die Kraft-Gegenkraft-Wirkung der Antrieb-Peripherie-Einflüsse entstanden ist, sprechen wir von der *diastolischen Spannung*. Auf ihr baut sich der systolische Spannungszuwachs der Stufe III auf. Das im Regulationsbild hervortretende Diagramm gibt daher zweierlei wieder, einmal im diastolischen Teil das Integral der Spannungsänderung, zum anderen im systolischen Teil das Integral des auf diesem jeweils sich aufbauenden Spannungszuwachses. Die Summe der diastolischen Druckwerte kennzeichnet die Spannungsebene (das Spannungsniveau), auf der sich die Summe des unter der Anforderung nötig werdenden systolischen Spannungszuwachses entwickelt.

Aus der Kenntnis der Stufenentfaltung und der Erfahrung aus der Vielzahl der Regulationsformen lassen sich ohne weiteres die Beziehungen zwischen Peripherie und Antrieb entnehmen. Ihre Einflüsse auf den diastolischen und systolischen Druck sind eindeutig zu klären. Die Betrachtung des in jedem Regulationsbild sichtbar werdenden Leistungsintegrales ermöglicht es, die Eigenart der Spannungslage und den Anteil von Peripherie und Antrieb an ihrem Zustandekommen dem Verhältnis nahe zu bringen. Damit wird gleichzeitig, ausreichend für die klinische Beurteilung, die Kenntnis von der Eigenart der Hämodynamik vermittelt, wie sie auch mit anderen Verfahren (physikalische der FRANKschen Schule) kaum umfangreicher gewonnen werden kann. Das gilt insbesondere im Hinblick auf die auch bei diesem Verfahren vorhandenen Schwierigkeiten und die daraus entstehenden Ungenauigkeiten, auf die noch später einzugehen sein wird.

Aus unserer Analyse ist zu erkennen, daß sich mit Hilfe dieser einfachen Verfahren, besonders bei Anwendung der allmählich zunehmenden Belastung, die Vorgänge in detaillierter Weise klären lassen. Aus der Gesamtheit des Erfahrungsgutes (siehe Regulationsbilder) ergeben sich also folgende Beziehungen:

1. Die Stufe II geht bei geordneter Regulationsentfaltung der Stufe III voraus (Ausnahme: bestimmte Formen jugendlichen Drucktypes).
2. Die Vorgänge der Stufe II, ausgedrückt durch die Höhe und die Bewegungsgröße des diastolischen Druckes, gehen stets mit einem Nachlassen der Spannung im arteriellen System einher. Das Absinken des diastolischen Druckes ist in diesem Zeitraum ausschließlich Folge von Änderungen des peripheren Strömungswiderstandes, der sich während der Stufe II bis zu einem für jeden Einzelfall charakteristischen Tiefpunkt (diastolischer Fußpunkt) verringert.
3. Die Vorgänge bei Einschalten der Stufe III bauen sich auf der vorausgehenden Stufe auf. Die Stufe III gelangt wenig oder nicht zur Entfaltung, wenn die Stufe II erheblich beteiligt ist, dagegen um so stärker, je geringer ihre Beteiligung ist. Auch hierbei hängt das Ausmaß der Mitwirkung (Höhe der systolischen Leistung) davon ab, auf welchem Niveau die diastolische Spannung angetroffen wird.
4. Die Zusammenhänge zeigen, daß bei niedrigem peripherem Widerstand (Maximum der Stufe II) die systolische Anspannung des Herzmuskels und der elastischen Wandelemente gering ist. Sie wächst dagegen zusehends, wenn der periphere Widerstand nicht genügend abnimmt, also immer dann, wenn die Stufe II unzureichend oder in ihrer Leistungsbreite ausgeschöpft ist. Das heißt in bezug auf die gemessenen Größen, daß bei niedrigem diastolischem Druck die Zunahme des systolischen unter Belastung klein bleibt. Je höher der diastolische Druck liegt, um so früher und steiler springt der systolische Druck an.
5. Wie die Regulationsbilder erkennen lassen, ist die Amplitude unter Belastung bei abnehmendem peripherem Widerstand größer als bei konstantem Widerstand und dem entsprechenden Anstieg des systolischen Druckes. Die Pulsfrequenzbewegung weist dabei deutliche Beziehungen zum peripheren Widerstand auf: die Pulsfrequenz steigt im ersten Falle nur gering, im zweiten steiler an, auch ihr Ruheniveau liegt beim zweiten Verhalten deutlich höher (drucktypische, relative Tachykardie im Gegensatz zur volumtypischen, relativen Bradykardie). Das heißt mit anderen Worten: mit fallendem Widerstand sinkt die Pulsfrequenz, mit steigendem nimmt sie zu. In dieses Verhalten der Widerstände ist auch das des elastischen Widerstandes einzubeziehen: Zunahme mit wachsender systolischer Leistung unter gleichzeitiger Steigerung der Pulsfrequenz. Bei geringem elastischem Widerstand (großem Dehnungspotential der Gefäßwand) ist auch der periphere Strömungswiderstand gering (der diastolische Druck niedrig). In bezug auf die Stufenentfaltung (bei Eutonie) bedeutet das eben Gesagte: mit wachsendem Wirkungsanteil der Stufe II verringert sich die Zunahme der Pulsfrequenz, mit steigendem der Stufe III nimmt die Frequenz zu.
6. Auch im Hinblick auf die Amplitude werden eindeutige Beziehungen zur Pulsfrequenz sichtbar. Wie schon das Verhalten bei volumtypischer Regulation erkennen läßt, ist die Pulsbewegung um so kleiner, je weiter sich die Amplitude unter der Belastung ausdehnt.

Das gleiche gilt für den drucktypischen Fall, je höher die systolische Leistung ist und je mehr sich die Amplitude über ihren Anstieg ausdehnt, um so weniger nimmt die Pulsfrequenz bei wachsender Belastung zu.

Diese Beziehungen, die sich aus dem Verlauf der verschiedenen Regulationsbilder ergeben, decken sich in jeder Weise mit den schon von Broemser und Ranke und später von Wezler und Böger gefundenen, allgemeinen Regeln über die Bewegung der isoliert gemessenen Kreislaufkomponenten. Beide Untersuchergruppen konnten mit ihren Verfahren zeigen, daß

1. mit wachsendem peripherem Widerstand der diastolische und der systolische Druck ansteigen; die Druckamplitude kann hierbei abnehmen. Es entwickelt sich also ein Verhalten wie in vielen Fällen von Drucktyp.
2. Mit steigendem elastischem Widerstand sinkt der diastolische Druck geringgradig ab; die Druckamplitude nimmt durch Ansteigen des systolischen Druckes zu. Dieser Fall entspricht der erwähnten Ausnahme. Sie findet sich fast nur bei jugendlichen Menschen und ist als Frühform der drucktypischen Entwicklung zu betrachten. Die Senkung des diastolischen Druckes bei steigendem systolischem bewegt sich stets in engen Grenzen. Differentialdiagnostisch wichtig ist hierbei, daß die Zunahme des systolischen Druckes (und der Pulsfrequenz) der diastolischen Bewegung vorausgeht und mit dem Auftreten der Traube-Heringschen Wellen verbunden ist. Die diastolische Senkung dieser Form ist als passiver Dehnungsvorgang von dem der aktiven Entspannung (Stufe II) zu unterscheiden; er erfolgt nur, wie auch Wezler und Böger bestätigen, im Zusammenhang mit der Steigerung des systolischen Druckes.
3. Das Minutenvolumen hat bekanntlich ein Maximum bei einer Pulsfrequenz von 120 bis 130 pro min (bei regelrechtem elastischem und peripherem Widerstand). Die Blutdruckwerte zeigenebenfalls ein Maximum als Funktion der Frequenz (diastolisch und systolisch). Die Amplitude nimmt mit steigender Pulszahl ab. Auch diese Beziehungen werden durch die Regulationsbilder bestätigt. Überschreitet die Frequenz das Leistungsmaximum, so nimmt die Amplitude mehr und mehr ab, gleichgültig, ob es sich um ein eutonisches oder dystonisches Regulationsbild handelt. Diese Zusammenhänge werden durch die Berechnung der Zuwachswerte nach Grote und Rothschuh besonders deutlich.

Auch diese Darlegungen bestätigen, daß keine Ursache vorliegt, um den Wert der einfachen Verfahren in Frage zu stellen. Der Vergleich mit den Ergebnissen aus den physikalischen Verfahren zeigt vielmehr die Genauigkeit, mit der die einfachen Verfahren die Eigenarten des untersuchten Kreislaufes sichtbar machen.

b) Berechnung des Leistungsintegrals

Die Analyse des systolischen Druckes wurde noch einmal der des diastolischen vorangestellt. Wie aber schon bei der Analyse der Regulationsformen gezeigt werden konnte, ist die regulative Bedeutung des diastolischen Druckes der des systolischen mindestens ebenbürtig. Die von ihm abhängige systolische Leistung geht nicht nur aus dem Verhalten beim Drucktyp hervor, sondern auch aus dem der volumtypischen Regulationsformen. Während die Spannungslage beim Drucktyp in der Regel um 80 mm Hg oder höher liegt und sich während der Belastung kaum oder nur wenig verändert (eutonisches Verhalten), ist sie in der Regel beim Volumtyp schon bei Körperruhe (z. B. beim Stehen) relativ niedrig, gewöhnlich zwischen 50 und 60 mm Hg. Die Weitung der Amplitude erfolgt in solchen Fällen vorwiegend über die Senkung der diastolischen Spannungsebene. Gegenüber der Bewegung des diastolischen Druckes bleibt die des systolischen bemerkenswert gering. Das bedeutet, daß die systolische Leistung zum Ausgleich der Belastung bei einer Senkung solchen Ausmaßes nicht erforderlich ist und deshalb nicht eingesetzt wird; die Erfahrungen aus dem Veritoltest zeigen, daß sie bei noch höherer Beanspruchung auch gesteigert werden kann. Beim Volumtyp besteht bei leistungsfähigem Herzmuskel demnach ebenfalls die Möglichkeit, eine hohe systolische Leistungsspitze zu entwickeln.

Diese Beobachtungen bestätigen, daß die diastolische Spannung je nach ihrer Bewegungsgröße den Zeitpunkt bestimmt, in dem die systolische zusätzlich in die Anpassungsvorgänge eingreift, d. h., daß erst in diesem Augenblick die strömungsbeschleunigenden Impulse auftreten, die beim Volumtyp auch bei höherer Belastung fehlen können. Daraus ergibt sich, daß in allen Regulationsformen, in denen bei der üblichen Tagesbelastung die systolische Leistung nicht stark beansprucht wird, auch die Strömungsgeschwindigkeit keine besonders hohen Werte erreicht. Beim Drucktyp entwickelt sich — mitunter schon bei kleinen Belastungen — ein bemerkenswert steiles Strömungsgefälle mit hoher Strömungsgeschwindigkeit. Beim Volumtyp dagegen bleibt selbst bei höheren Belastungen das extravertierende Strömungsgefälle relativ flach.

In diesem Zusammenhang sei darauf hingewiesen, daß die Amplitude nicht nur einen nicht definierbaren Bewegungsvorgang wiedergibt; sie ist durch das von der jeweiligen diastolischen Spannungsebene begrenzte Minimum der Amplitudenbewegung und das durch den systolischen Spannungszuwachs entstehende Maximum begrenzt. Aus der Weite der Amplitudenbewegung kann auf die relative Größe des im Zeitpunkt bestehenden Füllungsvolumens rechnerisch geschlossen werden (Amplitudenfrequenzprodukt nach LILJESTRAND und ZANDER. Der gleiche Vorgang gibt aber außerdem eine gewisse Vorstellung von dem im Zeitpunkt bestehenden Kraft-Gegenkraft-Verhältnis. Die Amplitudenbewegung erfordert je nach Lage und Ausmaß einen mehr oder minder großen Kraftaufwand. Seine Größe läßt sich zahlenmäßig ausdrücken, sie ergibt sich aus der Differenz zwischen Maximum und Minimum der der wirkenden Kraft proportionalen Amplitude (SCHIRMER). Die dann jeweils aufgewendete Energie errechnet sich aus der Differenz der Quadrate der Amplitudenwerte (Energieproportional dem Quadrat der Amplitude).

Als dritte Größe muß hierbei die Pulsfrequenz berücksichtigt werden; sie kennzeichnet die rhythmisch erfolgende Wiederholung des systolischen Spannungszuwachses. Wenn wir sie in die genannte Berechnung einbeziehen, erhalten wir den ungefähren Wert für den pro Minute notwendigen Aufwand an Energie.

Die Berechnungsformel geht hierbei von der Grundspannung 0 mm Hg (Nullspannung) aus, zu der die Differenzbeträge in Beziehung gesetzt werden. Wie die Untersuchungserfahrung lehrt, findet man eine Nullspannung nur bei maximalem Absinken des diastolischen Druckes, z. B. bei hoher Belastung und bei Überwiegen der Stufe II im Regulationsablauf. Während sie unter diesen Umständen direkt meßbar wird, muß in allen übrigen Fällen die Beziehung zur Nullspannung hergestellt werden, also immer dann, wenn der diastolische Druck höher als 0 mm Hg gemessen wird.

Dieses Vorgehen ist berechtigt, weil die Messung des Blutdruckes an der A. brachialis etwa in der Mitte zwischen Herz und Peripherie erfolgt. Vom physikalischen Standpunkt aus betrachtet, ist die Zunahme des systolischen Druckes auf die Leistung, die die Dehnung der elastischen Gefäßwand hervorbringt, zurückzuführen. Die Leistung wird also nicht nach dem POISEUILLEschen Gesetz berechnet.

Die die Leistung kennzeichnende Formel lautet:

(Maximalspannung² — Minimalspannung²) · Pulsfrequenz pro min = proportional der Leistung oder kürzer ausgedrückt:

$$(p_{\max}^2 - p_{\min}^2) \cdot \nu = \text{Leistung}^{1)}$$

Hierbei entspricht der jeweils gemessene systolische Druck dem Amplitudenmaximum ($p_{\max}$) und der diastolische dem Amplitudenminimum ($p_{\min}$).

---

1) Die Ableitung dieser auf einfachen Grundlagen beruhenden Formel wird auf Seite 104 dargestellt.

Durch diese Berechnung findet die in jedem Zeitpunkt während der Belastung auftretende Leistung (und ihr Zuwachs) ihren zahlenmäßigen Ausdruck. Berücksichtigt man weiterhin die zeitliche Änderung von Druck und Pulsfrequenz, so ergibt sich durch zeitliche Summation der einzelnen Leistungswerte der individuelle Energieaufwand. Seine Größe ist durch den in jedem Zeitpunkt bestimmten Wert der Leistung während des Belastungsablaufes ausreichend gegeben[1]).

Berechnen wir nun die Leistungswerte der verschiedenen Regulationsformen, so stellt sich deutlich das günstigere Verhalten des Volumtypes heraus. Es entspricht etwa, um einen Vergleich zu gebrauchen, der Arbeit beim Bergabgehen, die Leistung des Drucktypes der beim Bergangehen. Die im Kreislauf entwickelte Energiegröße während der Belastungszunahme wird von der Fläche wiedergegeben, die von der Abszisse und den errechneten Leistungswerten begrenzt wird. Ihr entspricht die von der Hämodynamik während der Belastung aufgewendete Gesamtenergie (Fläche proportional der Energie). Im Diagramm wird aus der Größe der Fläche deutlich erkennbar, daß die drucktypische Regulation einen größeren Energieaufwand nötig hat als die volumtypische (bei gleicher Beanspruchung). Diese Feststellung ist für die Kenntnis der Ökonomie der Kreislaufarbeit wichtig, ebenso auch für das Erkennen der individuellen Leistungsform und Leistungsgröße.

In diesen Beziehungen tritt die Rolle des Pulses deutlich hervor. Wie schon erörtert, dient er gewissermaßen durch die Möglichkeit des Frequenzwechsels als Schaltung auf verschiedene Gangarten. Der Gang ist, ähnlich wie bei einem Motor, um so kleiner, je größer die Belastung ist, also immer dann, wenn die Kreislaufarbeit unter hoher Spannung erfolgt. Der Pulsanstieg ist dann mit zunehmender Belastung besonders steil (Drucktyp), die Ruhefrequenz in der Regel schon relativ hoch. Bei niedriger Spannung stellt man dagegen die schon erwähnte Bradykardie fest. Die Abhängigkeit des Verlaufes der Pulskurve geht hierbei deutlich aus dem Verhalten des jeweiligen Amplitudenminimums hervor, das beim Drucktyp auch im Zustand der Körperruhe höher ist als beim Volumtyp. Auch daraus erklärt sich die höhere Ausgangslage der Frequenz.

Das folgende Kapitel ergänzt die eben geführten Erörterungen. Es wurde, ebenso wie die mathematischen und physikalischen Berechnungen, von dem Mathematiker der OSRAM GmbH, Studiengesellschaft für elektrische Beleuchtung in Berlin, Herrn Dr. SCHIRMER, verfaßt. Die von Herrn Dr. SCHIRMER eingeführte Berechnungsformel läßt ohne weiteres die Unterschiede im Leistungsaufwand der einzelnen Regulationsformen erkennen. Die Unterschiede sind erwartungsgemäß beim Menschen mit Drucktyp sehr groß (größer als 6 → 9), beim Volumtyp dagegen niedriger (kleiner als 3) ← 9.

c) Zur numerischen Erfassung der Herzleistung

Von Dr. Schirmer

Blutdruck und Pulsfrequenz mögen in Abhängigkeit von der Zeit bei verschiedenen äußeren Belastungen durch Messungen gegeben sein; gesucht wird eine einfache Formel zur Erfassung der Leistungsbeanspruchung des Herz-Gefäßsystems.

Als Ersatzmodell für das System Blutgefäße-Herz werde eine elastische Feder gewählt, auf die in regelmäßigen Intervallen ein veränderlicher Druck p wirke. Hierbei ist die Feder als Äquivalent für das Gefäßsystem, die Druckspannung p als Ersatzmodell des Herzens aufzufassen.

[1]) s. Seite 104.

p möge auf eine Fläche der Größe F wirken; die gesamte auf die Feder (auf das Gefäßsystem) ausgeübte Kraft werde mithin durch $p \cdot F$ dargestellt.

Im Sinne dieses elementaren Modells wird nun der Weg s, um den die (gegenüber s sehr lang gedachte) Feder durch Druck verkürzt wird, unter formaler Beachtung des HOOKEschen Gesetzes der Elastizitätstheorie angesetzt zu

$$s = \frac{l}{E}\, p; \tag{1}$$

hierbei ist l als Länge der Feder, E als Elastizitätsmodul anzusehen.

Die Größe

$$C = \frac{l}{E} \tag{2}$$

kann als (unbekannte) Konstante betrachtet werden; der Ausdruck

$$s = C p \tag{3}$$

besagt dann einfach, daß der Weg der Druckspannung (des Herzmuskels) als proportional dem jeweiligen Druck p angenommen wird.

Ausdruck (3) ist natürlich bedingt durch die rein formal-mathematische Anwendung des HOOKEschen Gesetzes im Sinne der einfachen Modellvorstellung der elastischen Feder. In Wirklichkeit wird

$$s = s\,(p) \tag{4}$$

eine komplizierte Funktion des Druckes p sein, die durch weitergehende physikalische Betrachtungen (O. FRANK, BROEMSER und RANKE, WEZLER und BÖGER, PORJE, RONNINGER u. a.) näher festgelegt werden müßte; durch Betrachtungen dieser Art müßte die Brauchbarkeit der hier ohne Beweis angewandten Modellvorstellung geprüft werden. Die hier ohne Anspruch auf Exaktheit gewählten einfachen Voraussetzungen können daher nur zu einer ersten Abschätzung der Leistungsbeanspruchung des Herz-Gefäßsystems unter Zugrundelegung gemessener Blutdruck- und Pulsfrequenzwerte führen.

Nun ist die am Gefäßsystem (die an der Feder) geleistete Arbeit A beim Verschieben des Stempels von $p_{\min}$ auf $p_{\max}$ gegeben durch

$$A = \int pF\, ds \tag{5}$$

und mit

$$ds = \frac{l}{E}\, dp \tag{6}$$

gemäß (1) ergibt sich

$$A = F\,\frac{l}{E} \int_{p_{\min}}^{p_{\max}} p\, dp \tag{7}$$

bzw.

$$A = \frac{1}{2}\, F\, \frac{l}{E}\, [p^2_{\max} - p^2_{\min}]\,. \tag{8}$$

Hierbei ist

$$K = \frac{1}{2}\, F\, \frac{l}{E} \tag{9}$$

wie C in (2) als unbekannte Konstante aufzufassen.

(8) ist ein Ausdruck für die beim Zusammendrücken der Feder aufgewendete mechanische Arbeit. Bei der folgenden Ausdehnung der Feder würde diese die gewonnene Energie wieder an den Stempel abgeben. Im wirklichen Blutgefäßsystem dagegen wird das Blut durch die elastische Bewegung der Blutgefäßwandungen in die Haargefäße gedrückt, während das Zurückwandern des Blutes zum Herzen durch Verschluß einer Herzklappe unterbunden wird. Als äquivalenter Ausdruck für die Herzarbeit wird daher der obige Ausdruck (8) genommen, der der aufzuwendenden Energie während einer *Halb*periode entspricht.

Der Ausdruck für die Herzleistung (Arbeit pro Zeiteinheit) ergibt sich offenbar aus (8) und (9) durch Multiplikation mit der (beobachteten) Pulsfrequenz ν zu

$$N = K\,[p^2_{\max} - p^2_{\min}]\,\nu\,. \tag{10}$$

Da über die Größe K in (10) infolge des sehr einfachen Modells nichts ausgesagt werden kann, wird die Leistung N in (10) in willkürlichem Maß gemessen. Das Verhältnis V_N der nach (10) berechneten Herzleistung N_B bei Belastung zur normalen Herzleistung N_O vermittelt nun, da die unbekannte Konstante K dann durch Quotientenbildung herausfällt, eine praktische Vorstellung von der Erhöhung der Herzleistung bei Belastung gegenüber der normalen Leistung:

$$V_N = \frac{N_B}{N_O}\,. \tag{11}$$

Es fällt auf, daß Ausdruck (10) lediglich den Maximal- und den Minimalwert des Blutdrucks enthält, dagegen unabhängig von der Form der Blutdruckkurve ist. Dies ist eine Folge des einfachen Ansatzes (3); würde allgemein (4) angenommen, wie bei Anwendung einer exakteren Theorie notwendig, so wäre statt (6)

$$ds = s'(p)\,dp = \frac{\dfrac{ds}{dt}}{\dfrac{dp}{dt}}\,dp \tag{6a}$$

nicht mehr unabhängig von der Form der Kurven

$$\begin{aligned} s &= s(t)\,, \\ p &= p(t)\,; \end{aligned} \tag{12}$$

damit wären auch A und N a b h ä n g i g von (12) entsprechend der obigen Ableitung.

Infolge der angenommenen Proportionalität der s- und p-Kurven (12) in jedem Zeitaugenblick ist dagegen im p-s-Diagramm p in einfachster Form als linear abhängig von s angesetzt, damit das Energieintegral in der angegebenen elementaren Form erfaßbar.

Im folgenden mögen Normaltyp, Volumtyp und Drucktyp miteinander verglichen werden.

Der Normaltyp zeigt in Ruhe als Blutdruckwerte in mm Hg

$$p_{\max} = 120, \qquad p_{\min} = 80,$$

bei Belastung dagegen

$$p_{\max} = 170, \qquad p_{\min} = 50$$

mit einer Differenz der beiden Werte von 120 mm Hg. Die Pulsfrequenz ν steigt von 70 in Ruhe auf 120 pro Minute nach Belastung.

Der Volumtyp zeigt bei der gleichen Belastung ebenfalls eine Druckdifferenz von 120 mm Hg, jedoch in der Form

$$p_{\max} = 140, \qquad p_{\min} = 20$$

mit einer Erhöhung der Pulsfrequenz auf nur 80, während der Drucktyp bei der gleichen Belastung in gleicher Weise eine Druckdifferenz von 120 mm Hg aufweist, jedoch die Werte

$$p_{\max} = 200, \qquad p_{\min} = 80$$

einstellt bei einer Erhöhung der Pulsfrequenz auf 140.

Mittels der Formeln (8), (10) und (11) ergeben sich hiermit für die Herzarbeit A, die Herzleistung N und die Erhöhung V_N der drei Typen gegenüber der Ruhestellung für die gleiche äußere körperliche Belastung die folgenden Werte:

	A	N	V_N
Normaltyp Ruhe	$K\,[12^2-8^2]\,100$	$K[12^2-8^2]\,100\cdot 70$	
Normaltyp Belastung	$K\,[17^2-5^2]\,100$	$K[17^2-5^2]\,100\cdot 120$	
Volumtyp Belastung	$K\,[14^2-2^2]\,100$	$K[14^2-2^2]\,100\cdot 80$	
Drucktyp Belastung	$K\,[20^2-8^2]\,100$	$K[20^2-8^2]\,100\cdot 140$	
Normaltyp Ruhe	$80\cdot 100\,K$	$5600\cdot 100\,K$	1,00
Normaltyp Belastung	$264\cdot 100\,K$	$31680\cdot 100\,K$	5,66 (≈ 6)
Volumtyp Belastung	$192\cdot 100\,K$	$15360\cdot 100\,K$	2,74 (≈ 3)
Drucktyp Belastung	$336\cdot 100\,K$	$47040\cdot 100\,K$	8,40 (≈ 9)

Die Verhältniszahlen V_N können im Rahmen der obigen Ausführungen als Maß für die Erhöhung der Herzleistung bei vorausgesetzter gleicher Belastung infolge der eingestellten Gefäßspannungen und Pulsfrequenzen angesehen werden. Sie verhalten sich im obigen Beispiel wie 6:3:9. Diese drei Verhältniszahlen geben etwa den Leistungsaufwand wieder, den die einzelnen Regulationsformen bei gleicher Belastung und gleicher Differenz zwischen Maximal- und Minimaldruck aufweisen.

Bei veränderlicher Belastung des Organismus verändern sich systolischer und diastolischer Druck sowie die Pulsfrequenz; damit ist gemäß (10) die Herzleistung N eine Funktion der Zeit t:

$$N = N(t)\,. \tag{13}$$

Die gesamte Energie bei Belastung (die gesamte aufgewandte Herzarbeit im Zeitintervall t_o) W_B ist dann offenbar gegeben durch

$$W_B = \int_0^{t_o} N(t)\,dt\,, \tag{14}$$

also durch die Fläche unterhalb der Kurve $N(t)$ zwischen der Anfangszeit 0 und der Endzeit t_o.

Bei Normalbelastung innerhalb der Zeit t_o wäre dagegen die normale Energieentwicklung (der normale Arbeitsaufwand des Herzens) W_o gleich dem Produkt aus der normalen Herzleistung N_o und der Zeit t_o:

$$W_o = N_o\cdot t_o\,. \tag{14a}$$

Das Verhältnis V_W der beiden W-Werte liefert dann ein Maß für die Erhöhung der Herzarbeit innerhalb der beobachteten Zeitdauer t_o gegenüber der Ruhe innerhalb des gleichen Zeitintervalls:

$$V_W = \frac{W_B}{W_o}\,. \tag{15}$$

d) Das Amplitudenfrequenzprodukt nach Liljestrand und Zander

In diesem Zusammenhang muß auf die umstrittene, von LILJESTRAND und ZANDER entwickelte Formel zur Berechnung des Minutenvolumens, das sogenannte Amplitudenfrequenzprodukt, eingegangen werden. Bei der Klarheit, mit der die hämodynamischen Bewegungsvorgänge unter dem Einfluß einer allmählich gesteigerten Belastung wiedergegeben werden, ist es naheliegend, sich die Frage aufs Neue vorzulegen, ob es nicht in irgendeiner Form möglich ist, aus der Bewegungsgröße und der Richtung der einzelnen Kreislaufkomponenten Schlüsse auf den ungefähren Umfang der Blutverschiebung, auf die Höhe des Füllungsvolumens (Volumenleistung) und auf die Größe des Schlagvolumens zu ziehen, obwohl WEZLER und THAUER einen solchen Versuch, wie er schon von APERIA durchgeführt wurde, für aussichtslos erklärt haben. Die Frage ist um so berechtigter, wenn man an die öfter erwähnten Erfahrungen von WETTERER und DEPPE denkt. Die Ergebnisse der einzelnen physikalischen Meßverfahren (FRANK, BROEMSER-RANKE, WEZLER-BÖGER) weichen nicht nur von den blutig gewonnenen Meßwerten ab, sondern es zeigen sich auch grobe Differenzen im Ergebnis der einzelnen Verfahren untereinander. Diese nehmen in um so größerem Maße zu, je mehr während wechselnder Kreislaufleistung bei Beanspruchung registriert wird. Nach Ansicht der genannten Untersucher darf als wahrscheinlich angenommen werden, daß diese Unterschiede im Meßergebnis nicht nur für die physikalischen Methoden, sondern auch für die gasanalytischen Verfahren gelten. Wie sie hervorheben, „haften diesen vor allem bei raschen und quantitativ erheblichen Zustandsänderungen des Kreislaufes so große Fehler an, daß sie nicht als Maßstab für die Richtigkeit einer anderen Methode dienen können". Die schon im Ruheversuch nachweisbaren Abweichungen treten im Arbeitsversuch noch wesentlich stärker hervor.

So wurden im Ruheversuch bis zu + 50% Abweichungen nach Arbeit sowie nach Adrenalininjektion bis zu + 178% bei Berechnung nach BROEMSER-RANKE, bei Berechnung nach WEZLER-BÖGER sogar bis zu + 282% Abweichung gegenüber den blutig ermittelten Werten festgestellt. WETTERER und DEPPE betonen hierbei, daß das im Tierversuch gefundene Verhalten wahrscheinlich auch beim Menschen zu finden sei. Die schwierigen Umstände für Versuche, die bei Messung am Menschen dadurch entstehen, daß die Versuchsperson eingearbeitet werden muß, um ihr die psychische Unruhe und die Angst zu nehmen, zeigen die ausschlaggebende Bedeutung, die der Einfluß psychischer Faktoren hat. Gleichartige Feststellungen haben auch KNIPPING und seine Mitarbeiter LANDEN, MEYER zum GOTTESBERGE und NIESKE und andere machen können. Unvollkommene seelische Entspannung, selbst schon geringfügige seelische Anregung, deformieren die Arbeitskurven, so daß Meßfehler auftreten und die Anwendung komplizierter Methoden in Frage stellen. KNIPPING betont, daß die Ergebnisse nur dann zu verwerten sind, wenn eine *optimale Entspannung* von Körper und Geist gewährleistet ist.

Es wurde schon hervorgehoben, daß die Bedingungen einer Entspannung zweifellos nur von der Regulationsprüfung im ansteigenden Bade erfüllt werden. Abgesehen davon, daß dabei ohne allzu beängstigendes Instrumentarium und mit einer dem Patienten gewohnten Prozedur untersucht wird, ist die erforderliche körperliche und geistige Entspannung weitgehend durch Wassertemperaturen von 38° bis 39° C (Einfluß der Regulationsstufe II. Ordnung — Entspannungsphase) zu erreichen. Unter dem Eindruck dieser als besonders günstig zu bezeichnenden Untersuchungsbedingungen sowie durch die Möglichkeit der genauen Stufendiagnostik kann heute mehr als früher von der Berechnung des Amplitudenfrequenzproduktes erwartet werden. Selbstverständlich erhält man auch jetzt keine absoluten Zahlenwerte, sondern nur relative Angaben, aus denen die Richtungsänderung und die verschiedene Größenordnung des Minutenvolumens hervorgeht. Der Einwand von WEZLER und BÖGER, man könne die Berechnung nicht verwenden, weil der diastolische Druck nichts über den elastischen Strömungswiderstand aussagt, ist nicht mehr stichhaltig, da es möglich geworden ist, aus der Analyse der Regulationsbilder das Verhalten des peripheren und des elastischen Widerstandes ausreichend zu differenzieren.

Es erscheint zweckmäßig, die Differenzierung des peripheren und elastischen Widerstandes noch einmal genauer zu erörtern. Schon bei der Analyse der einzelnen Regulationsbilder wurde darauf hingewiesen, in welcher Weise die Unterscheidung auf Grund des Verhaltens des diastolischen und systolischen Druckes sowie ihrer Beziehung zur Pulsfrequenz durchführbar ist. Es war gesagt worden, daß aus dem Verhältnis Druckamplitude zur Frequenz der Zeitpunkt erkennbar wird, in dem die elastischen Kräfte des arteriellen Systems während der Belastung in größerem Ausmaße beansprucht werden. Er tritt dann ein, wenn der diastolische *Tiefpunkt* (= Maximum der Fußpunkte) erreicht ist. Im gleichen Augenblick erfolgt die Amplitudenzunahme durch Ansteigen des systolischen Druckes und damit die Anspannung der Gefäßwandelastizität infolge des schon beschriebenen Dehnungsvorganges. Mit der Steigerung des Elastizitätsmoduls kommt es zugleich auch zum steileren Anstieg der Pulsfrequenz.

Während sich in diesem Belastungszeitraum der diastolische Druck kaum oder in Form der Traube-Heringschen Wellen verändert, setzt vorwiegend bei jüngeren Menschen diese Bewegungshemmung des diastolischen Druckes nach einem steileren Anstieg des systolischen Druckes und der Pulsfrequenz wieder aus. Letztere kann sogar zurückgehen, wenn der diastolische Druck abfällt (ähnlich wie bei Anwendung von Doryl). Die Traube-Heringschen Wellen verschwinden dann ebenfalls. Dieser Ablauf — Ansteigen des systolischen Druckes und der Pulsfrequenz und danach Absinken des diastolischen mit Stagnieren (bzw. Absinken) des systolischen Druckes und der Pulsbewegung — stellt die Umkehr der sonst üblichen Regulationsentfaltung dar, die Stufe III tritt vor der Stufe II auf. Dieses Verhalten kann als typisch für den jüngeren Menschen mit Drucktyp bezeichnet werden. Bei ihm folgt die aus der Kapillarraumöffnung hervorgehende Senkung des diastolischen Druckes gewissermaßen der aufsprengenden Wirkung durch die erhöhte systolische Anspannung. Diese Anspannung ist stets mit der Beanspruchung des Herzmuskels als Antriebsorgan und mit derjenigen der elastischen Kräfte des Windkessels verbunden. Solange bei unverändertem oder wellenförmig schwankendem diastolischem Druck der systolische zusammen mit der Pulsfrequenz steil anspringt, kann auf einen erhöhten Elastizitätsmodul bei gleichzeitig verringerter Dehnbarkeit der elastischen Wandelemente geschlossen werden. Beide ändern sich nicht, wenn der diastolische Fußpunkt als Ausdruck der weiteren Kapillarraumöffnung unverändert bleibt, und dadurch die Erleichterung des Blutabstromes aus dem Windkessel fehlt. Der Elastizitätsmodul ist dabei erhöht, wenn die diastolische Spannungsebene erhöht liegt (Druckwerte 80 mm Hg und höher). In allen Fällen, in denen der diastolische Druck bei größerer Belastung sogar ansteigt, werden die Antriebskraft und die elastischen Kräfte der Gefäßwand in gesteigertem Maße beansprucht: Ursache ist die wachsende Abstrombehinderung durch die sich weiter einengende Strombahn im Kapillarbereich. Dieser Vorgang tritt auf, wenn bei einseitiger Schaltung auf Stufe III, z. B. beim Drucktyp, der systolische Antrieb und damit die Strömungsgeschwindigkeit zu stark werden. Es treten die Umstände ein, die zur verstärkten Benutzung des kurzgeschlossenen Weges der a-v-Anastomosen führen. Der hierbei sichtbar werdende Anstieg des diastolischen Druckes ist dann nicht nur Kennzeichen für die Zunahme des peripheren Strömungswiderstandes, sondern auch für die des elastischen Widerstandes. Das gilt vor allem dann, wenn sich mit dem diastolischen Druckanstieg der systolische Druck erhöht (Hebung der unverändert bleibenden Amplitude in höher gelegene Bereiche, Entwicklung eines Zustandes vorübergehender Hypertonie bei Belastung).

Ein anderes Kennzeichen, mit dessen Hilfe sich die aus einem aktiven Vorgang ergebende Änderung des peripheren Widerstandes von dem passiven der Änderung des elastischen Widerstandes unterscheiden läßt, ist das Verhalten der diastolischen Spannungsebene nach Belastungsende. Wie auch die Befunde des Wezler-Bögerschen Arbeitskreises bestätigen, kann die aktiv erfolgte Spannungsänderung nach Absinken des systolischen Druckes und der Pulsfrequenz weiter bestehen. Dieses längere Beibehalten der Stufe II nach Abschluß der Belastung wird regelmäßig vermißt, wenn der diastolische Druck unter dem Einfluß des stetig steigenden systolischen nur geringfügig abgesunken ist. Der bei Körperruhe gemessene diastolische Druck stellt sich sofort von neuem ein, wenn die Belastung beendet und systolischer Druck und Pulsfrequenz wieder abgesunken sind. Auch aus diesem zeitlich sehr begrenzten Absinken geht der passive Charakter der Änderung des Elastizitätsmoduls hervor; er ist deutlich als Folge der Dehnung durch die systolische Kraft zu erkennen.

Auf Grund dieser Erfahrungen ist es u. E. durchaus möglich, den zur Regulationsstufe II gehörigen Vorgang, die aktive Änderung des peripheren Widerstandes durch die Kapillarraumöffnung von dem passiven Widerstand der zunehmenden Dehnung und Ausweitung des Windkessels zu trennen, da der letztere immer nur innerhalb der Regulationsstufe III hervortritt. Abgesehen von diesen Möglichkeiten, gibt die Berechnung des Amplitudenfrequenzproduktes eine gewisse Übersicht über die Volumbewegung und ihre Beziehung zum peripheren Strömungswiderstand. Eine solche Beurteilung ist berechtigt, weil die Gewähr für die Sicherheit der Meßgenauigkeit durch die Vielzahl der hintereinander erfolgenden Messungen des Blutdruckes annähernd gegeben ist.

Wird das Amplitudenfrequenzprodukt unter solchen Gesichtspunkten betrachtet, so ist festzustellen, daß seine Berechnung wegen der besseren Differenzierungsmöglichkeit der Kreislaufkomponenten die Fehlerbreite, die auch bei Anwendung der physikalischen Verfahren auftritt, nicht wesentlich überschreitet. Im übrigen darf nicht vergessen werden, daß sich die als Ungenauigkeitsfaktoren bei diesen Verfahren zeigenden Fehlerquellen (auskultatorische Blutdruckmessung und Schätzung des Aortenquerschnittes) in den komplizierten Berechnungsformeln viel stärker auswirken, als in einer Berechnungsformel, die von Anfang an nur den Wert einer Schätzung der Größenordnung wie die des L.-Z.-Produktes anstrebt.

Vergleicht man die Erscheinungsbilder der einzelnen Leistungsintegrale miteinander, so entsteht aus dem optischen Eindruck, der von der vom *Leistungsintegral* umgrenzten Fläche vermittelt wird, eine gewisse Vorstellung von der Größe der während der zunehmenden Belastung auftretenden Volumverschiebung. Die Fläche gibt nicht nur die Bewegungsänderung der Kreislaufkomponenten wieder, sondern auch jene der Volumbewegung, die sich aus einzelnen hintereinander geschalteten Meßwerten der vertikal ablaufenden Druckamplitude zusammensetzt. Die Druckamplitude veranschaulicht sinnbildlich als *Pumpenschwengelbewegung* den in einem bestimmten Zeitpunkt der Belastung bestehenden Umfang der Blutverschiebung (Umflutung) sowie auch die Schlagleistung. Das Gesamtbild stellt hierbei das aus der individuellen Bewegungsform resultierende Leistungsintegral des *extravertierenden* Strömungsgefälles dar. Gleichzeitig ergibt der Ablauf des diastolischen und systolischen Diagramms ein ungefähres Bild vom Füllungsvolumen des belasteten Kreislaufabschnittes, und zwar bezogen auf die Gesamtleistung während der Belastung (Horizontalbewegung des Diagramms) sowie auf die Einzelleistung (vertikale Größe der Amplitude). Bei der Übersicht, die aus dem Regulationsbild über Bewegungsform, Förderleistung und, wie noch erörtert wird, über die Größe des Durchblutungsraumes erhalten werden kann, ist eine Berechnung, wenigstens für klinische Zwecke, überflüssig. Die Eigenart der hämodynamischen Leistung geht aus der Kurve eindeutig hervor und läßt sich ohne große Schwierigkeiten beurteilen.

Wenn wir trotzdem an Hand einzelner Kurven das Amplitudenfrequenzprodukt berechnen, so möchten wir lediglich zeigen, daß die Zahlengrößen, die aus einem einfachen regulationsdiagnostischen Verfahren gewonnen werden, sich durchaus im Bereiche der Größen bewegen, die mit physikalischen Methoden gemessen wurden. Auf keinen Fall dürfen die Abweichungen stärker sein als die von WETTERER und DEPPE gefundenen, eine Erfahrung, die auch den vergleichenden Untersuchungsergebnissen von CHR. KROETZ entsprechen, der bei Zunahme des Minutenvolumens im Arbeitsversuch um 500% nur Abweichungen des L.-Z.-Produktes vom gasanalytisch bestimmten Wert bis zu 20% fand. Nachdem aus den Untersuchungen von WETTERER und DEPPE aber bekannt ist, in welchem Ausmaße Abweichungen der physikalischen und Fremdgasmethoden voneinander besonders im Arbeitsversuch auftreten, kann ein solcher Fehler nicht als schwerwiegend genug angesehen werden, um der Berechnung des L.-Z.-Produktes seine Bedeutung abzusprechen.

In den Tabellen I und II geben wir die analog nach LILJESTRAND und ZANDER berechneten Amplitudenfrequenzprodukte[1]) für die einzelnen Leistungsstufen verschiedener volum- und drucktypischer Regulationsbilder wieder. Die Bewegungsrichtung der Zirkulationsgröße zeigt sich noch deutlicher, wenn man den während der Belastungsgrade auftretenden Zuwachs nach L. R. GROTE berechnet. Es erweist sich dann auch, daß die so errechneten Zuwachswerte etwa der Größenordnung entsprechen, die sich aus der Berechnung des MV-Zuwachses ergibt, den HERKEL für einzelne Wassertemperaturgrade bei Messungen des Schlagvolumens nach WEZLER und BÖGER fand. Das gilt natürlich mit Einschränkungen, da die einheitliche Vergleichsgrundlage (fortlaufend und kontinuierlich zunehmende Belastung, Blutdruckmessung) fehlt.

In diesem Zusammenhang ist die Berechnung des Anteiles der einzelnen Kreislaufkomponenten an der Regulationsbewegung aufschlußreich. Sie zeigt die Beteiligung der einzelnen Regulationsstufen an der Förderleistung, und es wird bestätigt, daß jedes Überwiegen der Regulationsstufe II die Volumleistung stärker anwachsen läßt als ein solches der Regulationsstufe III. Der Zusammenhang zwischen Frequenz und Volumen einerseits und Frequenz und Druckleistung andererseits tritt hierbei deutlich hervor. Der steilere Frequenzanstieg, der den Amplitudenzuwachs durch Zunahme des systolischen Druckes begleitet, geht mit relativ kleinen Zuwachssprüngen der Förderleistung einher. Diese sind dagegen besonders groß, wenn die Amplitudenzunahme durch Senkung des diastolischen Druckes erfolgt, obgleich die Zunahme der Pulsfrequenz geringer bleibt als im ersten Falle. Diese Beziehungen lassen die von W. R. HESS beschriebene Regel klar hervortreten, daß die Minutenleistung entweder durch eine „Großzahl kleiner oder durch eine kleine Anzahl großer Schlagvolumina" erzielt werden kann. Hierbei werden wiederum die allein aus der regulatorischen Beziehung von GOLLWITZER-MEIER sowie von GREMELS beschriebenen Unterschiede im Energieverbrauch sichtbar. Die kleine Anzahl großer Schlagvolumina, also die Volumarbeit, ist gewissermaßen schon aus dem Berechnungsbild

---

[1]) Berechnungsformeln für Amplitudenfrequenzprodukt, p_d-Zuwachs und Zuwachs an p_s und F.

Berechnung von p_m:

Formel I: Amplitude $\times 0{,}42$

$$\frac{\text{z. B. } 45 \times 0{,}42}{180} \ (= \text{reduzierte Amplitude})$$

$$\frac{90}{18{,}90} + pd_I \ (= \text{Ruheamplitude})$$

$$18{,}90 + \underline{60 = 78},9 = 79\ p_m$$

Berechnung des Aplitudenfrequenzproduktes:

Formel II: $\dfrac{\text{Amplitude} \times 100 \times \text{Fr}}{p_m}$

$$\frac{45\text{—}100}{79} \ \underline{\times\ 72} = \underline{4101} = \text{L.-Z. Produkt}$$

(bei Körperruhe)

	Formel	Beispiel
Formel III:	$p_d = \dfrac{p_d \text{ Zuwachs} \times 100}{\text{Ruheamplitude}}$	$= \dfrac{25 \times 100}{45}$
Formel IV:	$p_s = \dfrac{p_s \text{ Zuwachs} \times 100}{\text{Ruheamplitude}}$	$= \dfrac{15 \times 100}{45}$
Formel V:	$Fr = \dfrac{\text{Zuwachs} \times 100}{\text{Ruhefrequenz}}$	$= \dfrac{36 \times 100}{72}$

als ökonomischer zu beurteilen als die große Zahl kleiner Schlagvolumina, wie z. B. bei Druckarbeit.

Ein Vergleich mit dem Wirkungsgrad der aufgebrachten Leistung läßt die gleiche Ökonomie erkennen. Das größere Volumen ist als Symptom der besseren Durchblutung eines Kreislaufgebietes zu betrachten, im Gegensatz zum Verhalten bei Druckarbeit, die für das Durchblutungsgebiet, wenigstens bei längerem Bestehen, eine Reihe von verschiedenen, leistungsschmälernden Folgen hat (z. B. Kapillarraumeinengung, verringerte Utilisation durch Abnahme der zirkulierenden Blutmenge im Kapillarraum). Aus diesen Darlegungen ist zu entnehmen, daß die Kenntnis der relativen Minutenleistung, ebenso das Integral der Amplitudenbewegung unter ansteigender Belastung einen Einblick nicht nur in die individuelle Bewegungsform, sondern auch in die Eigenart der Transportökonomie und damit in die Leistungskraft des hämodynamischen Apparates liefert.

Auch hier zeigt sich, daß die Größe der Leistungskraft in bezug auf ihre Dauer und Intensität vom Ausmaß der im diastolischen Druck sichtbar werdenden Entspannungsfähigkeit entschieden wird. Nur die Kreislaufarbeit unter Entspannung sichert das ausreichende Durchblutungsvolumen, während sich bei ungenügender Entspannung das Umflutungsvolumen verringert und zu unökonomischer Druckarbeit führt (Entwicklung des Zustandes der Mangeldurchblutung).

Ein unter bestimmten Gesichtspunkten berechnetes L.-Z.-Produkt läßt also, besonders in Verbindung mit der Berechnung der prozentualen Zuwachswerte für die einzelnen Regulationsstufen, einen Überblick über die relative Größenordnung und die Richtungsänderung der Förderleistung gewinnen und charakterisiert sie auch zahlenmäßig. Die Zahlen haben allerdings ebensowenig wie die mit anderen Methoden errechneten Anspruch auf absolute Exaktheit, die nur durch die direkte, blutige Messung zu erhalten ist. Diese Sachlage gestattet es, nachdem die Bedeutungsanalyse der aus den einfachen Verfahren gewonnenen Ergebnisse als abgeschlossen gelten kann, der schon von älteren Autoren geäußerten Meinung (z. B. Nylin, Kisch) sowie der Auffassung von Grote zuzustimmen, und der Berechnung des Amplitudenfrequenzproduktes einen praktischen Wert beizumessen. In diesem Sinne hat sich auch H. Rein ausgesprochen. Er hebt in seinem „Lehrbuch der Physiologie", S. 76, den Wert solcher unter bestimmten Voraussetzungen durchgeführten Berechnungen besonders hervor.

Auch diese Ansicht kann, entsprechend den Differenzierungsmöglichkeiten, von dem Einwand Wezlers und Bögers, die reduzierte Amplitude sei kein Maß für das Schlagvolumen, weil die *Reduktion* kein Äquivalent sei, nicht entkräftet werden. Wenn wir auf der Grundlage unseres Prüfungsverfahrens die Beziehungen zwischen diastolischer Entspannung, systolischer Anspannung und der auftretenden Schrittzahl übersichtlich wahrnehmen, so bereitet es keine allzu großen Schwierigkeiten, aus ihrem Verhalten die Höhe der peripheren Strömungswiderstände und das Ausmaß der auftretenden elastischen Widerstände abzuschätzen. Das wird bei Betrachtung der Hochdruckformen noch deutlicher. Sie zeigen, daß auch dann die richtige Beurteilung aus dem Verhalten des Regulationsbildes möglich ist, wenn „trotz vergrößerter Amplitude das Schlagvolumen nicht nur nicht vergrößert, sondern sogar verkleinert sein kann, wenn nämlich das E' verhältnismäßig stärker ansteigt" (Wezler und Böger).

Auf Grund dieser Übereinstimmung der Bewegungsvorgänge, die man den Ergebnissen der physikalischen und der einfachen Verfahren entnehmen kann, ergibt sich ebenfalls der Wert dieser Verfahren für die Beurteilung der hämodynamischen Situation im Regulationsgefüge und die ihr zu entnehmenden Eigenschaften hinsichtlich Anpassung und Leistungsgröße des untersuchten Menschen.

Tabelle I

Wasser-temper.	Volum-typ	Fr			Eb			Pe			Ba			Re			La		
36	L.-Z.-Produkt	4100			5760			5200			4200			5300			3500		
37		4100						4700			6700			6300			4900		
38		4650			5950			5400			6600			6300			4700		
39		5350			6860			6200			7200			8100			9000		
40		4900			13950			8400			13400			10400			10100		
41		7300			16720			13100			15800			19200			19600		
42		12960			18620			17000			25900			29700			23000		
36	Proz. L.-Z.-Zuwachs										− 2,3								
37		0						− 9,6			+ 56			19			40		
38		13,2			3,3			+ 7,7			+ 55			19			35		
39		31			19			+19,5			+ 67			53			156		
40		19,5			142			61			+215			96			190		
41		78			190			151			+266			245			460		
42		216			240			210			+490			460			560		
36	davon anteilig auf p_d p_s Fr	p_d	p_s	Fr							4,1	−12	0						
37		0	0	0				− 8	0	3	37	−17	+5	3	6	5	8	8	17
38		11	0	5	18	−18	8	0	0	3	50	−33	0	17	6	5	12	−8	17
39		22	−11	5	54	− 9	33	+ 8	− 8	11	50	−12	0	25	6	10	32	+4	64
40		11	0	11	63	0	47	41	− 8	17	91	−25	20	41	16	15	36	8	73
41		22	11	27	63	27	45	41	+33	36	100	−21	30	80	41	35	84	24	82
42		55	33	50	100	45	58	50	+50	56	140	− 4	35	108	83	60	84	32	117

Tabelle II

Wasser-temper.	Drucktyp	Ru			Die			Ind			Er			Jen		
36	L.-Z.-Produkt	3300			2400			3500			3000			2700		
37		3900			3000			3800			4500			3500		
38		5300			3100			3850			5700			3950		
39		7300			5300			5000			5500			4000		
40		9300			6500			5600			9800			4500		
41		10500			7400			10700			10500			6450		
42		14800			17800			13500			16400			8200		
		19600														
36	Proz. L.-Z.-Zuwachs															
37		1,8			25			10			50			31		
38		61			29			12			90			50		
39		121			121			44			83			54		
40		180			171			73			227			73		
41		215			208			212			249			146		
42		320			221			294			440			208		
		480														
36	davon anteilig auf p_d p_s Fr	p_d	p_s	Fr												
37		0	12,5	16	20	−12	12	− 16	+ 20	13	14	14	0	4,3	0	12
38		12,3	12,5	25	0	+12	17	− 16	+ 24	13	28	14	12	0	13	31
39		25	25	38	40	+20	33	+ 16	+ 0	20	14	43	30	0	8,6	37
40		25	62	56	40	44	46	+ 20	+ 8	40	14	86	53	4,3	13	44
41		12,5	87	81	60	44	42	64	+ 28	46	14	128	103	8,6	48	62
42		25	147	100	40	68	58	+ 60	+ 48	66	28	143	132	8,6	91	75
		75	150	106												

Die Tabellen geben das in einzelnen Fällen errechnete Amplitudenfrequenzprodukt bei Körperruhe (36° C) und bei zunehmender Belastung wieder. Vergleichbar für die einzelnen Beispiele sind die Werte bei den Wassertemperaturen von 36°—42°, weil die über 42° hinausgehenden Belastungsergebnisse nicht mehr allein von der Regulationsform, sondern auch vom

Fortsetzung

We			Pfe			Ne			Ned			Lack			Hei			Jäck		
3700			9300						3500			6000			3300			4000		
4400			10400			7000			4200			8100			2700			4500		
5700			10700			7200			5700			11200			3400			6400		
6500			11200			9500			4600			17400			3700			8600		
7500			24900			10900			8900			28800			7400			15600		
11600			27800			16900			17000			30700			8700			28000		
18200			29400			25900			26500			31700			24500			26500		
13			11						20			35			− 16			12,5		
54			15			2,1			5,7			87			+ 3,6			70		
75			21			3,5			31			180			+ 12			115		
100			156			57			153			375			+122			290		
180			194			143			390			410			+162			600		
390			215			257			601			425			+640			562		
8	0	14	7	0	4,3				9	−10	0	25	−17	5	−5	−14	6	−4,1	+4,1	17
−8	−4	14	14	0	8,7	3	−11	2	2	0	4	41	−17	15	14	−14	6	29	4,1	17
−4	+8	57	43	14	13	14	0	10	20	−10	14	58	− 8	45	19	−28	17	58	−4	11
+8	−8	78	43	0	13	14	3	25	79	−10	22	92	+17	50	66	−19	28	96	−4,1	39
32	+8	107	43	0	26	43	5,7	30	117	33	45	92	33	60	71	− 5	33	137	8	55
112	4	128	43	6	39	71	29	40	130	40	72	92	50	65	152	− 5	44	137	30	55

Fortsetzung

Rü			Kol			Re			Bür			Freud			Wei			Schm		
4400			2600			3400			4400						2630			4500		
3900			2800			3000			3900						2160			4500		
3700			2500			2800			4400			4200			2620			4000		
3900			4400			3100			4450			4800			3920			4800		
5800			6400			5800			4670			5500			4100			4900		
6700			5800			7000			4600			7600			5550			4850		
8300			7600			8400			5600			8160			6750			6200		
−12			+ 7,7			−12			− 12						−20			0		
−17			− 3,8			−18			0						+ 2			−11		
−12			+69			− 9			0			14,1			50			+ 6,7		
+30			146			+69			+ 6,4			31			60			+ 8,9		
46			122			106			+ 4,6			81			120			+ 7,8		
84			190			147			+ 27			95			160			+38		
− 8	0	0	+12,5	0	6,2	0	−12	0	0	0	0				− 4,2	−23,8	5	0	0	0
−20	0	5	0	0	6,2	0	−20	0	0	0	0				− 4,2	−14,1	22	− 9	0	0
−20	8	9	−12,5	+37	37	20	−41	3	0	0	5	+12	+ 4,1	0	− 9,5	+ 9,5	55	− 9	+9	+ 6
−12	36	18	−12,5	50	41	35	+ 6	11	−11	0	10	+12	− 4,1	25	−23,8	+19	83	−18	18	+18
−12	56	23	−12,5	100	56	35	17	20	−23	+18	15	0	+29	29	−28,5	+46	100	−27,5	27,5	+46
+ 8	76	32	−12,5	160	59	26	60	44	−27	+13	20	+4,1	41	42	−28,5	+76	105	−27,5	36	+42

Trainingszustande des Regulationsgefüges bestimmt werden. — In der zweiten Reihe sind jeweils die prozentualen Zuwachswerte für das L.Z.–Produkt, in der dritten die für p_s, p_d und F wiedergegeben.

Die Untersuchungsergebnisse, die sich durch Berechnung des haemodynamischen Bewegungsablaufes auch zahlenmäßig ausdrücken lassen, erlauben also auch die rechnerische Darstellung der individuellen Leistungsform. In der Berechnung des Amplitudenfrequenzproduktes nach LILJESTRAND und ZANDER steht dann das 5. Kriterium zur Verfügung, das es gestattet, die hämodynamische Leistung weitgehend nach rationellen Grundsätzen mit Hilfe der einfachen, überall anwendbaren Verfahren zu analysieren.

e) Die Analyse der Vorgänge während der Regulationsstufenentfaltung

Wir haben bisher die aus dem Regulationsbild sichtbar hervorgehenden Veränderungen von Blutdruck und Puls beschrieben. Diesen meßbaren Bewegungen liegen aber andere zugrunde, mit denen wir uns eingehend beschäftigen müssen, da wir erst dann in der Lage sind, die Vorgänge der Stufenentfaltung zu verstehen. Bei der Analyse dieser Vorgänge können wir heute glücklicherweise auf eine Reihe von Untersuchungsergebnissen zurückgreifen, die vor einigen Jahrzehnten noch nicht zur Verfügung standen. Sie ermöglichen ohne wesentliche Lücken, die Hintergründe des in den Regulationsbildern sich abspielenden Geschehens zu deuten. Einige Ergebnisse sind bereits bei der Beschreibung der Vorgänge im ansteigenden Bade mitgeteilt worden. Um eine ausreichende Übersicht zu gewinnen, müssen wir teilweise auf diese Erörterungen zurückgreifen.

Zunächst muß die Frage gestellt werden, welche hämodynamischen Vorgänge im Bereich der Antriebe (Herz und Windkessel) und der Peripherie (kapillarer und präkapillarer Bereich) während der kontinuierlich wachsenden Belastung mit den im Regulationsbild hervortretenden Veränderungen im arteriellen Spannungsablauf verbunden sind.

1. Vorgänge innerhalb der Stufe I

Die initiale Zunahme der Pulsfrequenz umfaßt die Stufe I. Dieser Abschnitt kann als *Eröffnungsphase* bezeichnet werden, die jene Vorgänge einschließt, die der BAINBRIDGE-Reflex auslöst. Die durch den Reflex veranlaßte Schlagzahlzunahme zeigt sich nur dann, wenn der Druck vor dem rechten Vorhof, also im Mündungsgebiet der großen Hohlvenen, ansteigt. Der präkardiale Druckzuwachs vermindert reflektorisch den Vagustonus des Herzens und steigert die Frequenz über die akzelerierende Wirkung des Sympathikus.

Die Drucksteigerung vor dem rechten Vorhof kommt physiologischerweise immer dann zustande, wenn der venöse Blutstrom zum Herzen gesteigert wird. Seine Zunahme geht also der Auslösung des BAINBRIDGE-Reflexes voraus, und zwar, wie die Regulationsbilder zeigen, offenbar als stark zeitgeraffte Erscheinung. Sie lassen erkennen, daß die Frequenzzunahme schon nach kürzester Wirkungszeit der Belastung ausgelöst wird. Dieser Befund deckt sich mit der Beobachtung, daß die Pulsfrequenz als besonders empfindliches Instrument bei kleinsten Belastungen verändert wird, z. B. beim Übergang vom Liegen zum Sitzen oder Stehen, beim Sprechen, Husten, langsamen Umhergehen, auch schon beim Aufenthalt in einem warmen Raum und Erregen der Aufmerksamkeit usw. Immer bemerkt man, daß sich unter solchen Umständen die Pulsfrequenz leicht erhöht. Das ist stets die Folge eines BAINBRIDGE-Effektes, d. h. einer leichten, in Ausmaß und Dauer sehr fein veränderlichen Drucksteigerung vor dem rechten Vorhof infolge Zunahme des Bluteinstromes. Diese ist zusammen mit dem BAINBRIDGE-Reflex als einer der hintergründigen Vorgänge zu betrachten, die während der eröffnenden Stufe I auftreten.

Mit der Drucksteigerung sind aber noch andere Vorgänge verbunden. Auf der Suche danach, woher die Blutmengen genommen werden, die so unwahrscheinlich schnell und in feinster Abstufung vor dem rechten Vorhof erscheinen, gelangt man schließlich zum Ausgangspunkt der Vorgänge innerhalb der Stufe I, zum Problem der Mobilisierung der Blutspeicher. Wenn auch alle Organe als Blutspeicher tätig sein können, so handelt es sich hier doch, wie gerade die Feinstregulation des Blutstromes zum Herzen zeigt, um Organe, denen offensichtlich neben anderen auch diese spezifische Funktion, nämlich Regulierung des Blutzustromes zum Herzen, obliegt. Hierfür kommen in erster Linie die *herznahen* Blutspeicher des subphrenischen Raumes, Leber und Milz in Betracht. Beide geben in offensichtlich feiner Dosierung während jeder Entfaltung der Regulationsstufe I sehr schnell gerade die Blutmenge ab, die nötig ist, um den Bedarf der arteriellen Strömungsperipherie zu decken.

Die bei kleinen Belastungen eingeschaltete Stufe I wurde als die *Eröffnung* des ihr folgenden Ablaufes bei weiterer oder höherer Belastung bezeichnet. Von der Geschwindigkeit, mit der die *Mobilisation der Depotorgane* durchgeführt wird, hängt daher die Schnelligkeit der gesamten Eröffnung ab. Die Mobilisation der Depots erfolgt immer dann langsamer, wenn bei der Stufenentfaltung die Regulationsstufe III verzögert anspringt, also beim Volumtyp. Beim Drucktyp tritt die Stufe III beschleunigt in Erscheinung. Hier besteht dauernd ein gegenüber der volumtypischen Regulationsform erhöhter Blutrückstrom zum Herzen, wenigstens solange keine muskuläre Insuffizienz eingetreten ist. Dieser Schluß ergibt sich aus der Tatsache, daß auch in den Fällen drucktypischer Regulation, in denen die diastolische Spannungsebene relativ niedrig liegt (80 bis 90 mm Hg), die Ausgangslage der Pulsfrequenz regelmäßig höher (um 80 bis 90 pro min) gefunden wird als bei der volumtypischen Regulationsform (60 bis 70 pro min). Diese Lage der Pulsfrequenz beim ausgeglichenen Drucktyp ist also nicht als Erhöhung der Ruhefrequenz zu beurteilen, wie sie etwa durch eine Steigerung des peripheren Widerstandes hervorgerufen wird. Sie geht in diesem Falle aus dem stets beschleunigten und erhöhten Blutrückstrom zum rechten Herzen infolge einer offensichtlich erleichterten Mobilisationsfähigkeit der herznahen Speicherorgane hervor. Die in dieser Weise erhöhte Ruhefrequenz ist beim Menschen mit ausgeglichener volumtypischer Regulationsform nicht zu finden.

Eine Erklärung für dieses verschiedene Verhalten erhält man durch die Beobachtung der Atmung während der Belastung. Alle Untersuchungsergebnisse lassen erkennen, daß der Charakter der Atmung der beiden Regulationsformen nicht nur im Zustand der Körperruhe, sondern auch in dem während einer Belastung nicht gleich ist. Der Unterschied äußert sich im Atemablauf. Er ist beim Volumtyp meistens verlangsamt, d. h. die Frequenz liegt unter 16 Atemzügen pro min (etwa 8 bis 16), während sie beim drucktypischen Menschen in der Regel mehr als 16 pro min (16 bis 20) beträgt. Es zeigt sich dann weiter, daß auch der Atemtyp bei beiden Regulationsformen verschieden ist. Während der volumtypische, langsam atmende Mensch kaum eine Brust-, dafür bei Belastung in stärkerem Maße eine Bauch-Flanken-Atmung zeigt, beobachtet man beim Drucktyp vorwiegend Brustatmung. Der Brustkorb wird von ihm bei der Aufforderung, tief zu atmen, angehboben und der Bauch weiter eingezogen. Vergleicht man die *Atemtypen* mit der Größe des epigastrischen Winkels, so finden sich auch hier kennzeichnende Merkmale. Der Winkel ist um so spitzer, je stärker die Regulationsstufe II im Regulationsgeschehen überwiegt, um so stumpfer, je stärker der Anteil der Stufe III ist. Im Hinblick auf den Atemtypus ist festzustellen, daß die Atmung in Körperruhe um so langsamer ist und die Bauchatmung unter Belastung bevorzugt wird, je spitzer der epigastrische Winkel ist; sie ist um so schneller und bevorzugt die Brustatmung, je stumpfer dieser Winkel ist. Diese Beobachtungen werden noch durch röntgenologische Befunde ergänzt, indem u. a. die Bewegung des Zwerchfells, aber auch dessen Lage im Verhältnis zum epigastrischen Winkel, zur Atmung und zur Pulsfrequenz analysiert wurde. Hierbei war festzustellen, daß der volumtypische Mensch in der Regel bei einem epigastrischen Winkel, der kleiner als 90° ist, eine vorwiegend inspiratorische Zwerchfellstellung erkennen läßt, im Gegensatz zum drucktypischen bei dem der genannte Winkel größer als 90° ist und bei dem sich regelmäßig eine mehr exspiratorische Zwerchfellstellung findet. Diese Gegensätze, im morphologischen Bild jedes gesunden

Menschen in Verbindung mit der leptosomen oder mit der eurysomen Konstitution, zeigen sich auch bei höherer Belastung und der Einschaltung der folgenden Stufen. Für die Erklärung der Vorgänge während der Stufe I (aber auch bei Körperruhe) machen die eben beschriebenen Verhältnisse in beiden Regulationsformen deutlich, daß Atemtyp, Atemzahl und Pulsfrequenz miteinander in Beziehung stehen. Die Pulsfrequenz ist bei Körperruhe besonders langsam und steigt in der Eröffnungsphase der Stufe I nur zögernd an, wenn, wie beim Volumtyp, die Bauchatmung bevorzugt wird, der epigastrische Winkel kleiner als 90° ist und das Zwerchfell sich in einer mehr inspiratorischen Mittellage befindet. Dagegen zeigt die Schlagzahl ein höheres Ruheniveau und steigt schneller in der Eröffnungsphase an, wenn, wie regelmäßig beim Drucktyp, die Brust stärker beatmet wird, der epigastrische Winkel größer als 90° und die Zwerchfellruhelage eine mehr exspiratorische ist.

Diese Beziehungen haben ihre besondere Bedeutung, weil sie schon gewisse Voraussetzungen für die Mobilisierung der subphrenisch gelegenen Speicherorgane und für den Blutrückstrom zum Herzen, darüber hinaus aber auch für die Aktivierungsgeschwindigkeit (die Bereitschaft zum Handeln) des vom Körperinnern nach außen gerichteten Strömungsgefälles kennzeichnen. Indem wir feststellen, daß die Frequenzzunahme und damit die Drucksteigerung vor dem rechten Vorhof um so höher ist, je stärker im Regulationsgeschehen die Stufe III überwiegt, ist der Schluß naheliegend, daß in diesem Falle die Depotaktivierung und der Blutrückstrom zum Herzen beschleunigt erfolgen. Umgekehrt erscheinen Mobilisation und Rückstrom bei Überwiegen der Stufe II gehemmt, wenn die Schlagzahlsteigerung gering (Bradykardie) und demzufolge auch der Druck vor dem rechten Herzen niedrig ist. Da weiterhin der Blutabstrom aus dem subphrenischen Raum und der Zustrom zum Herzen immer dann verzögert sind, wenn sich das Zwerchfell in inspiratorischer Lage befindet und, umgekehrt, beschleunigt wird, wenn es in exspiratorische tritt (wie auch die respiratorische Arrhythmie zeigt), so ergibt sich als weiterer Schluß, daß die bei den beiden Regulationsformen gefundene Zwerchfelldauerstellung im ersten Falle rückstromhemmend, im zweiten aber rückstromfördernd wirkt. Diese Folgerung wird durch die noch zu schildernden Befunde während der weiteren Stufenentfaltung bestärkt, und sie stimmt auch mit den Befunden überein, die früher schon Mautner und Pick experimentell festgestellt haben. Hier sei zunächst lediglich gesagt, daß deren Beobachtungen die entscheidende Bedeutung des Zwerchfells als *Ventilebene des Rumpfraumes* wiedergeben, wenn sie feststellen, daß der Abstrom aus der Lebervene von der Zwerchfellstellung abhängig ist, und zwar wird er um so mehr gehemmt, je inspiratorischer die Zwerchfellstellung ist. Aus diesen Zusammenhängen ist deutlich zu erkennen, welche Bedeutung die Ventilebene des Rumpfraumes nicht nur für die Atmung, sondern auch für die Vorgänge hat, die mit der besonders häufig notwendigen Mobilisierung der Stufe I erfolgen. Abhängig von der Regulationsform (gebildet aus ihrer genotypischen Anlage, abhängig vom Alter und von der täglichen Wechselwirkung mit der Umwelt) bewirkt diese Mobilisierung immer dann eine rasche Eröffnung, wenn die Stufe II gegenüber dem Wirken der Stufe III zurücktritt. Die Eröffnungsphase erfolgt dagegen zögernd, wenn die Stufe II im Regulationsgeschehen überwiegt, und die Stufe III ungenügend oder verspätet in Aktion tritt.

Diese Feststellung deckt sich mit einer anderen direkten Beobachtung. Bei Menschen, die eine sehr ausgiebige Zwerchfellatmung zeigen (in Ruhe oder bei Belastung), erfolgt das Absinken der diastolischen Spannungsebene relativ schnell, und zwar bis zur Nullspannung. Die Druckamplitude ist vor allem unter Beanspruchung besonders groß. Sie entspricht etwa der ausgiebigen Bewegung zwischen inspiratorischer und exspiratorischer Endstellung der Rumpfraumventilebene. Die diastolische Nullspannung wird aber während der Belastung immer nur dann erreicht, wenn es sich um die volumtypische Regulationsform handelt, bei der die Anpassungslage des

Zwerchfells stets inspiratorisch ist. Umgekehrt nimmt die Druckamplitudengröße ab, je geringer die Ventilebenenbewegung ist, und je mehr die Zwerchfellatmung von der Brustatmung ersetzt wird. Auch hier wird eine Beziehung zwischen Zwerchfellausgangslage und diastolischer Spannung erkennbar. Je mehr nämlich das Zwerchfell aus inspiratorischer Ausgangslage (spitzer epigastrischer Winkel) atmet, um so tiefer liegt meistens die diastolische Spannungsebene schon bei Körperruhe. Sie gewinnt deutlich an Höhe, wenn das Zwerchfell aus einer vorwiegend exspiratorischen Ausgangslage atmet. Diese schon bei ausgeglichenem Regulationsgefüge erkennbaren Beziehungen zwischen Atmung und diastolischer Spannung treten noch deutlicher bei Überwiegen der Stufe II oder der Stufe III bei Bestehen einer Dystonie hervor. Sie ergänzen die eben gemachten Ausführungen und weisen auf den engen Zusammenhang zwischen Atmung und Hämodynamik hin.

Von der Geschwindigkeit und Größe der Speicheraktivierung und des Rückstromes hängt die zukünftige Entfaltung des Regulationsgefüges unter weiterer Belastung ab. Ist die Entfaltung der Stufe I verzögert, so kommt es zu einer *Ausschüttungshemmung*, aus der sich als weitere Folge eine unzureichende Füllung des arteriellen Systems entwickeln kann. Ist die Eröffnungsphase dagegen enthemmt, so erfolgen schon bei geringerer Beanspruchung die Depotaktivierung und der gesteigerte Blutrückstrom zum Herzen. Dieses Verhalten führt zu einem steilen Strömungsgefälle vom Körperinnern nach außen und zu einer meistens dauernd bestehenden Überfüllung nicht nur von Lungen und Herz, sondern auch der Organe des animalischen Systems. Die Bedeutung dieser Zusammenhänge ist nicht nur für die Entwicklung einer Dystonie, sondern auch für die bestimmter Krankheiten wesentlich.

Die Eröffnungsphase läßt also schon Einblicke in die Eigenart der Hämodynamik zu. Es ist nicht in erster Linie der als sichtbarer Effekt hervortretende BAINBRIDGE-Reflex, der entscheidend in den Mittelpunkt gestellt werden muß, sondern die Fähigkeit zur Aktivierung der Speicherblutmenge und zum geordneten Abstrom des Blutes aus dem subphrenischen Raum zum Herzen. Die Mobilisierung der Blutspeicher muß daher als das Hauptmerkmal der Vorgänge während der Stufe I betrachtet werden.

Damit tritt der subphrenische Raum mit seinen Speicherorganen in besondere Beziehung zur Stufenentfaltung. Es wurde schon darauf hingewiesen, daß in den fein abgestimmten Schlagzahländerungen bei geringer Belastung die Empfindlichkeit erkennbar ist, mit der die Stufe I eingeschaltet wird. Zwischen ihr und dem Zustand bei Körperruhe findet sicherlich der häufigste Wechsel statt. Das bedeutet, daß die Speicherorgane sozusagen auf kürzestem Wege dieser Forderung in jedem Augenblick ohne Zögern gerecht werden müssen. Schon daraus wird klar, daß diese Funktion nur von dem Organ erfüllt werden kann, das, dem Herzen naheliegend, direkt vorgeschaltet ist, also der Leber. Sie ist als das Organ zu betrachten, das die Stufe I reguliert, und das in jedem Zeitpunkt in der Lage sein muß, die Blutmenge der Hämodynamik zur Verfügung zu stellen, die diese bei den sehr feinen Abstufungen innerhalb der Eröffnungsphase braucht. Erst wenn die Beanspruchung längere Zeit dauert und wächst, und dadurch größere Blutmengen notwendig werden (vor allem bei Volumtyp), wird mehr und mehr auf die entfernteren Speicherorgane zurückgegriffen. Wahrscheinlich erfolgt dieser Rückgriff auf die Depots innerhalb der Leber mit der unter der Belastung wachsenden Ventilebenenbewegung (größere Atemamplitude = wachsende Atemtiefe als Teilvorgang der Stufe II), die nun ihrerseits nicht nur die Auflockerung des arteriellen Systems in Form der Öffnung der verfügbaren Kapillarraumreserve (Absinken des diastolischen Druckes), sondern auch die Mobilisierung einer entsprechenden Blutmenge aus dem erweiterten suphrenischen Speicherraum in sich schließt. Zu diesen Organen dürfen wir, wie schon von KROGH, ferner von GRAB, JANSSEN und REIN beschrieben ist, alle Organe des subphrenischen Raumes, also nicht nur die Leber und die auch in funktioneller *Herznähe* liegende Milz (BARCROFT, REIN) rechnen, sondern auch das gesamte Intestinum, sowie die Muskelmasse des Uterus.

Diese Organe, die neben ihrer spezifischen Funktion auch die der Blutspeicherung (Energie-Stoffspeicherung zusammen mit der organspezifischen Stoffverarbeitung) ausüben können, umfassen offenbar über ihre Depotfunktion hinaus ein geschlossenes Funktionssystem.

Ihrer Depotfunktion nach könnte man von einem System des inneren Speicherraumes sprechen; System deshalb, weil bei dieser Aufgabe eine Wertigkeit besteht, die durch die Mobilisierungsvorgänge während der Stufe I gekennzeichnet wird. Die Organe, die als herznahe innerhalb der Stufe I die Feinregulierung ermöglichen, besitzen die höchste Wertigkeit. Für das untere Hohlvenengebiet ist das die Leber, für das obere wahrscheinlich die Schilddrüse. Möglicherweise beruht die Fehlfunktion bei jeder dystonischen Entgleisung auf diesem engen Zusammenhang zwischen Leber und Hämodynamik einerseits und Schilddrüse und Hämodynamik andererseits. Auf die Bedeutung der Leberfunktion für die Herztätigkeit wurde von mehreren Autoren (REIN, SCHUMANN) hingewiesen. Die Bedeutung der Schilddrüse ist altbekannt. Wie wir aus den bisherigen Erörterungen ersehen, braucht die Wirkung auf das Herz hierbei nicht aus einer Fehlleistung der spezifischen Organfunktion zu entstehen. Es genügt wahrscheinlich schon, daß im Ablauf der dystonischen Entgleisung jene Fehlsteuerungsvorgänge mit einem Zuwenig (Volumtyp) oder einem Zuviel (Drucktyp) an Entfaltung der Stufe I verbunden sind. Sie bewirken, daß dem Herzen entweder zu wenig oder zu viel Blut angeboten wird. Auf diese Weise entstehen im Laufe eines längeren Zeitraumes allmählich der „Schonungsschaden“, der sich morphologisch als Hypoplasie des Herzens, und der „Überlastungsschaden“, der sich als Hyperplasie auswirkt.

Seiner Allgemeinfunktion nach kann man den *inneren Speicherraum* als *Vegetationsraum* bezeichnen, entsprechend der spezifischen Leistung der in ihm zusammengefaßten Organe. Diese dienen der Erhaltung und Aufbereitung der Nahrungsenergien, also einer Leistung, die eng mit der Sicherung der individuellen *Vegetationskraft* zusammenhängt. Ihr steht als zweites Funktionssystem das der animalischen Leistung gegenüber. Es umfaßt alle Organe mit spezifischen Eigenschaften tierischer Lebewesen, wie u. a. die Fortbewegung vom Standort und die der Orientierung im Raum. Dem animalischen Funktionssystem gehören daher neben den Organen der Fortbewegung auch die Sinnesorgane einschließlich der Haut (Antenne für viele Einwirkungen) sowie das Steuerungsorgan Großhirn mit dem gesamten Zentralnervensystem an.

Beide Systeme stehen sich in ihrer Leistung diametral gegenüber. Bei Körperruhe ist das animalische System ruhiggestellt, während das Vegetationssystem tätig ist. Die vorhandene Blutmenge *retrahiert* sich auf die Organe des inneren Speicherraumes. Nur bei ausreichend langer und bei ausgiebiger Körperbewegung wird das animalische System mit wachsender Beanspruchung in Bewegung gesetzt, und zwar indem ein großer Teil der verfügbaren Blutmenge mobilisiert wird und dem animalischen System in mehr oder weniger steilem Gefälle zuströmt. Es findet hierbei gewissermaßen eine Umlagerung der in den inneren Depots befindlichen Blutmenge in das animalische System statt (Zunahme des Füllungsvolumens während der Stufe II). Bei diesem Vorgang übernehmen die Organe des animalischen Systems (Schalenorgane) sozusagen die Speicherfunktion des Vegetationsraumes (Kernorgane), die physiologischerweise allerdings nur für relativ kurze Zeit in Funktion tritt, z. B. bei Körperbewegung. Nach Beendung der belastenden Wirkung erfolgt die Rückführung der in das animalische System umgeleiteten Blutmenge in den Vegetationsraum. Man kann unter diesen Umständen kaum von einer Depotfunktion einzelner animalischer Organe sprechen (z. B. einer solchen des subpapillären Hautplexus, wie es sich WOLLHEIM vorgestellt hat), weil die *Retraktion* der Blutmenge bei eutonischer Regulation nach Abschluß der Belastung einsetzt und hierbei die Organe der Körperschale wieder ruhiggestellt werden. Eine Depotfunktion im animalischen System entsteht nur bei einer Regulationsform, und zwar der drucktypischen. Außerdem zeigt sie sich in bestimmten Entgleisungsformen. Aber selbst bei diesen ist es möglich, daß bei übermäßiger Körperruhe und geringer Belastung die Stufe I mobilisiert, also nur die Eröffnungsphase eingeleitet wird. Die Retraktion der vorübergehend in Bewegung geratenen Blutmenge erfolgt dann sehr schnell; die entlastende Ruhigstellung der Depotorgane ist gering.

2. Vorgänge innerhalb der Stufe II

Die Regulationsstufe II äußert sich im Verhalten des diastolischen Druckes (z. B. seiner Lage bei Körperruhe) und in seinen Veränderungen während einer Belastung. Es ist bereits gesagt, welche Einflüsse seine Höhe bestimmen, einmal der periphere Widerstand, zum anderen die elastischen Verhältnisse (Elastizitätsmodul), vor allem im Bereich der großen Gefäße, die man als geschlossene Funktionseinheit, den Windkessel, betrachtet.

Es wurde weiterhin erörtert, daß die elastischen Elemente am Zustandekommen des diastolischen Druckes während der Stufe II nicht beteiligt sind. Diese Auffassung wurde durch die Analyse der Beziehungen zwischen systolischer und diastolischer Druckänderung während einer allmählich zunehmenden Belastung sowie durch ihr Verhalten bei der volum- und drucktypischen Regulationsform begründet. Aus dem Verhalten des individuellen Leistungsintegrales ging hervor, daß die elastischen Elemente des arteriellen Systems, im engeren Sinne des Windkessels, solange nicht beansprucht werden, wie der diastolische Druck, im Sinne eines aktiven Vorganges, absinkt. Dieser die Stufe II charakterisierende Vorgang erfolgt ohne Beanspruchung der systolischen Leistung und ohne einen steileren Anstieg der Pulsfrequenz (Atemfrequenz). Der Elastizitätsmodul kann hierbei in vielen Fällen sogar ein Minimum erreichen, und zwar, wenn bei einseitiger Regulationsform der diastolische Druck schnell und bis zur Nullspannung absinkt (Maximum des Dehnungspotentials). Er wird dagegen stets höher, wenn nach Erreichen des diastolischen Tiefpunktes (oder bei Fehlen der diastolischen Entspannung) die Stufe III eingeschaltet wird. Mit dem Ansteigen des systolischen Druckes werden die elastischen Elemente beansprucht, wobei es zu einem leichten Absinken des diastolischen Druckes kommen kann. Das ist aber nicht die Regel, wie etwa aus den verallgemeinernden Schlüssen von Wezler und Böger entnommen werden könnte. Es ist mindestens ebenso häufig, wenn nicht noch häufiger zu beobachten, daß der diastolische Druck unverändert bleibt oder sogar ansteigt (Höherrücken der Druckamplitude mit zunehmender Belastung). Die Senkung des diastolischen Druckes bei gleichzeitig steil anspringendem systolischem Druck (zusammen mit der Zunahme der Pulsfrequenz) findet sich in der Regel nur bei jüngeren Personen einer bestimmten funktionellen und auch morphologischen Konstitution, und zwar bei den schon in jüngeren Jahren stärker in Linksdeviation stehenden Menschen mit drucktypischer Regulationsform, bei denen, lebensaltersbedingt, noch eine relativ große Dehnbarkeit des Gefäßrohres angenommen werden kann. Die diastolische Senkung, die in diesem Falle dem Funktionsbereich der Stufe III angehört, und die hier stets dem Ansteigen des systolischen Druckes und der Pulsfrequenz folgt, zeigt sich mit zunehmendem Alter, auch bei dieser Menschengruppe, immer seltener. Man darf annehmen, daß sich der altersbedingte Verlust der Gefäßwand an elastischem Element immer mehr auswirkt, wenigstens in bezug auf den *elastischen Widerstand*. Den sogenannten *Elastizitätshochdruck* (Wezler und Böger) gibt es sozusagen im vorgeschrittenen Lebensalter kaum noch, da die Gefäßwandelastizität mit der physiologischen Alterssklerose mehr und mehr verlorengeht.

Die eben erwähnten Vorgänge wurden noch einmal dargelegt, um hervorzuheben, daß die vor allem bei allmählicher, also zeitlupenähnlicher Entfaltung des Regulationsgefüges hervortretende Senkung des diastolischen Druckes im Grunde nichts mit der hin und wieder mit einer systolischen Drucksteigerung auftretenden diastolischen Spannungsabnahme gemein hat. Der als Stufe II bezeichnete Vorgang ist ein eigenständiges Geschehen innerhalb der Anpassungsleistung des Regulationsgefüges, der in individuell verschiedenem Ausmaße (im Maximum in der volum-, im Minimum in der drucktypischen Regulationsform) angetroffen wird. Da er sich aus allen Regulationsbildern als aktiver Entspannungsvorgang erkennen läßt, kann man die Periode der Stufe II als *Entspannungsphase* bezeichnen. Wie die Testergebnisse zeigen, erfolgt der Übergang von Stufe I in Stufe II kontinuierlich, so daß, je nach zeitlichem Ablauf, Eröffnung und Entspannung ineinander übergehen. Die Entspannung äußert sich hierbei oft in einer Wirkung auf den initialen Schlagzahlanstieg, der von dem Zeitpunkt an sistiert, in dem die diastolische Entspannung sichtbar bzw. der Frequenzzuwachs flach wird. Die Ursache dieses Verhaltens liegt darin, daß in die diastolische Entspannung die gesamte Peripherie einbegriffen ist, d. h. auch die im Herzen, seinem Kapillarsystem und dem der herznahen Gefäße des Windkessels. Das bedeutet im Hinblick auf die vor dem rechten Vorhof stetig zunehmende Blutmenge nur relative Druckentlastung. Diese Druckentlastung wird durch das Tiefertreten der *diastolischen Fußpunkte* (W. R. Hess), durch die tiefergreifende Herzdiastole ermöglicht, die ein größeres Schöpfvolumen und damit die schnelle Abnahme der im Hohlvenenmündungsgebiet zunächst sich stauenden Blutmenge herbeiführt.

Damit offenbart sich eine weitere Ursache der nur im Vordergrund der Regulationsbilder sichtbaren Vorgänge. Die mit der aktiven Entspannung einhergehende Senkung der *diastolischen Fußpunkte,* die nach W. R. Hess stets mit einer Hemmung der Herzsystole (ihrer Höhe) verbunden ist, dient, sozusagen als regulatorische Konsequenz, dem mit der Stufe I eingeleiteten Geschehen. Die Stufe II als folgender Vorgang ermöglicht durch die mit der Entspannung auftretenden Weitung der Herzhöhlen die schnelle Weiterleitung der sich stetig erhöhenden Blutmenge vor dem rechten Herzen. Denn mit dem Einsetzen der Stufe II schließt die in der Stufe I zunächst allein auftretende Mobilisation der in den subphrenischen Speichern ruhenden Blutmenge nicht etwa ab, sondern sie wird, und zwar unter Rückgriff auf die *herzferneren* Speicher (Intestinum u. a.), weiter erhöht. Es ist anzunehmen, daß dieses Freistellen von bisher *ruhendem Blut* auch noch während der Stufe III erfolgt. Darauf weisen insbesondere die Versuche Reins hin, die gezeigt haben, daß die Zusammenziehung der Milz und ihre Entleerung um so kräftiger ist, je stärker Sympathikusreize wirksam werden.

Die diastolische Entspannung während der Stufe II geht also mit einer Ausweitung des Herzinnenraumes und einer Steigerung des Schöpfvolumens einher. Das Fehlen einer systolischen Drucksteigerung in dieser Phase läßt ebenso wie das Verhalten der Pulsfrequenz erkennen, daß mit der Steigerung der Volumenleistung des Herzens keine Mehrbeanspruchung des Triebmuskels verbunden ist. Dieser öffnet sich dem Zustrom, nimmt eine größere Flüssigkeitsmenge auf und wirft sie mit kaum verändertem Kraftaufwand wieder aus. Das Herz arbeitet wie ein in Bewegung gesetztes Schwungrad mühelos, eine Vorstellung, die in ähnlicher Weise schon Havlicek geäußert hat (Idee des Stoßhebers). Diese Auffassung entspricht nicht nur der Berechnung, mit deren Hilfe wir den relativen Energieaufwand bei volum- und drucktypischer Regulation mathematisch darzustellen versuchten, sondern auch dem Experiment. Der geringe Energieaufwand auch bei zunehmender Volumenleistung wurde schon von Gollwitzer-Meier sowie von Gremels nachgewiesen, ebenso der erhöhte Aufwand, wenn die Volumarbeit bei größerer Beanspruchung in Druckarbeit übergeht.

Die hier mit unserem Test bei Zeitlupenbelastung sichtbar werdende Entspannung des Herzmuskels und im arteriellen System ist schon lange bekannt. Sie wurde schon durch die Arbeiten Starlings, H. Straubs, W. R. Hess', Bohnenkamps usw. festgestellt. Das Herz paßt sich auch im Herz-Lungenpräparat einem zunehmenden Blutangebot (aus erhöhtem Rückstrom) durch die Änderung seiner diastolischen Größe an. Die Frage, die im Herz-Lungenpräparat nicht beantwortet werden konnte, war die, ob es sich hierbei um eine aktive Änderung des Gefäßtonus handelt oder nicht. Die Tatsache, daß die aus unseren Regulationsbildern ersichtliche diastolische Entspannung als selbständiger Vorgang abläuft, bestätigt den bereits früher gezogenen Schluß, daß es sich bei der Änderung des diastolischen Verhaltens zweifellos um eine eigenständige, aktive, gewissermaßen zielgerichtete Regulationsleistung handelt. Auch REINDELL hat mit seinem Mitarbeiterstab auf die Bedeutung dieses von uns vor mehr als 15 Jahren beschriebenen Entspannungsvorganges hingewiesen. REINDELL nennt die von uns als Regulationsstufe II gekennzeichnete Erscheinung die *regulative Dilatation*.

Die diastolische Weitung des Herzens erfolgt wie gesagt, nur dann, wenn die diastolische Spannungsebene während einer Belastung absinkt. Sie erreicht bei ausgeglichener Regulationsstufenentfaltung und Maximalbelastung einen Tiefpunkt, der zwischen 30 und 50 mm Hg liegt, und zwar um so tiefer, je einseitiger rechtsdeviiert das Regulationsgefüge arbeitet. Die diastolische Spannung kann bis zum Nullwert (Nullspannung) fallen. Dieses Verhalten ist kennzeichnend für die volumtypische Regulationsform; bei ihr können die Ausweitung der Herzhöhlen und das geförderte Volumen besonders groß sein. Das entspricht nicht nur der aus der Berechnung des Amplitudenfrequenzproduktes hervorgegangenen Größenordnung der Volumenbewegung, sondern auch der Beobachtung am Röntgenschirm und den röntgenkymographischen Aufnahmen. Die Randbewegung sowie die Bewegungsamplitude des Herzens erweist sich bei Bestehen der volumtypischen Regulationsform stets als besonders breit. Sie entspricht regelmäßig dem Typ I nach STUMPF. Dieses Verhalten zeigt sich nie bei Menschen mit stärkerem Überwiegen der Stufe III, bei denen die für die größere Volumenleistung erforderlichen Voraussetzungen, diastolische Entspannung und Ausweitung des Herzinnenraumes, fehlen. Bei ihnen ändert sich die Herzgröße nicht durch die Vorgänge innerhalb der Diastole (diastolische Weitenänderung), sondern durch das Ausmaß der systolischen Entleerung und damit durch die Größe des hierbei notwendig werdenden Kraftaufwandes (Verringerung des Restvolumens). Ähnliche Beobachtungen sind an Menschen während anstrengender Arbeit gemacht worden, bei der die Stufe III das Regulationsgeschehen immer stärker beherrscht, also ein Verhalten eintritt, wie es beim Drucktyp schon im Zustand der Körperruhe besteht. Auch MEEK und EYSTER, ferner BRUNS und ROEMER haben u. a. bei Beobachtungen während schwerer Arbeit die Anpassung über die intensivere systolische Kontraktion erkannt.

Die kizzierten Hintergründe der diastolischen Entspannung kennzeichnen die Vorgänge, die sich vor dem Herzen und in ihm selbst innerhalb des Ablaufes der Stufe II abspielen. Es ist hervorgehoben worden, daß der eigentliche Kern der Entspannungsvorgänge weniger in der Weitung der Herzhöhlen als in der Änderung des peripheren Strömungswiderstandes gesucht werden muß. Zu dieser Peripherie gehört in erster Linie der Kapillarraum als geschlossener Durchflutungsbereich für den Stoff- und Energieaustausch, sodann der präkapillare Raum, dessen Bedeutung darin besteht, daß er als Zustromregler in die Regulation der Strömungswiderstände eingreift (nicht nur über die Tätigkeit der Arteriolen, sondern auch über die a-v-Anastomosen).

Aus den Untersuchungen von KROGH ist bekannt, daß die Zahl der zu gleicher Zeit durchbluteten Kapillaren im arbeitenden Muskel zunimmt. Auf Grund dieses Befundes darf angenommen werden, daß der ruhende Muskel eine kleinere Zahl von durchbluteten Kapillaren als der arbeitende je Raumeinheit enthält, ein Verhalten, das dem bei Arbeit zunehmenden Stoffbedarf entspricht. Um diesen zu sichern, wird die die Muskelfasern umspielende Fläche durch Aufschließen der noch verfügbaren Kapillaren vergrößert.

Die Mobilisierung dieser *Kapillarreserve*, wie wir uns ausdrücken möchten, kennzeichnet das eigentliche Wesen der Regulationsstufe II. Sie ist die Ursache nicht nur des Absinkens der diastolischen Spannung, sondern auch der hinter ihr stehenden Verringerung des peripheren Strömungswiderstandes am Ende der gesamten arteriellen Strombahn. Die mit der Belastung aufsprießenden Kapillaren bedeuten nicht nur Öffnung, sondern auch Ausweitung des verfügbaren Kapillarraumes und die Ausschöpfung der Kapillarreserve. Der Weitungsvorgang ist also nicht nur auf die Herzhöhlen beschränkt, sondern umfaßt das gesamte arterielle System, dessen Durchblutungsraum wächst. Das Ausmaß seiner Vergrößerung wird von der Stufe II bzw. vom Umfang der im diastolischen Druck sichtbaren Entspannung wiedergegeben. Dieser bei jeder langsam zunehmenden Belastung besonders deutliche Vorgang wird auch sichtbar, und zwar in der Hautrötung, in der größeren Lebhaftigkeit, Wachheit und schnelleren Reaktionsfähigkeit (Gehirndurchblutung), aber auch in der höheren Leistung des besser durchbluteten Muskels.

Dieser Vorgang offenbart die eigentlichen Aufgaben der Regulationsstufe II, wenn man sie unter den Bedingungen der geordneten Regulation vom Standpunkt einer zielgerichteten Entfaltung ansieht. Die zunehmende Mobilisierung der vorhandenen Blutmenge im Vegetationsraum wird in verstärktem Umfange aus dem Reservoir vor dem rechten Herzen geschöpft und über den Lungenkreislauf dem linken Herzen zugeführt. Dieses fördert ebenfalls ein mit der Mobilisierung wachsendes Volumen, und zwar fördert es die Blutmenge unter den Bedingungen der Stufe II gegen einen sich stetig verringernden Widerstand in der Peripherie. Die Ursache dieser ökonomischen Arbeitsform, die Kapillarraumausweitung, hat zwei Folgen: einmal die trotz höherer Leistung mit der Beanspruchung zunächst leichter werdende Herzarbeit (Absinken des systolischen Druckes), zum anderen die erleichterte Unterbringung der sich aus dem Vegetationsraum bei Bewegung besonders in die Organe der animalischen Leistung ergießenden Blutmenge. Diese wird mit ihrem gesamten Inhalt an Stoff und Energie dem beanspruchten Organgebiet zugeführt, ein Vorgang, der ebenfalls das Wesen der Stufe II kenntlich macht. Sie dient mit diesen Vorgängen der erleichterten, ausreichend schnellen Umflutung eines großen Blutvolumens, das ohne wesentliche Mehrarbeit des Herzens dem beanspruchten Kapillarraum zugeführt wird.

Die Umflutung der Blutmenge aus dem Vegetationsraum in das animalische System wird die Herzarbeit um so mehr schonen, je schneller sich der Kapillarraum bis zum Maximum öffnet. Man kann annehmen, daß dieser Zustand erreicht ist, wenn die Stufe II sehr schnell und ausgiebig der Stufe I folgt, also die diastolische Spannung bis zum Nullwert absinkt. Diese Entwicklung bedeutet aber mehr als lediglich eine Abnahme des peripheren Strömungswiderstandes. Darüber hinaus ist aus der Geschwindigkeit der diastolischen Entspannung und dem Ausmaß der gleichzeitigen systolischen Drucksenkung zu ersehen, daß dem Herzen bzw. dem Windkessel eine größere Blutmenge hinweggerissen wird, so daß nun bei verringertem Volumen die systolische Leistung abnimmt. Diese Erscheinung ist die Folge des schon beschriebenen *Schwammeffektes*, hervorgerufen durch die Saugkraft des noch nicht mit einer ausreichenden Flüssigkeitsmenge voll gelaufenen Kapillarraumes. Die hier zunächst entstandenen Leerräume saugen gewissermaßen als Vakuum die Flüssigkeit an und entreißen sie hierbei dem zentralen Reservoir, also dem Windkessel und dem Herzen.

Der *Schwammeffekt*, der bei übermäßiger Wirksamkeit der Stufe II sehr deutlich in den beschriebenen Erscheinungen zu erkennen ist, entlastet die Herzarbeit in verstärktem Umfange. Es wäre denkbar, daß diesem Vorgang jenes Geschehen zugrunde liegt, das als *peripheres Herz* beschrieben wurde (Hazebroek u. a.). Das durch die Kapillarraumweitung entstandene Vakuum wirkt, rhythmisch entsprechend der Schlagfolge, auf den Bluteinstrom beschleunigend ein. Das von Hazebroek, Hürthle u. a. beobachtete Zusammenziehen der Arterie während der Diastole des Herzens ist möglicherweise Folge der in diesem Zeitpunkt verstärkten peripheren Saugwirkung. Daß die Saugwirkung über die geschlossene Blutsäule weithin zentralwärts wirken kann, zeigt der an der Brachialis gemessene systolische Druck. Bei diesem Vorgang, sichtbar in rhythmisch erfolgenden Absinken des systolischen Druckes, kann die in dieser Phase spannungsarme, oftmals schlaffe und beim Volumtyp häufig übermäßig elastische und zarte Arterienwand rhythmisch angesaugt werden, so daß nun der von HÜRTHLE beschriebene Vorgang einer scheinbar aktiven Zusammenziehung sichtbar wird. Es wurde auch versucht, die von BIER beschriebene Erscheinung des *Blutgefühls* eines aktiven Organs zu erklären, das sich möglicherweise auf dem gleichen Vorgang der Stufe II entwickelt. Das innerhalb der Stufe II entstehende Vakuum im Kapillarraum wird am stärksten in jenen Organen ausgebildet, die bei einer Anforderung am höchsten belastet werden. Es ist zu erwarten, daß im stärker beanspruchten Organ die Stufe II früher und ausgiebiger entfaltet wird, während in den weniger belasteten, aber auch zum Funktionssystem gehörenden Organen (Vegetationsraum oder animalisches System) die gleiche Stufe in ihrer Entfaltung nachhinkt. Auf diese Weise wird das Blut nicht nur über die diastolische Entspannung (Kapillarraumöffnung) dem aktivsten Organ in verstärktem Maße zugeführt, sondern es strömt ihm auch unter dem Einfluß eines regional stärker ausgebildeten Vakuums beschleunigt zu.

Das Ziel dieser Vorgänge während der Stufe II besteht in der Umflutung der Blutreserven aus den inneren Speichern des Vegetationskernes in die Organe des animalischen Systems (der Schale des Organismus). Diese Organe erhalten damit eine Blutmenge und mit ihr eine Stoff- und Energiereserve, die während der Tätigkeit der Stufe II größer ist, als es dem Bedarf entspricht (ökonomische histotrope Leistung der Volumarbeit). Dieser Überschuß dient auch der zukünftigen Entfaltung der stoff- und energieverbrauchenden Stufe III. Die Stufe II ist also nicht nur als Phase der Entspannung zu betrachten, sondern auch als *Vorbereitungsphase* auf die zukünftige Anspannung.

3. Vorgänge innerhalb der Stufe III

Während der Übergang von Stufe I in Stufe II bei geordnetem Entfaltungsablauf ziemlich kontinuierlich erfolgt, setzt bei weiterer Belastung die Stufe III in der Regel mehr oder weniger markant ein. Pulsfrequenz und systolischer Druck steigen hierbei in dem Augenblick an, in dem der diastolische Tiefpunkt erreicht ist.

Das Erreichen des diastolischen Tiefpunktes gibt den Zeitpunkt wieder, in dem die Weitungsfähigkeit nicht nur des Herzens und des Windkessels, sondern vor allem der Strömungsperipherie ausgeschöpft ist. Besser gesagt, der diastolische Druck sinkt nach vollständiger Nutzbarmachung der verfügbaren Kapillarreserve nicht mehr ab. Der Kapillarraum ist jetzt soweit geöffnet und aufgefüllt, wie es im Einzelfall überhaupt möglich ist.

Bei einer Beanspruchung des Regulationsgefüges, die nicht mehr mit Stufe II ausgeglichen werden kann, sorgt offenbar die wachsende Füllung des erweiterten Kapillarraumes für das Auslösen der Stufe III. Die starke Füllung wirkt sich als Widerstand aus, zu dessen Überwinden (Bewegung der Blutsäule) der größere Kraftaufwand des Antriebes nötig wird. Es stellt sich eine kräftigere systolische Zusammenziehung des Herzens ein, die konzentrische Medialbewegung nimmt zu, das Herz erhält eine mehr kugelförmige Gestalt. Es kommt zu jener Arbeitsweise, die schon von MEEK und EYSTER, sowie BRUNS und ROEMER als die bei Arbeit intensivere, systolische Kontraktion beschrieben wurde.

Die systolische Kontraktion führt zu einer ausgiebigeren und schnelleren Entleerung des Herzens, zugleich aber auch zu Wirkungen auf die elastischen Elemente des Windkessels. Indem diese eine Dehnung, wie die Sehne des Bogens, erfahren, nehmen sie den systolischen Impuls des Herzens auf. Abhängig vom *Dehnungspotential* der Windkesselwand geben die elastischen Elemente die von der Systole entwickelte Anfangsbeschleunigung weiter und pflanzen sie bis fast in die Peripherie fort, mindestens aber bis zur Grenze des Windkessels.

Daraus ist ein wesentlicher Unterschied zwischen Stufe II und Stufe III zu erkennen. Innerhalb der ersten wirkt vorwiegend das Vakuum, das durch die Öffnung der Kapillarreserve entsteht, als Antrieb auf die Blutsäule. Dieser von der *Peripherie* herkommende Saugeffekt ist um so größer, je schneller die Öffnung und Ausweitung des Kapillarraumes, sichtbar im Absinken des diastolischen Druckes, erfolgt. Mit dem Übergang zur Stufe III hört die Saugwirkung des nunmehr aufgefüllten Vakuums auf. An seine Stelle tritt die *Schubkraft*, die vom systolischen Impuls auf die Blutsäule ausgeübt wird. Seine Wirkung würde sich vorzeitig erschöpfen oder müßte viel stärker sein, wenn er nicht gleichzeitig durch die elastischen Elemente des dem Herzen sich anschließenden Windkessels weitergeleitet würde. Die durch jeden Impuls ausgelöste Wellenbewegung im Gefäßschlauch wird in jeder Herzdiastole zum Antrieb, indem das bei der Dehnung gewonnene Potential in Bewegungsenergie umgeformt wird (Zusammenziehung der elastischen Elemente). Die Blutsäule wird dadurch bei ausreichendem Dehnungspotential über weite Strecken nahezu mit der Anfangsgeschwindigkeit getrieben. Voraussetzung hierfür ist die Dehnungsfähigkeit bzw. die Erhaltung der elastischen Elemente. Nur wenn sie ausreichend groß ist, kann der systolische Impuls bis über die Windkesselbegrenzung hinaus in Richtung Peripherie erhalten bleiben.

Diese Tatsache zeigt die von O. Frank und seinen Schülern festgestellte Bedeutung der elastischen Gefäßwandelemente für die Herzsystole und für die ökonomische Mitarbeit der Stufe III. In den Fällen, in denen die Mitwirkung fehlt oder verringert ist, muß der primäre Antrieb, die systolische Schubkraft, stärker wirksam werden, wenn sie einen gleichen Antriebseffekt auf die Blutsäule wie bei erhaltener Gefäßwandelelastizität herbeiführen soll. Dem entsprechen die Bilder bei drucktypischer Regulation. Je unbeweglicher der diastolische Druck ist, um so höher und steiler springt die systolische Leistung an. Wir finden dieses Verhalten vorwiegend beim älteren Menschen. Bei ihm sind bekanntlich die elastischen Elemente mehr und mehr von bindegeweblichen ersetzt (Ausbildung der Gefäßwandsklerose), so daß allmählich ein starres Rohrsystem entstanden ist; infolgedessen sinkt die hohe Anfangsgeschwindigkeit schnell ab, da sie nicht weitergeleitet werden kann.

Ein ähnlicher Zustand kann auch bei jüngeren Menschen vorliegen; er hat seine Ursache in der Unfähigkeit zu ausreichender diastolischer Entspannung. Die meistens geringfügige Senkung des diastolischen Druckes ist hier die Folge der erhöhten systolischen Anspannung; sie führt zu einer rhythmischen Dehnung des Gefäßrohres. Es wurde schon erwähnt, in welcher Weise dieses Verhalten des diastolischen Druckes sich von den Veränderungen differenzieren läßt, die innerhalb der Stufe II auftreten. Zwar besteht in diesem Falle noch keine organisch manifeste Erstarrung der Gefäßwand durch den Verlust der elastischen Eigenschaften, sie sind aber durch ein Übermaß an tonischer Leistung in ihrem Wirkungsausmaß herabgesetzt. Sie können indes da die Gefäßwand lebensaltersbedingt noch ihre elastischen Eigenschaften besitzt, durch geeignete Mittel ihre aktiv erhöhte Spannung wieder verringern, wie es beispielsweise durch den Dorylversuch nachzuweisen ist. Hierbei zeigt sich das schon beschriebene Absinken des diastolischen Druckes bis zu einem niedriger liegenden Fußpunkt. Auch die systolische Leistung läßt dann, dem diastolischen Druckabfall entsprechend, nach; und zwar nicht nur als Folge des jetzt verringerten peripheren Widerstandes, sondern auch als Folge der gebesserten Dehnbarkeit des vorher infolge tonischer Überfunktion starren Gefäßrohres. Diese sich fast ausschließlich beim jüngeren Menschen findende Regulationsform entspricht, wenn auch noch wandelbar, wie im Doryleffekt zu erkennen, etwa den Verhältnissen beim älteren Menschen. Es handelt sich in diesen Fällen regelmäßig um besonders einseitig im Zustand der Linksdeviation befindliche Personen (drucktypische Frühformen), die oft ein Regulationsbild entwickeln, das vor der diastolischen Entspannung dem Bilde eines *Elastizitätshochdruckes* im Sinne der Einteilung von Wezler und Böger entspricht.

Um die Hintergründe der Stufe III klarzulegen, muß besonders die Situation beleuchtet werden, in der die Stufe III nicht in Erscheinung tritt, und zwar, weil das Dehnungspotential außerordentlich groß ist. Das arterielle System arbeitet dann zu weich, weil die Gefäßwand keinen elastischen Widerstand aufzubringen vermag. Der systolische Impuls trifft, auch wenn er mit Umflutung großer Volumina verbunden ist, auf keinen Widerstand, weil die elastischen Elemente bei dem Mangel an tonischer Leistung, ähnlich einem schlaffwandigen Schlauch, übermäßig dehnbar sind. Bei Auffüllung mit einem großen Blutvolumen weitet sich der Schlauch aus und ist nicht zu elastischer Zusammenziehung fähig. Das bedeutet, daß z. B. die Wände des Windkessels, die physiologischerweise die meisten elastischen Elemente enthalten, nicht in der Lage sind, die Arbeit des Herzens, insbesondere seine Systole, zu unterstützen. Die durch die Systole auf die Blutsäule wirkende vis a tergo verpufft teilweise, da sie nicht nur in Richtung des Blutstromes, sondern auch senkrecht auf die Gefäßwand wirksam wird. Die Spannung der Bogensehne kommt dadurch nicht zustande, die schlaffe Wand weicht aus und kann den systolischen Impuls des Herzmuskels nicht aufnehmen und in kinetische Antriebsenergie umwandeln. Solche Verhältnisse sind für volumtypische Regulationsformen in einseitiger Rechtsdeviation bezeichnend, besonders im Zustand des Trainingsmangels. Die Stufe III kommt auch aus diesem Grunde nicht zur Entfaltung. In den beschriebenen Vorgängen der einzelnen Regulationsstufen und noch deutlicher aus dem Ablauf der einseitigen Regulationsformen sind die von STARLING und STRAUB im Herz-Lungenpräparat gefundenen Gesetzmäßigkeiten klar wiederzuerkennen. Der erste Teil des Gesetzes besagt folgendes: Zunahme der Volumleistung bei erhöhtem Blutstrom zum Herzen kommt im Ablauf der Stufen I und II sowie in der volumtypischen Regulationsform zum Ausdruck. Der zweite Teil des *Law of Heart* äußert sich im Ablauf der Stufe III und bei Bestehen der drucktypischen Verlaufsform wie folgt: In dem Augenblick, in dem der Widerstand in der Peripherie ansteigt, erhöht sich die Druckleistung des Herzens. Das Verhalten in den einzelnen Regulationsbildern bestätigt daher wie das Experiment, daß die Steigerung der Druckleistung eine Funktion des peripheren Widerstandes ist. Der Drucktyp gibt hierbei das zweite Gesetz wieder, während sich im Verhalten der volumtypischen Regulationsform das erste *Starling*sche Gesetz äußert.

Der Übergang von Volum- zu Druckarbeit erfolgt offenbar über den wieder stärker wirksam werdenden BAINBRIDGE-Reflex. Während innerhalb der Stufe II das sich stetig ausweitende Herz in der Lage ist, die sich vor dem rechten Herzen anstauende Blutmenge abzuschöpfen und damit die Drucksteigerung zu kompensieren, ist es nach Ausschöpfung seiner Weitungsfähigkeit hierzu nicht mehr imstande. Der zunehmende und beschleunigte Rückstrom führt in diesem Zeitpunkt zu einer gegenüber der Entlastung durch den Abstrom schnelleren Drucksteigerung im Mündungsgebiet der Hohlvenen, wodurch über den BAINBRIDGE-Reflex die Frequenzzunahme mobilisiert wird. Mit der Frequenzzunahme ist aber zwangsläufig eine Verkürzung des diastolischen Spannungsablaufes verbunden (W. R. HESS), die sich um so schneller und stärker auswirkt, je weniger die Stufe II am Regulationsgeschehen beteiligt ist.

Die Frequenzzunahme als Folge des BAINBRIDGE-Reflexes tritt naturgemäß um so stärker hervor, je früher die Schöpfleistung des Herzens nicht mehr mit dem Blutrückstrom zum Herzen Schritt hält. Abhängig von dem Umstand, ob mit der Begrenzung seiner Weitungsfähigkeit gleichzeitig eine Zunahme des Strömungswiderstandes einsetzt, springt die systolische Leistung des Herzens steiler an oder nicht. Es wurde schon der extreme volumtypische Fall erwähnt, in dem das arterielle System bei geöffnetem Kapillarraum wenig Widerstand bietet. Es zeigt sich hier in der Regel eine zwar geringe, aber doch unter Höchstbelastung deutlich steiler zunehmende Frequenzsteigerung. Ein Anstieg des systolischen Druckes tritt häufig nicht ein, weil die Widerstandszunahme in der Peripherie, die Voraussetzung für den Übergang in die Druckarbeit der Stufe III, zu klein ist oder auch fehlt (Law of Heart, Teil II). Die Frequenzzunahme, die im kompensierten Blutrückstrom die Folge der maximalen Speichermobilisation ist, kann dagegen sichtbar werden; das vor dem rechten Vorhof erscheinende Blut kann nach Erreichen des Entspannungsmaximums ohne Frequenzzunahme nicht mehr mit dem Rückstrom Schritt halten. Die dadurch bedingte Frequenzsteigerung kennzeichnet daher ebenfalls einen Teilvorgang der Stufe III, die Regulation über die Zunahme der Abschöpfungsgeschwindigkeit. Der andere Teilvorgang der Stufe III, die Zunahme der systolischen Leistung, kann in diesem Fall fehlen, weil der periphere Strömungswiderstand, sichtbar am niedrigen diastolischen Druck, gering ist.

Dieser zweite Teilvorgang, der bei ausgeglichener Stufenentfaltung stets mit dem eben genannten verbunden ist, entwickelt sich auf der Grundlage der Widerstandszunahme in der Strömungsperipherie, also nach Erreichen des diastolischen Tiefpunktes.

Unter *Strömungsperipherie* ist nicht nur der morphologisch begrenzbare Abschnitt der Arteriolen, Präkapillaren, Kapillaren und Venolen umfassenden Kreislaufperipherie zu verstehen. Man muß vielmehr die gesamte funktionell sich auswirkende Gegenkraft betrachten, die dem Herzmuskel als dem Antriebsorgan entgegenwirkt. Zu dieser gehört aber auch die flüssige Verbindung zwischen morphologischer Periphereie und Herz, die gesamte Blutsäule. Unter diesem Gesichtswinkel beginnt der periphere Widerstand schon in den Herzhöhlen, in denen mit zunehmenden Flüssigkeitsvolumen der Widerstand gegen die systolische Zusammenziehung der Herzkammerwände wächst.

Bei übermäßiger Füllung ist der nun mehr oder weniger überdehnte Herzmuskel nicht mehr in der Lage, die systolische Kontraktion ausreichend durchzuführen. Bei großer Restblutmenge nimmt das Schlagvolumen ab. Der Herzmuskel ist schlaff, die Herzhöhlen sind dilatiert infolge der kontinuierlichen Überdehnung der Herzkammerwände bei erhöhtem Füllungsvolumen. Es entsteht — bei exspiratorischem Zwerchfellhochstand — die im Röntgenkymogramm hervortretende typische Randbewegung des Stumpftypes II (keine Änderung nach Belastung). Diese Entwicklung vollzieht sich im chronophysiologischen Ablauf am Ende der drucktypischen Entwicklung. Die Herzhöhlen, nach vorausgegangener Hypertrophie besonders des linken Herzens, weiten sich aus, nachdem diese selbst gewissermaßen im Übermaß die Depotfunktion übernommen haben (dauernde Abschaltung des Mautner-Pickschen Reflexes bei Zwerchfellhochstand).

Der Zeitpunkt dieser Entwicklung setzt um so früher ein, je höher die *diastolischen Fußpunkte* (W. R. Hess) liegen und je weniger beweglich diese sind. Der unter diesen Umständen höhere Widerstand fordert den Übergang in Druckarbeit heraus, dessen Höhe nicht nur von der Größe der eben erwähnten Widerstände, sondern außerdem auch von der Steilheit des systolischen Leistungszuwachses abhängig ist. Dieser Zuwachs wird wiederum vom Zustand des Herzmuskels, aber auch von der Reizantwort des Regulationsgefüges bestimmt, da diese beim Drucktyp meistens kräftiger ist als beim Volumtyp (erhöhte Responsivität des Drucktypes). Sind beide Voraussetzungen gegeben, d. h. leistungsstarker Herzmuskel und starke Reizantwort, so springt die systolische Leistung besonders steil an.

In vielen Fällen, z. B. bei Bestehen einer Aorteninsuffizienz oder bei einer kompensierten Hypertonie bleibt die Drucksteigerung vor dem rechten Vorhof aus. Die systolische Kontraktion fördert ein ausreichendes Volumen und ist damit in der Lage, die Auslösung des Bainbridge-Reflexes zu dämpfen oder ganz zu verhüten. Die Frequenzzunahme tritt erst stärker auf, wenn die Zunahme der systolischen Leistung weniger steil ist. Das ging schon aus dem Verhalten bei volumtypischer Regulation hervor. Es wird aber ebenso deutlich bei drucktypischer Regulation, und zwar nimmt die Frequenz dann um so mehr zu, je geringer der systolische Druck ansteigt, d. h. je weniger der Herzmuskel in der Lage ist, die systolische Kontraktion hervorzubringen, um damit die Blutmenge im Hohlvenengebiet abzuschöpfen. Der Druck vor dem rechten Herzen steigt infolge Minderung der systolischen Leistung an und löst die Steigerung der Pulsfrequenz aus. Damit erhält der nur innerhalb der Stufe III deutlich sichtbar werdende Sinn des Alternativsatzes von W. R. Hess seine Bestätigung: „Die Förderleistung kommt entweder durch eine Großzahl kleiner Volumina oder durch eine kleine Anzahl großer Volumina zustande. Während der eine Fall für die nachlassende Herzleistung typisch ist, ist der andere stets für die große muskuläre Kraft kennzeichnend."

Es wurde schon früher auf die Erscheinungen hingewiesen, die auftreten, wenn innerhalb der Stufe III die V. cubitalis punktiert wird. Besonders wenn man gegen den Blutstrom einsticht, bemerkt man, daß aus der Vene häufig hellrotes Blut arterienpulssynchron herausströmt. Die helle Blutfarbe und die Pulsation erklären sich aus den Vorgängen, die sich in der Strömungsperipherie abspielen. Mit wachsendem systolischem Druck und der Steigerung der Strömungsgeschwindigkeit wird die Möglichkeit, das arterielle Blut zu *utilisieren*, geringer, eine zunehmende Blutmenge umgeht den Kapillarraum und erreicht über die a-v-Anastomose den venösen Rückstrom. Die Abnahme der Utilisationsgröße ist also nicht die Folge einer Minderung der Utilisationsfähigkeit im Kapillarraum. Ihre Ursache ist vor allem in der Umleitung der peripherwärts strömenden Blutmenge über die arteriovenösen Kurzschlüsse aus dem *präkapillaren* in den *postkapillaren* Raum zu suchen. Nur so ist die mit Ausbildung der Stufe III auftretende arteriensynchrone Pulsation des Venenblutes zu erklären. Es ist auch kaum denkbar, daß der Arterienpuls sich über das Kapillarnetz bis in die größeren Venen fortpflanzt. Eine so weitreichende Pulsation zeigt sich nicht einmal beim Auftreten eines Pulsus celer bei Aorteninsuffizienz.

Wir dürfen daher berechtigterweise annehmen, daß im Laufe einer einseitig stark hervortretenden Stufe III wesentliche Mengen des mit hoher Geschwindigkeit heranströmenden Blutes den Kapillarraum umgehen und ungenutzt über die Brücken im Arteriolenbereich dem venösen Rückstrom zufließen. Die von Havlicek entdeckten und von Spanner, Clara usw. in vielen Organen nachgewiesenen Kurzschlüsse öffnen sich zweifellos erst bei zunehmender Druckleistung und sich erhöhender Strömungsgeschwindigkeit. Sie wirken dann als *Überlaufventile* und dienen damit dem Regulieren der Strömungsgeschwindigkeit im Kapillarraum. Diese darf sich selbstverständlich nur innerhalb bestimmter Grenzen bewegen. Ihr Zweck ist wahrscheinlich, eine jederzeit optimale Kapillardurchflutung zu ermöglichen, in der die Utilisation des herangeführten Blutes gesichert bleibt. Diese Regularisierung der Kapillardurchblutung auch bei sehr hoher Strömungsgeschwindigkeit ist als eine Funktion der a-v-Kurzschlüsse anzusehen.

Eine zweite Funktion ist die der Wärmeregulation. Die bei höchster Anspannung der animalischen Organe auftretende Durchblutungszunahme ist mit erhöhter Wärmeproduktion verbunden. Diese Wärme muß, zur Aufrechterhaltung des Wärmehaushaltes, an die Umgebung abgegeben werden. Die über den a-v-Kurzschluß geleitete Blutmenge wirkt wie ein Wärmepolster, das die a-v-Bahnen sozusagen zu Heizröhren macht, die mit hoher Strömungsgeschwindigkeit durchflutet werden. Hierbei wird durch Abstrahlung Wärme nach außen abgegeben, so daß eine bei hoher Beanspruchung mögliche Wärmestauung (wie z. B. im Bad) vermieden wird. Dieses bei Körperbewegung entwickelte Wärmepolster stellt einerseits einen Mantel dar, der abstrahlt (aktive Hyperämie nach Bädern, Sauna usw.), und andererseits auch einen Schutz gegen Unterkühlung (Schneebad nach der Sauna).

Die Öffnung der a-v-Anastomosen ist ein Vorgang, der an die Entfaltung der Stufe III gebunden ist. Das erklärt die Tatsache, daß der Mensch mit drucktypischer Regulation nicht nur zu kräftiger Hautrötung neigt, sondern auch zum Schwitzen und zu starker Wärmeabstrahlung. Da diese bei kühler, trockener Außentemperatur erleichtert ist, fühlt sich der gegenüber Außenwärme empfindliche Drucktypmensch im allgemeinen bei kühler Witterung wohler als bei warmer, während der Volumtyp, bei dem umgekehrte Verhältnisse bestehen, kälteempfindlich und wärmebedürftig ist, ein Zustand, der sich aus dem Regulationsverhalten erklären läßt. Bei ihm wird die Stufe III ungenügend entfaltet oder sie fehlt und die an sie gebundene Mobilisierung der a-v-Kurzschlüsse bleibt aus. Beim volumtypischen Menschen durchflutet daher das Blut in relativ langsamem Strome die Kapillaren und nur kräftige Bewegung führt zu einer stärkeren Zunahme der Strömungsgeschwindigkeit. Bei ihm bleibt besonders bei einem Mangel an Körperbewegung, die Kurzschlußregulation weitgehend ausgeschaltet, so daß die Bildung eines Wärmepolsters nicht zustande kommen kann.

Wir haben die Stufe III als *Anspannungsphase* der Regulationsentfaltung bezeichnet und damit die Eigenart ihrer Wirkung im Organismus bestimmt. Die Stufe II zeichnet sich in jeder Weise als eine Einrichtung der Ökonomie im Regulationsgefüge ab, während innerhalb der Stufe III diese Ökonomie immer mehr zugunsten einer wachsenden Kraft-(Energie-)entäußerung aufgegeben wird. Daraus erklärt sich, daß die Anspannungsphase nur eine begrenzte Zeit aufrechterhalten werden kann. Zwischen diese Perioden erhöhter Anspannung in Stufe III müssen zwangsläufig Pausen eingeschaltet werden, weil die während der Vorbereitungsphase angesammelten Stoffe allmählich aufgebraucht und nur unter bestimmten Umständen, z. B. bei genügender Mitwirkung der Stufe II innerhalb dieser Phase, im Übergangsbereich von Stufe II/III genügend ergänzt werden können. Bei sehr hoher Belastung bzw. bei jeder einseitigen Stufenschaltung I/III entsteht dagegen oft die Durchblutungslage, während der Teile der zirkulierenden Blutmenge den kapillaren Stoffwechselraum umgehen und dieser von einer ergänzenden Stoff-Energiezufuhr ausgeschaltet bleibt.

Die Dauer einer Spitzenleistung verlängert sich daher naturgemäß um so mehr, je ausgiebiger die Vorbereitungsphase (Stufe II) am Regulationsablauf beteiligt ist. Sie ermöglicht nicht nur die Zufuhr der Stoffreserven in den Kapillarraum, sondern sichert auch seine ausreichende Öffnung und Durchblutung. Diese Verhältnisse haben größte Bedeutung für die Versorgung der aktivierten Organe mit Arterienblut. Menschen mit der Fähigkeit, die Stufe III über die Entfaltung der Stufe II einzuschalten, haben größere Energiereserven als jene, die verfrüht die Stufe III einsetzen; sie sind zu anhaltender höherer Leistung fähig.

Die durch die bisher geschilderten Vorgänge aufgedeckten Hintergründe der Stufenschaltung erweisen die Bedeutung des *Dreistufengesetzes* für den Stofftransport, aber ebenfalls für den Stoffumsatz. Daraus darf geschlossen werden, daß diese Vorgänge sowohl für die gesamte funktionelle Konstitution eines Menschen und für seine Leistungsgröße, als auch für seine Neigungen in der Auswahl der Anpassungswege bestimmend sein müssen. All das erklärt die Bedeutung des geordneten Ablaufes der drei Stufen für den Organismus und sein Regulationsgefüge. Jede Abweichung von harmonischen, belastungsäquivalenten Antworten auf den Umweltreiz führt zu einseitiger Beanspruchung eines Teilvorganges der Stufenentfaltung und zur verstärkten Mobilisierung der ihm zugehörigen Funktion.

Wenn wir die drei Stufen ihrem Funktionsinhalt nach noch einmal kurz zusammenfassen, so ergibt sich folgendes Bild:

Stufe I = die Eröffnungsphase: Sie wird bei jeder geringfügigen Bewegung = Beanspruchung des animalischen Systems eingeschaltet. Hierbei wird in erster Linie das Depotblut der herznahen Speicher, der Leber, als dem größten, und möglicherweise auch das der Schilddrüse aktiviert. Die erzielte Steigerung des Zustromes zum Herzen löst den Bainbridge-Reflex aus. Der Abstrom aus der Leber ist hierbei offensichtlich vom Verhalten der Atmung abhängig. Die Zwerchfelldauerstellung beeinflußt über den schon von Mautner und Pick erkannten Mechanismus Geschwindigkeit und Ausmaß des Blutzustromes zum Herzen. Die Eröffnungsphase wird daher weitgehend in ihrer Eigenart vom Verhalten des Zwerchfelles, seiner Atemform und seiner Ruhehaltung bestimmt.

Stufe II = die Entspannungs- oder Vorbereitungsphase: Sie schließt sich kontinuierlich der Eröffnungsphase an. Sie ist durch die Ausweitung des vom arteriellen System versorgten, unter Beanspruchung gesetzten Durchflutungsraumes gekennzeichnet. Die Ausweitung äußert sich im Absinken des diastolischen Druckes. Ihr Ausmaß gibt die diastolische Weitung des Herzens (Verlängerung der Diastolendauer) und die mit ihr verbundene Vergrößerung der Herzhöhlen sowie ihre Fähigkeit zum Abschöpfen des vor dem rechten Herzen gestauten Blutes wieder. Gleichzeitig öffnen sich auch die bei Körperruhe stillgelegten Kapillaren, vor allem des animalischen Systems, dem Zustrom. Die Mobilisierung der verfügbaren Kapillarraumreserve ebenso wie die Weitung der Herzhöhlen durch Senkung der *diastolischen Fußpunkte* (W. R. Hess) bedeutet Erleichterung des Bluteinstromes und des Abstromes aus dem Körperinnern (Vegetationsraum). Abhängig von Ausmaß und Geschwindigkeit des Ausweitungsvorganges entsteht der *Schwammeffekt*. Das im Kapillarraum zuerst auftretende Vakuum saugt die im arteriellen Zustrom befindliche Blutmenge auf und zwingt sie hierbei in die Organe, in denen die Ausweitung am stärksten erfolgt ist (Organe oder Durchblutungsbezirke der größten Belastung). Die Herzarbeit wird unter entspannten Bedingungen geleistet, auch wenn große Volumen umgeflutet werden, weil sie innerhalb dieser Stufe von der wie eine rhythmisch arbeitende Saugpumpe wirkenden Kapillarraumperipherie unterstützt wird. Bei einseitig volumtypischer Regulation kann die Wirkung des peripheren Vakuums so erheblich sein, daß dem Herzen und dem Windkessel vorübergehend mehr Blut abgesaugt wird, als ihm zuströmt (sichtbar im Absinken des systolischen Druckes bei schnellem Abfallen des diastolischen).

Der Entspannungsvorgang dient offensichtlich nicht nur der Deckung des Stoffbedarfes, sondern durch die in dieser Stufe durchgeführte Stoffanhäufung auch der Vorbereitung der beanspruchten Organgruppe für die weitere Belastung. Dieser Schluß darf aus der Tatsache gezogen werden, daß das Blutangebot und mit ihm das Stoff- und Energieangebot in keinem Verhältnis zum Bedarf stehen, der während der besonders ökonomisch arbeitenden Stufe II sehr klein ist (Phase der Arbeitsökonomie). In der Blutanschoppung während der Stufe II bleibt die größere Blutmenge dem beanspruchten Kapillarraum als Stoff-Energiereserve für zukünftige höhere oder langdauernde Anforderungen verfügbar und ermöglicht die Vorbereitung der beanspruchten Organgruppe auf die Stufe der Anspannung, die Stufe III.

Stufe III = die Anspannungsphase: Sie setzt in der Regel in dem Moment in meist deutlicher Zäsur ein, in dem das Maximum der diastolischen Entspannung überschritten wird. Systolischer Druck und Pulsfrequenz springen mehr oder weniger steil an; im gleichen Augenblick ist die Wirkung des *Schwammeffektes* beendet. Die Bewegung der Blutsäule, die während der Stufe II zum größten Teil eine Folge der in der Peripherie auftretenden Veränderungen ist, erfolgt nun wieder stärker vom zentralen Antrieb her. Das Herz kontrahiert sich mit dem Anwachsen des Widerstandes in der Peripherie kräftiger (Folge der maximalen Füllung des Kapillarraumes nach seiner individuell erreichbaren Öffnung). Nicht nur die Seitenwände der Herzhöhlen ziehen sich hierbei kräftiger zusammen, sondern auch die Herzbasis, die *Ventilebene* des Herzens (W. Böhme) bewegt sich ausgiebiger.

Solange die steiler anspringende Systole in der Lage ist, die vom Eröffnungsvorgang während der Stufe I an fortbestehende Zunahme der Rückstromsteigerung auszugleichen, fehlt eine nennenswerte Erhöhung der Schlagzahl (und Atemfrequenz). Ist die Systole dagegen von geringer Höhe, so daß der gesteigerte Zustrom zur Erhöhung des präkardialen Druckes führt, so wird auch jetzt der Bainbridge-Reflex ausgelöst. Abhängig vom Ausmaß der Drucksteigerung vor dem Herzen und seiner systolischen Fähigkeit, diese zu verhindern, wird die Pulsfrequenz gesteigert (Schaltung auf den kleineren Gang).

An diese in den Vordergrund tretenden Vorgänge am Herzen als dem zentralen Motor schließen sich solche im herznahen Gefäßrohr, dem Windkessel, und solche im herzfernen, dem präkapillaren Bereich, an. Mit der Abstrombehinderung aus dem Windkessel nach Erreichen des Entspannungsmaximums wirkt die Blutsäule mit jedem Impuls auch seitlich auf die elastischen Elemente des Gefäßrohres. Diese werden angespannt und nehmen hierbei, je nach den elastischen Eigenschaften, die Impulsenergie auf, um sie im nächsten Augenblick auf die Blutsäule als Antrieb einwirken zu lassen. Die rhythmisch entwickelte Impulsenergie bewirkt die rhythmische Dehnung der elastischen Gefäßwand, die ihrerseits hierbei die Blutsäule in wellenförmiger Bewegung zur Peripherie drängt. Die elastische Gefäßwand übernimmt so Antriebsfunktion und erleichtert auf diese Weise die Herzarbeit, indem das Gewicht der Blutsäule, das in einem starren Gefäßrohr (im Alter) ausschließlich auf dem Antriebsorgan lastet, sozusagen auf ein weitergespanntes Antriebsorgan verteilt wird, und zwar über die Zusammenziehung der mit der Systole gedehnten elastischen Elemente. Bei günstigem Zustand dieser Elemente, vor allem des Windkessels, lastet dadurch auch bei hoher systolischer Leistung des Herzens immer nur eine relativ kleine Masse der bewegten Blutsäule auf dem Herzen. Hier tritt mit zunehmendem Alter und der chronophysiologischen Abnahme der Wandelelastizität des Gefäßrohres eine Änderung ein (Fixierung des Gefäßrohres in dem Kaliber der täglichen durch Beanspruchung erfolgten Dehnung).

Diesem Verhalten geht das im präkapillaren Raum parallel. Mit dem Steigen der Strömungsgeschwindigkeit geht eine Öffnung der arteriovenösen Kurzschlüsse einher, ein Vorgang, der der Sicherung der gleichmäßigen Durchflutungsgeschwindigkeit im Kapillarraum sowie der vermehrten Abgabe (Abstrahlung) von Wärme(-energie) dient, die am schnellsten und besonders ausgiebig erfolgt, wenn der Blutstrom oder Teile von ihm über die arteriovenösen Anastomosen geleitet werden.

Die Anspannungsphase erfüllt daher zweifellos ebenfalls mehrere Zwecke. Sie sorgt einmal für den intensivierten Abtransport von Stoff und Energie für den jetzt erhöhten Stoffbedarf. Dieser erreicht im Gegensatz zur Stufe II ein relatives, schließlich auch ein absolutes Maximum, da die Oxydationsprozesse nur innerhalb der Stufe III stark forciert ablaufen. Und zwar ist diese „dissimilatorische" Oxydation ausschließlich im Bereich der Stufe III möglich, weil die bei ihr nötige Arterialisierung des Blutes nur unter den jetzt ausgelösten Vorgängen (vor allem im Lungenkreislauf) zustande kommt. Der erreichte Sättigungsgrad des Blutes mit Sauerstoff wird wahrscheinlich zugleich zum Antriebsfaktor der gesteigerten Oxydation (Verbrennung wie im Sauerstoffgebläse). Sie ermöglicht nicht mehr die Rücksichtnahme auf die Ökonomie des Stoffumsatzes. Die Stufe III verzichtet mit wachsender Anspannung auf die in der Stufe II auftretende Ökonomie (Ökonomieverlust), indem alle vorhandenen Stoffe im Strudel der Oxydation „eingebrannt" oder auch verbrannt werden (kein Auftreten von Schlacken).

f) Beziehung zwischen Hämo-, Protoplasma- und Neurodynamik und ihre Bedeutung für die Leistung

1. Hämo- und Protoplasmadynamik

Bisher wurden in unserer Bedeutungsanalyse vorwiegend Vorgänge des Stoff-(Energie-)Transportes erörtert, welcher der Deckung des in einem Organ oder im Organsystem entstehenden Stoffbedarfes dient. Nachdem festgestellt ist, daß der Stofftransport nicht nur innerhalb der einzelnen Regulationsstufen mit verschiedenem Verhalten an die dem Stoffaustausch dienenden Bereiche gebunden ist, sondern daß sich sogar individuell verschiedene Regulationsformen mit einem für sie typischen Stofftransport den Belastungen anpassen, ist zu erwarten, daß ähnliche Unterschiede auch beim Stoff-Energie-Umsatz auftreten. Diese Unterschiede wirken sich einerseits in der Größe des Energieaufwandes aus, der nötig ist, um den zum Maximum gesteigerten Stofftransport aufrechtzuerhalten, andererseits im erhöhten Energieverbrauch der im Zustand der Anstrengung arbeitenden Organe.

Schon aus der Berechnung der Formel (Maximaldruck^2 — Minimaldruck^2) = ($p^2_{max} - p^2_{min}$), multipliziert mit der Frequenz pro Zeiteinheit, ist zu erkennen, daß der Energieaufwand erwartungsgemäß mit wachsender Systole (Stufe III) größer wird. Der Unterschied zwischen Volum- und Drucktyp im Energieaufwand geht also schon aus der Errechnung des Leistungsdiagramms hervor. Der Energieaufwand (die Energiefreisetzung) wächst danach um so mehr, je höher die Frequenz ansteigt, und je weniger die diastolische *Grundspannung* absinkt.

Aber auch ein Vergleich der Regulationsbilder hat ergeben, daß der Energieaufwand, ebenso wie der Verbrauch, nicht nur innerhalb der höheren Belastungsgrade, sondern z. B. auch bei Überwiegen der Stufe III erhöht ist, und zwar um so mehr, je höher die Schlagzahl gleichzeitig mit der Zunahme des systolischen Druckes ansteigt.

Dieser aus Beobachtung und Berechnung gezogene Schluß deckt sich mit älteren Befunden. Schon v. Weizsäcker hat feststellen können, daß die Höhe der Energieleistung von einem Frequenzoptimum abhängt. Starling und Vischer sowie Boh-

NENKAMP und ERNST schließen aus dem Vergleich der Stoffwechselgröße des Herzens mit der mechanisch nutzbar werdenden Energie, daß bei Überschreiten eines Frequenzoptimums die Leistung bei erhöhtem Energieverbrauch sinkt. Die Abnahme der Arbeitsökonomie bei Beanspruchung ist aber vor allem in den Arbeiten von GOLLWITZER-MEIER, KROETZ und KRÜGER nachgewiesen. Ihre Untersuchungen haben ergeben, daß der mechanische Wirkungsgrad der Herzleistung bei Druckarbeit infolge des größeren Sauerstoffverbrauches geringer ist als bei Volumarbeit.

Dieser Befund, der schon auf Grund des Ablaufes der Stufenentfaltung zu erwarten ist, bestätigt die Schlüsse aus den Untersuchungsergebnissen der Regulationsteste. Die Leistungsfähigkeit des Herzens (also des Menschen) nimmt bei drucktypischer Regulation um so mehr ab, je höher die diastolische Spannung bei Belastung ansteigt, je mehr die Frequenz zunimmt und je stärker die systolische Leistung anspringt, d. h. also, wenn Verhältnisse im Regulationsgefüge wie bei schwerster Belastung eintreten. Eine solche Arbeitsweise kann daher wegen des großen Energieaufwandes und -verbrauches nur während einer kurzen Zeit aufrechterhalten werden. Das gilt besonders auch in bezug auf die Lebensdauer eines solchen Regulationsgefüges.

In diesem Zusammenhang sei noch einmal daran erinnert, daß die Vorbereitungsphase und die ihr zugehörigen Vorgänge um so mehr fehlen, je geringer die Mitwirkung der Stufe II am Regulationsgeschehen ist, und je höher die Ruhespannung (diastolischer Ruhedruck) gemessen wird. Hierbei ist der mechanische Wirkungsgrad klein, weil ein Mangel an verfügbaren Reserven besteht, während der Wirkungsgrad bei volumtypischer Regulation vielfach größer ist. Dieser Gegenüberstellung ist etwas sehr Wichtiges zu entnehmen. Der Wirkungsgrad gilt hier nur in bezug auf die Zeit, nicht aber in bezug auf die Größe der Leistung, die innerhalb eines kurzen Zeitraumes aufgewandt wird. Diese Leistung kann bei noch eutonischer, aber schon drucktypischer Regulationsform sehr groß sein (impulsive Kraftleistung). Die drucktypische Arbeitsweise ist also nur dann unökonomisch, wenn sie einen höheren Energieaufwand während eines längeren Zeitraumes oder dauernd benötigt. Bei geordneter Stufenentfaltung kann die Stufe III beinahe unbegrenzt eingesetzt werden, wenn sich zwischen den Anspannungsphasen solche der neu vorbereitenden Entspannung einschalten. Es wäre daher unrichtig, in jedem Falle bei Entfaltung der Stufe III von unökonomischer Arbeitsweise zu sprechen, sofern die Druckarbeit in begrenzter Dauer geleistet wird. Der Wechsel von Stufe III zu Stufe II und wieder zu Stufe III ist daher Leistung unter schonenden Bedingungen, da sie stets mit vorübergehender Erholung gekoppelt bleibt.

Die Arbeitsökonomie ist also gewissermaßen vom Standpunkt der *Relativität* aller regulativen Vorgänge zu betrachten, und man kann sie im Grunde nur dann beurteilen, wenn sie unter dem Gesichtspunkt der Beziehungen zwischen Kraft und Weg gesehen wird. Solange die Druckarbeit von kurzer Dauer ist und ihr eine genügende Erholung folgt, braucht sie nicht unökonomischer zu sein als die Volumarbeit, die über einen längeren Zeitraum hinweg geleistet wird. Die aus den Regulationsbildern deutlich hervorgehenden Beziehungen sind daher in Verbindung mit dem Begriff der Arbeitsökonomie von großer Bedeutung. Sie zeigen, daß der Energieaufwand von der Regulationsform abhängt, und daß sich aus dieser auch die Leistung hinsichtlich der Leistungsgröße und des Weges der Anpassung herleiten läßt. Die Zusammenhänge machen außerdem verständlich, daß der jüngere Mensch sich schneller erholt und daher häufiger regulationsgerechte Leistungen vollbringt als der ältere. Die ausgeprägt volumtypische Regulationsform (Genotyp) ist gegenüber der drucktypischen im Vorteil, und zwar in bezug auf die Dauerleistung. Bei genügender Erholungszeit kann auch der drucktypische, d. h. z. B. der ältere Mensch, über die größere Impulskraft noch genügend Leistung produzieren.

Die eben erörterten Vorgänge werden durch die Arbeiten von GREMELS unterstützt, der den Energieaufwand am Sauerstoff- und Zuckerverbrauch in Zusammenhang mit der vegetativen Stoffwechselsteuerung untersucht hat. Hierbei stellte er fest, daß „in der ersten Stunde Sauerstoff- und Zuckerverbrauch sich annähernd decken. Dann aber nimmt der aus dem Blut verschwindende Zucker mehr und mehr ab; der Sauerstoffverbrauch bleibt konstant oder nimmt auch schon zu". GREMELS führt dieses Verhalten auf eine sich verstärkende Sympathikuswirkung zurück, die gewissermaßen durch die Erschöpfung der Vaguswirkung zustande kommt. Das Herz verliert bei Vorherrschen der Sympathikuswirkung in zunehmendem Umfang die Fähigkeit, „auf dem Wege der Zuckerassimilation aus dem Blut Zucker zu verbrauchen". Es ist gezwungen, auf das Eigenglykogen zurückzugreifen. GREMELS schließt hieraus, daß sich die sympathische Steuerungsfunktion nur auf der Grundlage der Vaguswirkung vollziehen kann.

Schon BOHNENKAMP hat durch seine Arbeiten geklärt, daß die Annahme, die diastolische Entspannung gehe mit gesteigerter Vagus- und die systolische Anspannung mit erhöhter Sympathikuswirkung einher, zutrifft. Die GREMELSschen Untersuchungen zeigen nun den inneren Zusammenhang der im Regulationsablauf sichtbar hervortretenden Erscheinungen. Danach ist, untersucht an der Herzarbeit, bei gesteigerter Vaguswirkung die Assimilation von Zucker und Sauerstoff aus dem Blut erhöht. Ein Vergleich dieser Befunde mit den Vorgängen der Entspannungsphase beweist erneut und sehr deutlich den Sinn der Stufenfolge und der örtlich in der Peripherie sich abspielenden, hämodynamischen Vorgänge.

Die Ausweitung des kapillaren Stoffwechselraumes durch Öffnung ruhender Kapillaren gewährleistet nicht nur das größere Füllungsvolumen, sondern ermöglicht auch die intensivere Ausnutzung des Blutes, und zwar dadurch, daß die Aufnahme von Nahrungsstoffen aus dem langsam strömenden Blut leichter erfolgt. Es steht also nicht nur eine größere Blutmenge zur Verfügung (in vielen Fällen sichtbare Verminderung der systolischen Antriebskraft), sondern dem größeren Blut-(Stoff-Energie-)Angebot stellt sich auch eine höhere Utilisationsmöglichkeit zur Seite. Die unter jeder Belastung aktiver werdende Gewebszelle besitzt bei dieser Schaltung des Stofftransportes günstige Bedingungen für die Assimilation und vermag sich dadurch besonders schnell mit Reservestoffen aufzuladen, ein Vorgang, der ebenfalls die Entspannungsphase als Stufe der Vorbereitung für eine später notwendig werdende Anstrengung beweist. Gerade die GREMELSschen Befunde lassen die Auffassung als richtig erscheinen, daß die Anstrengungsfähigkeit von der Größe der in der Entspannungsphase angelegten Stoff- und Energiereserven abhängt. Sie muß bei volumtypischer Leistungsform sehr groß sein, weil die Assimilation (die vagisch-assimilatorische Leistung nach GREMELS) hier so stark aktiviert ist, daß wahrscheinlich selbst während der Beanspruchung noch Stoffreserven eingelagert werden können. Daraus erklärt sich, daß Menschen mit volumtypischer Regulationsform in der Lage sind, mit geringen Nahrungsmengen lange durchzuhalten. Sie erscheinen daher als außerordentlich zäh hinsichtlich einer Leistung (allerdings nur möglich, wenn die Menschen trainiert sind).

Auch die Vorgänge, die bei Entfaltung der Stufe III im Anschluß an die Stufe II auftreten, erklären sich aus dem Verhalten des an die Hämodynamik gekoppelten Ablaufes der Protoplasmadynamik. Unter der Voraussetzung einer ausreichenden Mitwirkung der Stufe II ist eine langdauernd kraftvolle Leistung im Zustande der Stufe III möglich. Die große Leistung kann sich auf den in Stufe II durch die Gewebszelle assimilierten Stoffreserven aufbauen, die ihrerseits nun die Grundlage für den intensiven Oxydationsprozeß innerhalb der Stufe III und die jetzt stattfindende Dissimilation bilden. Die Stufe II ist daher auch bei der Fähigkeit zur Entfaltung einer kräftigen Stufe III (hohe systolische Leistung) die Voraussetzung der genügenden Ausdauer, der Fähigkeit zum Durchhalten und damit die Grundlage jener Eigenschaften, die man als Stehvermögen, Zähigkeit, Beharrlichkeit usw. bezeichnet, also Eigenschaften, die die kraftvolle Leistung in der Zeit und damit beim Ablauf des Lebensbogens wiedergeben.

Diesem Verhalten entspricht etwa das Untersuchungsergebnis nach Verabreichung kleiner Mengen von Adrenalin. Sie läßt offenbar dieses optimale funktionelle Verhalten des Übergangsbereiches zwischen Stufe II und III entstehen. Wie GREMELS festgestellt hat, werden unter dem Einfluß kleiner Adrenalinmengen die Utilisationsbedingungen in den Kapillaren besonders günstig, da die Zuckerassimilation aus dem Blut bei sparsamstem Sauerstoffverbrauch verstärkt ist. Diese Form der Ausschöpfung der mit dem Blut herangeführten Nahrungsstoffe ist nur möglich, weil unter den Bedingungen des Übergangsbereiches ein Maximum an Durchflutungsfläche (Ausnutzung der vorhandenen Kapillarraumreserve) mit größerer Durchflutungsgeschwindigkeit (= -intensität) verbunden ist. Diese Lage ermöglicht die ausgiebige Nahrungsstoffaufnahme durch die Zelle aus dem Blut und den assimilatorisch-dissimilatorischen Oxydationsprozeß. Die hierbei mögliche Sparsamkeit im Sauerstoffverbrauch kennzeichnet den Wirkungsgrad der Regulationsarbeit für die individuelle Leistung (Anpassung). Sie ist in diesem Falle entsprechend groß, weil dadurch nicht nur die Leistungsdauer (Stufe-II-abhängig), sondern auch die Leistungsintensität (abhängig von Stufe III) erheblich gesteigert wird.

Das optimale Verhalten zwischen Dauer und Höhe der Leistungsfähigkeit des Regulationsgefüges schwindet mit dem zunehmenden Überwiegen der Stufe III über die Stufe II. Dieser Fall tritt nicht nur mit zunehmender Linksdeviation (wie im Alter) ein oder bei einer entsprechenden genotypischen Anlage (Drucktyp), sondern auch dann, wenn die die Stufe III entfaltenden Bewegungsantriebe übermäßig groß sind oder lange Zeit einwirken. Unter diesen Umständen entstehen im Regulationsgefüge offenbar Verhältnisse, die den Befunden entsprechen, die Gremels nach Verabreichung höherer Adrenalindosen festgestellt hat. Er fand, daß nach der Injektion der Zuckerverbrauch aus dem Blute zurückging, der Sauerstoffverbrauch dagegen anstieg. Dieses Verhalten zeigt sich in gleicher Weise beim drucktypischen Menschen. Es kommt darin zum Ausdruck, daß die Blutzuckerwerte bei gleichzeitig gesteigertem Sauerstoffbedarf um so höher liegen, je ausgeprägter die Linksdeviation ist (Grundumsatzwert bei Belastung). Und zwar äußert sich dieser Vorgang um so eindeutiger, je höher die systolische Leistung bei Einwirkung der Bewegungsantriebe ansteigt.

Ein gleichartiges Verhalten stellt sich zweifellos auch dann ein, wenn nach Ausschöpfung der Stufe II und bei Einwirken großer Antriebe die Übergangsphase (II/III) verlassen wird, und die Anpassung nur noch im Bereich der Stufe III erfolgt. In diesem Falle stellt sich allmählich ebenfalls der Zustand ein, wie er in der drucktypischen Situation dauernd besteht, nämlich der bei hohen Adrenalindosen. Der Sauerstoffverbrauch ist sehr hoch, während der Zuckerspiegel allerdings, entsprechend dem vorangegangenen Verbrauch, niedrig sein kann, im Gegensatz zur Linksdeviation, bei der der Zuckerspiegel dauernd relativ hoch liegt (120 bis 180 mg% bei noch kompensiertem Regulationsgefüge).

Die Erklärung für dieses Verhalten gibt wiederum die Durchblutungslage in der Strömungsperipherie wieder. Das einseitig übersteigerte Einschalten der Stufe III stellt sich unter physiologischen Bedingungen offenbar erst dann ein, wenn die in die großen Speicher, besonders die des Vegetationsraumes, eingelagerten Stoffreserven vollkommen ausgeschüttet und im Oxydationsprozeß der arbeitenden Zellsubstanz eingeschmolzen worden sind (assimilatorisch-dissimilatorischer Übergang an der Grenze zwischen Stufe II und III). In diesem Zeitpunkt kann der Zellstoffwechsel seinen Stoffbedarf nicht mehr aus dem Blute decken, sondern muß auf die in die Organzelle eingelagerten Stoffe zurückgreifen. Hierbei werden zunächst die Substanzen angegriffen werden, die der Zellsubstanz innerhalb der Stufe II über die Assimilation locker angelagert worden sind, gewissermaßen als zelleigene Stoffreserve (z. B. das Glykogen, aber auch das Fett, das als Stoffreserve eingelagert ist). Der hierbei notwendig werdende Umbau der Depotsubstanz zum dissimilationsfähigen Stoff ist aber offenbar nur bei Zufuhr einer größeren Sauerstoffmenge möglich. Die Verbrennung der „schweren“ Depotsubstanz benötigt sozusagen die nur innerhalb der Stufe III zum Maximum gesteigerte Arterialisierung des Blutes, um ihren dissimilatorischen Abbau durchzuführen. Er führt nicht nur zur Dissimilation bis zum Endprodukt ($CO_2 + H_2O$, Harnstoff), sondern schafft die Voraussetzung, die in kleinere Moleküle gespaltenen Depotstoffe zu transportieren und sie in die eigentliche Zellsubstanz „einzuverleiben“.

Der gesteigerte Sauerstoffbedarf tritt bei eutonischem Regulationsverhalten nur zeitlich begrenzt auf. Das gilt auch für die als eutonisch zu bezeichnenden Regulationsformen, in denen die Stufe III dauernd überwiegt. In diesem Falle kann der erhöhte Sauerstoffverbrauch gedeckt und auch ein vorübergehend eintretendes Sauerstoffdefizit ausgeglichen werden (z. B. durch genügend Ruheeinflüsse). Diese Sachlage ändert sich aber, wenn bei drucktypischer Regulation fortgesetzt stärkere Bewegungsantriebe wirksam bleiben. Und zwar ändert sich, infolge der hierbei sich einstellenden Durchblutungslage in der Peripherie, die Stoffwechselsituation. Die Überleitung größerer Blutmengen aus dem präkapillaren Bereich in die Venen über die a-v-Anastomosen und die damit eintretende Beschränkung des für den Stoffumsatz nutzbaren Kapillarraumes vermindert die Utilisationsgröße nicht nur für die Nahrungsstoffe, die im Blute transportiert werden, sondern auch für die Utilisation des Sauerstoffes. Wie der noch hohe Arterialisierungsgrad des venösen Blutes nach Überschreiten der Belastungsgrenze (übermäßige Entfaltung der Stufe III), ebenso der bei Hochdruck, erweist, wird bei ausgiebiger Arterialisierung des Blutes in den Lungen der im Blut vorhandene Sauerstoff nunmehr ebensowenig für den Stoffumsatz ausgenutzt wie die im Blut gelösten Nahrungsstoffe. Es tritt ein Zustand ein, in dem trotz erhöhten Stoff-Energiebedarfes die arbeitende Gewebssubstanz hungert, während im Blute, oft in erhöhtem Maße, die für die Deckung des Bedarfes bestimmten Substanzen nicht nutzbar kreisen. Ursache dieses Verhaltens ist die bei übermäßiger Wirkung der Stufe III (übermäßigem Wirken von Bewegungsantrieben) auftretende Steigerung der Strömungsgeschwindigkeit des Blutes in der Peripherie, die schließlich zur Drosselung der Kapillardurchflutung und zur maximalen Umleitung des Blutes über die a-v-Anastomose (kurzgeschlossener Hochdruckkreislauf des Blutes) führt. Aus dieser Dissoziation der Blutzufuhr entsteht zwischen Stoffbedarf und Stoffutilisation die gleiche Diskrepanz, wie sie in analoger Weise durch Zufuhr hoher Adrenalindosen herbeigeführt wird.

Es gibt Hochdruckformen, deren Träger trotz Bestehens dieser Situation, gewöhnlich im Rahmen einer relativ antriebsamen Umwelt, lange Zeit existieren können. Es handelt sich dann in der Regel um bemerkenswert abgemagerte, wie ausgetrocknete Menschen, bei denen außer diesem scheinbar paradoxen Äußeren alle Symptome des im Zustande der *energetischen Insuffizienz* befindlichen Hochdruckes vorhanden sind (zerebraler Schwindel, Kopfschmerz, Herzerscheinungen, rheumatische Erscheinungen). Auch diese Erscheinungsformen, nun schon als dystonisch zu bezeichnen, erklären sich aus der eben beschriebenen Dissoziation der peripheren Durchblutung, nur daß in diesem Fall der Mangel an Bewegungsantrieben die dauernd maximale Entfaltung der Stufe III und damit den schnellen Übergang aus einer energetischen in die dynamische Insuffizienz hinauszögert. In diesen Erscheinungsformen lebt die Organzelle sozusagen langdauernd unter dem Einfluß stark gedrosselter Stoff-Energiezufuhr aus ihrer eigenen Substanz. Die Bildung von zelleigenen Reserven ist nicht möglich, so daß die dauernd verringerte Menge ausnutzbaren Kapillarblutes und die fortgesetzt im Zellstoffwechsel aufgebrauchten Stoffe gerade noch zur Deckung des Bedarfes ausreichen. Jede Mehrleistung ist jedoch ausgeschlossen, da eine Änderung der Durchflutungsweise in der Regel unmöglich ist (manifestierte Dissoziation, erkennbar an den subjektiven und objektiven Symptomen bei Mehranforderung).

Der in diesen dystonischen Fällen *drucktypischer Einengung* erhöhte Bedarf an Stoff (Traubenzucker, Sauerstoff usw.) kann auch im Zustand der Körperruhe nur noch unvollkommen gedeckt werden. Diese, ebenfalls für den *eutonischen* Drucktyp bestehenden Verhältnisse, geben die Erklärung dafür, daß im ersten Falle schon im Ruhezustand ein *Sauerstoffdefizit*, im zweiten Falle dieses Defizit nach Belastung festzustellen ist (sichtbar in der Erscheinung der verlängerten Erholungsphase sowie im Versagen der *Drehmomentleistung* des Amplitudenzuwachses und der gesteigerten Inanspruchnahme der Drehzahl in Form des erhöhten Pulsfrequenzanstieges).

Diese Zustände im Stoff-Energietransport genügen auch, um den beim drucktypischen Menschen schnelleren Übergang in die Ermüdung bei Höchstbelastung zu deuten. Die Vorgänge in der Peripherie einerseits, die geringere Durchflutungsgröße des Kapillarraumes (Öffnung der Kurzschlüsse) andererseits, eine aus ungenügender Assimilation herrührende, zu kleine Stoffreserve und die Notwendigkeit, früh auf die Glykogendepots der beanspruchten Organzellen zurückzugreifen, machen die schnellere Erschöpfung des Menschen der Linksdeviation verständlich. Die Eigenart der Regulationsweise erzwingt die vorzeitige, bzw. häufiger eingeschaltete Ruhepause, macht die längere Erholung notwendig und verhindert jede Dauerleistung.

Der ständig gesteigerte Stoff- und Energiebedarf aller Regulationsformen im Zustande der Linksdeviation äußert sich, ebenso wie in den Untersuchungen von GREMELS erwähnt, im Verhalten des Blutzuckers. Er kennzeichnet in diesem Falle, aber auch in den volumtypischen Regulationsformen, in besonders charakteristischer Weise die Stoffbewegung im Blut, wenn man sie im Traubenzuckerbelastungsversuch nach STAUB-TRAUGOTT verfolgt. Die Blutzuckerkurven decken sich mit der Fähigkeit, die systolische Leistung innerhalb der Stufe III zu aktivieren. Dies bedeutet, daß im Falle der Linksdeviation der Blutzucker nach Traubenzuckerbelastung in der Regel um so höher ansteigt, je stärker die systolische Leistung auf Bewegungsantriebe anspringt. Das zeigt sich in erster Linie bei leistungsfähigen Menschen mit drucktypischer Regulationsform. Den Formen der dauernden Aktivierung der extravertierenden Dynamik entspricht auch das *Nüchternzuckerniveau*, das sich meistens als relativ hoch erweist (höher als 120 mg%, oft um 140 mg%) im Gegensatz zu dem der volumtypischen Regulationsformen (niedriger als 110 mg%, oft unter 100 mg%).

In diesem Verhalten kommt ebenfalls, wie in der Hämodynamik, zum Ausdruck, daß eine wirkliche Ruhelage bei Linksdeviation kaum herbeigeführt werden kann (Eintreten eines relativen Ruhe-Nüchternverhaltens). Da aber der Steilanstieg des Blutzuckers in drucktypischen Fällen, ebenso wie die dauernde Aktivierung der Stufe III, nicht durch Bewegungsantriebe zustandekommt, sondern aus der Eigenart der Regulationsweise, so kann auch in diesem Symptom ein typisches Merkmal gesehen werden. Der Steilanstieg fehlt, abgesehen von einzelnen dystonischen Regulationsformen, stets, wenn die Regulationsstufe II dominiert, während der Nüchternwert des Blutzuckers relativ niedrig liegt. Diese Gegensätze treten im Zustand der dystonischen Entgleisung noch sehr viel deutlicher hervor. Der im Verhalten der Zuckerbelastungskurven sich äußernde Ablauf gibt hierbei die in Stufe II und III bzw. bei Rechts- und Linksdeviation verschiedene *Ausschüttungsgeschwindigkeit* in Parallele zur Geschwindigkeit der Speicheraktivierung und damit auch die Steilheit des Strömungsgefälles wieder. Die Ausschüttungsgeschwindigkeit für Zucker (wahrscheinlich auch die für Kalzium) ist in der Stufe II langsam, in der Stufe III dagegen erhöht. Dementsprechend erscheint die Ausschüttungsfähigkeit mit zunehmendem Überwiegen der Stufe II zögernd und gehemmt, während sie bei Vorherrschen der Stufe III überstürzt, übersteigert und enthemmt ist, und zwar um so mehr, je höher die systolische Leistung durch Umweltreize getrieben wird. Diese Gegensätze erklären sich ebenfalls aus der Regulationsform; sie machen verständlich, daß im Blut des Menschen mit volumtypischer Regulationsform in der Regel eine kleinere Zuckermenge kreist als bei dem mit drucktypischer (flache Mobilisierungskurve und niedriger Zuckerspiegel = Volumtyp, steilere Mobilisierungskurve und höherer Zuckerspiegel = Drucktyp). Die Bindung der Zuckermenge an die Zelle ist daher nicht nur Folge der verschiedenen Insulinwirkung bei gesteigerter Vagus- und Sympathikusfunktion, sondern Ausdruck der einzelnen Regulationsformen mit ihrer unterschiedlichen Hämo- und Protoplasmadynamik.

Die eben beschriebenen Gegensätze im Verhalten der Depotmobilisierung sowie der Zuckerausschüttung gehen auch aus den Untersuchungsbefunden von JANNSSEN, GRAB und REIN hervor. Sie beobachteten nach Adrenalininjektion, daß die Leber 60% ihres Eigengewichtes durch die p. i. einsetzende Blutabgabe verliert. Ähnliches wurde von PAL, BURTON-OPITZ, GRIFFITH, FRED R. YORK und ZACKMYS bei Splanchnikusreizung festgestellt. Die als kräftig zu bezeichnende Ausschüttung der Leber (gleichartige Beobachtungen an der Milz durch BARCROFT) geben das Verhalten der Vegetationsraumspeicher wieder, wie es bei jeder Mobilisierung der extravertierenden Dynamik, besonders innerhalb der Stufe III stattfindet.

Die durch Belastung herbeigeführte Entfaltung der Stufe III bestimmt, wie unsere Erörterungen erwarten lassen, auch den Zeitpunkt und das Ausmaß des Rückgreifens auf das Eigenglykogen der Zellen. Aus diesem Zusammenhang ist der Begriff der *Stoffreserve* zu verstehen. Sie wird aus dem in der Zelle vorhandenen Glykogen und der im Blut gelösten Zuckermenge gebildet, die in Abhängigkeit von der Kapillardurchflutungsgröße angeliefert werden kann. Wenn bei verringerter Kapillardurchflutung und Dauerbeanspruchung des Regulationsgefüges die Zuckerzufuhr gedrosselt ist, und das Glykogen der Zelle aufgezehrt wird, entwickelt sich allmählich die dynamische Schwäche des Regulationsgefüges (bzw. seiner Substanz) infolge Erschöpfung der Reserven. Die Schwäche äußert sich im Fehlen der systolischen Leistung, in der vermehrten und vorzeitigen Steigerung der Pulsfrequenz sowie einer Erhöhung der diastolischen Spannung.

Die Erschöpfung der Leistungskraft des Regulationsgefüges in allen Formen der gesteigerten Regulation über Stufe III erfolgt also letztlich aus der Einengung der Stoff- und Energiezufuhr in den kapillaren Stoffwechselraum. Diese Form der Leistungsschwäche unterscheidet sich demnach von der, die bei Überwiegen der Stufe II zu beobachten ist; in diesem Falle tritt eine Insuffizienz vorwiegend infolge eines Mangels an *Füllungsvolumen* auf. Die beanspruchten Organe erhalten infolge der Ausschüttungsverzögerung nicht schnell genug und nicht in ausreichender Menge Blut zur Auffüllung der Gefäße. Es entwickelt sich eine Schwäche des Regulationsgefüges infolge der ungenügenden Größe der zirkulierenden Blutmenge. Man kann daher im volumtypischen Fall kaum von einer direkt entstehenden energetischen Insuffizienz sprechen, sondern muß von einer primären dynamischen Schwäche sprechen, im Gegensatz zum Schwächezustand bei Linksdeviation des Regulationsgefüges, in dem es stets primär zur energetischen Insuffizienz kommt.

2. Hämo- und Neurodynamik

Schon bei Erwähnen der Untersuchungen von GREMELS wurde auf die Schlußfolgerungen aus den Befunden hingewiesen. Dieser Untersucher hatte aus dem Verhalten der Pulsfrequenz sowie der Diastolendauer, aus dem Beobachten des Zucker- und Sauerstoffverbrauches die Kopplung zwischen Neuro- und Hämodynamik erkannt. Er stellte fest, daß mit der längeren Diastolendauer nicht nur die assimilatorisch-insulinäre Situation im Regulationsgefüge verstärkt wirkt, sondern diese mit einem Übermaß an Vaguseinfluß verbunden ist. Demgegenüber steht die dissimilatorisch-adrenale Situation; bei ihr sind die Sympathikuseinflüsse verstärkt.

Es ist unschwer zu erkennen, daß aus diesen Zusammenhängen auch die Bindung der Regulationsstufen an die einzelnen *neurodynamischen* Zügel hervorgeht, und zwar gilt das nicht nur im Hinblick auf die Stufe II und III, sondern auch hinsichtlich der Stufe I.

Während der Stufe I wird die vom Körperinnern nach außen, in das animalische System gerichtete Strömung in Gang gesetzt. Den Anstoß hierzu gibt der von außen oder innen kommende Bewegungsantrieb, der offensichtlich im Sinne einer primären

Aktivierung des sympathischen Zügels der Neurodynamik wirkt. Diese Wirkung äußert sich deutlich in der Mobilisierung der Vegetationsraumspeicher. Die über den Komplex des N. splanchnicus erfolgende Aktivierung der extravertierenden Dynamik löst die *Eröffnungsphase*, d. i. die Stufe I aus. Der Einfluß des sympathischen Zügels bleibt von diesem Zeitpunkt an in mehr oder weniger kontinuierlichem Fortgang bis zur maximalen *Ausschüttung* der Depots wirksam. Sie äußert sich in der schon erwähnten Leber- und Milzausschüttung bei Arbeit, bei Splanchnikusreizung, aber auch nach Adrenalininjektion. Der Sympathikuseffekt in der Eröffnungsphase tritt auch in der akzelerierenden Wirkung des Bainbridge-Reflexes auf die Herztätigkeit deutlich hervor. Sie ist um so kräftiger, je ausgiebiger und schneller (wie beim Drucktyp) der Blutrückstrom zum Herzen erfolgt und die kardiale Drucksteigerung als Folge der überstürzten Depotmobilisierung herbeigeführt wird.

Auch vom Gesichtspunkt der Neurodynamik aus hat die Regulationsstufe II eine besondere Stellung in bezug auf die jetzt wirksam werdenden Steuerungseinflüsse. Während nämlich die Stufe I wie die Stufe III vollkommen dem Einfluß des Sympathikus gehorcht, weisen alle Erscheinungen der Stufe II darauf hin, daß bei ihrer Entfaltung der vagische Zügel in die Aktivierung der extravertierenden Dynamik eingreift und sozusagen als Antagonist um so mehr Einfluß auf den Regulationsablauf gewinnt, je mehr diese Stufe im Regulationsgefüge dominiert. Diese Einrichtung, die, wie gezeigt wurde, individuell in verschiedenem Ausmaß in die Anpassungsvorgänge eingreift, wurde bisher kaum beachtet. Sie konnte erst mit Hilfe der hier gebrauchten *Zeitlupentechnik* sowohl in ihrer Bedeutung als auch in ihrer Beziehung zum Regulationsgeschehen klargestellt werden. Ihre Existenz tritt allerdings schon in den Untersuchungen von W. R. Hess hervor (Senkung der diastolischen Fußpunkte, physiologische Dilatation des Herzens). Die Existenz der Stufe II wurde außerdem, wie schon erwähnt, von Reindell direkt nachgewiesen, der den Vorgang als *regulative Dilatation* bezeichnet hat.

Die Einschaltung der Regulationsstufe II muß, vom physikalisch-funktionellen Standpunkt aus gesehen, als eine besonders interessante und raffinierte Einrichtung bezeichnet werden. Es ist offenbar ihr Ziel, über die Unterbrechung des sympathischen Einflusses, die hemmungslose und übermäßig heftige Blutausschüttung zu verhindern, die bei Fehlen der Stufe II auftritt. Zugleich bewirkt sie im eutonischen Regulationsgefüge mit der Dämpfung des Aktivierungsvorganges der extravertierenden Dynamik eine Dämpfung der Reizempfindlichkeit des Regulationsgefüges (bzw. seiner *Responsivität*). Die Stufe II und der in ihr hervortretende vagische Zügel erreichen aber nicht nur eine Hemmung der extravertierenden Dynamik, sondern verleihen — als sehr wesentliche Funktion — die Fähigkeit, sich jedem Umweltreiz, seiner Reizintensität und -dauer *äquivalent* anzupassen. Sie ermöglichen sozusagen die feinere Dosierung der Reizantwort, die bei ihrem Fehlen ausschließlich von der systolischen Leistungskraft abhängen würde, die z. B. in der Jugend wie bei drucktypischer Anlage, besonders überstürzt, im Alter nur von der Notfallreserve bestimmt wird. Das gilt naturgemäß zunächst für das eutonische Regulationsgefüge, in dem die Einschaltung des vagischen Zügels in die zielstrebige Aktivierung der extravertierenden Dynamik erst die langdauernde Eutonie durch die erweiterten Dosierungsmöglichkeiten und die Feinabstufung gewährleistet. Die Stufe II ist tatsächlich das Mittel, um die belastungsäquivalente Antwort des Regulationsgefüges herbeizuführen, auf der beispielsweise die größere Anpassungsfähigkeit des jüngeren Menschen und die geringere mit zunehmendem Alter beruht. Die Stufe II ist gewissermaßen das Maß der Eigenschaft, die man oft als *Elastizität* bezeichnet. Das Regulationsgefüge bedient sich hierbei des Kniffes, den vagischen Zügel wirksam werden zu lassen und auf diesem Wege die der Stufe II zugehörigen Vorgänge auszulösen. Sie alle zielen darauf hin, die Steilheit des extravertierenden Strömungsgefälles abzuflachen, die Strömungsgeschwindigkeit zu verlangsamen, den Stoff- und Energieverbrauch möglichst lange, trotz Beanspruchung zu drosseln, und mit diesen Maßnahmen der *Hemmung* die Leistungsbreite und die Dauer der Anpassungsfähigkeit zu vergrößern. Erst die Entfaltung der vom vagischen

Zügel gelenkten Stufe II ermöglicht also eine Ökonomisierung der extravertierenden Dynamik, und zwar, indem sie den Einfluß des sympathischen Zügels rationalisiert und damit die Grundlage für die elastische Anpassung an die Umwelt schafft.

Schon Dauer und Ausmaß der Eröffnungsphase (Stufe I) werden von der Stufe II beeinflußt, indem durch sie eine übermäßige Steigerung des präkardialen Druckes verhindert wird. Durch die diastolische Weitung der Herzhöhlen sorgt sie für die schnelle Abschöpfung des Blutes durch das rechte Herz und den schnellen Weitertransport via a-v-Anastomosen im Lungenkreislauf zum linken Herzen. Auf diese Weise wird ein Füllungsmangel im sich weitenden, arteriellen Durchblutungsraum herbeigeführt, gleichzeitig aber auch die überstürzte Umflutung des im Vegetationsraum gespeicherten Blutes gebremst, wie das z. B. bei drucktypischer Regulation möglich ist (zu schnelle Füllung des Herzens). Sie verhindert auf diese Weise die allzu schnelle Einschaltung der Anspannungsphase (Stufe III), indem zunächst mehrere Belastungsgrade über die entspannte Anpassung der Hämodynamik ausgeglichen werden.

Auf den Effekt, den die Stufe II auf die Stufe I ausübt, wurde noch nicht hingewiesen. Er wird in jedem Regulationsablauf erkennbar, indem die initiale Frequenzsteigerung während der Stufe I in dem Augenblick gehemmt oder zum Stillstand gebracht wird, in dem die diastolischen Fußpunkte absinken. In diesem Augenblick beginnt die Zeitspanne, in der sich das Herz diastolisch ausweitet und der verfügbare Kapillarraum geöffnet wird. In diesem Vorgang, ebenso wie in allen anderen, ist der parasympathische Charakter der Stufe II, sind ihre histotropen Effekte in der Hemmung der Sympathikusfunktion besonders deutlich zu erkennen. Der Schluß, daß es sich bei diesem Vorgang tatsächlich um Steuerungseffekte des Vagus handelt, ist unschwer auch aus den experimentellen Beobachtungen z. B. von Bohnenkamp, W. R. Hess u. a. abzuleiten. Die Systole wird stets in dem Zeitpunkt gehemmt, in dem die diastolischen Fußpunkte absinken. Diese im Experiment nachgewiesene Kopplung wiederholt sich im Zeitlupentest, aus dessen Ergebnissen ebenfalls hervorgeht, daß die Höhe der Systole von den auf die Vagusfunktion zurückzuführenden Vorgängen bestimmt wird. Aus diesen Beobachtungen muß daher der Schluß gezogen werden, daß bei geordneter Stufenentfaltung dem Sympathikuseinfluß innerhalb der Eröffnungsphase der Einfluß des Vagus folgt, der für eine Entspannung im Ablauf der extravertierenden Dynamik sorgt und damit die größere Anpassungselastizität verleiht.

Das Wesen der Stufe II tritt noch deutlicher hervor, wenn man sie mit den schon erwähnten Betrachtungen von Gremels in Beziehung setzt. Die Zunahme der Diastolendauer als Folge des verstärkten Vaguseinflusses dient offensichtlich dem Ziel, die *assimilatorische* Anhäufung von Stoffenergiereserven im beanspruchten Gewebe zu erleichtern. Die nur unter dem Einfluß des Vagus mögliche *Assimilation* (vagisch-assimilatorische Phase von Gremels) bildet die Grundlage des ökonomischen und *histotrop* wirkenden Stoffumsatzes im Kapillarraum. Die vagisch orientierte Leistung ist deshalb ökonomisch, weil die Oxydationsprozesse innerhalb der Stufe II hinsichtlich ihres Eigenverbrauches im örtlichen Stoffwechsel äußerst sparsam ablaufen. Auf diese Weise ist die Bildung der Stoff- und Energiereserve aus der herangeführten Substanz erst möglich. Der vagisch-histotrope Charakter wird also auch durch den Ablauf der Protoplasmadynamik gekennzeichnet; die Ökonomie bezieht sich hierbei zweifellos nicht nur auf den Sauerstoffverbrauch, der bei *assimilatorischer* Oxydation (Sparflamme) niedrig ist, sondern auch auf die Nahrungsstoffe.

Die unter Vaguseinfluß stehende Stufe II ermöglicht also den kräftesparenden Stoffumsatz, der zur assimilatorischen Anlagerung von Stoff und Energie führt. Ihr zielgerichtetes, bemerkenswert „raffiniertes Wollen" ist die Vorbereitung auf die weitere Belastung. Sie dient außerdem der Schonung, indem bei mittlerer Stärke der Umweltreize — darin wird der geordnete und eutonische Ablauf deutlich — die maximale Anspannungsstufe nicht sofort ausgelöst wird, sondern erst nach *Erschöpfung der Vagusfunktion* (Erreichen der diastolischen Tiefpunkte). In diesem Zeitpunkt gewinnt mit mehr oder minder großer Schnelligkeit der Sympathikuszügel erneut das Übergewicht, und zwar als BAINBRIDGE-Effekt und als widerstandsbezogenes Anspringen der Herzsystole. Die Größe der Vagusfunktion bestimmt den Zeitpunkt ihres Anspringens ebenso wie das Maß der oxydationssparenden Assimilation und die Bildung der Stoff- und Energiereserve. Die Wirkung der Stufe II wird hierbei auch dadurch gekennzeichnet, daß in ihrem Wirkungszeitraum Insulin — entsprechend der bekannten Kopplung zwischen Vagusfunktion und Insulin — stärker wirksam ist als in den Stufen, die an die Sympathikusfunktion gekoppelt sind (Stufe I und III).

Die Vagusfunktion tritt nach Erreichen der diastolischen Fußpunkte immer mehr in den Hintergrund, während gleichzeitig alle Vorgänge innerhalb der jetzt einsetzenden Stufe III auf die Verstärkung der Sympathikusfunktion hinweisen, wie die schnelle Zunahme der Pulsfrequenz und die Steigerung der systolischen Leistung. Die Sympathikusfunktion bewegt sich hierbei auf der von der Vagusfunktion erreichten Grundlage, wobei sie in den Fällen unzureichend ausgebildet wird, in denen in Fortsetzung der Eröffnungsphase die Entspannung ausgeblieben ist und mehr oder weniger direkt in die Phase der anspannenden Stufe III übergeleitet wurde. Die drucktypische Regulationsform ist also durch den geringen Anteil der die Vorbereitung bestimmenden *assimilatorischen Vagus-Insulin-Funktion* gekennzeichnet, während im Gegensatz dazu deren Einfluß beim Volumtyp mit dem Ausmaß der Rechtsdeviation zunimmt.

Mit dem Anwachsen der Sympathikusfunktion verändert sich, als Folge der Antriebe oder als solche der Haltung des Regulationsgefüges, der Stoffumsatz im Kapillarraum. Die assimilatorische Anlagerung wird um so weniger möglich, je stärker die Oxydationsprozesse zur Deckung des wachsenden Stoffbedarfes der Organzelle angefacht werden. Gradmäßig verschieden, vom Ausmaß der Aktivierung und von der *Responsivität* (L. R. GROTE) des Regulationsgefüges abhängig, wird nun der Anteil der nur assimilatorisch angelagerten Stoff- und Energiemengen geringer, während die Vollendung des oxydativen Abbaues zunimmt. Je nach seiner Dauer und Intensität werden die herangeführten Stoffe entweder bis zu Zwischenstufen mit einfachen Bausteinen eingebrannt, oder bis zur Endstufe des Stoffwechsels, Harnstoff, CO_2 und H_2O verbrannt. Auch dieses nun als Dissimilation zu bezeichnende Geschehen, nur gradmäßig von der Assimilation verschieden, zeigt unterschiedliche und wegen seines Effektes für den Organismus abweichende Erfolge. Und zwar kann bei einer bestimmten Oxydationsgröße eine Stoffwechselsituation entstehen, die zwischen Assimilation und Dissimilation liegt, und die durch die weitere oxydative Auflösung der zunächst nur assimilatorisch angelagerten Stoffe gekennzeichnet ist. Die Oxydation geht dann offensichtlich so weit, daß aus dem bisher nur *anlagerungsfähigen* Stoff ein in die Zelle nunmehr *einlagerungsfähiger* gebildet wird. Er kann dem Zelleib als *Eigensubstanz* eingefügt werden, und zwar über die Umwandlung zur Depotform (z. B. durchwanderungsfähiger Traubenzucker zum zelleigenen Glykogen). Wird der Sympathikuseinfluß noch stärker, so wird dieser Grad überschritten, der aus der assimilatorisch-dissimilatorischen Zwischenphase entstehende Einbaustoff weiter oxydiert und nach Erreichen der Endstufe schließlich (als $CO_2 + H_2O$ oder als Harnstoff) ausgeschieden. Diese Entwicklung, zu der es nur bei höchster Beanspruchung kommt, ist ein Zeichen für das Erreichen des Dissimilationsmaximums, bei dem keine einbaufähige Substanz übrigbleibt. Diese Entwicklung ist die Folge des wachsenden Sympathikus- (bzw. Adrenalin-) Einflusses (dissimilatorische Sympathikus-

Adrenalinfunktion) die immer dann zu erwarten ist, wenn die Vagusfunktion gering ist oder dauernd starke *sympathikodynamisierende* Reize wirksam sind.

Die gesamte Leistung des Regulationsgefüges, vor allem im Hinblick auf ihre Dauer, ist um so höher, je geringer die Anforderung ist, die an den Energieaufwand gestellt wird, also immer bei ausreichendem Mitwirken der assimilatorisch-vagischen Stufe II; dagegen verringert sich die Leistung, je größer, wie bei jeder Kraftleistung, der Aufwand an Energie gewesen, je mehr also die dissimilatorisch-sympathische Stufe III am Regulationsgeschehen beteiligt ist. Auch aus diesen Zusammenhängen geht die in der Leistungsformel (Schirmer) wiedergegebene Beziehung zwischen Leistung und Energieaufwand hervor. Die Leistung des eutonischen Volumtypesist bei geringerem Energieaufwand stets größer als die des Drucktyps, da dieser eineähnlich langanhaltende Leistung nur mit einem größeren Energieverschleiß (dissimilatorischer Abbau bis zur Endstufe) zustande bringt. Die Leistung muß bei ihm daher mit der Zeit abnehmen, während der Volumtyp außerordentlich lange ein hohes Leistungsniveau einhalten kann (z. B. Unterschied zwischen Sprinter und Langstreckler). Der Unterschied ist stets um so weniger gegensätzlich, je mehr eine relative Beteiligung der Stufe II auch während der Höchstbelastung bestehenbleibt, da dann nicht jenes Maximum der dissimilatorischen Sympathikusfunktion zustande kommt, das schließlich zum Abbau der exazerbierenden Leistung zwingt. Bei einem solchen Regulationsablauf unter relativer Beteiligung der Stufe II fehlt die schließlich im Leistungsmaximum auftretende *Kapillarraumsperre.* Auch die scheinbar regulatorische Fehlhaltung der Kapillarraumsperre ist nicht immer als eine Entgleisung zu betrachten. Ihr funktionelles Ziel ist in der Beendung des für den Organismus auf die Dauer äußerst unökonomischen Verhaltens zu sehen. Es wird durch die Abriegelung der Stoff- und Energiezufuhr sowie durch Umgehen des im Dissimilationsmaximum befindlichen Kapillarraumes mittels Umleitung des Blutes über die a-v-Kurzschlüsse erreicht. Diese Entwicklung muß als geradezu physiologisch angesehen werden, weil sie den schließlich zum Organdefekt führenden Eigenabbau im Zellstoffwechsel (den Sauerstoffmangelprozeß) unterbindet und zur Unterbrechung der Organaktivität (Beendung der Arbeit) führt. Der physiologische Charakter dieses Verhaltens kann also in der Verhütung der Überbeanspruchung der Substanz und der Einleitung der Erholungsphase gesehen werden.

Die funktionelle Bedeutung der Havlicekschen Nebenschlüsse wird durch diese Vorgänge erneut beleuchtet. Die Anastomosen dienen der Sicherung des Stoffumsatzes und damit, ebenso wie alle übrigen Einrichtungen der Hämodynamik, der der Leistung. Das muß hervorgehoben werden, weil die zweckgerichtete Aufgabe dieser Einrichtung bisher in diesem Sinne kaum erörtert wurde. Sie wurde sogar oft als eine direkt widersinnige, wie ein Entwicklungsfehler anmutende Einrichtung angesehen (W. R. Hess 1938). Demgegenüber kann aber auf Grund dieser Bedeutungsanalyse der Regulationsformen gesagt werden, daß den Nebenschlüssen eine recht vielseitige Funktion anhaftet. So muß ihnen über ihre wärmeregulierende und kapillarraumentlastende Funktion hinaus vor allem noch eine dissimilationshemmende und das Übermaß der Sympathikusfunktion dämpfende Leistung zugeschrieben werden.

3. Der morphologische Effekt im Regulationsgefüge

Die Beziehungen innerhalb der Regulationsstufen, die zwischen Hämo-, Protoplasma- und Neurodynamik bestehen, machen also, wie man sieht, die Eigenart der Vorgänge im Regulationsgefüge noch klarer, als es durch die Hämodynamik allein möglich wäre. Um sie noch einmal zusammenzufassenund, zu gleich das Verhältnis zu den im Regulationsbild gemessenen Komponenten deutlich zu machen, wurden die Beziehungen zwischen den genannten Komponenten in Tabelle III dargestellt. Die

Tabelle III

	Diastolen-dauer	diastolische Ent-spannung	systolische An-spannung	Stoffwechsel-phase	Innervations-einfluß	Frequenz	Leistung u. Energie-aufwand
Stufe I Er-öffnung	unverändert	fehlt	fehlt	noch unverändert	Aktivierung der *Sympathiko-dynamik*	zunehmend	gering erhöht gering erhöht
Stufe II Ent-spannung	zunehmend (verlängert)	stärker werdend (enthemmt)	fehlt (gehemmt)	*assimilatorische* Oxydation	Einschalten stärkerer *Vaguseinflüsse* (histotrope Phase)	kaum oder nur geringfügig verändert	groß mäßig erhöht
Stufe III An-spannung	abnehmend (verkürzt)	ohne Ver-änderung (gehemmt)	zunehmend (enthemmt u. steil an-springend)	Übergang in die *dissimilatorische* Oxydation	Auf der Grund-lage der Vagus-wirkung Ent-faltung der *Sympathiko-dynamik*	zunehmend (Enthemmung abhängig vom präkardialen Druck)	groß abnehmend erheblich übermäßig

Stufe I erweist sich bei unserer Analyse ebenso wie die Stufe III als Phase, in der die Aktivierung der extravertierenden Dynamik durch die Steuerungseinflüsse des Sympathikusgefördert wird. Die vagodynamische Stufe II wirkt sich dagegen als Faktor aus, der die Ausbildung dieser Dynamik verzögert. Bei Bestehen einer leistungsfähigen Stufenentfaltung wird die nervale Schaltung ebenso wie die assimilatorische und die dissimilatorische Oxydation in der geschilderten Weise betätigt. Assimilatorische Vagus- und dissimilatorische Sympathikusfunktion halten sich in allen Regulationsformen, die das eutonische Gleichgewicht besitzen, die Waage. Das gilt für alle Regulationsformen des mittleren eutonischen Bewegungsraumes in Nähe der absoluten Mitte und relativ für die Regulationsformen mit Überwiegen der einen oder anderen Stufe, die aber dem eutonischen Raum noch zugeordnet werden können. Bei ihnen muß dieses regulatorische Gleichgewicht infolge des Überwiegens der einen oder anderen Stufe allerdings durch regulationsgerecht ausgleichende Umwelteinflüsse gesichert werden: bei stärkerer Vagusfunktion mit alters- oder genotypisch bedingtem Überwiegen der Stufe II durch kontinuierlich und periodenweises Einwirken von anspannenden Umwelteinflüssen (z. B. Bewegung, Infrarot, Eiweiß); bei stärkerer Sympathikusfunktion und Überwiegen der Stufe III durch Einfügen ausreichender Perioden der Ruhigstellung des Regulationsgefüges (sowie Umwelteinflüsse wie Fasten, Rohkost, Reisdiät, Ultraviolett). Dadurch wird erreicht, daß die Vorgänge im Stoffumsatz sich auf assimilatorische und dissimilatorische Oxydation verteilen, und die Anlagerung von Reserven im Kapillarraum und in den beanspruchten Körperzellen, ebenso wie das Einfügen von Stoff in die zelleigene Substanz, in gleicher Weise zustande kommt.

Dieser geordnete Ablauf und die ihm zugrunde liegenden Vorgänge ermöglichen nicht nur ohne ein Übermaß an Energieaufwand (belastungsäquivalente Leistung), die in jedem Augenblick an die Belastung genau angepaßte Leistung, sondern sie sorgen auch für den geordneten Einbau der Nahrungsstoffe, die als Reserve in den Kapillarraum des animalischen Systems bei Beanspruchung herangeführt werden. Nur unter diesen Umständen ist das *harmonische Wachsen* des animalischen Systems, d. h. die Zunahme der Muskelsubstanz usw., möglich. Damit dieser Einbau der in Stufe I und II herangeführten Stoffe in die Organzellen gesichert ist, muß also nicht nur die Entfaltung einer, sondern aller drei Stufen stattfinden. Die Sicherung wird im wesentlichen erst durch die Mobilisierung der Stufe III als geordnete, zeitlich begrenzte Anpassungsleistung vollzogen, da mit ihrer Hilfe eine assimilatorisch-dissimilatorische Oxydation zustande kommt, die den Um- und Einbau der auf dem Blutwege herangeführten Stoffe ermöglicht. Dieser Ablauf wird verhindert, wenn es nur zur Entfaltung der Stufe II kommt. Hier steht die *Anlagerung* der herangeführten Substanz im Vordergrund, die aber nur mit einer lockeren, jederzeit sofort lösbaren Bindung an die ungenügend beanspruchte Organzelle einhergeht. Bei Rückkehr in die Ruhelage und der jetzt einsetzenden Rückführung des Blutes in die Vegetationsorgane werden wahrscheinlich wesentliche Mengen dieser nur locker gebundenen Substanz den Speichern im Kern des Organismus wieder zugeführt.

Solches Verhalten wird z. B. bei Menschen mit volumtypischer Regulation sichtbar. Sie zeigen regelmäßig einen leptosomen Körperbau, und zwar um so ausgeprägter, je stärker sich das Regulationsgefüge im Zustand der Rechtsdeviation befindet. Die leptosome Wuchsform tritt daher in der Jugend stärker hervor (altersphysiologisch bedingt) und ist um so ausgeprägter, je weniger der junge Mensch Bewegungsantrieben ausgesetzt ist, so daß die extravertierende Dynamik und mit ihr das Einfluten von Substanz in das animalische System ungenügend in Gang kommt. Das Zusammenwirken dieser Faktoren ist besonders stark, wenn es auf eine in sehr einseitiger Rechtsdeviation befindliche Regulationsform trifft. Diese Kombination läßt eine Einlagerung von Substanz in das animalische System fast nicht mehr zu, da unter diesen Umständen die Stufe III kaum noch entfaltet wird. Das Verhalten von Stofftransport und -umsatz bewirkt unter diesen Umständen die Entwicklung des asthenisch-hypoplastischen Menschen. In diesem Falle kann eine Regulationsform bestehen, die es nicht zuläßt, daß selbst durch langdauerndes Training ein starkes Muskelprofil entsteht. Die Muskulatur bleibt, der bei dieser Regulationsform bestehenden Neigung zur assimilatorischen Oxydation entsprechend, schlank und ohne Volumen (wie meistens in der Kindheit und häufig noch in der Adoleszenz). Daraus erklärt sich außerdem auch die Neigung des volumtypisch-leptosomen Menschen zu rascher Abnahme seines Muskelprofils, wenn er z. B. langdauernd einem Mangel an Bewegungsantrieben ausgesetzt ist. Die Rückbildung des Muskels erfolgt hier besonders schnell, weil die in verschiedenem Grad nur angelagerte Substanz bei ungenügender extravertierender Dynamik wieder in den Vegetationsraum zurückgeführt wird (Gewichtsabnahme des leptosomen Menschen unter Bewegungsmangel, Eintreten einer *Exsikkose* des animalischen Systems).

Aus dieser Sachlage im Stofftransport und im Stoffaustausch ergibt sich, daß zur Erhaltung des eutonischen Gleichgewichts stets, und zwar langdauernd, wirksam bleibende, stärkere Bewegungsantriebe vorhanden sein müssen, um den an der Grenze von Assimilation und Dissimilation stattfindenden Stoffeinbau in die zelleigene Substanz zu ermöglichen. Er erfolgt im Falle des Menschen in Rechtsdeviation selten sua sponte, z. B. als Folge einer immer wieder aufzubringenden Willensleistung, sondern fast nur durch einen von außen kommenden, die extravertierende Dynamik mehr oder weniger stark aktivierenden Einfluß. Seine Wirksamkeit macht sich bei Menschen mit Überwiegen der Stufe II in der nur unter regulationsgerecht durchgeführter Wechselwirkung auftretenden Gewichtszunahme bemerkbar. Sie ist in diesen Fällen stets das wichtigste Kennzeichen zunehmender Eutonie, im Gegensatz zum Verhalten bei Überwiegen der Stufe III im Regulationsgeschehen.

Bei Überwiegen der Stufe III finden sich in der Regel umgekehrte Verhältnisse. Der Mensch mit drucktypischer Regulation zeigt vorwiegend eine eurysome Körperentwicklung, und zwar um so mehr, je früher sie hervortritt, wie bei einer im Genotyp begründeten Linksdeviation; ebenso ist sie altersphysiologisch bedingt. Der Mensch wächst mit zunehmendem Alter in die Breite. Hierbei bildet sich bei noch eutonischem Verhalten mit dem Breitenwachstum reichlich Muskulatur, während bei einem Mangel an Bewegungsantrieben ein scheinbares Breitenwachstum durch übermäßigen Fettansatz zustande kommen kann. Im ersten Falle findet sich ein Regulationsverhalten mit Entfaltung der Stufe III auf der Grundlage einer relativen Mitbeteiligung der Stufe II (relativ niedriger diastolischer Druck, z. B. zwischen 80 und 90 mm Hg). Durch den hierdurch ermöglichten, assimilatorisch-dissimilatorischen Oxydationsprozeß kommt es zum echten Einbau von Nahrungsstoff in die Organzellen des beanspruchten animalischen Systems. Er wirkt sich in der Zunahme von Muskulatur aus. Hier kann eine Rückführung von Nahrungsstoff in den Vegetationsraum auch bei Körperruhe kaum stattfinden, weil die herangeführte Substanz über die dissimilatorische Oxydation fest an die Organzellen gebunden wird. Im zweiten Falle findet sich im Regulationsbild allerdings die typische diastolische Hochspannung (diastolischer Druck meistens über 90 mm Hg). Es fehlt jedoch die entsprechende höhere systolische Leistung, und zwar infolge Bewegungsmangels, aber auch infolge einer ungenügenden muskulären Leistung während der Tagesarbeit. Unter diesem Umstande können die mit dem steileren, extravertierenden Gefälle des Drucktypes herangeführten Stoffe nicht dissimilatorisch eingebaut, sondern nur als Fett abgelagert werden (dauernder Mangel an Sauerstoff infolge verringerter Kapillarraumdurchflutung, aber auch z. B. infolge ungenügender Atmung bei Bewegungsmangel). Solche Verhältnisse führen offensichtlich zur Entwicklung des (nicht leistungsstarken) pyknischen Menschen.

Beide Zustände bilden also die Grundlage für die Entwicklungsweise des Menschen. Die Eigenart der Dynamik bei der drucktypischen Regulationsform ermöglicht hierbei bei relativ schwächeren Bewegungsantrieben die Einlagerung von Nahrungssubstanz in das animalische System. Es ist deutlich zu beobachten, daß, je stärker ausgeprägt die Linksdeviation (Genotyp) ist, um so massivere Formen des animalischen Systems entstehen, und zwar am überzeugendsten im Muskelprofil. Die Neigung zur Stoffanhäufung tritt besonders stark hervor, wenn sich die genotypische Anlage mit der Altersentwicklung und bestimmten Bewegungsantrieben verbindet. Daraus resultiert, daß der Substanzanbau als Muskelbildung oder als Ansatz von Fett im Laufe der chronophysiologischen Linksdeviation das Breitenwachstum des Körpers immer stärker werden läßt. Wie gesagt wurde, hängt hierbei die Eigenart des Substanzanbaues davon ab, ob die Oxydationsvorgänge sich mehr in der assimilatorischen oder der dissimilatorischen Phase abspielen. Das Ausmaß der Oxydation bestimmt, ob der Stoffeinbau schließlich als verstärkter Muskelanbau oder als stärkere Einlagerung von Fett in das animalische System (einschließlich des arteriellen Systems) erfolgt. Der zweite Fall kann als „asthenische-‘ Schwächeform des untrainierten, eurysomen Menschen angesehen werden. Sie spiegelt sich im pyknischen Menschen als morphologische Erscheinung wider. Man findet ihn daher besonders oft, wenn die drucktypische Regulationsweise mit Bewegungsmangel gekoppelt ist, so vorwiegend in den vorgeschrittenen Lebensjahren.

In der Abbildung 31 werden die regulatorischen *Antagonisten* gleichen Alters in ihrer Entwicklung unter Bewegungsmangel gegenübergestellt. Aus den Bildern sind ohne weiteres auch die hier erörterten Entwicklungsmöglichkeiten in die allmähliche Entgleisung des Regulationsgleichgewichtes zu ersehen. Sie ist stets die Folge der gestörten Wechselwirkung, d. h. des Fehlens regulationsgerechter Einflüsse.

Diesen Zusammenhängen ist zu entnehmen, daß auch bei der stärker mit Stufe III regulierenden Dynamik Bewegungsantriebe erforderlich sind; jedoch dürfen diese nicht kontinuierlich wirksam bleiben, wie es beim volumtypischen Menschen möglich und nötig ist. In diesem Falle muß der Bewegungsantrieb zur häufiger eingeschalteten Körperruhe in Beziehung gesetzt werden. Mit wachsender Bewegungsintensität muß die Ruheperiode zunehmen, und umgekehrt muß mit der Zunahme des Bewegungsmangels ein Ausgleich durch relativ ruhige Bewegung angestrebt werden. Fehlt dieses Gleichgewicht in der täglichen Bewegungsgröße, so nimmt der eurysome Mensch sehr schnell an Körpergewicht zu, besonders nach dem 40. Lebensjahr, also dann, wenn die Stufe III altersbedingt im Regulationsgeschehen dominiert. Treffen die Bewegungsantriebe aber auf ein sehr einseitig linksdeviiertes Regulationsgefüge, so kann das Körpergewicht wieder abnehmen, so bei dauernder Schaltung auf Stufe III (z. B. Hochdruck) als Folge der nach Intensität und Zeit übersteigerten Oxydation im Dissimilationsmaximum. Hier fehlt nicht nur die Möglichkeit, dem beanspruchten Kapillarraum genügend Substanz zuzuführen, sondern es kommt auch zu einem langfristigen Rückgriff auf die zelleigene Substanz. Diese wird, weil die genügende Zufuhr von Substanz fehlt, stetig reduziert, ein Vorgang, der durch die bei manchen Hochdruckformen nachweisbare Magerkeit als Folge einer sich über lange Zeitperioden erstreckenden Gewichtsabnahme gekennzeichnet ist. Wie sich zeigt, stellt er sich nicht nur bei übersteigert drucktypischer Regulation ein, sondern auch mit zunehmendem Alter, sozusagen als Endphase der Altersinvolution, und zwar immer in Verbindung mit einer Einengung der regulatorischen Bewegungsbreite (dystonische Einengung).

Aus diesen Beziehungen wird der Einfluß der Wechselwirkung des Regulationsgefüges mit den Reizen der Umwelt und deren formende Kraft auf den Ablauf des Regulationsgeschehens sichtbar. Die Eigenart der Leistung und der sie zustande bringende Energieaufwand werden nicht nur vom Regulationsgefüge bestimmt,

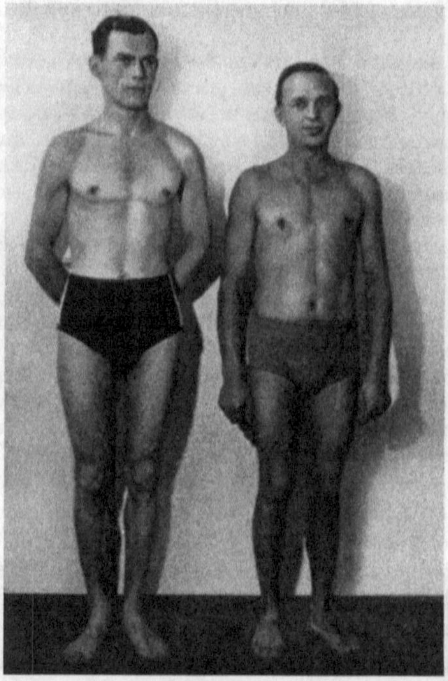

Abb. 31 a

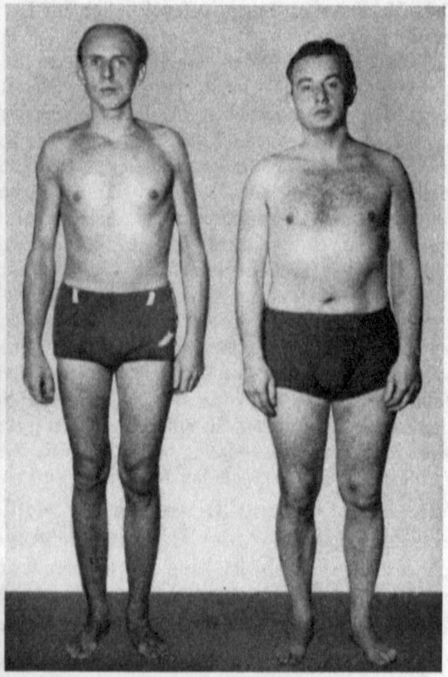

Abb. 31 b

Abb. 31a—31 d. In den Beispielen soll das morphologische Bild der Regulationsformen wiedergegeben werden, und zwar in altersphysiologischer Gruppierung. Hierbei kommt gleichzeitig auch die Wandlung des Trainingszustandes zum Ausdruck, besonders klar in Abb. a und b. Bei den Personen handelt es sich um 25jährige Männer, in a) um solche in gutem, in b) in ungenügendem Trainingszustand. In der zweiten Gruppe c und d, handelt es sich um ältere zwischen dem 45. und 55. Lebensjahr stehende Männer. Auch hier zeigen die Personen (c) einen noch relativ guten Trainingszustand, im Gegensatz zu denen von d. Es sind stets ein Volum- und ein Drucktyp in einem Bild dargestellt, um die Divergenz der Entwicklung wiederzugeben. Diese nimmt mit dem Mangel an Training (Bewegungsmangel), vor allem aber mit der altersphysiologischen Entwicklung zu. Den Entwicklungsablauf bestimmt hierbei die genotypische Anlage. Sie bestimmt nicht nur das morphologische Bild, sondern also auch die ihr zugrunde liegenden Funktionseigenschaften des Regulationsgefüges. Die altersphysiologische Entwicklung spielt sich auf der Grundlage der genotypischen Anlage ab. Hierbei kommt es stets zu einer physiologischen Linksdeviation. Sie läuft um so schneller und in steilerem Lebensbogen ab, je geringer die am Anfang des Lebensbogens in der Regel festzustellende Rechtsdeviation ausgeprägt ist. Der Lebensablauf ist durch die dem Organismus und seinem Regulationsgefüge zuströmenden oder zugeführten Umweltreize beeinflußbar, so durch regelmäßiges Training oder einen Mangel an Bewegungsreizen. Während der eine die extravertierende Dynamik steigert, führt der andere zu einem Dominieren der introvertierenden. Im ersten Falle entwickelt sich ein kräftiges animalisches System (a), im zweiten dagegen das geschwächte (b—d), und zwar in Altersabhängigkeit. Am Ende der zweiten Entwicklung steht beim Leptosomen die Exsikkose, beim Eurysomen die Adipositas des animalischen Systems.

sondern sie sind eine Funktion der täglichen Wechselwirkung des Menschen mit seiner Umwelt. So ist z. B. der Energieaufwand einer untrainierten Person stets viel größer als der, mit dem eine leistungsstarke das Einwirken einer Belastung beantwortet. Diesem Verhalten entspricht das beim untrainierten Menschen auftretende *Sauerstoffdefizit*, das unter einer Belastung auftreten kann. Es zeigt sich in der bei ihm stets verlängerten Erholungszeit neben der Reizphasenantwort des Regulationsgefüges. Demgegenüber benötigt der leistungsstarke Mensch nicht nur weniger Energie zum Belastungsausgleich, sondern erholt sich auch schneller (siehe auch Untersuchungen von Broemser und Ranke).

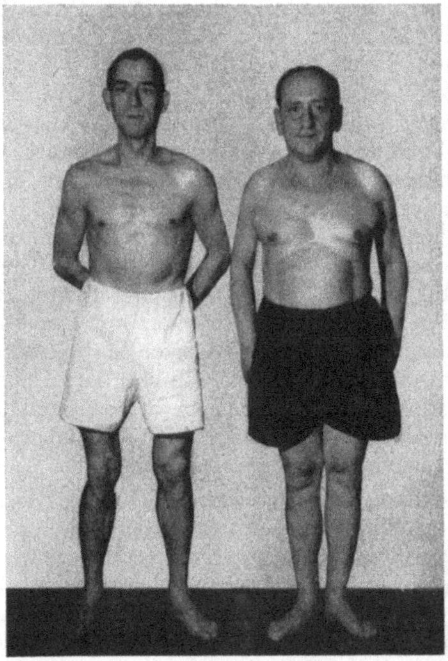

Abb. 31c

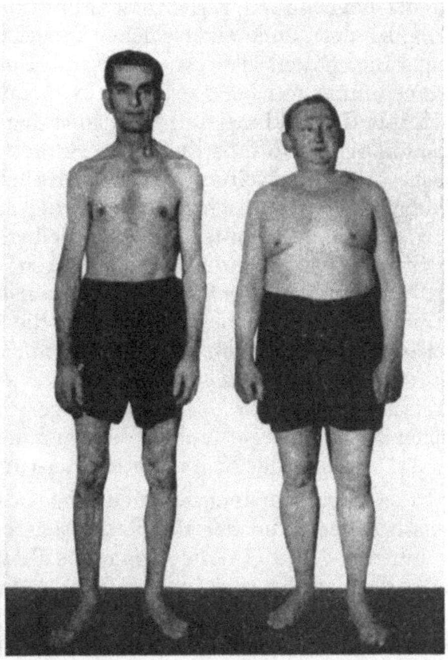

Abb. 31d

Diese Ausführungen zeigen, daß die Schonung und Übung des Regulationsgefüges im Gleichgewicht miteinander stehen und abwechselnd und regulationsgerecht wirksam werden müssen. Daraus versteht sich, daß die Stufe III einschließlich ihrer Komponenten *Sympathikodynamik* und *Dissimilation* als Zustände hohen Energieverbrauches nicht nur vom Gesichtspunkt des Verschleißes oder der Ermüdung infolge des gesteigerten Energieaufwandes betrachtet werden dürfen. Vielmehr lehrt die Entwicklung des gesunden eutonischen Menschen, daß die sympathikodynamisierende Anspannung nicht nur Abnutzung bedeutet, sondern auch, über die gemäßigte Dissimilation, den Einbau, besser die Einverleibung von Stoff und Energie, oder noch weiter gefaßt, die Materialisation von zunächst nur locker assimilatorisch gebundenen Stoff- und Energiereserven. Die Dissimilation im Bereiche der Übergangsphase von Stufe II zu III (gekoppelte Vago-Sympathikodynamik) sorgt vor allem über die assimilatorisch-dissimilatorische Oxydation für den Zuwachs organeigener Substanz und damit für das Wachstum. Der Erfolg wird in jeder Arbeitshypertrophie des stärker beanspruchten Muskels als Übungseffekt sichtbar. Ähnliches gilt wahrscheinlich auch für die Übungseffekte der Gehirnleistung, z. B. im Besserwerden der Gedächtnisleistung, in der Summe der Bewegungs- und Arbeitserfahrung usw. Diese Übungserfolge gehen zweifellos nicht aus einer Verschleißwirkung der Regulationsstufe III hervor.

Diese äußert sich erst dann, wenn die assimilatorisch-dissimilatorische Phase durchschritten wird und sich das Regulationsgeschehen in der Nähe des Dissimilationsmaximums der Stufe III abspielt, also jenes Oxydationsgrades, in dem bei gewöhnlich ungenügender Substanzzufuhr eine Verbrennung bis zur Endstufe, d. h. bis zum $CO_2 + H_2O$ sowie Harnstoff stattfindet. In allen vorausgehenden Stadien dissimilatorischen Stoffumsatzes werden dagegen um so weniger Substanzen zur Endstufe dissimiliert, je mehr sich die Aktivierung in der genannten Übergangsphase abspielt (wie in der eutonischen Regulation). Während diese assimilatorisch-dissimilatorische Protoplasmadynamik mit dem durch kleine Adrenalindosen hervorgerufenen Stoffumsatz in Deckung zu bringen ist, entspricht der in der Nähe des Dissimilationsmaximums zweifellos etwa dem Umsatz nach höheren Adrenalindosen.

Die Stufe III und ihre Sympathikodynamik und Dissimilation dienen daher nicht nur als nach außen gerichtetes Funktionsziel einer zeitlich begrenzten Höchstleistung, sondern auch einer solchen innerhalb des Organismus, nämlich der Vergrößerung seiner potentiellen Energie durch Einbau von Substanz. Die Substanz des Organismus nimmt nur bei geordneter Betätigung der Stufe III zu. Der Vorgang ist identisch mit der Bildung von funktionstüchtiger Substanz als Grundlage der dauernd einsatzfähigen Notfallsreserve im Sinne CANNONS. Ferner ist er als ein Prozeß anzusehen, der als Reifung und Verwirklichung des im Menschen vorhandenen Entwicklungspotentiales bezeichnet werden kann. Er ist nur mit der ausreichend häufigen, aber in bestimmten Grenzen bleibenden (keine Überanstrengung!) Aktivierung der Stufe III vollständig herbeizuführen, dagegen nicht mit einem dauernden Übermaß an Wirkung der Stufe II. Die nur bis zur Stufe II gehende Aktivierung der extravertierenden Dynamik schließt die feste Bindung der Substanz und ihre Einverleibung in die Organzelle aus; die nur assimilatorisch angelagerten Stoffe bleiben unter diesen Umständen allerdings eine ständig und mühelos mobilisierbare Depotsubstanz, gleichgültig, wo sie eingelagert ist. Diese stellt aber noch keine tragfähige, d. h. spezifische Organfunktion übernehmende Substanz dar. Es bildet sich daher aus der Aktivierung der Stufe II kein Leistungszuwachs und keine Kraftreserve.

Diese Vorgänge kennzeichnen erneut die Beziehung zwischen dem Wachstum der Konstitutionen und der Regulationsleistung. Es ist danach festzustellen, daß z. B. der nur mit Stufe II ohne genügende Bewegungsantriebe regulierende Mensch nicht zu der gleichen Entwicklungsreife zu gelangen vermag wie der, welcher während der Tagesarbeit etwa auch mit Stufe III regulieren muß. Es fehlt als tragfähige Substanz das kräftig entwickelte Muskelprofil. Das trifft besonders für den volumtypischen Menschen zu, der bei der Eigenart seiner funktionellen Konstitution in gewissem Maße stets ein relativ hypoplastisches Muskelprofil zeigt. Dementsprechend ist auch seine Leistungsgröße hinsichtlich einer plötzlichen Kraftentäußerung geringer (im Gegensatz zum eutonischen Drucktyp). Erst wenn die Stufe III beim Volumtyp durch entsprechende Bewegungsantriebe entfaltet wird, setzt auch bei ihm eine relativ vollkommene Muskelentwicklung als sichtbares Zeichen der Reifung ein. Dieses Verhalten im Wachstum tritt meistens erst nach Einsetzen der Pubertät ein, ist aber bei ausreichendem Bewegungsantrieb auch in späteren Lebensjahren zu beobachten. Der „reife“ Mensch ist der wohltrainierte Mensch nach dem 30. bis 40. Lebensjahr. Der Jugendliche besitzt in der Regel dieses Prädikat noch nicht, da seine Anpassung im wesentlichen durch die stärkere Regulation mit Stufe II erfolgt. In späteren Lebensjahren (nach dem 40. Lebensjahr) wird die Stufe II fast stets mehr und mehr durch das altersphysiologisch bedingte Mitwirken der Stufe III verdrängt. Sie ermöglicht nun bei geordneter Wechselwirkung die vollkommene Reifung des vorhandenen Entwicklungspotentiales.

Die erörterten Beziehungen machen u. E. das Wachstum zur leptosomen sowie zur eurysomen Erscheinungsform verständlich. Aus der Regulationsbetrachtung ergibt sich überdies, daß die letzteren früher altern und in einem steileren Lebensbogen ihre Entwicklung durchlaufen, so daß sie nicht nur ausgeprägter, sondern auch früher die volle Reife ihrer äußeren Form erreichen. Ihnen gegenüber erscheinen die vorwiegend mit Stufe II regulierenden Leptosomen in der Entwicklung verspätet (Spätentwickler). Auch erreichen sie selten die ausgeprägte Profilierung, die dem eurysomen Menschen bei eutonischer Regulation eigentümlich ist. Man findet beim Menschen in dauernd stärkerer Rechtsdeviation nicht nur einen flacheren, wie verlangsamt ablaufenden Lebensbogen, die Eigenart der Regulationsform bewahrt diesem Menschen auch einen relativ jugendlichen (manchmal infantil bleibenden) Körperbau bis in vorgeschrittene Lebensjahre.

Auch diese Beispiele belegen die Bedeutung der Regulationseinflüsse. Sie machen die einseitig wirkenden Hyper- und Hypoplasien des animalischen Systems bei den verschiedenen Regulationsformen begreiflich, die gewöhnlich im Laufe längerer Zeitperioden als Folge einer fehlerhaften Wechselwirkung in Erscheinung treten und aus denen dann auch eine Organschädigung (über die Schwäche) entstehen kann. Im Falle der Hyperplasie kann eine langdauernd gesteigerte Dissimilation als Folge fortgesetzter Überbeanspruchung einen Überlastungsschaden bewirken; im zweiten entwickelt die unzureichende oder nur in Form der Assimilation auftretende Aktivierung des Stoffumsatzes auf die Dauer den in der Hypoplasie zum Ausdruck kommenden Schonungsschaden. Auch in diesem äußert sich die Bedeutung der geordneten Anpassung über alle Regulationsstufen sowie die Notwendigkeit der richtigen Auswahl von Wechselwirkungen, um die augenblickliche sowie die dauernde Anpassung zu sichern. Nur sie (innerhalb des täglichen Wechsels zwischen Ruhe und Bewegung, Tag und Nacht) gewährleistet die geordnete Lebensentwicklung, indem bei ausreichender Bewegung die Entfaltung des im Menschen ruhenden Entwicklungspotentiales bis zur Stufe III durchgeführt wird.

VIII. Das Zusammenwirken der Betriebsstücke im individuellen Regulationsgefüge und die funktionelle Konstitution

a) Die funktionelle Konstitution und ihre synergistischen Antagonismen

Es braucht kaum besonders betont zu werden, daß die eben beschriebenen Beziehungen bei Entfaltung der extravertierenden Dynamik in ihrer gegensätzlichen Wirkung im individuellen Konfigurationsraum zahlreiche Antagonismen, die in vielfältiger Variation auftreten, schaffen und verschieden lange bestehen. Jede dieser Erscheinungsformen ergibt die im Augenblick bestehende funktionelle Konstitution des Menschen. Diese wird durch die Eigenart des Stufenwechsels gekennzeichnet. Aus dem antagonistischen Wirken der Stufen geht ein leistungsfähiger Synergismus hervor, der für die Leistungsbreite und Anpassungskraft des einzelnen Menschen von entscheidender Bedeutung ist.

Um die zwischen den Betriebsstücken der vegetativen Dynamik bestehenden Beziehungen bei verschiedenen Anpassungslagen schneller erkennen zu können, wurde die in Abbildung 32 gegebene Skizze geschaffen. In ihr wird der Zusammenhang des Stufenwechsels bei Ruhe und bei Bewegung, bei Bestehen einer Rechts- sowie einer Linksdeviation deutlich gemacht. Gleichzeitig geht aus der Skizze hervor, unter welchen Umständen das eutonische Verhalten aufgegeben wird und sich zum dystonischen wandelt (Übergang in die prämorbide Phase).

Zur Erläuterung der Abbildung 32 sei folgendes gesagt:

Die beiden Diagonalen des Mittelfeldes geben den Anteil der Zügel an der Neurodynamik wieder. Im mittleren *Raum der Eutonie* sind ihre Anteile ziemlich gleichmäßig verteilt. Die Umschaltung zwischen Vago- und Sympathikodynamik ist, wie die kurzen Wege im eutonischen Raum andeuten, ohne Schwierigkeit möglich. Jede Regulationsform, die man in diesen Raum einzuordnen hat, kennzeichnet den eutonischen Zustand als geordneten Stufenablauf, in dem die Stufen I, II, III etwa gleiche Anteile haben. Die keilförmig wiedergegebenen Diagonalen zeigen, daß zum Zentrum hin die Zügel gegensätze allmählich verschwinden, während sie zur Peripherie hin zunehmen, wobei zugleich der Einfluß des vorherrschenden Zügels, je nach Lage des Regulationsgefüges auf der Diagonalen, wächst. Außerdem äußert sich in der Weite der den eutonischen Raum umgrenzenden Bögen die regulatorische Bewegungsbreite. Sie ist innerhalb des mittleren eutonischen Bewegungs raumes am größten, gleichgültig, ob es sich um eine Regulationsweise handelt, die, wie in jungen Jahren, mehr „vagodynam“ oder wie in späteren, mehr „sympathikodynam“ geschaltet ist. Im eutonischen Raum sorgt die regulationsgerechte Wechselwirkung für die geeignete, leistungsbreite Anpassungsgröße, und zwar unter Mitwirkung des Faktors Zeit. Dieser äußert sich in der Geschwindigkeit der Anpassungsvorgänge, im Ruheintervall zwischen den einzelnen Leistungen sowie in der Leistungsdauer.

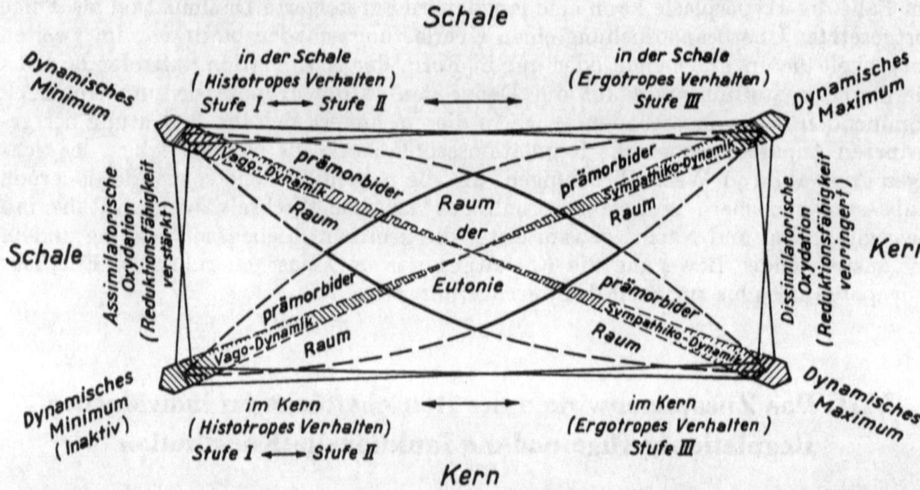

Abb. 32. Schema der Beziehungen zwischen den Betriebsstücken Protoplasma-, Hämo- und Neurodynamik einerseits und den allgemein als Kern und Schale gegenüberzustellenden Funktionssystemen andererseits. Die Betriebsstücke sind die Funktionsglieder der gesamten vegetativen Dynamik, die sich je nach Wechselwirkung mit der Umwelt entweder mehr in extravertierender oder mehr in introvertierender Richtung (Strömungsgefälle) abspielt. Das Aktivieren dieser Strömungsgefälle hängt von der Eigenart der Wechselwirkung, seine Steilheit aber auch von der genotypischen Anlage ab. Kleine Reize mobilisieren hierbei die extravertierende Dynamik bis zur Stufe I, mittlere bis zur Stufe II, starke bis zur Stufe III. Umgekehrt erfolgt bei Ruheeinflüssen (Schlaf, Schlaftiefe, Bewegungsmangel) die Mobilisierung der introvertierenden Dynamik. Diese Entfaltung gilt jedoch nur für den Menschen mit eutonischem Regulationsgefüge des als *Raum der Eutonie* umschriebenen Bezirkes. Bei den jenseits dieses Raumes einzuordnenden Menschen ist das Regulationsgefüge so einseitig, daß fortgesetzt die Gefahr der dystonischen Entgleisung gegeben ist, und zwar um so mehr, je extremer die genotypische Ausgangslage im Sinne einer Rechts- oder Linksdeviation einzuordnen ist. Die Gefährdungen entstehen vor allem aus dem einseitigen *Leistungstrend*, der umso klarer und profilierter hervortritt, je stärker die Deviation in der einen oder anderen Richtung vorliegt. Dieser *Leistungstrend* bewirkt auch, daß der Mensch in seiner altersphysiologischen Entwicklung viel häufiger in die stärkere Deviation und morphologische Deformierung verfällt, als daß er umgekehrt, dem Leistungstrend entgegenarbeitend, das Gleichgewicht zwischen den Strömungsgefällen und ihren Funktionssystemen aufrechterhält. Das Aufrechterhalten einer Strömungsrichtung infolge des kontinuierlichen Leistungstrendes führt dann zur Ausbildung der funktionellen Minima und Maxima im Regulationsgefüge, die schließlich — chronopathologisches Geschehen — in endgültige Deformierung und Krankheit führen (Überlastungsschaden = Maxima der Funktion; Schonungsschaden = Minima der Funktion).

Die dem eutonischen Raum sich anschließenden, als *prämorbider Raum* benannten Felder kennzeichnen die Entwicklungsmöglichkeiten zum dystonischen Zustand. Die Aussicht, in diese Entwicklung zu geraten, wächst mit der (zumeist im Genotyp begründeten) Verschiebung der Ausgangslage der vegetativen Dynamik in die Nähe der Endstellung. Die Dystonieneignung wird in der Dickenzunahme der die Neurodynamik wiedergebenden Diagonalteile dargestellt. Auch der prämorbide Raum wird von Bogenlinien, in Fortsetzung der des eutonischen Raumes, umschlossen. Während dieser allseitig gleich große Bogen hat, verkleinert sich das von den seitlichen Bogen umschlossene Feld um so mehr, je mehr die Breite des Keiles, das ist der einseitige nervale Einfluß, zunimmt. Am Ende der Diagonale fallen die Bogenlinien zusammen. Diese Darstellung soll ausdrücken, daß mit zunehmend einseitiger Neurodynamik die Leistungsbreite des Regulationsgefüges verringert wird, und zwar gilt das auch in bezug auf den Faktor *Zeit*. Es ist wichtig, das zu berücksichtigen, weil der Übergang aus dem eutonischen in das dystonische Verhalten sich selten *gradlinig* wie im Schema vollzieht, sondern ungeregelt und in Form einer ungeordneten Leistung, d. h. einer solchen, die nicht belastungsäquivalent ist. In der Regel wird am Übergang vom eutonischen zum dystonischen Verhalten jede Anforderung mit einem Zuviel, mit einer *Plusleistung* beantwortet. Der Zuwachs der Druckamplitude überschreitet ebenso wie der von Puls- und Atemfrequenz das sonst bei gleicher Belastung und Eutonie sich zeigende, prozentual errechnete Zuwachsmaß (im Regulationstest). Die verschobenen Blutvolumina sind größer als es dem Stoffenergiebedarf aus der Belastung zukommt (Auftreten von Schweißausbruch, Hitzegefühl, Herzklopfen usw.). Entspricht dieser *Plusleistung* auch noch eine ausreichende Leistungskraft des Regulationsgefüges, so muß sie trotzdem als Symptom einer Leistungsabnahme beurteilt werden, und zwar einmal im Hinblick auf die Leistung in der Zeit, zum anderen in bezug auf die Energieökonomie, die nicht mehr optimal ist, da sie der Belastungsgröße nicht äquivalent ist.

Das ungeordnete (bzw. das im Anfangsstadium der Entgleisung stehende) Regulationsgefüge ist also durch eine über das Normalmaß hinausschießende Leistung gekennzeichnet. Vom Standpunkt der Zeitdauer aus wirkt sich diese Arbeitsweise als Verkürzung der Leistung (im Ablauf der Einzelleistung sowie in bezug auf die Lebensdauer) aus. Insofern wird deutlich, daß auch die Phase der Plusleistung, die als *Reizphase* bezeichnet wird, in Wirklichkeit eine Abnahme der Anpassungsbreite in sich schließt.

Bei weiterer Entfernung vom eutonischen Raum nimmt die Bewegungsbreite zwischen den Bogenlinien ab, in der Regel um so schneller, je einseitiger die genotypische Anlage ist (z. B. beim arteriellen Hochdruck). Nach Überklettern der Reizphase äußert sich die Leistungsminderung in einer allmählichen Erschöpfung des Regulationsgefüges. Das heißt, daß nicht nur die regulatorische Bewegungsbreite schwindet, sondern auch die Anpassungsdauer zusammen schrumpft, und zwar um so mehr, je weiter sich ein Regulationsgefüge in der einen oder anderen Richtung vom mittleren eutonischen Raum entfernt. Dieses Verhalten äußert sich im Regulationstest in einer Schrumpfung der Druckamplitude bzw. in der Abnahme des Amplitudenzuwachses bei Belastung und im steileren Ansteigen der Puls- und Atemfrequenz. Hierbei findet sich die Druckamplitude bei Körperruhe im hypotonen Bereich (diastolischer Druck unter 70 mm Hg) als Kennzeichen des Überwiegens der Stufe II, im hypertonen (diastolischer Druck über 90 mm Hg) als Ausdruck des dauernden Vorherrschens der Stufe III im Regulationsgefüge.

Die weitere Verschiebung der Ausgangslage in Richtung auf die Enden der Diagonalen erfolgt unter dem Kennzeichen einer stetigen Einengung der Leistungsdauer und Anpassungsbreite. Diese Entwicklungsphase, die sich früher oder später dem Übergang in die dystonische Reizphase anschließt, wurde als *Einengungsphase* bezeichnet. Hierbei gibt der Schnittpunkt der Bogen am Ende der Diagonalen jenen Zeitpunkt an, in dem die völlige Einengung erreicht wird, ein Zeitpunkt, der sich meistens im zeitbegrenzten oder dauernden Zusammenbruch der Regulationsleistung äußert, und der in der Regel von einem Substanzverschleiß (oder -verlust) begleitet wird.

Aus dem Schema ist weiter zu ersehen, daß mit der seitlichen Verschiebung die eine oder die andere Stufe die Regulationsarbeit beherrscht und die den Körper treffenden Belastungen durch Entfaltung der extravertierenden Dynamik ausgleicht. Zugleich deutet sich in der Darstellung an, daß mit der seitlichen Verschiebung der Ausgangslage die Fähigkeit zur Beteiligung aller Regulationsstufen an der extravertierenden Dynamik immer mehr beschränkt wird. Jede Aktivierung der extravertierenden Dynamik schließt mit zunehmender Einengung den Anteil der das Regulationsgefüge an sich beherrschenden Stufe immer mehr aus. In der Nähe des Einengungsmaximums wird bei Beanspruchung nur noch bis zur Stufe I geschaltet. Die gewöhnlich kleine starre Amplitude ändert sich bei volumtypischer Regulation nicht mehr, wenn sie im hypotonen Bereich, bei drucktypischer nicht, wenn sie im hypertonen Bereich liegt. Die Anpassung erfolgt jetzt fast ausschließlich durch die Änderung der Pulsfrequenz.

Weiterhin ist im Schema der Antagonismus zwischen den beiden Betriebssystemen, dem Vegetationsraum (dem Kern) und dem animalischen System (der Schale) wiedergegeben. Auch hier wird der Antagonismus durch die Diagonalen gekennzeichnet, die zeigen, daß die Dynamik in den beiden Systemen hinsichtlich ihres Tätigkeitsgrades um so stärker divergiert, je weiter die Ausgangslage vom mittleren eutonischen Bereich entfernt ist. Bei Überwiegen der vagodynamen Stufe II während des Ablaufes der extravertierenden Dynamik (also bei Rechtsdeviation) bleibt, vom Standpunkt der Wirkungsdauer und der daraus entstehenden Effekte in der Substanz betrachtet, im Bereich der Schale ein dynamisches Minimum, im Bereich des Kernes dagegen ein dynamisches Maximum bestehen (so bei Bewegungsmangel). Der Gegensatz zwischen dem Minimum und dem Maximum nimmt mit der einseitigen Regulationsweise zu. Überwiegt die sympathikodyname Stufe III während des Ablaufes der extravertierenden Dynamik (bei Linksdeviation), so tritt der umgekehrte Fall ein, nämlich ein Maximum in der Schale und ein Minimum im Kern (Abb. 33).

Von diesem Verhalten wird nicht nur die Durchblutungsgröße (ihre Geschwindigkeit und die Steilheit des extravertierenden Strömungsgefälles) bestimmt, sondern auch die Protoplasmadynamik im Bereich des einzelnen Betriebssystems. Bei Vagodynamik findet sich unter Beanspruchung der Schale gewöhnlich eine Stoffwechselgröße, die kaum das Ausmaß der assimilatorischen Oxydation überschreitet und sich im wesentlichen bei genügender Belastung auf die Organe beschränkt, die im animalischen System zusammengeschlossen sind (Raumbewegung und Raumorientierung). Im Bereich des Kernes dagegen tritt mit zunehmender Divergenz eine Stoffwechsellage ein, in der als Kennzeichen der dynamischen Aktivität die dissimilatorische Oxydation mit zunehmender Einseitigkeit der Ausgangslage die Oberhand besitzt. Bei Sympathikodynamik findet eine Umkehr dieser Verhältnisse statt, d. h. vorwiegend dissimilatorische Oxydation in den Organen des animalischen Systems, assimilatorische im Bereich des Vegetationsraumes. Dieser Vorgang wirkt sich um so mehr aus, je anhaltender der durch Genotyp und Alter bedingte Zustand bestehenbleibt, und je weniger durch die geeignete, d. h. die regulationsgerechte Auswahl der Umweltreize kompensiert wird (bei Überwiegen der Vagodynamik z. B. durch verstärkte *sympathikodynamisierende*, bei Überwiegen der Sympathikodynamik durch verstärkte Anwendung von *vagodynamisierenden* Bewegungsreizen).

Die *Reduktionsfähigkeit* des Regulationsgefüges wurde schon erwähnt. Sie bezieht sich auf die Fähigkeit, Stoffe, die sich im oxydativen Abbauprozeß befinden, wieder zu *reduzieren* und als Stoffreserven zu verwenden. Diese Fähigkeit ist immer dann groß, wenn die Substanzen, wie im assimilatorischen Oxydationsprozeß bei geringem Sauerstoffverbrauch unvollkommen abgebaut werden, d. h. wenn größere Molekülpakete erhalten bleiben. Die Reduktionsfähigkeit verringert sich dagegen um so mehr, je ausgiebiger die dissimilatorische Oxydation eingeschaltet wird. In diesem Falle (Anstrengungsstoffwechsel) werden die Substanzen unter hohem Sauerstoffverbrauch bis zum Endprodukt abgebaut ($H_2O + CO_2$ bzw. Harnstoff). Reduktionsmöglichkeiten und Reduktionsfähigkeit werden also mit der Zunahme des dissimilatorischen Stoffwechsels vermindert. Der Unterschied in der Größe der Reduktion wird bei unserer Betrachtungsweise besonders im Verhalten der Hautreaktion bei Strahleneinwirkung deutlich. Der stark in Stufe II regulierende, mit assimilatorischer Oxydation arbeitende Mensch zeigt eine bemerkenswert schnelle Pigmentierung der Haut. Die Erythementwicklung tritt zurück, wenn die Stufe II bei Entfaltung der extravertierenden Dynamik vorherrscht. Dagegen fehlt die Pigmentierungsneigung um so mehr bzw. erfolgt die Pigmentierung der Haut um so zögernder (manchmal nur als Sommersprossenbildung), je stärker die Stufe III das Regulationsgeschehen beeinflußt. Es entwickelt sich in Parallele zur gesteigerten dissimilatorischen Oxydation sehr schnell und intensiv eine Rötung bzw. ein Erythem der Haut. Dieses kennzeichnet den dissimilatorischen Oxydationsprozeß, der die Möglichkeit zu einer Reduktion der im Stoffumsatz befindlichen Substanzen verringert. Es ist hinzuzufügen, daß die Unterschiede der Hautreaktion geeignet sind, im Zusammenhang mit der Regulationsbetrachtung schon gewisse Aussagen über die Regulationsform zu treffen. Folgende Erfahrungen wurden gemacht: gesteigerte Vagodynamik → gesteigerte Pigmentationsfähigkeit → erhöhte Reduktionsfähigkeit, gesteigerte Sympathikodynamik → gesteigerte Erythemneigung → verringerte Reduktionsmöglichkeit decken sich offenkundig mit der von WELS entwickelten Sulfhydrilthese, indem die zur Pigmentation notwendigen Vorgänge nur dann auftreten können, wenn im Organismus (bzw. dem R.E.S.) genügend die Reduktion durchführende H-Ionen vorhanden sind. Das ist aber zweifellos nur dann der Fall, wenn die Oxydationsprozesse nicht den Grad der dissimilatorischen Phase erreichen (siehe auch KUNZE, Grundriß der UV- und IR-Behandlung).

Aus dem Gesamtbild läßt sich ohne Schwierigkeit erkennen, daß der synergistische Antagonismus zwischen Schale und Kern, zwischen Stufe II und III, zwischen Vago- und Sympathikodynamik und zwischen assimilatorischer und dissimilatorischer Oxydation nur innerhalb des eutonischen Raumes als gesichert gelten kann. Je weiter sich die Ausgangslage von ihm entfernt, um so mehr wird mit der nun auftretenden Divergenz zwischen Minimum und Maximum der Antagonismus zwischen den Funktionssystemen wachsen und damit seine synergistischen Effekte verlieren. Der Schnittpunkt beider Bogen (Abb. 32) gibt den Augenblick wieder, in dem sich die gegenseitig tragenden Leistungen von Schale und Kern, d. h. der synergistische Antagonismus der Betriebssysteme, aufgehoben wird. Bei maximaler Einengung einer volumtypischen Regulationsform (z. B. bei einer Hungerdystrophie) befinden sich die Organe der Schale im Zustand des dynamischen Minimums, die des Kernes in dem des (noch das Leben erhaltenden) dynamischen Maximums. Ähnliche Verhältnisse liegen bei einem Morbus Addison (usw.) vor. Umgekehrt beobachtet man bei maximaler Einengung eines drucktypischen Regulationsgefüges die Divergenz, die im Ausmaß der Blutanschoppung im Bereich der Schale sichtbar wird, vor allem in den oberhalb der Rumpfraumventilebene befindlichen Organen, also im Kopf (und Gesicht), in der Schilddrüse, den Lungen und dem Herzen (Plethora, Lungenstarre nach v. BASCH, dilatiertes [überdehntes] Herz, erhöhter O_2-Verbrauch, Asthma cardiale sowie cerebrale).

Es ist klar, daß die absolute Divergenz und der mit ihr einhergehende Verfall in die Krankheit sich nur allmählich ausbilden und während des chronopathologischen Ablaufes schon lange Zeit innerhalb der prämorbiden Phase bzw. ihren Formen der dystonischen Reiz- und Einengungsphase zu beobachten sind. In diesen werden wir ebenfalls typische Symptome der Divergenzentwicklung finden, die sich nur graduell von den Bildern der absoluten Divergenz des dynamischen Minimums-Maximums unterscheiden.

b) Das Gleichgewicht zwischen extra- und introvertierender Dynamik

Die eben beschriebenen Vorgänge der Stufenentfaltung spielen sich in ihren verschiedenen Erscheinungsformen ab, wenn infolge Beanspruchung des animalischen Systems die extravertierende Dynamik aktiviert, d. h. jenes Strömungsgefälle mobilisiert wird, in dem das Blut von innen nach außen, also aus dem Vegetationsraum in das animalische System übergeführt wird.

Diesem bei jeder Körperbewegung, jeder geistig-seelischen Beanspruchung oder bei Einwirken vieler Reize der Umwelt auftretenden Umflutungsvorgang steht derjenige gegenüber, der sich bei Abnahme der Belastung, bei Übergang zur Körperruhe, im Schlaf, ferner unter einzelnen psychischen Einflüssen sowie unter dem Einwirken bestimmter Umweltreize einstellt. Hierbei strömt die unter Bewegung im animalischen System (oder in seinen einzelnen Gliedern) angesammelte Blutmenge wieder in die Ausgangslage, wie bei Körperruhe, zurück. Wenn dieser Vorgang sich auch nicht in Form einer direkten Strömungsumkehr abspielt, sondern auf dem Wege über die Kapillaren (die a-v-Anastomosen) und die Venen, so kann doch von einem Blutrückstrom gesprochen werden, der, in Umkehr desjenigen bei extravertierender Dynamik, als *introvertierend gerichtet* angesehen werden darf. Er stellt sich stets ein, wenn die Organe der Schale inaktiv sind bzw. ruhiggestellt werden, im verstärkten Maße bei Übergang zum Schlaf, aber auch in jeder Pause, die in die Schalenaktivierung eingelegt wird. Die Regulationsstufen schalten sich in Umkehr der Entfaltungsrichtung ab, zuerst die Anstrengungsstufe III, dann die Stufe II, also die der ökonomischen Leistung, der Entspannung, schließlich die Stufe I, d. h. die der Eröffnung. Im Tagesablauf der heute üblichen Arbeitsformen bleiben die Stufen I und II, oft auch nur die Stufe I, dauernd in Tätigkeit, während die Stufe III bei physiologischer Anspannung nur bei anstrengender (schweißtreibender) Bewegung eingeschaltet wird. Der Rückkehr zur Ausgangslage liegt nicht nur die Verringerung der Organaktivität zugrunde, sondern auch die Rückflutung des Blutes in den Körperinnenraum. Deutlicher gesagt: jeder Verringerung des Aktivierungsgrades der Schalenorgane entspricht ein Zurückziehen des Blutes aus dem bisher beanspruchten Organsystem. Die Blutmenge der Schale *retrahiert sich* auf den Kern und wird von den Organen des Vegetationsraumes aufgenommen und festgehalten.

Der Begriff der *Retraktion* soll hier gleichzeitig einen Vorgang kennzeichnen, dem eine gewisse *Elastizität* zukommt. Allerdings erfolgt die Retraktion der im animalischen System befindlichen Blutmenge, abhängig vom Zustand des Regulationsgefüges (Eutonie, Rechts-, Linksdeviation) mit verschiedener Geschwindigkeit und in verschiedenem Umfange. Die *Elastizität*, darunter kann man sich die in das animalische System getriebene Blutmenge, wie an einem Gummiband hängend, vorstellen, äußert sich in der Geschwindigkeit der Retraktion. Diese ist um so ausgiebiger und schneller, je weniger die extravertierende Dynamik die Stufe III (kraftvolle Anpassung der *Elastizität* bis zur Überbeanspruchung) benutzt, und je mehr sie sich der Stufe II bedient. Bei alleiniger Entfaltung der Stufe II erfolgt die Retraktion der Blutmenge aus der Schale besonders schnell. Es stellt sich eine hohe Retraktionsgeschwindigkeit im Gegensatz zu den Fällen ein, in denen oft und intensiv die Stufe III mobilisiert wird und die Neigung besteht, das Füllungsvolumen im Bereich der Schale aufrechtzuerhalten (Fehlen der Retraktion). Der Weg von der Stufe III bis zur Ruhelage ist gewissermaßen weiter. Er deutet an, daß die Ruhigstellung des animalischen Systems nur zögernd erfolgt. Das Verhalten bei Entfaltung der Stufe II dagegen zeigt eine schnellere Retraktion, und zwar nicht nur wegen der höheren Retraktionsgeschwindigkeit, sondern auch wegen des kürzeren Weges.

Aus diesen Darstellungen läßt sich der Schluß herleiten, daß bei Entfaltung der Stufe II dem hier flachen, von innen nach außen gerichteten Strömungsgefälle ein steiles, von außen nach innen strömendes Gefälle im Ruhezustand des Körpers gegenübersteht. Dem Auftreten der introvertierenden Dynamik mit steilem Strömungsgefälle entspricht daher eine höhere Retraktionsgeschwindigkeit des Blutes.

Bei Entfaltung der Stufe III wird das extravertierende Strömungsgefälle steil, der Rückstrom dagegen setzt nur zögernd ein (je nach Belastungsgröße, Regulationsweise und Alter), so daß das von außen nach innen gerichtete Strömungsgefälle mehr oder weniger flach abläuft (flaches, introvertierendes Strömungsgefälle). Aus diesen

Verhältnissen, mit denen um so mehr gerechnet werden muß, je einseitiger die Dynamik des Regulationsgefüges ist, kann geschlossen werden, daß bei

volumtypischer Regulationsform

das extravertierende Gefälle flach,
das introvertierende Gefälle steil,

bei drucktypischer Regulationsform

das extravertierende Gefälle steil,
das introvertierende Gefälle flach

ist. Die Steilheit des introvertierenden Strömungsgefälles zeigt sich im Verhalten der Retraktionsgeschwindigkeit, die der Zeitdauer entspricht, die nötig ist, um den Ruhezustand wiederherzustellen. Bei abrupten Belastungen liegt die *Retraktionszeit* durchschnittlich bei 6 Minuten; nach 6 Minuten muß die Ausgangslage bei Belastungen von 30 bis 40 Kniebeugen im Regulationstest wiederhergestellt sein. Die Retraktionszeit ist also mit der Erholungszeit identisch, in ihr und ihrem Ablauf wird mithin auch die introvertierende Dynamik sichtbar.

Die zwischen intro- und extravertierender Dynamik bestehenden Beziehungen und das durch die Größe der Kreise angedeutete Füllungsvolumen der Schale und des Kernes werden als Vorstellung eines individuellen Konfigurationsraumes in Abbildung 33 wiedergegeben. Aus ihr wird der synergistische Antagonismus im Regulationsgefüge durch das Gleichgewicht dargestellt, das zwischen den beiden sich gegenüberliegenden Strömungsrichtungen bestehen muß, um die Eutonie im Regulationsgefüge zu gewährleisten. Die Eutonie wird durch den Wechsel zwischen *Ruhe* und *Bewegung* gesichert, also naturgemäß durch die Einflüsse von Tag und Nacht. Die Einflüsse, die die extravertierende Dynamik in Bewegung halten und diejenigen, welche die introvertierende herbeiführen, lassen sich aus der Skizze ebenso ersehen wie die Tatsache, daß das eutonische Gleichgewicht um so schwieriger aufrechtzuerhalten, je einseitiger die Regulationsform ausgebildet ist. Die in Abbildung 33 wiedergegebene Hilfskonstruktion vermittelt hierzu den Eindruck, in welcher Weise sich das Gleichgewicht je nach Lage einer Regulationsform verschiebt, und auf welchen Wegen es erhalten werden kann.

Das bedeutet für das Regulationsgefüge eines individuellen Konfigurationsraumes die für seine Entwicklung wichtige Tatsache, daß nicht nur während des Tagesablaufes das animalische System genügend bis zur Stufe III beansprucht werden muß, indem durch Entfalten der Regulationsstufen der Einbau der zugeführten Energiemengen in das animalische System stattzufinden hat. Dieser bei jeder Aktivierung der extravertierenden Dynamik erfolgende Prozeß im Bereich des animalischen Systems läuft am Ende eines Arbeitstages aus, in unvollkommener Weise oft auch schon bei vorübergehender Abnahme der bewegenden Tageseinflüsse. Der Übergang in die Ruhepause, d. h. in den Schlaf, führt dann zur Entfaltung der introvertierenden Dynamik. Es findet nun ein Einstrom von Blut in den Kern des individuellen Konfigurationsraumes, also in die Organe der Vegetation statt. Hierbei werden allerdings den animalischen Organen nur jene Stoffe und Energien vom Blut entzogen, die nicht durch dissimilatorische, sondern durch assimilatorische Oxydation locker und noch transportfähig an die Zellsubstanz angelagert waren; sie gelangen in der Nachtphase in den Vegetationsraum bzw. in seine Speicher zurück. In beschränktem Umfange ist dieser Vorgang auch während einzelner Erholungs- und Ruhephasen im Tagesablauf möglich.

Der Wechsel zwischen extra- und introvertierender Dynamik ist also abhängig vom natürlichen Rhythmus, der durch die Einflüsse von Tag und Nacht mit ihren Tätigkeitsinhalten gegeben ist. Die Wirkung der Tätigkeitsinhalte äußert sich nicht nur im Verhalten von Blutdruck, Puls, Atmung, Blutzucker- und Kalziumspiegel, spezifischen Symptomen der Neurodynamik usw., sondern auch in Form von Erscheinungen, die bei bestimmten Krankheiten auftreten, ferner bei Zuständen, die sich bei einer Änderung des natürlichen, gewohnten Rhythmus, z. B. der Arbeitsperiodik, der Schichtarbeit usw. zeigen. Diese durch die Tagesinhalte gesteuerten Äußerungen des Regulationsgefüges werden durch jeden auf den Organismus einwirkenden

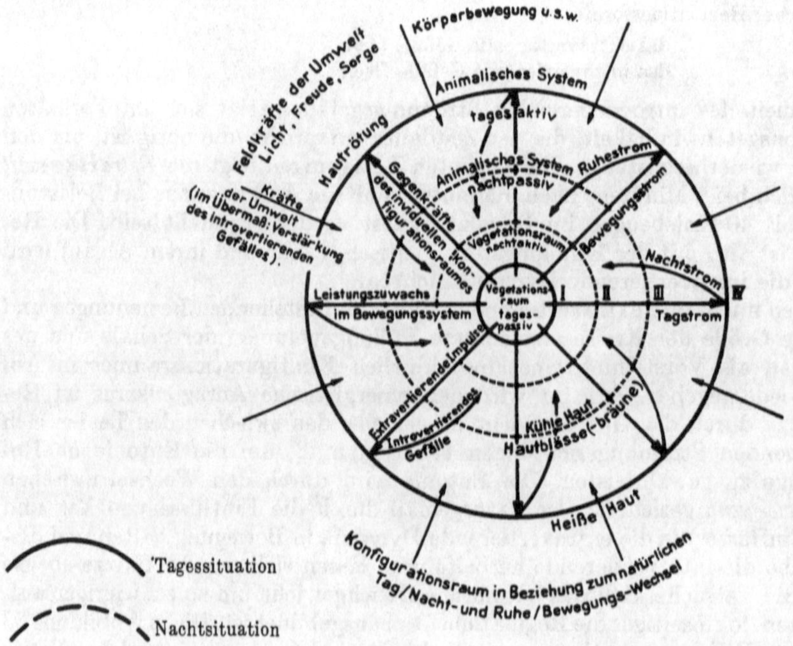

Abb. 33. Um eine Vorstellung über die Wechselwirkung des individuellen „Konfigurationsraumes" mit verschiedenen „Feldkräften" der Umwelt und ihrem Einfluß auf die Strömungslage zwischen den Funktionssystemen des Regulationsgefüges zu vermitteln, entstand das hier abgebildete Schema. Abhängig vom Zustand der im 24-Stunden-Rhythmus auftretenden Einflüsse Ruhe und Bewegung entfaltet sich das extra- oder introvertierende Strömungsgefälle. Aus dem Wechsel der Strömungsrichtungen geht die wechselnde Durchblutungsaktivität in den Funktionssystemen hervor. Die während der Tagesarbeit in großer Zahl auf den Konfigurationsraum einfallenden Feldkräfte der Umwelt: Wind, Licht, Körperbewegung, aber auch psychische Beeinflussung durch Freude, Sorge, Denkleistungen jeder Art, aktivieren die extravertierende Strömung und steigern über sie die Durchblutungsaktivität in den Organen der animalischen Leistung: Muskulatur, Sinnesorgane (auch die der Haut) und Zentralnervensystem. Bei jeder Ruhigstellung des Körpers, am stärksten im Schlaf, ebenso aber auch bei dem Bewegungsmangel infolge sitzender Tätigkeit „retrahiert" sich das Blut aus der Konfigurationsraumschale in seinen Kern: Aktivieren des introvertierenden Strömungsgefälles. Das im Kern versammelte Blut vorwiegend unter dem Zwerchfell (subphrenisch): in Leber, Milz, Intestinum, Unterleibsorganen beim Volumtyp, dagegen vorwiegend über dem Zwerchfell (supraphrenisch): im Herz, Lungen, Gehirn beim Drucktyp versammelt. Entsprechend diesen Beziehungen erklärt sich, daß nachts der Vegetationsraum im Zustand der Organaktivität gehalten wird, während sie tagsüber — entsprechend ihrer geringeren Durchblutungsaktivität bei Körperbeanspruchung — mehr oder weniger stillgelegt wird (Organschonung). Im animalischen System besteht das umgekehrte Verhältnis: bei Mobilisieren der extravertierenden Strömung unter Arbeit am Tage besteht hier die gesteigerte Organaktivität, dagegen wird während der Ruheperiode des animalischen Systems und der Vegetationsraumaktivität der gesamte Bereich der Schalenorgane weitgehend stillgelegt (Organschonung = Erholung des animalischen Systems). Auf diesem Wege wird also über die Wechselwirkung von Ruhe und Bewegung (Tag und Nacht) die Übung und Schonung durch den Wechsel der Durchblutungsaktivität gesichert. Der Wechsel gewährleistet daher den für die Erhaltung des Organismus notwendigen Wechsel der Durchblutungsaktivität in den „Hauptfunktionssystemen". Der damit verbundene Wechsel zwischen intro- und extravertierender Dynamik, zwischen Übung und Schonung in Abhängigkeit von Ruhe und Bewegung stellt daher einen Antagonismus mit lebensnotwendigen synergistischen Effekten dar.

Bewegungs- bzw. Ruheeinfluß sichtbar. Diese Sachlage läßt den Schluß zu, daß die Tag-Nacht-Rhythmik, wie sie besonders von Hildebrandt und Menzel in den letzten Jahren beobachtet wurde, die Vorgänge wiedergibt, die aus der Summe der Bewegungseinflüsse (Abb. 33) entstehen, und die die extravertierende Dynamik im Tagesablauf entfalten. Das extravertierende Geschehen baut sich auf der während der Nacht erreichten *Beruhigung* im Regulationsgefüge auf, also auf der Wirkungsgröße der Ruheeinflüsse während der Nacht (z.B. Fehlen von Temperatur- und Strahlungsreizen) und während des Schlafes. Die Fähigkeit zur Ruheausnutzung ebenso wie die zur Aktivierung der extravertierenden Dynamik während des Tagesablaufes sind individuelle Eigenschaften, die durch die genotypische Struktur, aber auch durch das Lebensalter und das Training der extra- und der introvertierenden Dynamik geformt werden. Ein Maß der Beruhigungsgröße, d.h. der Steilheit des entwickelten introvertierenden Gefälles, ist z. B. die Tiefe des Schlafes. Den Menschen in Rechtsdeviation kennzeichnet, wie viele anamnestische Erhebungen bestätigen, eine außerordentliche Schlaftiefe (im Zustand der Eutonie) im Gegensatz zum Menschen in Linksdeviation, dessen Schlaf leise ist (Aufwachen durch geringfügige Geräusche). Dieser Gegensatz drückt die geringere Fähigkeit zur *Beruhigung* der extravertierenden und zur Umkehr in die introvertierende Strömungsrichtung bei Linksdeviation sowie die schnellere Beruhigung bei Rechtsdeviation aus. Ähnliche Unterschiede finden sich in der Fähigkeit zum Abschalten und Einschlafen (auch am Tage), in der Art des Aufwachens und des Tagesbeginns u. a. Der Mensch in Rechtsdeviation ist in der Lage, auch am Tage fast unvermittelt in den Zustand weitgehender *Beruhigung* der extravertierenden Dynamik überzugehen, er vermag in jeder Lage und in jeder Situation Schlaf zu finden. Der Mensch in Linksdeviation ist hierzu seltener imstande (ausgenommen nach starker, körperlicher Ermüdung), es fällt ihm, entsprechend der Gesamthaltung des Regulationsgefüges, schwer, die extravertierende Dynamik abzuschalten. In dieser Unfähigkeit muß man z. B. eine Ursache der sog. Managerkrankheit sehen. Wenn ein Mensch in Linksdeviation fortgesetzten Antrieben ausgesetzt ist, geht die Fähigkeit zum Übergang in die Ruhehaltung verloren. Die hochgetriebene Bewegungshaltung erreicht das Ruheniveau nicht mehr (dauernd erhöhtes Spannungsniveau des diastolischen Druckes, erhöhtes Blutzucker-Kalziumnüchternniveau u. a.). Das von J. H. Schulz eingeführte *autogene Training* stellt in diesem Zusammenhang nichts anderes dar als den Hinweis auf einen Weg, das Ruheniveau durch *Entspannung*, d.h. durch *Beruhigung* der extravertierenden Dynamik und Herbeiführen ihrer Umkehr in die introvertierende (Erschlaffung- und Müdigkeitsgefühl) oder umgekehrt zu erreichen.

Auch aus der *Anamnese des Aufwachens* läßt sich der gleiche Unterschied erkennen. Der eutonische Mensch in Rechtsdeviation findet sich langsamer in das Tagesleben zurück. Er schweigt morgens, er braucht längere Aktivierungszeit, er ist morgens oft mürrisch und vermag auch kaum Nahrung zu sich zu nehmen; er braucht Zeit zum Aufwachen. Der linksdeviierte Mensch dagegen erwacht mit einem Lied auf den Lippen. Er ist der geborene Frühaufsteher, der sofort nach dem Aufstehen eine kräftige Mahlzeit zu sich nehmen kann und hellwach und kraftvoll seine Arbeit aufnimmt.

Die durch die genotypische Anlage entstehenden individuellen Varianten werden nicht nur durch Körperruhe und -bewegung beeinflußt, sondern sie stehen auch unter der dauernden Wirksamkeit der Tag-Nacht-Rhythmik, und zwar im Ausmaße der in dieser Rhythmik wirksam werdenden Faktoren der Ruhe und Bewegung. Mit dieser Feststellung soll gesagt werden, daß die von Hildebrandt und Menzel nachgewiesenen Unterschiede einzelner Funktionsgrößen nicht von Tag und Nacht an sich abhängen, sondern auch von jenen Kräften, die in der jeweiligen Phase auf den individuellen Konfigurationsraum einwirken. Hierbei kann sich aus der sich täglich wiederholenden Wechselwirkung eine charakteristische Rhythmik ausbilden, und zwar innerhalb eines Einzellebens, z. B. durch monotone Arbeit, aber wahrscheinlich auch unter dem Einfluß von Eindrücken, die auf Generationen eingewirkt und bestimmte Anpassungsmechanismen geschaffen haben, die sich in bestimmten Formen, so auch in der rhythmischen Polarität äußern. Diese Rhythmik benutzt gewissermaßen ein bestimmtes Gleis im Regulationsgefüge, das in individuell typischer Weise ständig wieder gebraucht wird und als charakteristische Regulationsform klar zu erkennen ist.

Die Tag-Nacht-Rhythmik ist also nur bedingt als selbständiger Einfluß zu betrachten. Man kann sie als zeitliche Begrenzung sehen, innerhalb der die täglich aufs neue auftretenden Feldkräfte der Umwelt auf das individuelle Regulationsgefüge einwirken (z. B. Helligkeit—Dunkel, Wärme—Kälte, Wind—Stille usw.). Störungen der geordneten Wechselwirkung treten also nicht unbedingt auf, wenn die Tag-Nacht-Rhythmik geändert ist, eine Erfahrung, die bei Menschen gemacht wurde, die jahrzehntelang Schichtarbeit geleistet haben. Die Störungen stellen sich nur ein, wenn durch eine Veränderung das geordnete, individuell verschieden einwirkende Verhältnis von Bewegung und Ruhe verschoben wird, z. B. wenn die Bewegungsantriebe zu stark über einen langen Zeitraum, oder umgekehrt, die Ruheeinflüsse (Bewegungsmangel) zu ausgedehnt wirksam bleiben. Selbstverständlich sind beim Auftreten von Störungen der geordneten Regulationsarbeit die genotypische Ausgangslage, das Lebensalter und der Trainingszustand ebenfalls von Bedeutung. Störungen der Tag-Nacht-Rhythmik treten also auf, wenn sich das Wesen der rhythmischen Komponenten, der Wechsel von Ruhe- und Bewegungseinflüssen in seinem Verhältnis zu den individuellen Eigenschaften verschiebt und nicht mehr mit dem aus Genotyp, Alter und Trainingszustand zusammengesetzten Entwicklungspotential des Regulationsgefüges übereinstimmt. Der Schlüssel paßt dann gewissermaßen nicht vollkommen zum Schloß und zerstört es bei seiner Benutzung. Der mangelhafte Ausgleich und die unzureichend regulationsgerecht geformte Wechselwirkung führen hierbei nicht nur zur Gleichgewichtsstörung zwischen den Funktionssystemen, sondern auch zur allmählichen Deformierung der Organsubstanz in Form einer Unterentwicklung (Hypoplasie) oder Überentwicklung (Hyperplasie) einzelner Bereiche des individuellen Konfigurationsraumes.

Die Beziehungen zwischen den Funktionssystemen unter Berücksichtigung der Tag-Nacht-Rhythmik bzw. von Ruhe und Bewegung sind in der Abbildung 33 wiedergegeben. In ihr bezeichnen die ausgezogenen Kreise die Tagessituation bei Aktivierung der extravertierenden Dynamik unter Bewegungsantrieben, die gestrichelten die Nachtsituation der Funktionssysteme, in der die introvertierende Dynamik unter dem Einfluß *Körperruhe* das Regulationsgefüge beherrscht. Außerdem wird in dieser Hilfskonstruktion dargestellt, in welcher Richtung (unter Berücksichtigen des Faktors Zeit) einzelne kontinuierlich wirksame Feldkräfte, die dem Trainingszustand, dem Alter und dem Genotyp entsprechen, das Strömungsgefälle beeinflussen. Es ist zu beachten, daß vereinzelte Feldkräfte einen sehr unterschiedlichen Einfluß auf die vegetative Dynamik ausüben. Manche können wie Bewegung, andere wie Ruhe wirken und die extravertierende oder die introvertierende Dynamik bzw. eine Rechts- oder Linksdeviation fördern. Es trifft also nicht zu, daß z. B. Einflüsse wie Nahrung, Klima, Strahlungsenergie, Psyche in ihrer Einzelwirkung die extravertierende Dynamik wie ein Bewegungsreiz entfalten. Es kann sich vielmehr ein bestimmter Effekt einzelner spezifisch wirksamer Feldkräfte im Laufe der Zeit stärker herauskristallisieren, und zwar in Abhängigkeit vom Trainings- und Deviationszustand des getroffenen Regulationsgefüges. Hierbei ist an die Effekte zu denken, die durch Beanspruchung einzelner Funktionsbereiche zustande kommen: durch einseitige Ernährung (KH-Fett-Kost, eiweißreiche oder vitaminarme Kost), zu wenig oder zu viel Zufuhr von Strahlungsenergie insgesamt oder einzelner Wellenbereiche des in der *Biosphäre* vorkommenden Tageslichtspektrums, durch zu hohe oder zu niedrige Umgebungstemperatur, Luftfeuchtigkeit usw. Diese und andere Feldkräfte können die extravertierende Dynamik primär aktivieren; es ist aber möglich, daß sich der Aktivierung eine *Ermüdung* oder *Hemmung* anschließt. Sie äußert sich als Flacherwerden des Strömungsgefälles, als Dämpfung der Stufe III, in gewisser Weise also als Einengung der extravertierenden Dynamik, die regelmäßig mit einer sichtlichen Förderung der introvertierenden gekoppelt ist. Solche individuell verschieden hervortretenden Effekte sind das Ergebnis der Konkurrenz zwischen dem auf den Organismus wirkenden Umwelteinfluß und den aus ihm heraus wirksam werdenden Impulskräften. Ihre Stärke gibt die Fähigkeit und Größe der individuellen Reizantwort (Responsivität) wieder. Das Gesamtgeschehen kennzeichnet die funktionelle Konstitution.

Diese Feststellungen haben nicht nur für die Therapie der Entgleisung Bedeutung, sondern für die rationale Steuerung des Regulationsgefüges überhaupt. Denn es gelingt auf diesem Wege, mit langdauernd wirksamen Einflüssen der täglichen Umwelt das Regulationsgefüge umzustimmen, und zwar auch in der gewünschten Richtung. Beispielsweise fördert kohlehydratreiche, vegetabilische Kost auf die Dauer die Ausbildung der volumtypischen Regulationsform sowie die Rechtsdeviation und steigert damit die Intensität der introvertierenden Dynamik, während die Intensität der extravertierenden gedämpft wird. Dauernde Zufuhr von eiweißreicher Nahrung entfaltet die umgekehrte Wirkung. Sie begünstigt die Entwicklung der drucktypischen Regulationsform sowie die Linksdeviation und erhöht die Intensität der extravertierenden Dynamik, während die Fähigkeit zur Retraktion des Blutes bei Körperruhe bzw. zur Ausbildung der introvertierenden Dynamik abnimmt. Feldkräfte wie kühle und feuchte Außentemperatur, reichlich Ultraviolett im täglichen Strahlenspektrum wirken wie kohlehydratreiche Ernährung; eiweißreiche Kost dagegen wie warme, trockene Außentemperatur und reichlich Infrarot im Tageslicht. Diese und andere Einflüsse machen sich stets erst während längerer Zeitperioden geltend. Ihre Wirkungsgeschwindigkeit hängt von der individuellen Responsivität ab. Dieser Begriff wurde von L. R. Grote eingeführt und folgendermaßen von ihm definiert: „Wenn ein Mensch sein Bestes leistet, wenn er dem entspricht, zu dem ihn alle seine Anlagen befähigen, wenn er also im letzten Sinne ‚er selbst' ist — dann ist er gesund." Für dieses „Sich-selbst-Entsprechen" schlägt Grote den Begriff der *Responsivität* vor.

Die Responsivität wird nicht nur von der Empfindlichkeit des Regulationsgefüges bestimmt, sondern gleichzeitig von den übrigen Komponenten: der genotypischen Ausgangslage, dem Trainingszustand des Regulationsgefüges und der *Konstellation* der kontinuierlich wirkenden Feldkräfte.

Aus dem Gesagten ist deutlich zu erkennen, daß der durch die Funktionssysteme gegebene *synergistische Antagonismus* lebenswichtig ist, und daß deshalb die extra- und die introvertierend wirksamen Einflüsse der Tag-Nacht-Rhythmik während des gesamten Lebensablaufes in *regulationsgerechtem* Umfange erhalten werden müssen. Jede Störung bewirkt eine Änderung der Gleichgewichtslage zwischen den Funktionssystemen des Kernes und der Schale bzw. zwischen dem Vegetationsraum und dem animalischen System, die sich früher oder später, und zwar in bestimmter Richtung auswirken muß. So führt dauernde Steigerung der extravertierenden Dynamik zur stetigen Verkleinerung des inneren und zur Vergrößerung des äußeren ausgezogenen Kreises.

Die geregelte Wiederholung dieses Verhaltens innerhalb der Tag-Nacht-Rhythmik (Wechsel zwischen den beiden Kreisen geht mit täglicher Entleerung des Vegetationsraumes (subphrenische) Stoff-Energiespeicher) einher, dessen Substanz in das animalische System eingeschleust wird. Bei geordnetem Tag-Nachteinfluß kommt es dadurch zu einem ständigen, quasi schichtweisen Anlagern von Substanz in die Schalenorgane bei fortgesetzter Entleerung der Kernorgane während des Tagesablaufes. Das Ausmaß der Substanzeinlagerung wächst mit der Intensität der extravertierenden Dynamik, ebenso wie die Entleerungsgeschwindigkeit und -größe der Vegetationsraumorgane, z. B. bei kräftigem Einwirken von Bewegungsreizen, großer Responsivität des Regulationsgefüges und gleichzeitiger Linksdeviation. Hierbei kann sich ein Zustand ausbilden, in dem der Einbau der Stoffe in die Schale besonders ausgiebig erfolgt. Gleichzeitig entsteht aber eine dauerhafte Leere im Vegetationsraum.

Bei einem Mangel an extravertierender Dynamik dagegen wird ein Zustand entwickelt, wie er durch die gestrichelten Kreise gekennzeichnet ist. Es fehlt die Einlagerung der Substanzen in die Schale, die im Vegetationsraum vorhandenen Stoffe und Energien werden dem animalischen System nicht zugeführt, ferner die Entleerung der Kernorgane und die Füllung der Schalenorgane während des Tagesablaufes. Diese Situation entsteht bei einem Mangel an Bewegungsreizen, besonders bei Menschen in Rechtsdeviation. Der täglich sich wiederholende Anbau von Substanz im animalischen System findet nicht statt, es entsteht daher eine Leere in den Schalenorganen bei gleichzeitiger Dauerfüllung der Kernorgane. Diese Beziehungen werden noch einmal durch die Kreisfiguren der Abbildung 34 verdeutlicht.

Die Bedeutung der Entwicklungswege ist ohne weiteres zu erkennen. Als Summationseffekt von Linksdeviation und Reichtum an Bewegungsreizen kommt eine individuelle Konfiguration zustande, in der die Schale rascheres Wachstum und ihre Organe schnelleres Reifen erfahren. Bei einem Mangel an starken Trainingsreizen, die den dissimilatorischen Einbau der Stoffe in die Zellsubstanz herbeiführen, wird die über die extravertierende Dynamik der Schale zugeführte Substanz nur assimilatorisch angelagert. In diesem Falle fehlt das für den eurysomen Menschen typische Muskelwachstum. Die Substanz wird als Fett eingelagert (pyknische Entwicklung).

Beim Menschen im Zustand der Rechtsdeviation ergibt sich die Umlagerungsgröße der Stoffe aus dem Kern in die Schale ebenfalls aus der Intensität der extravertierenden Dynamik während des Tagesablaufes. Da bei ihm aber die Entfaltung des Regulationsgefüges bis zur Stufe III nur unter dem Einfluß langdauernd wirksamer, stärkerer Bewegungsreize herbeigeführt wird, so kommt innerhalb des chronophysiologischen Ablaufes nicht jene Substanzdichte in der Schale und Entleerungsgröße im Kern zustande wie bei einer Linksdeviation. Der Substanzeinbau in das animalische System erfolgt zögernd, karger und findet nur unter einem kontinuierlichen Einwirken regulationsgerechter, die extravertierende Dynamik fördernder Bewegungsreize statt. Ihre Auswahl ist daher beim Menschen in Rechtdeviation besonders zu beachten, da zur Erhaltung des hier nötigen kontinuierlichen Strömungsgefälles in die Schale — während der Tagesphase — nur bestimmte Feldkräfte als Dauereinfluß verwendet werden können, neben Körperbewegung z. B. eiweißreiche Kost, mehr Infrarot in der Tageslichtstrahlung usw. Unter diesen Einflüssen kommt die leptosome Konfiguration zustande, die also durch ein kräftiges animalisches System mit genügender Muskelentwicklung gekennzeichnet ist, die aber nie eine solche Massierung von Substanz in der Schale zeigt, wie sie beim Menschen in Linksdeviation möglich ist. Fehlt die kontinuierliche Wirksamkeit solcher Feldkräfte, so dominiert in wachsendem Ausmaß die Rechtsdeviation. Die Aktivierung der extravertierenden Dynamik bleibt unzureichend, der Einbau von Substanz in die Schale fehlt; es kann eine Anhäufung von Stoffenergie in den Organen des subphrenischen Speicherraumes entstehen. Eine derartige Situation der Wechselwirkung ist es, die schließlich zum *asthenischen* Konfigurationsraum führen kann, die also jenen Menschen entwickelt, bei dem die Organe der Schale hypoplastisch bleiben, während die Organe des Kerns Symptome der Stoffenergieüberladung zeigen: z. B. dauernder Mangel an Appetit (im Gegensatz zum Menschen in Linksdeviation), spastische Obstipation, Abneigung gegen hochkalorische Kost (gegen Fett, Fleisch, Neigung zu Vegetarismus) und andere typische Erscheinungen.

Aus dem eben Erörterten wird erkennbar, daß bei ungenügender Aktivierung der extravertierenden Dynamik eine weitere störende Erscheinung auftritt, die ungenügende Entleerung des Vegetationsraumes. Sie bewirkt nicht nur die dauernde Füllung und langsam zunehmende Überladung des Kernraumes, sondern auch die andauernde Überlastung der Speicherorgane durch Aufrechterhalten ihrer spezifischen Aktivität (und zwar unter ungünstigen Bedingungen wegen Fehlens der Sauerstoff heranführenden Stufe III) und durch den Mangel an Ruhigstellung dieser Organe. Bei der Entleerung der subphrenischen Kernorgane wird nicht nur die Ruhigstellung der spezifischen Leistungen erreicht, sondern dem Parenchym wird auch bei genügender Entfaltung der Stufe III ausreichend arterialisiertes

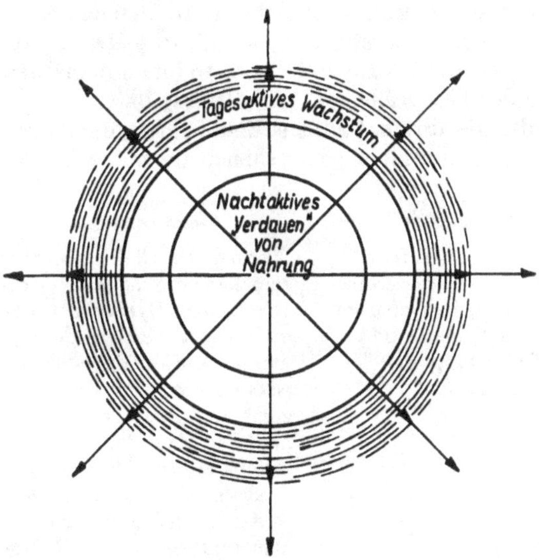

a

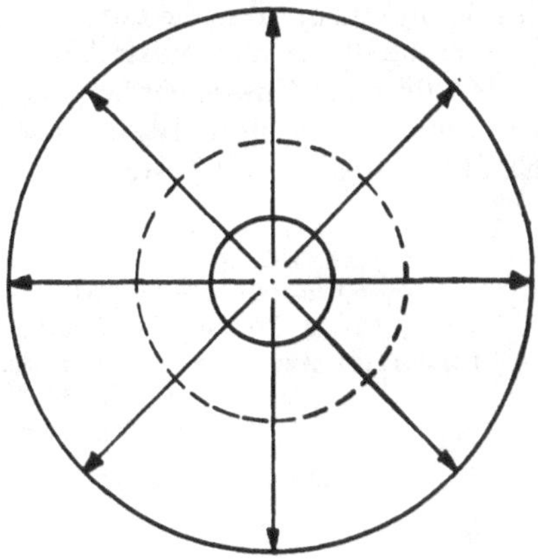

b

Abb. 34. Die in Abb. 33 dargestellten Beziehungen erreichen über die Durchblutungsaktivität in den Funktionssystemen als Leistungseffekt das *nachtaktive Verdauen* der tagsüber aufgenommenen *Nahrung* jeder Art (so auch der Erfahrung). Während der täglich neu auftretenden Entfaltung der extravertierenden Dynamik erfolgt die *Anschichtung* der nachts im Vegetationsraum (Leber, Stammhirn) verarbeiteten *Substanz*: Prozeß der Einverleibung von Nahrung und Erfahrung in das animalische System. Erfolg dieses Vorganges ist die schichtweise Ausweitung der Leistungsbreite der Schalenfunktion (Bewegungsbreite im Lebensraum, Widerstandsfähigkeit gegenüber den Feldkräften der Umwelt). Der Einverleibungsprozeß ist jedoch begrenzt und erfolgt im Rahmen des genotypisch gegebenen, daher individuell verschiedenen Entwicklungspotentials: wie die Beobachtung in der Industrie lehrt, wird dieses dann voll ausgeschöpft, wenn der Mensch täglich im Zustand der geordneten Wechselwirkung lebt. Ist dies nicht der Fall, so wird die Anschichtung vorzeitig beendet, das Entwicklungspotential bleibt ungenutzt, die Folge davon: die Organe der animalischen Leistung bleiben unentwickelt. Gleichzeitig tritt eine Dauerüberlastung im Vegetationsraum ein, die zu typischen Überlastungsschäden führen kann. Das unausgeschöpfte Entwicklungspotential wirkt sich nicht nur somatisch, sondern auch psychisch aus. Es wird im allgemeinen als Leistungsschwäche des animalischen Systems erkennbar (z. B. Muskelverlust, Nervenschwäche) und ist durch die Regulationsdiagnostik differenzierbar (Bilder der vegetativen Dystonie).

Zustand a gibt die Verhältnisse wieder, wie man sie sich bei dem *Anschichten*, *Einverleiben* und Ausreifen des Konfigurationsraumes vorstellen kann bis zur Ausschöpfung des individuellen Entwicklungspotentials (so während des Wachstums, das etwa bis zum 40. LJ. besteht). Der Lebens-Leistungsknick gibt die Caesur an, in der das Entwicklungspotential nicht mehr ausschöpfbar bzw. weniger ausschöpfbar wird. Der Konfigurationsraum hat nun seine feste Form erhalten mit der Gefährdung, in der erreichten *Gestalt* zu erstarren (Zustand b).

Blut über die A. hepatica zugeführt. Unter diesen Umständen wird die bei Körperruhe erhöhte Aktivität des Parenchyms und sein erhöhter Sauerstoffbedarf (sowie ein möglicherweise auftretendes Sauerstoffdefizit) in der Aktivierungsphase der Regulationsstufe III beseitigt. Dieser Sachverhalt zeigt, daß die langdauernd wirksam bleibenden Bewegungsreize, die die extravertierende Dynamik erhalten, um so mehr erforderlich sind, je ausgeprägter die Rechtsdeviation ist (z. B. in der Jugend), weil hier bei Entfaltung bis zur Stufe II infolge eines Bewegungsmangels die Sauerstoffzufuhr sonst nur aus dem venösen Pfortaderblut ungenügend erfolgen kann.

Die Regulationsstufe III sichert gewissermaßen die Erholung der Kernraumorgane durch das nur in dieser Phase mögliche Arterialisierungsmaximum und durch die Zunahme der arteriellen Durchblutung in allen Organen des individuellen Konfigurationsraumes. Die Ausbildung der introvertierenden Dynamik (die Retraktion des Blutes und mit ihm die der locker angelegten Stoffe und Energien im animalischen System) stellt die diametrale Umkehr der beschriebenen Verhältnisse dar.

Die folgende Zusammenfassung gibt die durch tägliche Beobachtungen immer von neuem bestätigten Beziehungen noch einmal wieder, sofern die aufgeführten Einflüsse langdauernd bestehen:

	Rechtsdeviation	*Linksdeviation*
I. Bei starken Reizen in der Tagesphase (Schwerarbeit, hartes Training, Landarbeit usw.)	Ausgeglichenes Regulationsgefüge, leptosom-mesosome Entwicklung bei kräftigem animalischem System und genügend Entlastung des Vegetationsraumes.	Störung des Gleichgewichtes zwischen extra- und introvertierender Dynamik. Übermaß an extravertierender Dynamik, steiles Kern-Schale-Gefälle, hohe Entwicklungsgeschwindigkeit zur eurysomen Struktur des Konfigurationsraumes. Übermäßiger Ausbau des animalischen Systems (Hyperplasie). Dauerentleerung = Ruhigstellung des subphrenischen Vegetationsraumes. Überlastungsschäden in der Schale, Schonungsschäden im Kern.
II. Bei mittleren Reizen in der Tagesphase (übliche Handwerksarbeit, üblicher Sport)	Entwicklung einer leptosomen Konfigurationsraumstruktur, mäßige Entwicklung des animalischen Systems (abhängig von der Zahl der wirksam werdenden Bewegungsreize), dasselbe gilt für die Entleerung = Ruhigstellung = Erholung des Vegetationsraumes. Relatives Gleichgewicht zwischen extravertierender und introvertierender Dynamik bei Betonung der leptosomen Konfiguration.	Ausgeglichenes Regulationsgefüge. Eurysom-mesosome Konfiguration. Gute Entwicklung des animalischen Systems. Genügende Entleerung = Ruhigstellung des Vegetationsraumes, abhängig von der Zahl der wirksamen Bewegungsreize. Neigung zu assimilatorischer Oxydation im animalischen System und Ansatz von Depotstoffen (Fett). Relatives Gleichgewicht zwischen extra- und introvertierender Dynamik bei Betonung der eurysomen Konfiguration.

	Rechtsdeviation	*Linksdeviation*
III. Bei schwachen Reizen in der Tagesphase (übliche Industriearbeit, Bürotätigkeit, Arbeit am Schreibtisch usw.)	Entwicklung der asthenischen Konfiguration. Hypoplasie des animalischen Systems. Ungenügende Entleerung des subphrenischen Vegetationsraumes, dissimilatorische Oxydation. Überladung und Überlastung des subphrenischen Raumes. Störung des Gleichgewichtes zwischen intro- u. extravertierender Dynamik, verstärkte Retraktionsneigung. Überlastungsschäden im Kern, Schonungsschäden in der Schale.	Entwicklung der pyknischen Konfiguration bei noch vorhandenem extravertierendem Gefälle, aber verringerter dissimilatorischer Oxydation — Fetteinlagerung in der Schale, genügende Entleerung und Ruhigstellung des Kernraumes, ungenügende Beanspruchung der Schalenorgane.

In der eben gegebenen Darstellung und in den Abbildungen 33, 34 kommt der einer bestimmten Regulationsform zugehörige *synergistische* Antagonismus zwischen den Funktionssystemen klar zum Ausdruck. Der Antagonismus entsteht aus dem Wechsel von extra- und introvertierender Dynamik. Er ist mit der Aktivierung des am Ende des jeweiligen Strömungsgefälles liegenden Funktionssystemes gekoppelt. Bei Entfaltung der extravertierenden Dynamik sind die Schalenorgane, bei der der introvertierenden die Kernorgane aktiviert. Es wurde geklärt, in welcher Weise sich die Eutonie des Regulationsgefüges äußert: in einer zeitlich wechselnden Aktivierung der beiden Stromrichtungen, die in jedem Fall etwa die gleiche Intensität entfaltet, so daß ein Funktionssystem bei Aktivieren des anderen stets sein Blut (Stoff und Energie) an das aktive abgibt und selbst mit steigender Steilheit des Strömungsgefälles leerläuft, dadurch entlastet und ruhiggestellt wird. Der naturgegebene Wechsel des Aktivierungsstromes wird innerhalb der Tag-Nacht-Rhythmik durch die Einflüsse Bewegung (Tagesarbeit) und Ruhe (Schlaf) gewährleistet. Hierbei müssen die Feldkräfte *regulationsgerecht* wirksam werden. Bei Rechtsdeviation, wie z. B. physiologischerweise in der Jugend, muß die Bewegungskomponente während der Tagesphase, bei Linksdeviation, wie sie physiologischerweise nach dem 40. Lebensjahr hervortritt, die Nachtphase stärker betont sein, um das Aktivierungsgleichgewicht zwischen den Funktionssystemen zu sichern.

Das Aktivierungsgleichgewicht gewährleistet den Synergismus der gegensätzlich verlaufenden Strömungsgefälle und die für die Erhaltung der Konfigurationsraumstruktur notwendige Betätigung der einzelnen Organe von Kern und Schale. Daraus ergibt sich, daß ein Überwiegen des einen oder anderen Strömungsgefälles das Überwiegen eines Funktionssystems herbeiführt. Bei unausgeglichener Rechtsdeviation ist das introvertierende Gefälle steiler als das extravertierende, der Aktivi rungsgrad der Kernraumorgane gegenüber denen der Schale größer. Bei Linksdeviation ist das Umgekehrte festzustellen. Bei steilerem extravertierendem Gefälle verläuft das introvertierende flacher, der Aktivierungsgrad der Schalenorgane bleibt gegenüber denen des Kernes ständig vergrößert. Mit dieser Verlagerung des Funktionsgleichgewichtes ist eine Einschränkung des synergistischen Effektes der antagonistischen Leistung der Funktionssysteme verbunden. Während das längerdauernd aktive Funktionssystem eine Mehrleistung hervorbringt, ist die Leistung des diametralen stets verringert. Damit ergibt sich eine für die Beurteilung der Leistungslage wichtige Tatsache. Jedes, auch geringfügige Überwiegen eines Strömungsgefälles bedeutet Abnahme des synergistischen Effektes des Regulationsgefüges. Bezogen auf die Gesamtleistung des individuellen Konfigurationsraumes bedeutet das aber nichts anderes als eine Abnahme der *biologischen Wirkungsbreite* des regulatorischen Antagonismus im Hinblick auf das Anpassungsvermögen gegenüber den Feldkräften der Umwelt.

Die biologische Wirkungsbreite wird mit zunehmender Abweichung vom mittleren eutonischen *Bewegungsraum* (Abb. 7) reduziert. Nur bei Regulationsformen, die infolge ihrer genotypischen Anlage dem mittleren Bewegungsraum zugeordnet werden können, besteht zwischen den gegensätzlichen Strömungen ein stabiles Gleichgewicht; eine Deviation ist kaum möglich, die Wirkungsbreite des Regulationsgefüges ist eine maximale, der synergistische Effekt der antagonistischen Leistungen gegenüber der Umwelt ein optimaler. Das Optimum äußert sich in der Fähigkeit eines solchen absolut eutonischen Organismus, allen einwirkenden Feldkräften eine pünktliche sowie äquivalente Antwort zu geben (Zeit- und Intensitätsäquivalenz der Reizantwort). Eine solche dem Idealfall nahekommende Regulationsform findet sich in der Wirklichkeit allerdings relativ selten, und wenn, dann als genotypischer Idealfall. Regulationsformen mit einem relativen Gleichgewicht finden sich häufiger, das sind Regulationsformen, die im Ablauf der *altersphysiologischen Linksdeviation* im Augenblick des Passierens der eutonischen Mitte diagnostisch erfaßt werden konnten. Die Passage des Wendepunktes von Rechts- zu Linksüberwiegen im Regulationsgefüge (Wendepunkt im Vorherrschen der intro- zur extravertierenden Dynamik) geschieht in jenem Zeitpunkt, in dem das Regulationsgefüge eine maximale Wirkungsbreite im synergistischen Antagonismus entfaltet. Der Zeitpunkt deckt sich offenbar mit jenem Lebensabschnitt, in dem der Organismus leistungsmäßig den Entwicklungsgipfel erreicht. Er liegt beim Menschen der eutonischen Mitte zwischen dem 30. und 40. Lebensjahr. Ein relatives Optimum der Wirkungsbreite können auch Deviationsformen erreichen, die stärker von der eutonischen Mitte abweichen, und zwar wenn es möglich ist, die Tag-Nacht-Rhythmik regulationsgerecht zu gestalten. Hierbei verschiebt sich offenbar der Gipfel in Abhängigkeit vom Ausmaß der physiologischen Rechtsdeviation am Anfang der Lebensbahn. Ist die Rechtsdeviation ausgeprägt, so wird der Wendepunkt erst spät erreicht (Spätentwickler = Mensch in Rechtsdeviation = leptosome Konstitution), d. h. etwa um das 40. Lebensjahr. Ist die genotypische Ausgangslage dagegen schon dem mittleren eutonischen Raum angenähert, so ist der chronophysiologische Ablauf bis zum Wendepunkt verkürzt. Der Übergang in die Linksdeviation erfolgt relativ schnell, manchmal schon vor dem 30. Lebensjahr (Frühentwickler = Mensch in Linksdeviation = eurysome Konstitution).

c) Die dystonische Entgleisung der funktionellen Konstitution

Der eutonische Zustand besteht ebenso wie die optimale Wirkungsbreite des Regulationsgefüges also nur bei der relativ seltenen eutonischen Mittellage. Die Reizempfindlichkeit, besser die Richtung der Reizantwort (in extra- oder introvertierender Richtung), kann sich in zunehmendem Maße verschieben, wenn mit wachsender Deviation zugleich die tägliche Wechselwirkung gestört wird. In diesem Augenblick setzt, vom Wirken des Faktors Zeit abhängig, die Entgleisung in die dystonische Situation ein. Die dystonische Entgleisung ist damit als funktionelles gleitendes Geschehen charakterisiert, dessen Anfang meistens nicht sicher abzugrenzen ist, die unter der zunehmenden Störung der gewohnten, regulationsgerechten Wechselwirkung auftritt und durch eine Verlagerung des Aktivierungsgrades auf eines der Strömungsgefälle und eines der beiden großen Funktionssysteme gekennzeichnet ist. In die dystonische Entgleisung ist also auch die sich schon bei jeder unausgeglichenen Rechts- oder Linksdeviation anbahnende Einengung der regulatorischen Wirkungsbreite eingeschlossen.

Der Übergang in die dystonische Regulationsweise, ebenso der Ablauf dieses chronopathologischen Vorganges braucht nicht gleichmäßig im Sinne einer kontinuierlichen Einengung zu erfolgen. Viel häufiger, besonders vor dem 40. Lebensjahr, geht der Entwicklungsweg über eine Periode, in der die Reizantwort selbst auf kleine und unterschwellig wirksame Feldkräfte übersteigert erfolgt. Bei Rechtsdeviation kann die introvertierende, bei Linksdeviation die extravertierende Dynamik überstürzt und steil anspringen. Die Reizantwort steht dann in keinem Verhältnis zur Reizgröße der Feldkraft (das gilt ebenso für psychische Reize wie für physische). Es ist ein Zustand im Regulationsgefüge geschaffen, der sich durch die Enthemmung der regulierenden Komponenten sicht- und meßbar äußert. Der Zustand wurde als *Reizphase* bezeichnet, die eine ständige *Plusleistung* entweder der intro- oder der extravertierenden Dynamik aufweist. Die regulationsdiagnostischen Kennzeichen dieser Reizphase wurden zum Teil schon erwähnt. Die Plusleistung bei volumtypischer Reizphase zeigt sich in einem übermäßig schnellen Steilabfall des diastolischen Druckes, meist bis zum Nullpunkt, im Fehlen des systolischen Druckanstieges und in rascher Steigerung der Pulsfrequenz. Bei drucktypischer Reizphase fehlt die diastolische Druckbewegung; der systolische Druck und die Pulsfrequenz springen schon bei kleinen Reizen steil an. Eine besondere Form übersteigerter Plusleistung, die in jüngeren Lebensjahren häufiger als in späteren zu finden ist, äußert sich in der totalen Enthemmung des Regulationsgefüges. In diesem Falle findet sich bei Rechtsdeviation nicht nur der steile diastolische Druckabfall, sondern auch in der Höhe wechselnd ein Steilanstieg des systolischen Druckes und der Pulsfrequenz. Diese Enthemmungsform tritt bei Linksdeviation weniger klar in Erscheinung; sie wird aber ebenfalls deutlich, wenn man den diastolischen Druck schnell hintereinander mißt. Es zeigt sich dann, daß nicht nur der systolische Druck und die Pulsfrequenz auf geringfügige Reize steil anspringen, sondern daß auch der diastolische Druck auffallend wellenförmige Schwankungen zeigt und deutlich absinkt, und zwar stets nach dem systolischen Druckanstieg.

Während man das Regulationsgefüge im Zustand der Plusleistung als besonders schwingungsfähig (starke Resonanz auf Umwelteinflüsse) bezeichnen kann, äußert sich die erschöpfte Anpassung durch die *Minusleistung* des Regulationsgefüges. Sie wird durch die Einengung der Schwingungsfähigkeit (Resonanz) gekennzeichnet, und zwar, je nach Deviationsform, gegenüber bestimmten oder allen Feldkraftwirkungen. Die Entwicklung in die Minusleistung des Regulationsgefüges schließt an die der Reizphase an im Sinne eines echten *chronopathologischen* Geschehens, d. h. es stellen sich innerhalb dieses Geschehens nun deutliche, meistens auch organisch fixierte Veränderungen ein. Neben dieser unmerklichen Entwicklung der dystonischen Entgleisung in die Störung infolge Organschädigung steht die kritische, in welcher der Übergang aus dem prämorbiden, dystonischen Zustand in die eigentliche Krankheit als akutes Ereignis erfolgt. Beide Entwicklungsformen sind mit der Abnahme der synergistischen Effekte verbunden; die introvertierende bzw. extravertierende Dynamik verläuft jetzt flacher, gleichzeitig ist das eine oder andere Strömungsgefälle dauernd betont. Die so entstehende Abnahme der Wirkungsbreite äußert sich also einmal in einem flacheren Strömungsgefälle, der Verringerung der Umflutungs- sowie der Retraktionsgeschwindigkeit; zum anderen sind die bewegten Blutvolumina dauernd verringert. Diese Sachlage kennzeichnet die *Minusleistung* als *Einengung* der regulatorischen Wirkungsbreite und als Abnahme der Anpassungsgröße. Der als *dystonische Einengungsphase* bezeichnete Zustand kann ebenso wie die Reizphase bei jeder Regulationsform und in jedem Lebensalter auftreten, so daß, abhängig von der Ruhelage des diastolischen Druckes, von einer volum- und einer drucktypischen Einengungsphase gesprochen werden kann.

Der synergistische Antagonismus ist, wie bereits erwähnt, wegen der altersgebundenen Deviationsgrade auch vom Lebensalter abhängig. Seine Wirkungsbreite, die am Anfang des individuellen Daseins von der stets bestehenden Rechtsdeviation bestimmt wird, erfährt Änderungen. Die regulatorische Ausgangslage verschiebt sich allmählich, abhängig vom Entwicklungsrahmen und dem individuellen Entwicklungspotential, zur eutonischen Mitte hin. Dieser Prozeß wurde als *physiologische Linksdeviation* bezeichnet. Von seiner Ablaufgeschwindigkeit sowie von der Ausnutzung der in jedem Zeitpunkt des Lebensablaufes möglichen Wirkungsbreite (= zeitlich bestehendes und begrenztes Entwicklungspotential) hängt der synergistische Effekt außerdem ab. Die Ausnutzung entsteht also nicht nur durch die in jedem Zeitpunkt der Tag-Nacht-Rhythmik erforderliche Ordnung der Wechselwirkungsinhalte, sondern auch durch die altersgemäße Auswahl der Wechselwirkung und deren ausreichendes Einwirken auf das Regulationsgefüge. Das heißt, daß die wirksamen Feldkräfte in der Jugend qualitäts- und quantitätsmäßig andere sein müssen als in den Reifejahren.

Aus diesen Beziehungen ergibt sich zweierlei: einmal, daß es darauf ankommt, die zur Erhaltung der Wirkungsbreite des Regulationsgefüges notwendigen Einflüsse zu finden und zu benutzen, zum anderen, die Tatsache zu erkennen, daß und in welcher Weise sich die individuelle Wirkungsbreite verändert. Hierbei spielen die schon beschriebenen, altersgebundenen Verschiebungen der Regulationsweise, die auf der Ausgangslage aufbaut, eine entscheidende Rolle. Diese Feststellungen lassen in mancher Hinsicht Schlüsse zu, die für die Prognose des individuellen Lebensablaufes Bedeutung haben; z. B., daß der Mensch im Zustand der Rechtsdeviation stärker introvertiert, und die Organe seines Vegetationsraumes dauernd höher belastet sind als die seines animalischen Systems. Die letztgenannten, schwächer entwickelten Organe sind die Ursache der geringeren Abwehrfähigkeit des Menschen in Rechtsdeviation gegenüber der gesamten Umwelt. Er ist nicht nur Infekten gegenüber resistenzloser, sondern, vor allem im untrainierten Zustand, auch gegenüber allen Einflüssen, die stärker sind als seine ungenügende extravertierende Dynamik. Dagegen ist der Mensch in Linksdeviation abwehrfähiger durch seine Neigung, auf die Reize seiner Umwelt mit einem steil extravertierenden Strömungsgefälle zu antworten.

Daraus erklärt sich, daß der im Zustand der Rechtsdeviation befindliche Mensch (der Jugendliche und besonders stark die jüngere Frau) auch bei eutonischer Regulation Symptome der Vegetationsraumüberlastung zeigen kann, während derjenige bei Linksdeviation in der Regel Symptome einer Mehrbeanspruchung des animalischen Systems äußert. Zu diesen Erscheinungen treten aber noch andere. Es ist z. B. aufschlußreich, den Grad der mit dem Überwiegen einer Stromrichtung verbundenen Fähigkeit zur Berührung mit der Umwelt (Kontaktfähigkeit) zu verfolgen. Es läßt sich hierbei regelmäßig feststellen, daß die Kontaktfähigkeit bei Rechtsdeviation geringer, bei Linksdeviation größer ist, daß also im allgemeinen der jüngere gegenüber dem älteren Menschen eine geringere Kontaktfähigkeit besitzt. Diese Unterschiede bestehen ebenfalls in der Anpassungsintensität und -größe.

Diese und andere typische Erscheinungen beziehen sich jedoch nicht nur auf die somatische Leistung, sondern auch auf die psychische. Offensichtlich entspricht die mit Rechtsdeviation verbundene geringere Fähigkeit oder Neigung zum Kontakt und zur aktiven Anpassung dem Aufnahmevermögen für Umwelteinflüsse. Dieses ist im eutonischen und trainierten Falle der Kontaktfähigkeit und der Anpassungsintensität umgekehrt proportional. Mit anderen Worten: der in Rechtsdeviation befindliche, trainierte Mensch ist imstande, nicht nur starke Feldkräfte wie Nahrungs-, Strahlungsenergie usw., also passiv, in sich aufzunehmen, sondern er hat auch eine besondere Kapazität für das Sammeln von Erfahrungen; die Kapazität ist durch eine besondere Merkfähigkeit und ein ausgeprägtes Gedächtnis gekennzeichnet. Diese Eigenschaften verlieren sich offenbar um so mehr, je einseitiger sich die Linksdeviation ausbildet, eine Tatsache, die auch in dem verschiedenen Leistungsgrad in bezug auf die eben genannten Eigenschaften beim jugendlichen und beim älteren Menschen zum Ausdruck kommt.

Dieser Differenzierung von psychosomatischen Eigenschaften könnten zahlreiche andere angeschlossen werden. Der Unterschied der Kontakt- und Anpassungsfähigkeit sei nur noch mit der mit diesen Eigenschaften verbundenen Abwehrgröße verglichen. Sie verkleinert sich mit der geringeren Neigung, die extravertierende Dynamik bis zur Stufe III zu entfalten, und zeigt sich in einer wachsenden Labilität der Äußerungen des Regulationsgefüges. Diese Labilität ist daher bei einem Rechtsüberwiegen im Regulationsgefüge größer als bei einem Linksüberwiegen und wächst bei Fehlen eines genügenden Trainingszustandes. Daraus erklärt sich, daß von dieser Abwehrlabilität der junge, nicht trainierte Mensch am stärksten betroffen ist; als typische Erscheinung sei der asthenische, muskelschwache Mensch genannt. Die Abwehrlabilität verringert sich mit dem Übergang in die Linksdeviation. Die Fähigkeit zu größerer Abwehrstabilität wird ausgebildet, und zwar in um so höherem Grade, je besser der Trainingszustand des animalischen Systems ist.

Der jüngere Mensch ist also entsprechend seiner Rechtsdeviation stets aufnahmebereiter im Sinne des passiven Verhaltens; er ist aber gleichzeitig weniger fähig, den Eintritt der einwirkenden Feldkräfte in seinen Konfigurationsraum zu unterbinden. Er besitzt noch keine Abwehrstabilität. Mit ihr ist nicht nur die Eigenschaft verbunden, Einflüsse aktiv aufzuhalten und sie spontan abzuwehren, sondern auch die Fähigkeit, die Feldkräfte, die zur Aufnahme in den Konfigurationsraum kommen sollen, aktiv auszuwählen, d. h. ihre Qualität und Quantität zu bestimmen. Diese Beziehungen kennzeichnen die Tatsache, wie sehr bestimmte Äußerungen eines individuellen Konfigurationsraumes von seiner vegetativen Dynamik abhängen. Da diese von der genotypischen Ausgangslage, der Altersdeviation des Regulationsgefüges und seiner Beziehung zu den Einflüssen Ruhe und Bewegung beherrscht wird, tritt die Gesetzmäßigkeit in der Ausbildung der Erscheinungsform des Konfigurationsraumes deutlich zutage.

Die genotypische Ausgangslage und die physiologische Altersdeviation sind Faktoren, die nicht beeinflußt werden können. Beeinflußbar sind lediglich die Geschwindigkeit und die Größe der chronophysiologischen Linksdeviation sowie die Breite des synergistischen Antagonismus zwischen den Funktionssystemen, also die Wirkungsbreite, und damit die Leistung und Leistungsform des Regulationsgefüges. Über diese Faktoren ist es möglich, von außen her über die Wirkung bestimmter Feldkräfte eine übermäßig einseitig genotypische Ausgangslage auszugleichen, indem z. B. der chronophysiologische Reifungsprozeß des individuellen Konfigurationsraumes beschleunigt (z. B. bei einem Rechtsüberwiegen im Regulationsgefüge) oder gebremst wird (z. B. bei einem Linksüberwiegen im Regulationsgefüge). Auf diese Weise kann z. B. auf dem Wege einer ausgewählten Übung, durch Erziehung und Therapie erreicht werden, daß innerhalb der Möglichkeiten des individuellen Entwicklungsrahmens ständig ein Zustand im Regulationsgefüge bestehen bleibt, der mit einer relativen Annäherung an den mittleren eutonischen Bewegungsraum gleichbedeutend ist. Die Auswahl der exogenen Feldkräfte sichert dann, trotz Deviation, das eutonische Gleichgewicht im Regulationsgefüge; die Labilität der Rechtsdeviation sowie die übermäßig bis zur Erstarrung der regulatorischen Leistung gehende Stabilität können durch diese Auswahl ebenso verhütet werden, wie die unzureichende Kontaktfähigkeit, die ungenügende Anpassungsintensität auf der einen und das Übermaß (bei Linksdeviation) auf der anderen Seite.

Die eben beschriebenen Beziehungen zeichnen die Möglichkeiten ab, die sich aus der Kenntnis der individuellen Regulationsform und ihrer im Augenblick vorhandenen Wirkungsbreite für den therapeutischen Ausgleich ergeben. Die Kenntnis des individuellen Verhaltens ist demnach das wichtigste Mittel, um das Gleichgewicht im Regulationsgefüge zwischen extra- und introvertierender Dynamik herbeizuführen. Bezogen auf die genannten Eigenschaften bei Rechts- und bei Linksdeviation kann daher schon jetzt im Hinblick auf Labilität und Stabilität folgende Übersicht gegeben werden:

	Labilität	*Stabilität*	*Dosierte Bewegungsreize*	*Ruheeinflüsse*
Rechtsdeviation	+++	(+)	führen zu Stabilität	steigern Labilität
Linksdeviation	(+)	+++	übersteigern Stabilität	führen zum Ausgleich zwischen Labilität u. Stabilität

Die gesteigerte Labilität im Regulationsgefüge gegenüber dem Einwirken der Umwelt besteht um so stärker, je ausgeprägter die Rechtsdeviation ist, d. h. je geringer, entsprechend dem Überwiegen der introvertierenden Dynamik, die Organe zur Kontaktherstellung mit der Umwelt, das animalische System, ausgebildet sind. Die Labilität schwindet, je häufiger die introvertierende Dynamik durch Mobilisieren der extravertierenden durchbrochen wird; sie nimmt zu, je weniger Bewegungsreize wirksam werden und je unzureichender dadurch die Organe des animalischen Systems zur Leistungsreife gelangen. Labilität und Stabilität gegenüber den Feldkräften der Umwelt hängen also weitgehend von der Intensität der täglich neu aktivierten, extravertierenden Dynamik ab. Ist sie gering, so bleibt die Labilität bei Hypoplasie des animalischen Systems um so mehr erhalten, je ausgeprägter die Rechtsdeviation ist. Mit wachsender Reife der animalischen Organe wird die Labilität des Regulationsgefüges geringer, und es wird eine relative Stabilität der gesamten vegetativen Dynamik geschaffen. Die Stabilität wird um so früher erreicht, je geringer die Rechtsdeviation in der ursprünglichen Anlage bleibt, und je kräftigere Bewegungsreize während des Tages den Organsimus treffen. Es zeigt sich also, daß die Stabilität gegenüber den Feldkräften der Umwelt um so größer ist und in jüngeren Jahren um so schneller erreicht wird, je stärker die Neigung zur Linksdeviation der genotypischen Anlage vorhanden ist. Auch in diesem Falle wird der Prozeß bei Einwirken von genügend Bewegungsreizen beschleunigt, dagegen bei Einflußnahme eines Bewegungsmangels während des Tagesablaufes gehemmt.

Die Stabilität des individuellen Regulationsgefüges wird also bei Zunahme der Linksdeviation und einem äquivalenten Wachstum der Organe des animalischen Systems größer, während die Neigung zur labilen Reizantwort bei gesteigerter Rechtsdeviation, vor allem in Kopplung mit dauerndem Bewegungsmangel, erhöht ist. Diese durch die tägliche Beobachtung immer wieder zu bestätigende Erfahrung trägt nicht nur zur Erklärung des individuellen Lebensablaufes (der Entwicklungsprognose) bei, sondern offenbart auch die Abhängigkeit der Körperentwicklung von den Komponenten der täglichen Wechselwirkung. Jede Verschiebung im Gleichgewicht der Tag-Nacht-Rhythmik sowie die Veränderung ihrer Wirkungsinhalte hat daher größte Bedeutung für die Entwicklung der Individualität (der Reifung ihres Entwicklungspotentiales als dem Produkt aus genotypischer Anlage und optimaler Beeinflussung durch die Feldkräfte) und gleicherweise für den Ablauf des Lebensbogens. Die physiologische Linksdeviation kann durch äußere Reize gehemmt oder beschleunigt werden. Im ersten Falle überdauert der Zustand der Rechtsdeviation um so länger, je ausgeprägter sie in der genotypischen Anlage gewesen ist, während bei Regulationslagen in Nähe der Wende zur Linksdeviation der vorzeitige Übergang in die Linksdeviation gebremst und damit ein gewisses Gleichgewicht im Entwicklungsablauf hergestellt wird. Umgekehrt kann dieses Gleichgewicht auch bei einseitiger Rechtsdeviation hergestellt werden, wenn die hier langsam ablaufende physiologische Linksdeviation beschleunigt wird.

Diese Wirkungen spielen sich im eutonischen Regulationsgefüge weniger deutlich ab als im dystonischen, in dem sie die Eigenart des bestehenden Prozesses in Form übersteigerter Hemmung oder Enthemmung der intro- oder extravertierenden Dynamik hervortreten lassen. Die dystonische Entgleisung wird um so stärker gefördert, je mehr gleichnamige Faktoren, Einflüsse gleicher Entwicklungstendenz zusammentreten. Ruhe und Rechtsdeviation führen über den Mangel an genügend steiler, extravertierender Dynamik zur Hypoplasie des animalischen Systems (ungenügende Muskelentwicklung, verstärkter Längenwuchs der Knochen, ungenügende Hautdurchblutung, geschwächtes Wärmepolster, geringe Kontaktfähigkeit und verminderte Abwehr- und Anpassungsgröße). Ruhe und Linksdeviation dagegen führen zunächst zu ausgeglichener Entwicklung des animalischen Systems, indem ein relatives Gleichgewicht zwischen intro- und extravertierender Dynamik entsteht (mit Ausbildung der entsprechenden somatischen Eigenschaften und psychischen Fähigkeiten, also mit genügender Muskelentwicklung, ausgeglichenem Wachstum in bezug auf Längen- und Breitenwuchs, ausreichender Hautdurchblutung sowie Entstehung eines genügenden Wärmepolsters, guter Kontaktfähigkeit, Abwehr- und Anpassungsgröße). Das bei Linksdeviation durch Ruhe zustande kommende Gleichgewicht wird bei einem Rechtsüberwiegen in entsprechender Weise durch nur stärkere (dosierte) Bewegungseinflüsse herbeigeführt. Bei Bestehen einer Linksdeviation wird der Ausgleich gestört, wenn starke Bewegungsreize eine dauernde, übermäßige Aktivität der extravertierenden Dynamik veranlassen. Aus dieser Kombination entsteht nicht nur die Hyperfunktion, sondern auch die Hyperplasie des animalischen Systems. Der Mensch entwickelt auffallend schnell eine massive (kurzhebelige) Muskulatur. Das Längenwachstum der Knochen ist gehemmt, die Hautdurchblutung optimal, oft übersteigert, besonders bei stärkeren Kontakten mit Umweltfeldkräften aller Art (verbunden mit gesteigerter Kontaktfähigkeit bei zu kräftigem Wärmepolster und impulsiver Abwehr und Anpassung).

d) Einfluß der Dynamik auf die zu Funktionssystemen zusammengefaßten Organe des individuellen Konfigurationsraumes

Diese Beziehungen treten in dem in der Kreisfigur dargestellten Verhalten klar hervor; in ihnen kommt die Entwicklung des Menschen zur leptosom-asthenischen, zur mesosom-ausgeglichenen und zur eurysom-pyknischen Konfiguration in einfacher Weise zum Ausdruck. Gleichzeitig ist zu erkennen, daß durch das Wirken einzelner Feldkräfte bestimmte Effekte der Verstärkung oder der Hemmung der physiologischen Entwicklung erzielt werden können. *Verstärkungseffekte* sind Körperbewegung, Infrarot, Eiweißnahrung usw.; sie steigern die extravertierende Dynamik und hemmen zugleich die introvertierende. *Hemmungseffekte* für die extravertierende Dynamik sind Körperruhe, länger fortgesetzte Ultraviolettbestrahlung, Kohlehydrat-Fett-ernährung usw.; sie steigern zugleich die introvertierende Dynamik. Man erkennt aus dem Kreisfigurbild auch die Wirkung der Effekte auf den synergistischen Antagonismus der Funktionssysteme und gewinnt eine Vorstellung von der Erhaltung einer ausreichenden Wirkungsbreite. Je einseitiger Verstärker- oder Hemmungseffekte auf das Regulationsgefüge einwirken, um so schneller nimmt die Wirkungsbreite infolge der Überlastung eines Funktionssystemes bei dauernd einseitig gesteigerter, vegetativer Dynamik ab. Die Überlastung bewirkt zunächst die Plusleistung des überbeanspruchten (stets aktiven) Funktionssystemes und die Minusleistung des nicht beanspruchten (Ausbildung der Reizphase); der Plusleistungsphase schließt sich später die der Minusleistung des überlasteten Funktionssystemes an (Ausbildung der

Einengungsphase der dystonischen Entgleisung). Die aus der einseitigen Regulation hervorgehende Überlastung bzw. Schonung eines Funktionssystems ist demnach mit dem Auftreten typischer Schäden verbunden. Bei ihrem Erscheinen äußert sich vielfach die von REIN sowie von WEZLER und BÖGER beschriebene biologische Wertigkeit der einzelnen Organe. Die für das individuelle Dasein besonders wichtigen Organe machen im Gegensatz zu den biologisch weniger wichtigen die Zeichen der Überlastung schon relativ früh im subjektiven Empfinden bemerkbar. Innerhalb des animalischen Systems tritt die Überlastung zuerst in Herzsymptomen hervor; die des Gehirns und des Muskel- und Gelenkapparates folgen später. Bei Überbeanspruchung der Vegetationsorgane zeigen beim Manne regelmäßig die subphrenischen Organe Zeichen der Überlastung, also Magen, Leber, Pankreas; bei der Frau treten diese Zeichen gewöhnlich in Fehlleistungen der Organe des kleinen Beckens, oft zusammen mit solchen der Schilddrüse hervor. So sind im Zusammenhang mit der dystonischen Entgleisung, der Reihenfolge nach, folgende *Schleifstellensymptome* wahrzunehmen:

	Überbeanspruchung	*Schonung*
Rechtsdeviation	I. Leber (spezif. Funktion) Milz (spezif. Funktion) Magen-Darm Pankreas (bei starkem Bewegungsmangel)	linkes Herz Großhirn Bewegungsapparat einschl. Haut Glomeruli
	II. rechtes Herz Pulmonalis Stammhirn Lungen tubuläres Nierenparenchym Unterleibsorgane Schilddrüse (bei übermäßiger Rechtsdeviation und stärkerem Bewegungseinfluß);	
Linksdeviation	supraphrenische Organe Herz (besonders linkes Herz) sowie Lungenraum animalisches System (besonders bei Bewegung) Großhirn Glomeruli	subphrenische Organe bis zu einem gewissen Grade rechte Herzkammer Stammhirn (tubuläre Nierenanteile ?)

In den in der Übersicht genannten Organen wächst die Neigung zum Überbeanspruchungs- sowie Schonungsschaden mit ihrer Wertigkeit. Hierbei handelt es sich, entsprechend den Feststellungen REINS um jene Organe, in denen Änderungen der Leistungsgröße durch geringfügige Durchblutungsschwankungen bzw. Druck-Spannungsänderungen im Gefäßsystem ausgelöst werden. Solche den gesamten Körper wegen ihrer allgemeinen Aufgabe im Regulationsgefüge betreffenden Organe sind lebenswichtig wie das Herz und das Gehirn. In ihnen wirken sich geringe Schwankungen der Durchblutungsgröße leistungssteigernd oder leistungshemmend aus, im Gegensatz zu den Organen mit *spezifischer Funktion*, d. h. den zu spezifischen Funktionssystemen zusammengefaßten Organgruppen des animalischen sowie des Vegetationssystems (Bewegungsapparat einerseits, Verdauungsapparat andererseits).

In diesen am Ende der diametralen Strömungsgefälle liegenden Organgruppen können grobe Durchflutungsschwankungen (Druck-Spannungsänderungen) stattfinden, ohne daß sich dadurch nach kurzer Wirkungszeit eine Leistungshemmung (oder -steigerung) einstellt. Wezler und Böger haben den Sinn dieser Fähigkeit bereits erkannt. Auf ihr beruht neben der spezifischen Organleistung diejenige der Blutverteilung. Zu diesen Fähigkeiten tritt als weitere die Regulierung der Strömungsgefälle innerhalb des Ruhe-Bewegungswechsels, über die sich die allgemeine Blutverteilung in die Funktionssysteme vollzieht. Sie ist zugleich die Grundlage für die spezifische Blutverteilung in den einzelnen Organen, deren Durchblutungsgröße sich auf der Grundlage des ausgebildeten Strömungsgefälles aufbaut. Der an die Organe gebundene Unterschied zwischen Blutverteilung im einzelnen Organ und der Fähigkeit zur allgemeinen Umflutung des Blutes innerhalb der Tag-Nacht-Rhythmik muß hervorgehoben werden. Je nach der Fähigkeit zur Ausbildung eines Strömungsgefälles in extra- oder introvertierender Richtung des Kreislaufes werden über Druck-Spannungsschwankungen im gesamten Verteilersystem die Ruhe-Bewegungseinflüsse der Umwelt innerhalb des individuellen Konfigurationsraumes verwirklicht, und zwar bei Wirksamwerden von Körperruhe durch Steigerung des Druckes und der Durchflutungsgröße im Bereich der Kernorgane; bei Einwirken von Bewegungsreizen durch die entsprechende Steigerung in den Schalenorganen.

Die Regulationsbereitschaft der den Funktionssystemen zugehörigen Organe nimmt mit der Lebenswichtigkeit der Organe ab. Das Herz und das Gehirn, dieses in seinem animalischen und seinem Vegetationsanteil (Großhirn und Stammhirn), besitzen diese Regulationsbereitschaft zweifellos in sehr geringem Maße; sie haben nur eine beschränkte Regulierungsbreite im Verhältnis zu den regulationsbreiten Organen. Die geringere Regulierungsbreite bezieht sich indes nicht so sehr auf die Durchblutungsgröße als auf die Regulierungsbereitschaft. Die Durchblutungsgröße von Herz und Gehirn kann sich nur in geringerer Breite ändern (ist daher regulationseng). Sie muß immer den Umfang haben, der zur Deckung des Stoffenergiebedarfs in den Funktionssystemen erforderlich ist. Das bedeutet aber, daß in diesen *regulationsengen* Organen, abhängig vom Aktivierungsgrad des einen oder anderen Funktionssystems innerhalb der Tag-Nacht-Rhythmik, stets ein entsprechend großes Durchblutungsvolumen gleichmäßig aufrechterhalten werden muß. Dieses ermöglicht die relativ gleichbleibende Antriebsleistung, sei sie nun durch die Beanspruchung des animalischen Systems oder durch die des Vegetationsraumes bedingt.

Es erscheint demnach zweckmäßig, die *regulationsengen* Organe, entsprechend ihrer Daueraktivität (im Gehirn geteilt zwischen Stamm- und Großhirn, im Herzen zwischen rechter und linker Kammer) als *lebenswichtig* anzusprechen. Sie müssen eine Dauerleistung vollbringen, die den regulationsbreiten, vom Wechselrhythmus Tag-Nacht beeinflußten Organsystemen nicht zugemutet wird. Entsprechend ihrer in beiden Funktionssystemen sich gleichzeitig auswirkenden, allgemeinen Leistung können die *regulationsengen* Organe zu keinem Zeitpunkt in dem Umfange ruhiggestellt werden, wie die Organe mit spezifischer Funktion.

Die Organe allgemeiner Wirksamkeit im Konfigurationsraum, das Herz und das Gehirn dürfen daher zu keinem Zeitpunkt im chronophysiologischen Ablauf eine bestimmte Durchblutungsgröße unterschreiten. Daraus ergibt sich ihre große Empfindlichkeit gegenüber Durchblutungsschwankungen, wie sie z. B. in der Reizphasensituation auftreten sowie bei Belastungen innerhalb der dystonischen Einengungsphase. Die größere Empfindlichkeit dieser Organe zeigt sich in der Tatsache, daß sie, im Gegensatz zu den regulationsbreiten, schon früh Störungssymptome äußern, und zwar subjektiv in der Schleifstellenanamnese und objektiv z. B. im Regulationsbild und im EKG, in dem sich schon in der Frühphase einer aufkeimenden Störung oft typische Erscheinungen der fortgesetzten Überlastung finden. Die durch die dauernde Mehrbelastung erhöhte Druckspannung in den Koronararterien kann sich gewissermaßen lange Zeit vor dem Erscheinen subjektiver Empfindungen äußern, und zwar in Form einer Einengung und von Kennzeichen einer Mangeldurchblutung, die besonders nach kräftiger Belastung (30 Kniebeugen, ansteigendes Bad bis 44°) sichtbar wird.

Die beiden Gruppen, *regulationsenge* und *regulationsbreite* Organe, äußern gewöhnlich erst nach längerer Entwicklung Schädigungssymptome. Den Frühzeichen in der ersten Organgruppe treten dann oft Schleifstellensymptome in der regulationsbreiten zur Seite. Sie kennzeichnen zwar gewöhnlich noch keine Schädigung, sind aber als Symptome der fortgesetzten Überbeanspruchung (bzw. der einseitigen Dauerschonung) zu bewerten. Die allmähliche Substanzschädigung tritt also nicht nur in den regulationsengen Organen hervor, sondern auch in den regulationsbreiten. Bei Rechtsdeviation äußert sich die Überbeanspruchung des Herzens z. B. in EKG-Veränderungen im Sinne einer rechtsbetonten Durchblutungsstörung; bei Linksdeviation zeigt sich dagegen eine linksbetonte. Diesen Störungen schließen sich die in den regulationsbreiten Organen an. Bei Rechtsdeviation hauptsächlich im Vegitationsraum, dessen Organe oft nacheinander erkranken (z. B. Lunge, Magen, Zwölffingerdarm, Leber), bei Linksdeviation die des Bewegungsapparates. Die regulationsbreiten Organe bringen daher am Anfang der dystonischen Entwicklung keine schwerwiegenderen Symptome hervor. Im Gegensatz zu Herz und Gehirn, die die Symptome der Veränderung relativ früh äußern, bleiben die regulationsbreiten Organe zunächst in ihren Äußerungen im Hintergrund.

e) Der synergistische Antagonismus der Funktionssysteme durch geordnete Wechselwirkung mit der Umwelt

In unserer Darstellung wird die Eigenart des bei einer bestimmten Regulationslage bestehenden *synergistischen Antagonismus* zwischen den Funktionssystemen erkennbar. Die Wirkungsbreite wechselt mit dem Ausmaß der Abweichung von der eutonischen Mitte (Abb. 7). Der Synergismus der Funktionssysteme ist am besten gesichert, wenn sich das Regulationsgefüge innerhalb dieses mittleren Bewegungsraumes befindet. Unter diesen Umständen wird die Ordnung aller Wechselwirkungen mit der Umwelt am leichtesten aufrechterhalten. Als Antwort auf den Bewegungsreiz kommt dann stets eine diesem weitgehend äquivalente Reaktion des Regulationsgefüges zustande. Seine Reizempfindlichkeit ist so eingestellt, daß pünktlich und der Reizgröße entsprechende Umflutungsvorgänge eingeleitet werden. Dieses bei der seltenen eutonischen Mittellage des Regulationsgefüges bestehende Verhalten verliert sich in zunehmendem Maße mit der Deviation nach rechts oder links. Solange hierbei durch die regulationsgerechte Zufuhr von Bewegungsreizen das eutonische Gleichgewicht im Regulationsgefüge zu sichern ist, ist auch der Synergismus der Funktionssysteme erhalten. Er wird gestört, wenn das nicht möglich ist. Die Entwicklung in die Dystonie setzt damit ein. Sie führt zunächst zu einer Zunahme der Reizempfindlichkeit entweder der extra- oder der introvertierenden Dynamik (abhängig von Regulationsform und Trainingszustand) oder von beiden. In jedem solcher Fälle wird die Responsivitätszunahme erkennbar an der übersteigerten Reizantwort: Plusleistung der Reizphase. Sie wird unabhängig von der Intensität der wirkenden Feldkräfte ausgelöst, kann also auch schon von unterschwelligen Reizen hervorgerufen werden. Ihr schließt sich als nächste Phase die der Ermüdung des Regulationsgefüges an, als Folge der übermäßigen Schwingungsfähigkeit (Resonanz). Die Ermüdung führt zur Einengung der Reizantwort. Sie erfolgt nicht mehr *wirkungsbreit* und ist verlangsamt. Aus der Plusleistung ist die Minusleistung der Einengungsphase hervorgegangen. Auch in diesem Ablauf kann es zur Einengung der Wirkungsbreite nur einzelner Stufen, wie bei volum- oder drucktypischer Einengung kommen, oder auch zur Einengung aller Regulationsstufen. Das Merkmal dieser Entwicklung ist also die Einengung der regulatorischen Wirkungsbreite. Plusleistung bei Reizphase sowie Minusleistung bei Einengung beziehen sich hierbei nicht nur auf die einzelne Reizantwort, sondern auf die Summe der Reizantworten während der Lebensleistung überhaupt. Die bei Plus- und Minusleistung bestehende Verringerung der Anpassungsgröße drückt sich in der Druckamplitude sowie in der Puls-, oft auch im Atemverhalten aus. Während die Amplitude von Blutdruck und Atmung klein bleibt, steigen die Frequenzen um so höher an, je mehr die Wirkungsbreite des synergistischen Antagonismus abgenommen hat.

Der synergistische Antagonismus der Funktionssysteme ist aber auch noch von anderen Faktoren abhängig, so vom Lebensalter und von der Eigenart der täglichen Umwelteinflüsse. Während des Lebensablaufes durchmißt er eine individuell verschiedene, in der beschriebenen Weise durch die tägliche Ruhe und Bewegungsgröße beeinflußte Bahn. Am Anfang des individuellen Daseins besteht eine Rechtsdeviation verschiedener Ausmaße. Je nach ihrer Ausgangslage und abhängig vom Entwicklungsrahmen des Antagonismus der Funktionssysteme gleitet die Bewegungsform allmählich mehr zur eutonischen Mitte hin. Liegt die Ausgangslage bereits in der Nähe von ihr oder auch jenseits, so gelangt sie mehr und mehr in eine Linkslage, die um so stärker von der Mitte abweicht, je mehr sie ursprünglich, also schon in der Jugend, der eutonischen Mitte angenähert war. Die Ausgangslage verschiebt sich also in der Regel zur Linksdeviation hin, die in späteren Lebensjahren immer stärker ausgebildet wird. Mit ihr hängen die Kreislaufumstellungen jenseits des 40. Lebensjahres zusammen, zweifellos auch jene Veränderungen, die von A. WEBER als *Arbeitsknick* beschrieben wurden.

Der synergistische Antagonismus und seine Wirkungsbreite sind also veränderlich. Sie erreichen während des Lebensablaufes einen optimalen Gipfel, mit dem die Kumulation der persönlichen Leistung im Zusammenhang steht. Im Gipfelpunkt kann hierbei eine Wirkungsbreite im Regulationsgefüge entstehen, die der bei Ausbildung einer dystonischen Reizphase nahekommt. Sie unterscheidet sich indessen von dieser durch die Fähigkeit, ohne Hemmnis vom Zustand der Bewegung in den der Ruhe überzugehen, also im Vorhandensein der optimalen Umsteuerung von intro- auf extrovertierende Dynamik und umgekehrt. Hierzu ist das Regulationsgefüge in Reizphase nicht in der Lage. Bei Überwiegen der extravertierenden Dynamik kann diese nicht pünktlich und ausreichend abgeschaltet werden. Bei einem Vorherrschen der introvertierenden Dynamik ist es ähnlich, nur wirkt sich diese in umgekehrter Richtung aus.

Die Kumulation der Wirkungsbreite erfolgt verständlicherweise innerhalb eines begrenzten Zeitabschnittes im Leben. In welchem Zeitpunkt sie durchlaufen wird, wird von der Eigenart der täglichen Wechselwirkung entschieden, von der Summe der Leistungen und ihrem Zusammentreffen mit der genotypischen Anlage. So kann aus der Kombination z. B. ein beschleunigtes, aber auch ein gehemmtes individuelles Wachstum während des Lebensablaufes hervorgehen. Daraus wird ersichtlich, daß die tägliche Leistungsgröße entscheidenden Einfluß auf den Ablauf des Lebensweges haben muß. Je größer beispielsweise die täglich aufgewendete Kraftleistung ist, um so kürzer und zusammengedrängter wird der Weg und umgekehrt (Verwirklichung des Gesetzes von Kraft × Weg bzw. Intensität × Zeit).

Die Kenntnis der individuellen Regulationslage läßt also gewisse Schlüsse zu, die auch für die Prognose des Lebensablaufes Bedeutung haben. Bei einer Kombination von verstärkter Linksdeviation mit kräftigen Bewegungsantrieben kann z. B. auch bei eutonischem Verlauf ein kürzerer, gedrängt verlaufender Lebensbogen entstehen, im Gegensatz zu einer Kombination der gleichen Antriebsintensität mit Rechtsdeviation. Eine Verkürzung des Lebensbogens tritt bei dieser Regulationsweise offensichtlich dann ein, wenn sie mit kontinuierlichem Bewegungsmangel kombiniert ist.

f) Ungeordnete Wechselwirkung deformiert die funktionelle Ordnung

Wie durch langjährige Beobachtung immer wieder zu bestätigen ist, können die unter ähnlichen äußeren Umständen sich abspielenden Lebensabläufe zur Klärung der individuellen Erscheinungsform beitragen. Es zeigt sich, daß offenbar schon eine geringfügige Daueränderung des täglich einwirkenden Ruhe-Bewegungs-Rhythmus genügt, um je nach Ausgangslage die altersphysiologisch eintretende Linksdeviation zu beschleunigen oder zu hemmen. Hierüber können vor allem Beobachtungen in der Industrie Aufschluß geben, da hier viele Menschen nicht nur einförmigen Umweltreizen der Arbeit ausgesetzt sind, sondern oft auch einen gleichartigen Lebensstil haben. Unter den Umständen der Industriearbeit mit dem typischen Bewegungsmangel wird die Linksdeviation um so mehr gehemmt, je weniger anspannend die sich täglich wiederholende Tätigkeit ist. Das Regulationsgefüge verharrt dann um so mehr im Zustand der Rechtsdeviation (z. B. erniedrigte Blutdruckwerte), je mehr durch die Eigenart der Arbeit die extravertierende Dynamik eingeengt wird (und je einseitiger rechtsdeviiert die genotypische Ausgangslage ist). Unter diesen Umständen fehlt der starke Gegensatz zwischen intro- und extravertierender Dynamik. Die in den Speichern befindlichen Blut- und Nahrungsstoffmengen werden der Konfigurationsraumschale nicht genügend zugeführt, ihre Stoffwechselgröße ist herabgesetzt. Die Folge dieses Dauerzustandes ist die ungenügende Ausnutzung des vorhandenen Entwicklungspotentiales. Das animalische System reift nicht genügend, sichtbares Zeichen ist die Hypoplasie der Muskulatur.

Bei genotypisch verfrühter Linksdeviation kann der Bewegungsmangel zunächst noch zu einem relativ ausgeglichenen Wachstum führen, indem die bei gesteigerter Bewegung verstärkte und gehäufte Mobilisierung der extravertierenden Dynamik seltener erfolgt. Eine übermäßige Entwicklung des animalischen Systems (der Muskulatur) bleibt dann aus. Erst in späteren Lebensjahren, bei Zunahme der altersphysiologischen Linksdeviation, entwickelt sich infolge des Bewegungsmangels allerdings oft das animalische System nicht mehr in echtem Wachstum, sondern nur in Form eines unvollständigen Substanzanbaues, des verstärkten Fettansatzes. Andere Wirkungen treten auf, wenn dauernd anstrengende Bewegung den Organismus trifft. Dann wird die Entwicklung des animalischen Systems, sofern sich die Anforderung in bestimmten Grenzen hält, gefördert.

Aus diesen Wechselwirkungseffekten wird deutlich, daß weder die Ruhe noch die Bewegungsperiode im täglichen Wechselrhythmus bei ihrem Einwirken auf den synergistischen Antagonismus der Funktionssysteme ein bestimmtes, zeit- und intensitätsbezogenes Ausmaß überschreiten dürfen.

Neben diesen, im Verlauf der Lebensentwicklung langsam hervortretenden Wirkungen können auch kritische Ereignisse, je nach ihrer Eigenart, den Ablauf beschleunigen oder hemmen (Infekt, Unfall, Katastrophen), gleichgültig, ob sie als psychische oder somatische Belastung in Erscheinung treten. In gleicher Weise werden aber auch die therapeutischen Einflüsse wirksam, und zwar gilt das nicht nur für physikalisch-diätetische, sondern offensichtlich auch für medikamentöse Einflüsse: je nach ihrer Wirkungsrichtung und ihrer Kopplung mit der Regulationsform entfalten sie ,,Verstärkereffekte“ oder ,,Hemmungseffekte“ im Regulationsgefüge, sei es auf die extravertierende Dynamik wie z. B. die Sympathikomimetika, oder sei es auf die introvertierende wie die Sympathikolytika.

Die eben beschriebenen Verhältnisse wirken sich in der somatischen Konfiguration aus. In der Abbildung 35 sind die Kreisfiguren dargestellt, die den Zustand bei dauernd optimal entfalteter extra- und bei introvertierender Dynamik wiedergeben. Bei maximaler Linksdeviation wird das Gleichgewicht zwischen den Strömungsgefällen nicht aufrecht erhalten, so entstehen *Überlastungszentren* im animalischen System infolge der dauernden Aktivierung seiner Organe; bei Rechtsdeviation treten sie unter diesen Bedingungen im Vegetationsraum auf. Im ruhiggestellten Funktionssystem entwickeln sich gleichzeitig *Schonungszentren*, also bei Linksdeviation im Vegetationsraum, bei Rechtsdeviation dagegen im Bereich der animalischen Organe. Endergebnis der Entwicklung im morphologischen Bereich ist auf der einen Seite die mit *Exsikkose* des animalischen Systems verbundene Überladung und Überlastung des Körperkernes, auf der anderen kommt eine Übersättigung, Überladung und Überfüllung der Körperschale bei *Exsikkose* im Bereich des Vegetationskernes zustande.

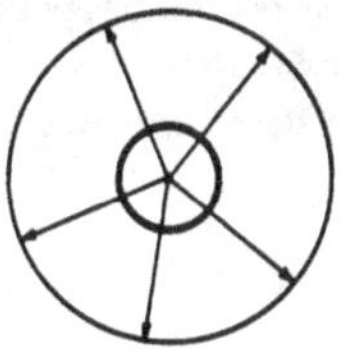

a

Einseitiges Bestehen der extravertierenden Dynamik führt schließlich zur Ausbildung des pyknischen Habitus: Zentren der Überbelastung und Hyperplasie im animalischen System, der Schonung im Vegetationsraum

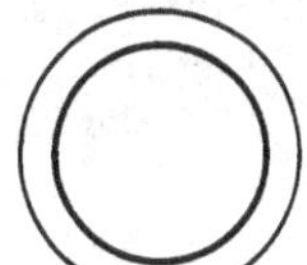

b

Einseitiges Bestehen der introvertierenden Dynamik führt schließlich zur Ausbildung des asthenischen Habitus: Zentren der Überlastung im Vegetationsraum, der Schonung im animalischen System

Abb. 35. Während in der vorausgehenden Abb. 34 eine Vorstellung über die bei geordneter Wechselwirkung eines individuellen Konfigurationsraumes stattfindende Verwirklichung (Materialisation) mit Hilfe der regulationsdiagnostisch sichtbar zu machenden Strömungsgefälle in extra- und introvertierender Richtung gezeigt wurde, soll mit diesen Figuren die Sachlage gekennzeichnet werden, die sich bei drucktypischer (Zustand a) und bei volumtypischer Regulationsweise als Folge des Bewegungsmangels (Dauerruhe) ausbildet. Zustand a: der unter dem Einfluß des Bewegungsmangels stehende drucktypische Konfigurationsraum, unter eutonischer Wechselwirkung von eurysomer Konfiguration, übersteigert sein Strömungsgefälle in extravertierter Richtung. Der Vegetationsraum bleibt dauernd inaktiv, auch im Zeitraum der Nacht (z. B. bei Entwicklung einer fixierten Hypertonie). Die Durchblutungsaktivität im animalischen System wird kaum noch unterbrochen. Diese Entwicklung erfolgt auf der Grundlage der genotypischen Anlage und führt über einen circulus vitiosus zur Ausbildung des mit einer steten Gewichtszunahme verbundenen Ausbildung des pyknischen, untrainierten Habitus. Die Gewichtszunahme = Fetteinlagerung im gesamten animalischen System kennzeichnet die Stofftransportsituation. Die Eigenart der täglichen Arbeit bewirkt nicht das steile, mit dissimilatorischer Oxydation einhergehende Abbauen der in das animalische System gelenkten Nahrungsstoffe. Sie werden nicht verbrannt oder als Muskelsubstanz einverleibt, sondern als *Depotstoffe* angelagert. Die Ausweitung des animalischen Systems ist in diesem Falle also keine echte (mittragende), die im Muskelansatz Ausdruck findet, sondern eine scheinbare: das Volumen an Substanz im animalischen System nimmt zu: jedoch ist diese Substanz nur Depot und als solches nicht tragfähige Substanz wie die Muskulatur (Adipositas = Vermehrung der nicht tragfähigen Substanz im Organismus).

Diesem Prozeß der *scheinbaren Reifung* des animalischen Systems unter dem Einfluß des Bewegungsmangels steht der der Exsikkose des animalischen Systems gegenüber. Er zeigt sich unter dem gleichen dauernd wirkenden Einfluß beim Menschen mit volumtypischer Regulationsform. Bei ihm fehlt die extravertierende Dynamik weitgehend. Während beim Drucktyp schon kleine Bewegungsreize wie mittlere Wärme, aber auch psychische Erregung ein Strömungsgefälle in das animalische System hervorbringen, ist das bei dieser morphologisch als leptosome, im untrainierten Zustand als asthenische Körperform nicht möglich. Der Bewegungsmangel wirkt hier wie maximale Körperruhe. Der bei diesem Einfluß entstehende Zustand im Regulationsgefüge: Durchblutungsaktivität im Vegetationsraum bei aufgehobener im animalischen System, bleibt erhalten. Zustand b kennzeichnet das zur Überlastung führende Verhalten der Vegetationsraumorgane und die unzureichende Entwicklung des animalischen Systems, das im chronopathologischen Ablauf, seiner Schonhaltung entsprechend, mehr und mehr der Exsikkose als Kennzeichen des Substanzverlustes im animalischen System verfällt.

Nur wenn die beiden bei Links- und Rechtsdeviation dauernd bestehenden Zustände durch den Einfluß der täglichen Wechselwirkung in stetigem Wandel den Konfigurationsraum verändern, ist das Gleichgewicht der individuellen Dynamik lebenslänglich gesichert.

Abb. 36

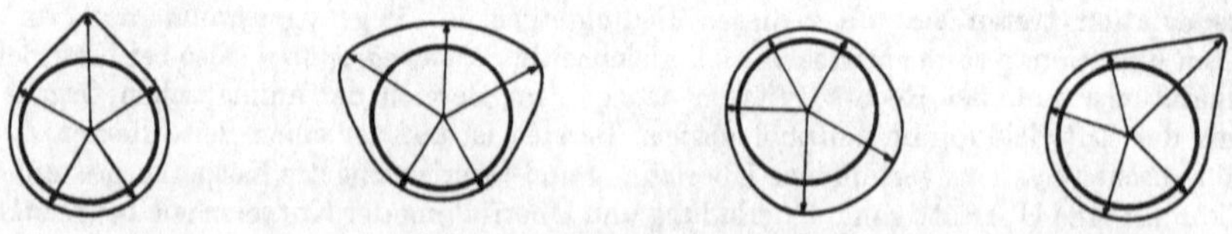

a b c d

a) Einseitige zerebrale Beanspruchung bei Rechtsdeviation

b) Einseitige Beanspruchung des Rumpf-Schultergürtels bei Rechtsdeviation

c) Einseitige Beanspruchung der unteren Gliedmaßen bei Rechtsdeviation

d) Einseitige Beanspruchung nur eines Armes bei Rechtsdeviation

Abb. 37

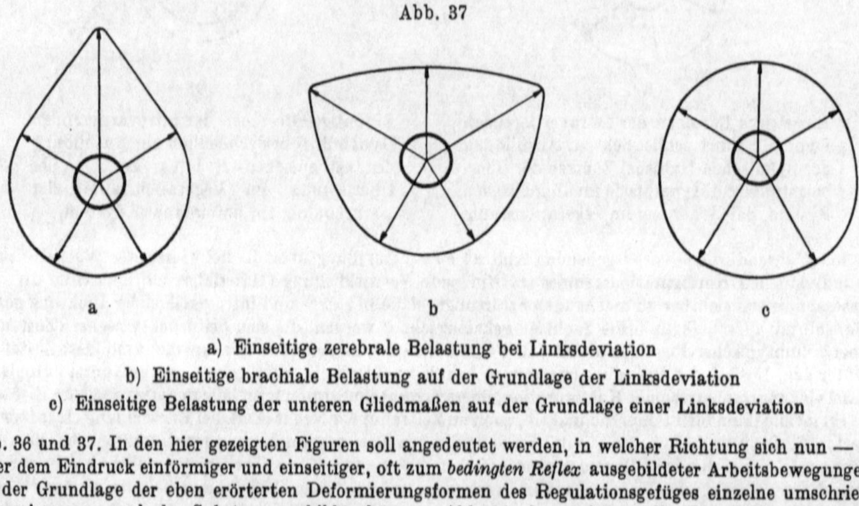

a b c

a) Einseitige zerebrale Belastung bei Linksdeviation

b) Einseitige brachiale Belastung auf der Grundlage der Linksdeviation

c) Einseitige Belastung der unteren Gliedmaßen auf der Grundlage einer Linksdeviation

Abb. 36 und 37. In den hier gezeigten Figuren soll angedeutet werden, in welcher Richtung sich nun — z. B. unter dem Eindruck einförmiger und einseitiger, oft zum *bedingten Reflex* ausgebildeter Arbeitsbewegungen — auf der Grundlage der eben erörterten Deformierungsformen des Regulationsgefüges einzelne umschriebene Deformierungen auch der Substanz ausbilden können. Abb. 36a kennzeichnet die Verhältnisse beim asthenischen Menschen mit ausschließlicher Gehirnleistung, diese erfolgt stets unter ungenügender Durchblutungsaktivität in diesem Teil des animalischen Systems. Der Mensch hat ständig eine blasse Gesichtsfarbe, neigt zu Ohnmachten, verfällt schnell bei geistiger Anspannung (faltiges Gesicht) und klagt über schnelle Ermüdbarkeit. Abb. 36b—d geben Verhältnisse wieder, in denen der Mensch bei ungenügender Durchblutungsaktivität im animalischen System Gliedmaßenarbeit leistet, z. B. asthenische Stenotypistin (b), Fußarbeit leistende Arbeiterin (Schweißerin, Näherin) (c), nur eine Hand betätigende Arbeiterin an einer Maschine (d). Die pro Stunde sich mehr als 1000mal wiederholende Gliedmaßenbewegung erfolgt unter ungünstigen Bedingungen: die Reflexbahnen und die umschriebenen Muskelbezirke arbeiten bei ungenügender Durchblutung. Als Folgen beobachtet man bei diesen Menschen das Auftreten von Ermüdungsschäden in der Muskulatur (Hartspann), Neuralgien, Sehnenscheidenentzündungen usw. In Abb. 37 sind die Verhältnisse in analoger Weise bei drucktypischer Regulation und Bewegungsmangel wiedergegeben. In diesem Fall kommt in den entsprechenden Durchblutungsbereichen ein übermäßiger Bluteinstrom zustande. Im dystonischen Zustande stellt sich ein Blutandrang in den Kopf ein (Symptome wie Schwindel, Kopfdruck, Benommenheit mit übermäßig geröteter Gesichtsfarbe und starkem Schwitzen), während gleichzeitig oft über kalte Füße, weniger oft über kühle Hände geklagt wird. In anderen Fällen stellen sich Paraesthesien in den Fingern ein oder auch in den Füßen, und zwar obwohl sich diese warm anfühlen, mitunter mit paradoxer Kälteempfindlichkeit.

Neben den typischen Regulationsbildern wird die Sachlage im Regulationsgefüge auch durch die Messung der Hauttemperatur objektiviert: sie liegt, gemessen an den Fingern, beim *dystonischen* Volumtyp fast stets unter 30° C, beim Drucktyp dagegen in der Regel über 33° C.

Die bei Links- und Rechtsdeviation bestehenden Erscheinungsformen stellen einseitige Entwicklungen vor, wie sie auf der Grundlage einer besonderen genotypischen Ausgangslage im Zusammenwirken mit Verstärkereffekten aus der täglichen Wechselwirkung mit der Umwelt eintreten können. Häufiger sind zahlreiche Schattierungen nicht nur im funktionellen Bild, sondern auch in der morphologischen Erscheinung. In Abhängigkeit von Genotyp, Lebensalter und Wechselwirkung können sich je nach Regulationsgrundlage und spezifischer Arbeitsleistung besonders einseitige Erscheinungsformen entwickeln, so die einseitige Entwicklung mit zerebraler Überlastung, mit brachialer oder mit einer solchen der unteren Gliedmaßen, sofern diese mit einer Linksdeviation gekoppelt ist (in genotypischer Bindung dann schon in jüngeren, bei altersphysiologischer Entwicklung erst in späteren Lebensjahren). Diesen Entwicklungswegen entspricht in Wirklichkeit etwa der einseitig geistig überlastete, unternehmerische Mensch (z. B. auch bestimmte Managertypen mit drucktypischer Regulation), ebenso die Entwicklung bei bestimmten Schwerarbeiterberufen (Tiefbauarbeiter, Hüttenarbeiter mit brachialer Überlastung, Lastenträger mit Überlastung der unteren Gliedmaßen). In ähnlicher Weise kann sich auf der Grundlage einer einseitigen Rechtsdeviation, z. B. auch unter dem Einfluß dauernden Bewegungsmangels, eine Sachlage entwickeln, in der insgesamt eine Hypoplasie des animalischen Systems ausgebildet ist, die hypoplastischen Organe aber infolge einer relativen Überbeanspruchung durch einseitige Tätigkeit, die als solche jedoch nicht die extravertierende Dynamik bis zur Stufe III entfaltet, fortgesetzt überbelastet werden. Es fehlt dann dauernd die der Beanspruchung äquivalente Durchblutungslage im spezifisch beanspruchten Bereich des animalischen Systems, so daß auf diese Weise vorzeitig je nach Beschäftigung zerebrale, brachiale usw. Schäden ebenso wie solche in den unteren Gliedmaßen infolge unzureichender Durchblutungsgröße auftreten können. Zu ihnen gehört die große Gruppe jener Störungen, die man als nervöse Reizbarkeit, Nervenschwäche usw. bezeichnet, ferner gehören hierher die heute oftmals unrichtig als *Sehnenscheidenentzündung* im Bereiche der Arme beschriebenen Schäden, und schließlich die Veränderungen, die mit Irritation der unteren Gliedmaßennerven (Ischialgien usw.) verbunden sind, außerdem die sich als Senk-Spreizfuß äußernden Schwächen des Bindegewebsapparates. Solche Entwicklungsmöglichkeiten des Konfigurationsraumes auf der Grundlage einer Links- oder einer Rechtsdeviation sind in den Abbildungen 36 und 37 wiedergegeben.

g) Die stufengebundene Leistung der vegetativen Dynamik während der Wechselwirkung

Wie die regulationsdiagnostische Erfahrung lehrt, beeinflußt die Wechselwirkung das Spannungsverhalten (den *Tonus*) im Regulationsgefüge. Je nach dem Ausmaß der Rechts- bzw. der Linksdeviation paßt sich der Organismus über eine relativ hohe Spannung bei steilerem Strömungsgefälle den Einwirkungen der Umwelt an. Die aus der Wechselwirkung hervorgehende Spannung im Konfigurationsraum gibt damit der extravertierenden Dynamik eine bestimmte Haltung zur Umwelt.

Wie gezeigt werden konnte, äußert sich das Spannungsverhalten des Regulationsgefüges in den Änderungen des diastolischen Druckes während einer Belastung. Der diastolische Druck kann absinken wie bei Rechtsdeviation, er kann unverändert bleiben oder sogar ansteigen; beides ist im Zustand der Linksdeviation möglich.

Man findet also bei Rechtsdeviation ein niedriges, auffallend labiles Spannungsverhalten im Gegensatz zu der Linksdeviation, in dem dieses stabil, oft deutlich erhöht ist. Unter diesen Umständen kann im Falle der Rechtsdeviation von einer weich und elastisch arbeitenden Hämodynamik und in dem der Linksdeviation von einer hart arbeitenden gesprochen werden. Außerdem lassen sich aus dem Verhalten des diastolischen Druckes in Zusammenhang mit der Beobachtung der Veränderung des systolischen Druckes Rückschlüsse auf die Steilheit (Geschwindigkeit) der extravertierenden Dynamik ziehen, und zwar nicht nur im Hinblick auf die Strömung, sondern offensichtlich auch in übertragenem Sinne hinsichtlich der nach außen wirkenden Kraftentfaltung des Menschen. Bei Rechtsdeviation ist entsprechend dem flachen Strömungsgefälle die in die Umwelt gerichtete Kraftentäußerungsfähigkeit regelmäßig verzögert und in ihrer Intensität herabgesetzt. Mit der Zunahme der in der Regulationsstufe III zum Ausdruck gelangenden extravertierenden Dynamik wächst auch mit der Steilheit die nach außen gerichtete Kraftentäußerungsfähigkeit. Sie nimmt mit der Höhe des diastolischen Druckes deswegen zu, weil dieser stets die höhere systolische Leistung erzwingt.

Das Verhalten des diastolischen Druckes kennzeichnet aber nicht nur den Ablauf der regulatorischen Anspannung, sondern zeigt auch die Eigenart der individuellen Leistung. Ihr Verhalten deckt sich außerdem mit den somatischen und psychischen Eigenheiten der einzelnen Regulationsformen. Der Mensch mit dauerndem Überwiegen der Stufe II (langsame, extravertierende Strömungsgeschwindigkeit) äußert

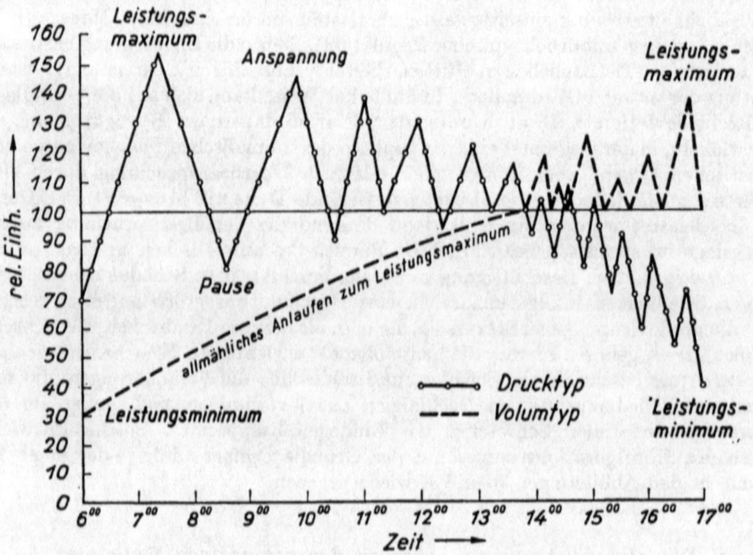

Abb. 38. In dieser Abbildung ist in schematischer Weise die Anpassungseigenart bei volum- und drucktypischer Regulationsform gegenübergestellt. Der Volumtyp beginnt seine extravertierende Leistung in der Regel aus niedriger Spannungslage im Vegetativum im Gegensatz zum Drucktyp, der meistens aus einem höheren Spannungsniveau startet. An die Regulationsform (steil anspringende systolische Leistung beim Druck-, Fehlen dieser Fähigkeit beim Volumtyp) ist der Weg gebunden, über den die Anpassung geleistet wird. Der Volumtyp beginnt seine Tätigkeit langsam (auch den Tagesablauf). Er benötigt eine ausreichende Anlaufzeit, entsprechend der zögernden Eröffnung beim Mobilisieren der extravertierenden Dynamik. Erst nach längerem Anlaufen (Warmlaufen) erreicht er sein Leistungsmaximum Dieses liegt — z. B. im Tagesablauf — in den späten Vormittags- oder den Nachtstunden. Bei drucktypischer Regulation kann das Leistungsmaximum ohne wesentliche Anlaufzeit erreicht werden. Der Drucktyp ist sofort zum Handeln fähig. Er kann häufig wieder abschalten (im eutonischen Zustand) und jederzeit zu erneuter Leistung anspringen. Abhängig von der Leistungsfrequenz sinkt die Bewegungsamplitude im Laufe der Zeit und vor allem am Ende des Tages mehr und mehr ab. Ausmaß und Geschwindigkeit der hierbei auftretenden Anspannung hängen vom Trainingszustand des animalischen Systems ab.

gänzlich andere psychosomatische Eigenschaften wie der mit einem Überwiegen der Stufe III (schnelle Umflutungsgeschwindigkeit). Die Beobachtung der einzelnen Menschen erweist regelmäßig, daß vom Strömungsverhalten die Fähigkeit abhängt, die somatische oder psychische Anpassungsantwort als langsam zögernde oder als steil anspringende und impulsiv ablaufende hervorzubringen. So versteht sich, daß der volumtypische Mensch auf Feldkraftwirkungen im allgemeinen zögernd antwortet und sich das Regulationsgefüge ihrem Einwirken allmählich und ohne starke Abwehrreaktion anpaßt. Um einen exogenen Einfluß auszugleichen, benötigt er regelmäßig eine langdauernd wirksam bleibende Belastung als Antrieb. Der volumtypische

Mensch braucht längere Zeit zum Warmlaufen, um das Leistungsmaximum in den beanspruchten Organen auszubilden. Der Anlauf bis zum Maximum steigt erfahrungsgemäß in um so flacherer Bahn an und erfolgt demnach um so langsamer, je einseitiger die Rechtsdeviation bzw. die volumtypische Regulationsweise ist. Bei Linksdeviation bzw. bei drucktypischer Regulation ist das Gegenteil der Fall. Die Antwort auf den Umweltreiz erfolgt schnell, ohne Zögern und mit großer Kraft. Der Mensch dieser Regulationsweise findet ohne längeren Anlauf die passende, oft vorschnelle und überstürzt wirkende Antwort.

Der Unterschied von Geschwindigkeit und Intensität der Anpassungsantwort, der zwischen einem Menschen in Rechts- und einem in Linksdeviation besteht, wird durch die schematische Darstellung wiedergegeben (Abb. 38). Sie gilt nicht nur für das somatische, sondern auch für den psychischen Bereich. In ihr kommt die lange Anlaufzeit zum Ausdruck, die man bei flacher extravertierender Dynamik findet. Erst langdauernd wirksame Antriebe bilden das regulatorische Entfaltungsmaximum und ermöglichen die impulsive und schnelle Reizbeantwortung. Im Regulationsablauf wird sie im Auftreten der Stufe III auf der breiten Basis der Stufe II sichtbar. Bei steiler extravertierender Dynamik wie beim drucktypischen Menschen fehlt die lange Anlaufzeit. Er braucht sie bei der Eigenart seiner Dynamik nicht, da er spontan zur sofortigen und impulsiven Reizbeantwortung fähig ist. Sie kann daher auch sofort im Maße der Intensität der einwirkenden Feldkraft erfolgen und augenblicklich das Maximum bilden, um nach Abklingen der Einwirkung wieder steil abzufallen. Mit dieser Fähigkeit zur impulsiven Reizbeantwortung deckt sich der Regulationsablauf. Bei ihm fehlt die Stufe II, die Stufe III wird sofort, steil anspringend, je nach systolischer Leistungskraft aktiviert. Es sei betont, daß diese Form der Reizantwort die Regel beim drucktypischen sowie unter bestimmten Umständen beim älteren Menschen ist. Sie stellt sich aber auch beim jüngeren ein, z. B. wenn eine über sein Leistungsmaß hinausgehende Antwort oder wenn diese blitzartig etwa im Sinne einer Schreckreaktion gefordert wird.

Die extravertierende Dynamik des Volumtyps, aus einer tiefen Ruhehaltung angetrieben, benötigt zur Entfaltung eines schnellen Strömungsgefälles einen langen Weg. Er braucht daher viel Zeit, um ein Leistungsmaximum zu bilden. Erst wenn die Ruhehaltung (kenntlich an der niedrigen diastolischen Spannung) überwunden ist, entsteht das Leistungsniveau (sichtbar im Ausmaß der Stufe II), auf dem die steil anspringende Reizantwort möglich ist. Sie äußert sich im Mitwirken der Stufe III, ihr Ausmaß wird durch die systolische Leistung wiedergegeben.

Unter den heute bestehenden Lebensverhältnissen gelangt allerdings der volumtypische Mensch auch bei gutem Trainingszustand selten in die Lage, eine starke systolische Kraft entfalten zu müssen. Diese Beobachtung erklärt, daß unter den heutigen Lebensumständen die systolische Leistungskraft selbst bei vielem Training des Menschen in Rechtsdeviation selten bis zur Ausschöpfung des individuellen Entwicklungspotentials gelangt. Nur langdauernd wirksam bleibende kräftige Bewegungsreize (harte Arbeit, Training) sind in der Lage, die Fähigkeit zur souveränen systolischen Leistung, auch in Form der sprintartigen Reizantwort auszubilden. Diese Fähigkeit kann nur erhalten werden, wenn die Trainingsreize im regulationsgerechten Umfange täglich wirksam werden. Diese Beobachtung muß beachtet werden, da der Mensch in Rechtsdeviation nur begrenzte Fähigkeiten zur steil anspringenden Systole besitzt. Erst nach voller Ausnutzung der diastolischen Bewegungsgröße, im Maximum der Stufe II, nimmt die systolische Leistung genügend zu. Aus diesem ergibt sich die Tatsache, daß der Mensch der volumtypischen Regulationsweise, der leptosome, der asthenische, der jugendliche, besonders im untrainierten

Zustand zu jeder Einzelleistung eine gewisse Anlaufzeit braucht, um ein relatives Leistungsmaximum auszubilden. Nur wenn diese geboten wird, ist er zu Höchstleistungen befähigt und in der Lage, die dauernd bestehende Neigung zur Wiederherstellung der Ruhedynamik zu überwinden.

Das Verhalten bei Linksdeviation ist diesem entgegengesetzt. Beim Menschen dieser Regulationsform erfolgt die Aktivierung der extravertierenden Dynamik hoher Leistung sehr schnell, jedoch ist es solchen Menschen nur mit Schwierigkeiten möglich, die vertiefte (in sich versunkene) Ruhehaltung einzunehmen. Schon die höhere diastolische Spannungslage läßt den höheren Grad der Aktivierung der extravertierenden Dynamik bei Körperruhe erkennen. Wie schon ausgeführt, ermöglicht sie ihre schlagartige Aktivierung um so schneller, je höher die diastolische Ruhespannung gemessen wird. Wenn diese dauernd erhöht liegt (z. B. höher als 90 mm Hg), so darf geschlossen werden, daß das extravertierende Steilgefälle fortgesetzt mobilisiert bleibt. Das Steilanspringen der systolischen Leistung ist manifester Dauerzustand, ein Bild, wie man es bei jedem *Widerstandshochdruck* (Wezler und Böger) findet, also bei jenen drucktypischen Formen, in denen der diastolische Druck 100 mm Hg überschreitet und schon kleine Antriebe zu dem systolischen Steilanstieg führen (vorausgesetzt die entsprechende Leistungskraft).

Wie die Erfahrung lehrt, befinden sich solche Menschen dauernd im Leistungsmaximum der extravertierenden Dynamik. Sie haben bei Einwirken von Feldkräften keine Anlaufzeit nötig und sind in jedem Augenblick anpassungsbereit, daher hellwach und aufmerksam gegenüber der Umwelt im Gegensatz zum erstgenannten Typ, entsprechend dem Grad der Einschaltung der Stufe III. Diese ist hier manifest, daraus erklärt sich die Unfähigkeit dieser Menschen, die extravertierende Dynamik abzuschalten und in den Zustand der Ruhedynamik überzugehen (siehe Verhalten im Schlaf). Der zwischen Rechts- und Linksdeviation stets erkennbare Gegensatz erweist sich in seiner Intensität von der genotypischen Ausgangslage, vom Lebensalter und vom Trainingszustand abhängig. Letzterer verstärkt die Fähigkeit zur systolischen Leistung; sie schrumpft dagegen bei fortgesetztem Bewegungsmangel, damit die Einengung der Impulsivantwort herbeiführend.

Die hier wiedergegebenen Beobachtungen lassen erkennen, daß man aus dem Regulationsbild nicht nur eine Aussage über die hämodynamische Leistung gewinnt, sondern auch eine Beurteilungsmöglichkeit für die individuelle Leistungs- und Anpassungsform. Bei Rechtsdeviation, auch im eutonischen Zustand, verläuft die extravertierende Dynamik relativ flach, im Gegensatz zum Menschen in Linksdeviation, bei dem sie steil abläuft. Aus diesem Gegensatz entstehen *Vorzüge* und *Nachteile* der individuellen Anpassung. In welchem Umfange diese verwirklicht werden, hängt von der Art, aber auch von Quantität und Intensität der einwirkenden Feldkräfte ab. Häufig wiederholte Bewegungsantriebe genügenden Ausmaßes (allmählich gesteigerter Intensität) schaffen im volumtypischen Fall ein optimales Füllungsvolumen im animalischen System. Auf seiner Grundlage vermag sich die Anstrengungs-(Anspannungs-)Phase optimal zu entfalten.

Das große Flüssigkeitsvolumen bedeutet zugleich Anhäufung von Stoffenergiereserven. Mit der so gebildeten Fähigkeit zur Impulsantwort verbindet sich bei dieser Regulationsform dann außerdem die zur Dauerleistung, indem auch langanhaltender Stoffbedarf aus der großen Reserve gedeckt werden kann. Daraus erklärt sich nicht nur die Fähigkeit zur Dauerleistung, die sich in größerem Maße nur beim trainierten Volumtyp findet, sondern auch die Erfahrung, daß die Leistungsfähigkeit des volumtypischen Menschen während der Anlaufperiode gesteigert wird, weil innerhalb der Stufe II (Entspannungs-, aber auch Vorbereitungsphase) große Stoffenergiereserven gebildet werden. Bei Schaltung I/III ist die Dauerleistung nicht möglich, weil das große Stoffenergievolumen nicht zustande kommt. Daraus versteht sich, daß der drucktypische Mensch (so auch der ältere Mensch) Dauerleistungen um so weniger zu vollbringen vermag, je einseitiger linksdeviiert das Regulationsgefüge ist. Es ist hervorzuheben, daß dieser Mangel nicht nur besteht, weil das Regulationsgefüge sofort mit Druckarbeit reguliert und dadurch der Energieverschleiß erhöht ist, sondern weil infolge des Fehlens der Stufe II keine Reserven im belasteten Organsystem gebildet werden. Die aus der Eigenart der Regulationsentfaltung hervorgehende Fähigkeit zur Impulsivantwort ist daher zwangsläufig mit einer Begrenzung der Leistungsdauer verbunden. Sie findet sich auch beim trainierten Menschen in Linksdeviation, niemals dagegen beim trainierten in Rechtsdeviation; bei diesem verringert sich die Fähigkeit zur Dauerleistung ebenso wie die zur Impulsantwort nur bei schlechtem Trainingszustand des Regulationsgefüges.

Nur der Mensch ist auch bei hoher Beanspruchung zur Dauerleistung befähigt, der in der Lage ist, die Stufe II ausreichend in das Regulationsgeschehen einzuschalten. Die Fähigkeit wird um so geringer, je weniger sie am Regulationsablauf mitwirkt. Das äußert sich nicht nur bei Linksdeviation und beim untrainierten (dauernd in Bewegungsmangel befindlichen) Menschen, sondern auch dann, wenn eine starke Beanspruchung ohne Vorbereitung plötzlich und unerwartet das Regulationsgefüge trifft. Selbst ein an sich leistungsfähiges Regulationsgefüge kann dann in Form einer *Schreckantwort* mit Schaltung I/III (mit Anstieg der diastolischen Spannung) reagieren. Das Fehlen der Vorbereitungsphase kann sich hierbei als Überforderung des Regulationsgefüges auswirken (Diskrepanz von Energievolumen im beanspruchten Organ und plötzlicher Anforderung). Dieses Verhalten wird oft bei plötzlicher Belastung (Kurztest), vor allem beim untrainierten Menschen, erkennbar. Unter Übergehen der Stufe II wird sofort die Stufe III, jedoch mit verringerter Fähigkeit zur Bildung der systolischen Leistungsspitze, eingeschaltet.

Zusammengefaßt kann gesagt werden, daß die Fähigkeit zur Dauerleistung um so mehr verhindert ist, je mehr die Stufe III im Regulationsablauf bei gleichzeitigem Fehlen der Stufe II überwiegt und je höher die diastolische Spannung bei Ruhe und unter Belastung gesteigert ist. Während die Dauerleistung vom Mitwirken der Stufe II bestimmt wird, ist die starke Impulsfähigkeit von der Entfaltungsgröße der Stufe III abhängig. Sie wächst mit der Höhe der systolischen Leistung. An dieser Stelle ist darauf hinzuweisen, daß jedoch die Dauerleistungsfähigkeit dann bis zu einer gewissen Größe erhalten wird, wenn trotz Übergehens auf die Schaltung I/III die Grundlage der Altersregulation eine in jüngeren Jahren stärker ausgebildete Rechtsdeviation ist. Auf der Grundlage der niedrigen diastolischen Spannung spielt sich dann die regulatorische Anpassung ab (drucktypische Regulation bei diastolischem Druck unter 80 mm Hg bei altersphysiologischer Linksdeviation).

Die erhöhte Fähigkeit zur Dauerleistung ebenso die verringerte kommt in der Abbildung 38 zum Ausdruck. Während sich bei kontinuierlichem Anstieg der Beanspruchung die allmähliche Entfaltung des Regulationsgefüges einstellt, und das Maximum der Leistung am Ende einer Beanspruchung gebildet wird (Schaltung I/II/III), entsteht bei abruptem Ansteigen der Belastung das Leistungsmaximum am Anfang des Feldkrafteinwirkens. Diese Leistungsform macht schon nach kurzer Wirkungszeit eine Ruhepause nötig. Gleiche Gegensätze bestehen infolge der Regulationsform zwischen volum- und drucktypischer Regulation.

Die Unterschiede der Leistungsform sind sowohl aus der Arbeitsweise der Menschen wie beim Sport zu erkennen, indem aus der Wahl der Sportart die regulationsbedingte Neigung zur individuellen Reizantwort zum Ausdruck gelangt. Während der Mensch in Rechtsdeviation pausenlos arbeiten kann und z. B. im Sport zur Mittel- und Langstrecke neigt, muß der Mensch in Linksdeviation nach einer als Impulsleistung durchgeführten Arbeit eine kurze Ruhepause einlegen. Bei Bestehen des eutonischen Zustandes ist sie meistens nur kurz, vom Beobachteten oft gar nicht bemerkt. Diese Pause ist beim drucktypischen Menschen stets notwendig, nicht nur weil er stoßweise, oft mit hoher Leistungsspitze, arbeitet, sondern weil im beanspruchten Organsystem keine Stoffenergiereserven in ausreichendem Umfange gebildet werden. Gleiches gilt beim Sport. Der Impulsleistung entspricht die Leistung des Kurzstreckenläufers, ebenso die konzentrierte des Werfers und Stößers. Wie die Erfahrung lehrt, werden diese in der Regel aus der zu hoher Leistung führenden Leistungsneigung hervorgebracht, entsprechend der regulatorischen Fähigkeit. Sie fehlt in dieser Form stets bei Neigung zum Langstreckenlauf und den diesem entsprechenden Sportarten.

Auch die Leistungsintensität ist vom Verhalten des extravertierenden Strömungsgefälles abhängig. Ein Mensch kann nur dann leistungsintensiv sein, wenn er in der Lage ist, in stärkerem Ausmaße die Stufe III zu aktivieren. Das gilt nicht nur für den Menschen in Linksdeviation, der sua sponte hierzu fähig ist (entsprechend seiner Leistungsneigung), sondern auch für den in Rechtsdeviation befindlichen, sofern er durch Training die Fähigkeit zur Entfaltung der systolischen Anspannung ausgebildet hat. Hierbei bleiben allerdings gewisse Unterschiede der Fähigkeit bestehen. Ebenso wie der mit relativ niedriger diastolischer Spannung regulierende Drucktyp nur begrenzt die Fähigkeit zur Dauerleistung entwickeln kann, ebensowenig kann der Volumtyp durch Training jenes Maß höherer Leistungsintensität erreichen, zu welchem der trainierte Drucktyp ohne große Mühen gelangt. Der leistungsfähige Drucktyp ist aus der Neigung seines Regulationsgefüges heraus in der Lage (das ist aus dem Affekt, nicht aus bewußter Willensleistung), blitzartig Anpassungsimpulse herbeizuführen und einer Anforderung in konzentriertem Ablauf gerecht zu werden. Hierzu ist der volumtypische Mensch selbst bei vorzüglichem Trainingszustand nicht in gleichem Maße fähig. Er wird immer nur *in der Zeit* leistungsintensiv. Konzentriertere Leistungen sind bei ihm nicht das Ergebnis einer impulsiven Affektreaktion, sondern Folge einer oft bewußten Willensanspannung (rationale Leistung). Sie hebelt sozusagen die extravertierende Dynamik beschleunigt aus der tiefen Ruhehaltung heraus und erzwingt bei niedriger diastolischer Spannungslage die hohe systolische Leistungsspitze.

Um das Gesagte zu verdeutlichen, sei hinzugefügt, daß genauere Analysen folgendes erkennen lassen. Das Steilanspringen erfolgt auch beim leistungsstarken Volumtyp kaum je mit blitzartiger und unmittelbarer Entfaltung der Stufe III wie beim leistungsfähigen Drucktyp. Um Beispiele zu geben, nennen wir einige Leistungssportler, bei denen dieser Gegensatz deutlich hervortritt. Obwohl die Sprinter FÜTTERER und GERMAR die Kurzstrecken etwa gleich schnell durchlaufen, zeigt der Verlauf ihrer Rennen die genannten Unterschiede ihrer funktionellen Konstitution, nämlich den Gegensatz zwischen den Fähigkeiten bei Überwiegen der Stufe II und bei einem der Stufe III. Der startstärkere ist der eurysome FÜTTERER, der seine größte Schnelligkeit vom Start weg im ersten Teil der gelaufenen Strecke entwickelt. Entsprechend seinem funktionellen Habitus, nämlich Überwiegen der Stufe III im Regulationsgeschehen (wahrscheinlich vorzeitige Linksdeviation) ist er zur absoluten Impulsantwort sua sponte befähigt. Die Fähigkeit wurde durch das entsprechende Training zur optimalen Entfaltung gebracht. Demgegenüber beobachtet man bei dem leptosomen GERMAR regelmäßig den verzögerten Anlauf. Sein Start ist relativ langsam, erst in der zweiten Hälfte der Strecke gelangt er zur Höchstleistung. Auch in diesem Verhalten äußert sich die längere Anlaufzeit, die bei jedem Überwiegen der Stufe II besteht. Im Gegensatz zum ersten Läufertyp wird diese Kurzstreckenleistung nur durch außerordentlich konzentrierten Willensaufwand hervorgebracht. Er bewirkt die Überwindung des tieferen Spannungsniveaus und die Entfaltung der Stufe III. Es ist ganz klar, daß die Leistung des mit Stufe III vorwiegend arbeitenden Regulationsgefüges seiner Neigung entspricht. Diese wurde durch Training höher gezüchtet (um nicht zu sagen einseitig ausgebildet). Die Fähigkeit zu hoher Leistungsintensität, der Leistungsneigung kaum entsprechend, wurde dagegen im zweiten Fall erst durch ein entsprechend aufgebautes Training erworben. Sie ist gewissermaßen der ergänzende Ausgleich zur hier sua sponte vorliegenden Fähigkeit zur Dauerleistung, entsprechend dem Überwiegen der Stufe II.

In diesem Gegensatz treten die an die Eigenart des Regulationsgefüges gebundenen Leistungsneigungen klar hervor; beim trainierten Drucktyp besteht Hochleistung am Beginn, beim trainierten Volumtyp dagegen am Ende der Beanspruchung. Man begegnet dem Leistungsgegensatz in jeder Sportart, besonders in denjenigen, die Höchstleistungen und Taktik erfordern, wie z. B. Laufen, Boxen usw. Immer wird die Höchstleistung bei Rechtsdeviation erst nach einer gewissen Anlaufzeit, bei Linksdeviation dagegen schon zu Beginn der Beanspruchung herbeigeführt. Der Mensch in Linksdeviation ist gewissermaßen in jedem Augenblick sprungbereit, im Gegensatz zu dem in Rechtsdeviation, der in jedem Fall zunächst zur verzögerten Antwort gezwungen ist (er wird erst allmählich warm). Diese Eigenschaft bildet aber die Grundlage zur größeren Anpassungsbreite des trainierten Volumtypes, sie kommt in der Fähigkeit zur Dauerleistung zum Ausdruck. Der in Linksdeviation befindliche Mensch ist zu dieser nur in begrenztem Maße fähig, selbst durch ein entsprechendes Training, so daß seine Regulationsbreite gegenüber der des trainierten Volumtyps stets geringer sein muß. Daraus versteht sich, daß auch der gut trainierte Mensch in Linksdeviation seine Anpassungsantwort in Höchstleistung unterbrechen und Pausen einschalten muß, im Gegensatz zum Menschen in Rechtsdeviation. Das ist notwendig, um das entstehende Energiedefizit im beanspruchten animalischen System zu beseitigen und mit Stoff und Energie erneut nach Verringerung der Leistungsintensität aufzufüllen.

Im Zusammenhang mit der schon geschilderten Beziehung der Funktionssysteme des Konfigurationsraumes zu den Umwelteinflüssen Ruhe-Bewegung erkennt man das Ausmaß des Zwanges, den die Entwicklung der Erscheinungsform und ihre Ausdrucksweise durch die tägliche Wechselwirkung erfährt. Die ursprüngliche Deviationslage (Ausgangslage), unter den Einfluß einer bestimmten Umwelt mit ihren Belastungen gestellt, drängt die *Materialisation* der Bewegungsvorgänge im Organismus in eine bestimmte Richtung und kann das typische Konfigurationsraumbild herbeiführen (leptosome K. bei Rechts-, eurysome bei Linksdeviation). Die individuelle Erscheinung drückt mit der funktionellen ebenso wie mit der morphologischen Konstitution eindeutig den vorausgegangenen Ablauf aus, sie ist das Engramm der täglichen Wechselwirkung zwischen Umwelt und Mensch.

h) Die psychische Antwort einzelner Regulationsformen auf den Umweltreiz

Man kann aus dem Verhalten der Wechselwirkung bei Rechts- und Linksdeviation auch viele psychische Reaktionen im Zusammenhang mit der Regulationsform verständlich machen. So gibt das Leistungsverhalten, das Anlaufen auf einen Bewegungsreiz, nicht nur das Wesen der somatischen Antwort wieder, sondern auch das der psychischen. Bei jeder Begegnung mit der Umwelt ist der volumtypische Mensch zurückhaltender und langsamer in seinen Abwehrreaktionen als der drucktypische. Der Volumtyp braucht Zeit und leitet seine Abwehr und Anpassung vorsichtig und nach gründlicher Überlegung ein. Solche Menschen wirken „vernünftig“ und zurückhaltend. Sie sind ohne starke nach außen gerichtete Impulsivität. Ein kritischer Intellekt ist ihnen eigentümlich, während spontane Sofortäußerungen aus dem Gefühl heraus selten hervorbrechen. In der Wiedergabe von Empfindungen sind sie sparsam und oft stark gehemmt. Ihre Äußerungen erfolgen ruhig und beherrscht. Sie erscheinen daher oft wenig lebendig und manchmal antriebsarm.

Dem drucktypischen Menschen ist die Impulsivantwort auch im psychischen Bereich eigentümlich. Sie findet sich bei dem mit Rechtsdeviation selten, wenn überhaupt, gewöhnlich erst nach außerordentlichen Antrieben. Mit der Zurückhaltung des rechtsdeviierten Menschen ist auch eine gewisse Unfähigkeit zur Kontaktbildung verbunden, die beim linksdeviierten kaum jemals festzustellen ist. Im Gegensatz zum ersteren findet er sofort zum Mitmenschen Kontakt. Seine Antwort erfolgt hierbei direkt und unmittelbar. Er kennt keine Zurückhaltung und wird sofort aktiv, mitunter in seiner Unmittelbarkeit oft ohne Vorsicht und Überlegung handelnd. Er ist der Mensch der kurzschließenden Aktivität, der in seiner Antwort auch manchmal agressiv wirken kann. Er ist der geborene Fighter, im Gegensatz zum Menschen in Rechtsdeviation, der sein Handeln aus der Defensive beginnt, aus dem Abwarten und nur nach Überwinden seiner Zurückhaltung in eine agressivere Haltung übergeht. Das Verlassen der Passivität ist hierbei in der Regel nur durch Willensaufwand möglich, der bewußt oder unbewußt zögernd aufgebracht wird und stets einen ,,Klimmzug" auf rationaler Grundlage bedeutet. Der drucktypische Mensch reagiert in seiner Unmittelbarkeit dagegen stets spontan, aus dem Affekt, da seine Antwort vom Gefühl, intuitiv gesteuert ist.

Der volumtypische Mensch neigt also zur Defensivleistung, die er meisterhaft gebraucht, während der drucktypische stets zur agressiven Impulsantwort neigt. Dieser Gegensatz tritt bei der täglichen Begegnung mit Menschen immer wieder hervor. Er wird bei Beobachtung während der Arbeit und im Sport sichtbar.

Er äußert sich am deutlichsten im Kampfsport. Die Haltung von Boxern im Kampf gibt den Gegensatz besonders klar wieder. Vielleicht kennzeichnen die Haltungsunterschiede der Regulationsformen am deutlichsten die Boxerpaare Dempsey und Tunney, aus letzter Zeit Walcott und ten Hoff. Bei diesen Menschen tritt der Gegensatz der Erscheinungsformen in ihrer Handlungs- und Reaktionsweise ebenso hervor wie in ihrer Wuchsform. Während es sich bei Dempsey und Walcott um Menschen eines mehr eurysomen Wuchses mit linksdeviierter Funktion des Regulationsgefüges handelt, ist aus der ausgeprägt leptosomen Körperform der beiden anderen Boxer mit athletischem Wuchs eher auf das Bestehen einer Rechtsdeviation zu schließen. Welche der beiden die kämpferisch überlegene Gruppe ist, hängt weniger von den Eigenschaften als von der übungsmäßig zu erreichenden Angriffsaktivität des volumtypischen und von der Defensivkraft (Stehvermögen) des drucktypisch regulierenden Menschen ab, also davon, ob durch geeignete Trainingsmethoden die regulatorische Bewegungsbreite zum Optimum gesteigert wird, indem die konstitutionsmäßig weniger ausgebildeten Eigenschaften durch das Training entwickelt werden. Der Volumtyp hat dann die Fähigkeit zur Kraftleistung und zum konzentrierten Willensaufwand, der Drucktyp zur Dauerleistung und zur Defensivleistung.

Dieser schon in Abbildung 38 zum Ausdruck kommende Gegensatz des Leistungsablaufes bezieht sich nach allen Erfahrungen nicht nur auf die kurzdauernde Anforderung, sondern er gilt für jede Lebensleistung innerhalb des Tages, aber auch innerhalb des Lebensablaufes überhaupt.

Es gibt noch viele andere in der psychischen Haltung zum Ausdruck kommenden Gegensätze, die ebenfalls mit der Eigenart der Regulationsweise erklärt werden können. So zeigt sich mit größter Regelmäßigkeit, daß der volumtypische Mensch im Gegensatz zu dem in Linksdeviation selten ,,morgenfrisch" ist. Er braucht auch hier eine längere Anlaufzeit, um den Zustand der Ruhe und Passivität zu verlassen und in den der stärkeren geistigen und seelischen Aufgeschlossenheit überzugehen. Der volumtypische Mensch will in den Morgenstunden nicht angesprochen werden. Er wacht langsam auf und findet erst in den Vormittagsstunden Anschluß an die Tagesanforderungen. Oft ist er der Nachtmensch, der gern spät zu Bett geht, im Gegensatz zum Drucktyp. Dieser springt morgens in aller Frühe lebendig und ausgeruht aus dem Bett und ist sofort auf voller Leistungshöhe. Während er sofort fröhlich und aufgeschlossen den Tagesablauf aufnimmt, erscheint der volumtypische Mensch noch verschlafen und verträumt und ist morgens oft schlecht gelaunt und mürrisch. Erst während des Tagesablaufes verliert sich dieser Zustand und weicht einem ausgeglicheneren Zustand der psychischen Haltung. Diese Unterschiede wirken sich offensichtlich in der Arbeitsweise aus, nicht nur, daß der Mensch in Rechtsdeviation seine Hauptaktivitätsphase erst nach mehrstündiger Anlaufzeit und der in Linksdeviation sofort nach dem Beginn der Tätigkeit gewinnt, liegen bei dem einen die Zeiträume der höchsten Arbeitsaktivität am Morgen, beim anderen erst in den Mittagsstunden oder später. Hierbei ist der Volumtyp in der Lage, ohne Unterbrechung durchzuarbeiten, im Gegensatz zum Drucktyp, der die Pause braucht. Unter ihnen finden sich daher oft die Nachtarbeiter im Gegensatz zum Menschen in Linksdeviation, der bei leistungsintensiver Betätigung abends ermüdet ist und als der Frühaufsteher angesprochen werden darf.

Ähnliche Unterschiede bestehen im chronophysiologischen Verhalten der individuellen Entwicklung und Reifung. Sie lassen sich etwa in der Feststellung zusammenfassen, daß der Mensch in Rechtsdeviation auch bei dauerndem Wirken ausreichender Bewegungseinflüsse ein *Spätentwickler* ist, im Gegensatz zum Menschen in Linksdeviation, der regelmäßig zu einer mehr oder weniger ausgeprägten *Frühentwicklung* neigt.

Die zögernde Leistung des in Rechtsdeviation ebenso wie die steil anspringende des in Linksdeviation befindlichen Menschen, ihre Willens- sowie Affektäußerungen verschieben sich in Abhängigkeit vom Ausmaß einer im Regulationsgefüge auftretenden Dystonie. Da sich an ihr alle *Betriebsstücke* (Fr. Kraus) beteiligen, so ist die Entgleisung auf die gesamte vegetative Dynamik zu beziehen. Auf Grund dieser Feststellung wurde das Auftreten der Fehlspannung im Regulationsgefüge, das ist die Entgleisung aus dem eutonischen Zustand, nicht als neurozirkulatorische Dystonie oder als Stigmatisation usw. bezeichnet, sondern als *vegetative Dystonie* (Kunze, 1937). Dieser Begriff ist also *ganzheitsbezogen*. Das hervorzuheben ist wichtig, weil mit dem Auftreten der Dystonie meistens noch organische Manifestationen bzw. das morphologische Engramm der Entgleisung fehlen oder wenig ausgeprägt sind. Es handelt sich vorwiegend um eine sich nur funktionell auswirkende Veränderung im individuellen Konfigurationsraum, die infolge der fehlenden Bindung an ein Organ sich allgemein im Organismus auswirkt, und daher auch sehr vielfarbig und wechselnd in ihrem Ausdruck ist. Auch das gilt nicht nur hinsichtlich der somatischen Leistungen, sondern auch im Hinblick auf die Äußerungen der Psyche.

Im Hinblick auf einzelne Leistungen ergeben sich für die Rechts- sowie die Linksdeviation folgende Bindungen:

Rechtsdeviation gekennzeichnet durch das Mitwirken der Stufe II bzw. durch die Lage der diastolischen Spannungsebene.	Neigung zu zögernder Mobilisierung der extravertierenden Dynamik. Flaches Ansteigen der Leistung nach außen. Anspringen durch Mobilisieren starker Willensimpulse. Längere Anlaufzeit bei Fehlen leistungsintensiver Äußerungen. Fähigkeit zur Dauerleistung.
Linksdeviation gekennzeichnet durch das Mitwirken der Stufe III bzw. durch die Höhe der systolischen Leistung.	Neigung zu beschleunigten Mobilisieren der extravertierenden Dynamik. Steiler Anstieg der Leistung nach außen. Anspringen durch unmittelbar wirkende Affektimpulse. Keine Anlaufzeit bei ausgeprägter Leistungsintensität. Geringe Fähigkeit zur Dauerleistung.

Die individuell verschiedene extravertierende Dynamik kennzeichnet also auch den Weg der Auseinandersetzung, den die einzelne Persönlichkeit während des täglichen Bewegungsgeschehens mit der Umwelt geht. Man erhält Kenntnis von diesem Weg aus dem Regulationsbild, und zwar nicht nur von der somatischen, sondern auch in Bezug auf die psychische Funktion. Die seelisch-geistige Leistungsgröße des Menschen in Rechtsdeviation wächst ebenso wie die somatische zu einem Leistungsmaximum, zunächst oft unmerkbar, für die Umgebung. Nur wenn sehr starke Antriebe wirksam werden, entfaltet sie sich schneller zu diesem Maximum. Aber ebenso wie bei somatischen Äußerungen der Leistung bleibt auch in der psychischen die Verzögerung der geäußerten Leistung sichtbar, diese wird nicht unmittelbare Folge eines Antriebes, sondern erscheint oft bemerkenswert vereinsamt und ohne erkennbaren Zusammenhang mit den Antrieben sowie ohne Erklärung aus der im Augenblick bestehenden Situation, in der sich ein solcher Mensch befindet. Die Äußerung erfolgt gewissermaßen ohne rechte Begründung, weil sie nicht im Zusammenhang mit ihrer unmittelbaren Verursachung auftritt, sondern gewissermaßen gespalten von ihr, und zwar nicht nur zeitlich, sondern auch in sachlicher Hinsicht. Eine neue Begegnung z. B. löst ohne sichtbaren Zusammenhang zur vorausgehenden und fast ohne Grund eine weitere Reaktion aus. Man kann daher von einer schizothymen Leistung sprechen. Sie findet sich beim Menschen in Rechtsdeviation regelmäßig, und zwar im eutonischen Regulationsgefüge ebenso deutlich wie im dystonischen, indem die Spaltung zwischen Einwirkung und Antwort noch drastischer erfolgt. Die Bedeutungsanalyse einer solchen Reaktion auf der Grundlage der Kenntnis der Regulationsform klärt den Zusammenhang der Geschehnisse. Sie läßt die scheinbare Zusammenhanglosigkeit eines Freuden-, eines Zornausbruches oder irgendeiner anderen Leistung als verspätete Zündung in Konsequenz des allmählich wirksam werdenden Antriebes erkennen.

Es ergibt sich daraus, daß der Mensch in Rechtsdeviation, sich gewissermaßen stets Zeit lassend und zu anderen Zeitpunkten abreagierend, seiner Umgebung oft unverständlich und undurchsichtig erscheint; jedoch, wie die Bedeutungsanalyse bei der Mehrzahl dieser Menschen zeigt, ist das nicht der Fall, sondern lediglich Ausdruck der gespaltenen Leistung. Aus ihr erklären sich alle übrigen äquivalenten Äußerungen gegenüber der Umwelt, jene psychischen Merkwürdigkeiten des *Nachtragens*, der scheinbaren *Intriganz* usw. ebenso wie der Undurchsichtigkeit im Handeln gegenüber der Umwelt. Diese sind in Wirklichkeit das Ergebnis der Regulationsfähigkeit, die um so verzögerter zu Äußerungen führt, je stärker die Anpassung in Rechtsdeviation erfolgt. Stets muß sich bei diesen Menschen erst eine gewisse Menge von Antrieben sammeln, um die extravertierende Dynamik bis zur lauten Äußerung, die im Bereich der Stufe III auftritt, zu steigern. Fehlen diese stärkeren Antriebe, so fehlt auch die laute Äußerung, wie sie im Zustande der großen Anstrengung hervorgebracht wird. Die extravertierende Dynamik bewegt sich im Bereich der „stillen“ Leistung, die sich etwa mit der Stufe II oder dem Grenzbereich der Stufe II/III deckt. Der Mensch in Rechtsdeviation arbeitet vorwiegend in ihrem Bereich und bewerkstelligt seine Leistungen, der stillen Leistung entsprechend, ohne viel Aufhebens. Demgegenüber stellt man beim Menschen in Linksdeviation in der Regel schon bei geringeren Anforderungen die „laute“ Leistung fest; die Arbeit wird in ihrer Eigenart, ihrem Umfang, in ihrer Schwere usw. mehr oder weniger detailliert beschrieben, wobei oft der Wert der eigenen Persönlichkeit in den Mittelpunkt tritt.

Fehlen die Antriebe oder handelt es sich um einen Menschen in Rechtsdeviation, so verharrt der Mensch, z. B. innerhalb seiner Tagesleistung, im Bereich der stillen

Leistung. Er spricht nicht über seine Leistung, der so arbeitende Mensch gibt nichts von sich und behält alles für sich. Diese Arbeitsweise als Dauerzustand und im Zusammentreffen mit einer Rechtsdeviation verstärkt die Neigung, die Wirkungen der Feldkräfte festzuhalten, sie quasi in sich „hineinzufressen". Menschen dieses Verhaltens erscheinen dann nicht nur still, sondern unnahbar, wie verkrampft. Es entsteht der Zustand, den man in typischer Weise beim Menschen mit Ulkuskrankheit und anderen Krankheiten findet, die man als Folge einer fortgesetzten Überlastung des Vegetationsraumes ansprechen muß. Auch der psychische Zustand erweist sich in diesem Falle als Folge der unzureichenden extravertierenden Dynamik. Sie führt infolge des Übermaßes an introvertierender Dynamik zu analogen Überlastungen innerhalb der Psyche (s. auch GLATZEL, Zur Frage des psychischen Verhaltens der Ulkusträger). Diese Folgen übersteigerter introvertierender Dynamik werden beim Menschen in Linksdeviation selbst bei erheblichem Bewegungsmangel kaum festgestellt, offensichtlich, weil entsprechend ihrer gesteigerten Responsivität, die Voraussetzungen für die innere Überlastung fehlen. Mit dieser Beobachtung stimmt auch die Feststellung überein, daß der Mensch in Rechtsdeviation die Symptome der inneren Überlastung verliert, wenn er durch regulationsgerechten Ausgleich zum Gleichgewicht zwischen intro- und extravertierender Dynamik gelangt. Um den Ausgleich zu ermöglichen, muß allerdings noch die Fähigkeit zur Aktivierung der Stufe III vorhanden sein, d. h. der Mensch in Rechtsdeviation muß sich in ausreichendem Trainingszustand befinden, um sozusagen die stille Leistung zeitbegrenzt in eine laute verwandeln zu können. Hierbei stellt man in der Regel fest, daß diese Äußerungen unnuanciert erfolgen. Sie haben kein Verhältnis zur veranlassenden Ursache, wirken dadurch nicht echt, sondern gemacht. Auch erfolgen sie mitunter zu überraschend und explosiv aus der sonstigen Stille und lassen die Äußerung auf diese Weise unverständlich wirken. Mitunter fehlt auch der unmittelbare Zusammenhang zur auslösenden Ursache; diese kann zeitlich zurückliegen, und ein anders gearteter, aber ähnlich wirksamer Antrieb führt zur explosiven, gewöhnlich zeitbegrenzten Äußerung.

Immerhin wirken sich solche meistens recht überraschenden Ausbrüche mit lauter Leistung für den Menschen mit Überwiegen der introvertierenden Dynamik offenbar im Sinne einer Entlastung nicht nur des Vegetationsraumes, sondern auch der psychischen Krampfsituation aus. Die innere Überlastung wird durch das vorübergehende Aktivieren der Stufe III beseitigt. Sie bewirkt nicht nur die steilere, extravertierende Dynamik und mit ihr die dissimilatorische Oxydation im somatischen Bereich. Es werden während der Stufe III auch die im Körperkern (Vegetationsraum) beim Menschen in Rechtsdeviation stärker verankerten Energien entfernt. Mit ihnen werden die gewissermaßen steckengebliebenen, psychischen „Verklemmungen" gelöst, entsprechend der alten Erfahrung, daß anstrengende Körperbewegung psychische Schwierigkeiten vermindert oder zu beseitigen vermag. Die Entlastung des Vegetationsraumes und die Loslösung (das Abreagieren) seiner Energien hängen hierbei von der Steilheit des entstehenden extravertierenden Strömungsgefälles ab, d. h. mit anderen Worten, von der Fähigkeit, eine hohe systolische Leistungsspitze zu entwickeln. Die Stufe III der extravertierenden Dynamik ist gewissermaßen als das Ventil zu betrachten, das der Entladung und Entlastung der Vegetationsraumorgane dient.

Beim Menschen in Linksdeviation fehlt im allgemeinen die Überladung und Überlastung des Vegetationsraumes. Dementsprechend beobachtet man auch kaum jemals die eben beschriebenen Erscheinungen. Die stets mit der Entfaltung der Stufe III verbundene Antwort ermöglicht zu jedem Zeitpunkt die innere Entspannung. Im Gegensatz zum Menschen in Rechtsdeviation trägt der in Linksdeviation „sein Herz auf der Zunge“, es fällt ihm schwer, mit der Antwort abzuwarten, sie zu verzögern und keine laute Stellung zu einem Ereignis zu nehmen. Während die Antwort im Falle der Rechtsdeviation nur mittelbar und auf Umwegen, oft verschleiert, gegeben wird, erfolgt sie hier höchst unmittelbar und ohne Umschweife, meistens mit recht impulsivem Temperament. Unmittelbarkeit und Impulsivität stehen hierbei mit der Fähigkeit zur Entfaltung eines steilen extravertierenden Strömungsgefälles im Zusammenhang, also wiederum mit der Fähigkeit zu einem Maximum an systolischer Leistung. Zur starken Impulsivantwort und zur Unmittelbarkeit der Reaktion gehört also die *steil anspringende* systolische Leistung, ebenso wie umgekehrt zum abwartenden Zögern der Reizantwort die Veränderlichkeit der diastolischen Spannung gehört. Beide stehen in bestimmter Abhängigkeit voneinander; denn das Ausmaß der Unmittelbarkeit und Impulsivität wird durch die stärkere diastolische Entspannungsfähigkeit gedämpft. Deren Wirkung wird ihrerseits wieder durch die überhöhte systolische Leistungsspitze eingeschränkt. Daraus versteht sich, daß die Unmittelbarkeit und Impulsivität einer Reizantwort beim Menschen in Linksdeviation besonders ausgeprägt ist, sofern er sich in gutem Trainingszustand befindet. Bei ihm fehlt der dämpfende Einfluß der diastolischen Entspannung um so mehr, je höher der diastolische Druck schon bei Körperruhe gefunden wird und je höher dieser während einer Beanspruchung ansteigt. Umgekehrt, gehen diese Eigenschaften verloren, wenn die diastolische Entspannungsfähigkeit wie im Zustand der Rechtsdeviation gesteigert ist (bei erniedrigtem diastolischem Druck und bei Steilabfallen des diastolischen Druckes unter einer Beanspruchung).

Die eben erörterten Eigenschaften treten aber auch dann weniger deutlich hervor, wenn es dem Regulationsgefüge nicht möglich ist, das bis zur Stufe III entfaltete extravertierende Gefälle herbeizuführen. Diese Verhältnisse finden sich nicht nur beim Menschen in Rechtsdeviation, besonders unter den Umständen des Bewegungsmangels, sondern auch beim Menschen in Linksdeviation. Auch bei ihm verliert sich die Unmittelbarkeit der Reizantwort und Impulsivität dann, wenn er nicht mehr fähig ist, eine hohe systolische Leistungsspitze zu entwickeln. Während sich diese Unfähigkeit bei ihm in der Regel erst in späteren Lebensjahren als Folge eines langjährigen Bewegungs- und Trainingsmangels einstellt, findet sie sich beim Menschen in Rechtsdeviation allerdings meistens schon in jüngeren Lebensjahren, also in der Zeit verstärkter Neigung zur diastolischen Entspannung, besonders im Zustand langdauernden Bewegungsmangels.

Mit dem Verlust der Fähigkeit zur systolischen Leistung verbinden sich typische Äußerungsneigungen in Abhängigkeit von der Regulationsform. So führt ihr Verlust bei Rechtsdeviation um so mehr in den Zustand einer melancholisch gefärbten Einstellung zur Umwelt, je unentwickelter die systolische Leistung, gewöhnlich in Zusammenhang mit einem tiefliegenden diastolischen Spannungswert geblieben ist. Beim Menschen in Linksdeviation kennzeichnet sich der Verlust der systolischen Leistungskraft im psychischen Bereich durch das Verschwinden der bei Eutonie meistens festzustellenden optimistischen Haltung gegenüber allen Einwirkungen der Umwelt. Der Mensch in Linksdeviation verharrt mit dem Übergang in die regulatorische Einengung, die sich ausschließlich auf die Stufe III bezieht, mehr und mehr im Dauerzustand einer depressiven Lebensauffassung. Er verliert den optimistischen Schwung, der ihn vorher ausgezeichnet hat ebenso wie seine zupackende, unmittelbare Aktivität. Dieser Unterschied zwischen den Regulationsformen wird bei der Wandlung in die Einengungsphase deutlich. Während sich der in Melancholie übergehende Mensch mit Rechtsdeviation in einem Zustand befindet, in dem die Umwelt keinerlei Interesse für ihn besitzt und er sich ohne Ziel abkapselt bemerkt man beim Menschen in Linksdeviation auch im Zustande der Depression die ihm eigentümliche Kontaktsuche mit der Umwelt: die traurige Stimmung ist das Mittel der Kontaktfindung. Mit ihrer Hilfe äußert er seine Schwäche, seine Hilflosigkeit und sein Bedürfnis nach einem Mitfühlen und Mitleiden der Umwelt, Ausdrucksformen, die man beim Menschen der introvertierenden Dominanz niemals feststellen kann. Bei ihm fehlt die Neigung zum Kontakt auch in der negativen Phase seines Lebens, bei Einengung seiner regulatorischen Leistung. Der Mensch in Rechtsdeviation zieht sich im Zustand der Einengung am liebsten in einen Winkel zurück und macht sich ganz klein, um unsichtbar zu werden; er wünscht kaum die Hilfe der Mitwelt, der er gleichgültig, ja mitunter sogar feindlich, boshaft und in intriganter Abwehr gegenübersteht. Dem Menschen in Linksdeviation fehlen solche Eigenschaften: er sucht im Zustand der zunehmenden Einengung die Nähe des Mitmenschen, ihm seine Schwäche klagend, sie verbrämend und andere als die wirklichen Ursachen anschuldigend. Er ist der Mensch, der sich an den anderen klammert, ohne Rücksicht auf dessen Bedürfnisse und Möglichkeiten das tröstende Wort sucht, das er aber kaum vernimmt, weil für ihn weniger das Wort als die Nähe eines Menschen tröstlich ist.

In diesen und in anderen Symptomen der Einengung treten wiederum Eigenarten des Menschenin Rechts- und Linksdeviation hervor. Bei ersterem die Zurückhaltung gegenüber der Umwelt, die Neigung zur objektivierenden Betrachtung des eigenen Zustandes, der einen Kontakt mit der Umwelt bei Schwäche für den anderen nicht zumutbar erscheinen läßt. Im Gegensatz hierzu steht das Verhalten bei Linksdeviation; hier ist die Haltung nur subjektiv und vollkommen vom Gefühl der Not getragen. Die Hilfe durch die Umwelt wird als natürlich angenommen; wird diese versagt, so wandelt sich die alle Hindernisse überspringende, warmherzige Anlehnung in das Gegenteil, die Ablehnung. Sie äußert sich in einer Umkehr der Schilderungen über den Wert der Umwelt und ihrer Persönlichkeiten. Wurde deren Loblied vor der Ablehnung im Superlativ gesungen, so wird sie nun als häßlich und eigennützig geschildert. In dieser Umwelt ist nichts Gutes zu finden. Äußerungen dieser Art treten beim Menschen in Rechtsdeviation nicht auf. Er ist dank seiner Eigenschaften wahrscheinlich gar nicht in der Lage, ein solches Ausmaß an Subjektivität zu erreichen wie das bei Menschen in Linksdeviation möglich ist.

Die eben skizzierten Haltungen der Einengung entwickeln sich meistens aus der Reizphase. Sie treten entsprechend der noch vorhandenen Möglichkeit der regulatorischen Entfaltung in verschiedenen Graden hervor, stets in Verbindung mit der typischen regulationsgebundenen Grundeigenschaft.

Auch bei Ausbildung einer Reizphase (partiell oder total) entwickeln sich auf der vorhandenen Grundlage im psychischen Bereich äquivalente Ausdrucksformen. So ist den in eine partielle Reizphase eintretenden Menschen mit Rechtsdeviation ebenfalls die melancholische Stimmung in Verbindung mit Antriebs- und Kontaktarmut, Unfähigkeit zur Gefühlsäußerung, offen zur Schau getragene Gleichgültigkeit gegenüber den Erlebnissen anderer Menschen sowie Apathie bis zur Gefühlskälte eigentümlich. Der mit Melancholie verbundene, bis zum vollkommenen Insichverspinnen ausgebildeten Egozentrizität dieser Menschen entspricht die Unfähigkeit zur Entfaltung der Regulationsstufe III, sei es infolge eines kontinuierlichen Trainingsmangels oder sei es infolge einer sehr einseitigen genotypischen Anlage oder in summierender Weise aus dem Zusammenwirken beider Ursachen. Bei Ausbildung einer totalen Reizphase, wie z. B. im jugendlichen Alter des „Sturm und Drang", verschiebt sich dieses eindeutige Bild der Rechtsdeviation. Infolge des zeitweiligen Einschaltens der Stufe III in mehr oder weniger sprunghafter Beteiligung wird der eigentliche Grundzustand verwischt und von Symptomen überdeckt, die an die Stufe III gebunden sind. So tritt die melancholische Grundstimmung nicht mehr so klar hervor. Sie äußert sich noch in der negativen und oft überkritischen Stellungnahme zur Umwelt, in einer „scharf geschliffenen" Haltung gegenüber der letzteren, und in der gesteigerten Reizbarkeit mit sprunghaft hervorgebrachten, oftmals kaum motivierbaren Reizantworten mit ablehnendem Inhalt. Die Einflüsse von außen können hierbei hinsichtlich ihres Gehaltes bedeutungslos sein. Die Antwort in der totalen Reizphase ist lediglich vom Ausmaß der Enthemmung der regulatorischen Leistung abhängig sowie vom Trainingszustand der Stufe III. Die Gegensätzlichkeit der Äußerungen und die Abweichung aus der melancholischen Grundstimmung hängen von der Fähigkeit der systolischen Kraftentäußerung ab, die auf einer in der Regel niedrigen diastolischen Spannung entwickelt wird. Alle Einflüsse von außen bewirken, diesem Bilde entsprechend, stets die völlig enthemmte Reizantwort der Psyche. Die Antwort *ohne Beziehung zur Umwelt*, die auch beim relativ eutonischen Menschen der Rechtsdeviation zu finden ist, wird zur Antwort *ohne Nuance*, entweder in einer Verfärbung zum melancholisch-negativen oder zum explosiv-enthusiastischen und übersteigert-positiven Stellungnehmen, etwa im Sinne des „Himmelhochjauchzend, zu Tode betrübt". Die Gegensätzlichkeit der psychischen Äußerung, die enthusiastische, unnuancierte Explosion auf der Grundlage einer melancholischgleichgültigen Haltung gegenüber der Umwelt findet sich um so seltener, je weniger die Stufe II im Regulationsgeschehen mitwirkt.

Die Gegensätzlichkeit geht daher verständlicherweise beim Menschen in Linksdeviation verloren. Bei ihm stellt man im Zustande der Reizphase die typischen an die Stufe III gebundenen Symptome fest, jedoch in übersteigertem Ausdruck. Die optimistische Einstellung wächst bis zur kritiklosen, nur vom subjektiven Gefühl getragenen Stellungnahme zur Umwelt. Sie erfolgt mit viel Worten im Superlativ, die den wirklichen Sachverhalt nicht mehr erfassen. Auch die schlagfertige Treffsicherheit im Beurteilen einer Situation geht in der Reizphase bei Linksdeviation verloren. Die Zusammenhänge werden nicht mehr so genau genommen, es fehlt im Drange der Ereignisse auch die Zeit, um Stellung zum Problem zu nehmen, nicht weil die Zeit wirklich fehlt, sondern weil die Geduld nicht mehr aufgebracht werden kann (Angina temporis = Angina patientiae). Diesen Erscheinungen begegnet man niemals beim Menschen in Rechtsdeviation.

Es erscheint zweckmäßig, auf einzelne Erscheinungen der Reizphase bei Rechts- und Linksdeviation noch etwas näher einzugehen, weil man ihren Äußerungen oft im täglichen Leben und dann häufig am Anfang einer dystonischen Entgleisung begegnet. Sie in diesem Falle eingehender zu verfolgen, kann für die Frühdiagnose der Dystonie Bedeutung haben.

Während die Reizphasensituation bei Rechtsdeviation sich besonders oft vor dem 20. Lebensjahr findet, stellt sie sich bei Linksdeviation vor allem nach dem 40. Lebensjahr ein. Die an die Stufe III gebundenen Ausdrucksformen der Psyche werden in zunehmendem Maße maniriert geäußert. Neben dem eben erwähnten Optimismus treten alle übrigen Eigenschaften in scharf profilierter Weise hervor, so die zur Umwelt Stellung nehmende Aktivität. Hierbei werden die Grenzen der eigenen Leistungsfähigkeit ständig überschritten. Im Sinne der regulatorischen Plusleistung werden die psychischen Äußerungen gewissermaßen zu positiv. Die für den Menschen der Linksdeviation typische Eigenschaft der Hilfsbereitschaft nimmt solche Formen an, daß sie für die Umwelt nicht mehr erträglich ist. Der Mann in verantwortlicher Stellung verspricht zu viel, die Frau entwickelt eine übersteigerte Aktivität in Form von Betätigung in sozialen Gesellschaften, aber auch im Hinblick auf das Bemuttern ihrer nächsten Umgebung. Die Hilfe wird hierbei ohne kritische Stellungnahme, wahllos verschenkt, sofern ein Mitmensch auch nur den Anschein der Hilfsbedürftigkeit erweckt. Die Hilfe ist hierbei meist spontane, impulsive Handlung und bedenkt selten die Folgen der Hilfsmaßnahmen. In allem zeigt sich die Maßlosigkeit des Reizphasenzustandes, indem die Grenzen der Hilfsbereitschaft weit überschritten werden (Verlust der Treffsicherheit).

Wie sich bei näherer Betrachtung erweist, will sich diese Hilfsbereitschaft stets aus dem inneren extravertierenden Drange verwirklichen, im Sinne der Eigenschaft des Menschen in Linksdeviation, Kontakt mit der Umwelt herzustellen. Dieses aus der Eigenart des Regulationsgefüges im Falle der Reizphase übersteigerte Bedürfnis nach Kontakt ist eine impulsive Spontanleistung, die nicht mehr per rationem gesteuert wird. Die in diesem Falle geäußerte Hilfsbereitschaft dient nicht mehr in erster Linie dem Ziele, einem Mitmenschen zu helfen, sondern folgt nur dem eigenen Wunsch, d. h. in diesem Falle einem egoistischen Ziele. Der vorwiegend dem Ich dienende Drang der Hilfsbereitschaft, der sich nur beim Menschen in Reizphase bei Linksdeviation feststellen läßt, sucht auch weniger den sinnvollen Effekt zu erreichen. Wichtig in diesem Zustand ist lediglich, gewissermaßen durch das Helfenwollen die übersteigerte extravertierende Dynamik an einen Menschen zu bringen. Es handelt sich also nicht um eine rationale und gewollte, sondern um eine aus dem Zustand des Regulationsgefüges wachsende Affektleistung, die enthemmt wirksam wird. Daraus wird verständlich, daß der Mensch in Linksdeviation scheinbar vorbehaltlos helfen möchte. In Wirklichkeit fragt er nicht danach, ob der Gegenstand seiner Hilfe bereit ist, diese anzunehmen bzw. anzunehmen in der Lage ist. Wird die so vorbehaltlos verschenkte Hilfe verweigert, so entsteht eine neue Reizphasensituation, die des übersteigerten Unwillens über den nicht zu verwirklichenden Drang. Die impulsive Hilfsbereitschaft ebenso wie die Zornesantwort des Unwillens werden in ihrer Intensität geringer, wenn die Ermüdung der systolischen Leistung und mit ihr das Ausmaß der Stufe III-Entfaltung abnimmt. Diese findet sich vorwiegend beim im Alter vorgeschrittenen Menschen. Die sich bei diesem ausbildenden Erscheinungen finden sich kaum beim jugendlichen Menschen, also bei dem in Rechtsdeviation, ebensowenig bei dem mit eutonischem Regulationsgefüge.

Bisher wurden nur Beziehungen zwischen der extravertierenden Dynamik und einzelnen Symptomen besprochen. Es ist aber nicht schwierig, aus bestimmten anamnestischen Angaben auch typische Beziehungen zur introvertierenden Dynamik bzw. über das Ausmaß der Ruhedynamik zu erkennen. Man kann als entscheidende Erscheinung der introvertierenden Dynamik jene Symptome anführen, die nach Übergang zur Körperruhe, und der damit verbundenen Retraktion des Blutes auf den Vegetationskern, bei Ruhigstellung des animalischen Systems auftreten. Denn während bei Entfaltung der extravertierenden Dynamik in erster Linie das psychische Verhalten gegenüber der Umwelt erkennbar wird, macht die introvertierende die Fähigkeit deutlich, diese Beziehung zur Umwelt abzuschalten sowie die, sich auf sich selbst zurückzuziehen (sich einzuspinnen), also einen Zustand herbeizuführen, wie er im Zustand der absoluten Abschaltung besteht: im Schlaf, in dem die Beziehungen zur Umwelt durch die Ruhigstellung der animalischen Organe weitgehend aufgehoben werden.

Es konnte gezeigt werden, daß die Ruhigstellung der animalischen Organe in der Abnahme der Blutdruckamplitude und der Puls-Atemfrequenz zum Ausdruck gebracht wird, und diese Vorgänge auch kennzeichnend für den Umfang der Ruhigstellung, aber ebenso für die Größe und Geschwindigkeit der in introvertierender Richtung verlaufenden Blutretraktion sind. Alle Untersuchungen lassen erkennen, daß die Ruhigstellung und die Retraktion um so schneller ablaufen, je weniger steil die extravertierende Dynamik eingeschaltet wurde. Die Umschaltung auf den Ruhezustand erfolgt daher immer dann besonders rasch, wenn die Stufe II mitwirkt, verständlicherweise daher besonders beschleunigt, wenn die Stufe II, wie bei Rechtsdeviation, das Regulationsgeschehen beherrscht. Die Umschaltung ist verzögert, wenn die Stufe II, wie bei jeder Linksdeviation, mehr oder weniger ausgeschaltet ist. Außerdem stellt sich der Ruhezustand um so verzögerter ein, je mehr die Stufe III am Regulationsgeschehen mitwirkt. Die Ruhigstellung und die mit ihr verbundene Blutretraktion auf den Vegetationskern erfolgt um so zögernder und unvollkommen, je stärker die systolische Leistung hochgetrieben ist, sei es durch die Größe der Tagesaktivität, sei es aber auch durch eine Hochdrucklage der arteriellen Spannung. Der Übergang zum Ruhezustand im animalischen System ist erschwert, die Retraktion des Blutes ungenügend. Folge dieses Verhaltens ist die flache introvertierende Strömung, bei der ein Teil des in den Organen der Körperschale deponierten Blutes nicht in den Kernraum zurückströmt, sondern im animalischen System festgehalten wird. Dieser Zustand ist nicht nur bei Linksdeviation des Regulationsgefüges zu beobachten, sondern in allen Zuständen mit gesteigerter systolischer Leistung und starker Mitbeteiligung der Stufe III am Regulationsgeschehen, und zwar um so ausgeprägter, je mehr die diastolische Entspannung im Anpassungsvorgang zurücktritt. Der Übergang in die Ruhigstellung der animalischen Organe ist daher immer erschwert, wenn sich das Regulationsgefüge im Zustand der Reizphase befindet, bei Rechtsdeviation, wenn die totale Enthemmung der extravertierenden Dynamik eingetreten ist, bei Linksdeviation in allen Fällen von Reizphasenentwicklung.

Auch aus diesen Zusammenhängen werden die beschriebenen Beziehungen zwischen Regulationsform und psychischer Eigenschaft erkennbar. Mit der größeren psychischen Aktivität, der größeren Impulsivität und der gesteigerten Unmittelbarkeit der Reizantwort verbindet sich nicht nur die bessere Kontaktfähigkeit zur Umwelt, sondern auch die als regulatorische Unzulänglichkeit anzusprechende Unfähigkeit, sich aus der Umwelt herauszulösen. Es fehlt dem Menschen mit übersteigertem Mitwirken der Stufe III die Fähigkeit, schnell und ausgiebig genug auf die introvertierende Dynamik umzuschalten und das animalische System inaktivierend ruhigzustellen. Diese Unfähigkeit beinhaltet außerdem jene psychischen Eigenschaften der langdauernden und scheinbar nicht ermüdbaren Aktivität während der Tagesbewegung, aber auch jene, die sich in der Fähigkeit ausdrückt, scheinbar mit einem Minimum an Nachtruhe und Schlaf auszukommen. Solange das Regulationsgefüge ausreichend leistungsfähig ist, spielt die verzögerte Entfaltung der introvertierenden Dynamik keine wesentliche Rolle. Die Lebhaftigkeit der extravertierenden Dynamik, die scheinbare Leistungsdauer während des Tagesgeschehens, die Fähigkeit zur intensiven somatischen wie psychischen Leistung erscheinen als Vorteil. Die ungenügend ausgebildete Fähigkeit zur Ruhigstellung des animalischen Systems macht sich während des eutonischen Gleichgewichts kaum nachteilig bemerkbar. Der leise Schlaf und die geringere Schlafdauer werden sogar als Vorzug angesehen, ihre ungünstigen Einflüsse werden nicht erkannt und nicht beachtet. Die Folgen machen sich erst in späteren Lebensjahren bemerkbar. Es kommt zur vorzeitigen Ermüdung der systolischen Leistung bei Entfaltung der Stufe III mit allen übrigen Folgen.

Diese beim Menschen in Linksdeviation hervortretenden Verhältnisse finden sich bei dem in Rechtsdeviation nicht. Bei ihm sind alle jene Eigenschaften in somatischer wie psychischer Hinsicht verstärkt, die aus der Neigung zur Entfaltung einer steileren introvertierenden Dynamik hervorgehen. Die Fähigkeit, in den Ruhezustand überzugehen, ist groß. Sie äußert sich in somatischer wie psychischer Ebene in der größeren Trägheit beim Entfalten animalischer Leistungen, ebenso aber auch in der Fähigkeit, aus jeder Lage sofort in den Ruhezustand überzugehen. Der Mensch in Rechtsdeviation erreicht nicht nur eine außerordentliche Schlaftiefe, sondern ist auch imstande, die Umwelt in jedem Augenblick abzuschalten, um zu schlafen.

Diese Hinweise auf die Bindung der psychischen Äußerungsfähigkeit an die Regulationsform bzw. an die einzelnen Regulationsstufen mögen genügen. Es würde im Rahmen dieser Arbeit zu weit führen, individuelle Äußerungen in ihrer Stufengebundenheit zu analysieren. Diese läßt sich aber in jeder Weise deutlich machen. Hierbei wird erkennbar, daß die Bindungen weitgehend mit denen in Deckung gebracht werden können, die dem Psychiater seit den KRETSCHMERschen Untersuchungen bekanntgeworden sind. Es zeigt sich zum Beispiel, daß der Mensch in Rechtsdeviation vorwiegend schizothyme Züge äußert, der Mensch in Linksdeviation dagegen vorwiegend zyklothyme. Die Übergänge in die dystonische Entgleisung gehen stets mit der entsprechenden Profilierung dieser Züge einher. Die Entgleisung bei Rechtsdeviation in Reizphase zeigt dann mehr oder weniger deutlich werdendes Auftreten von Eigenschaften, die man auch beim schizoiden Psychopathen feststellen kann; bei Ausbildung der Reizphase auf der Grundlage einer Linksdeviation werden dagegen die charakteristischen zykloiden Eigenschaften sichtbar. Schließlich wird diese Entwicklungsreihe von der Beobachtung ergänzt, daß sich bei Bestehen einer Schizophrenie in der Regel eine dystonische Entgleisung auf der Grundlage einer Rechtsdeviation, bei der einer zyklischen Psychose dagegen eine solche auf Linksdeviationsgrundlage feststellen läßt. Das augenblickliche Erscheinungsbild dieser Erkrankungen läßt ebenfalls Beziehungen zum Regulationsverhalten erkennen. Während bei Bestehen eines schizophrenen Erregungszustandes in der Regel das Bild der volumtypischen Reizphase, je nach Erregungszustand in partieller oder totaler Enthemmung gefunden wird, bemerkt man im Zustand des katatonen Stupors im Regulationsbild die Einengung der regulatorischen Gesamtleistung (bis zur sog. regulatorischen Starre auf der Grundlage einer Hypotonie). Auf der anderen Seite findet sich bei zyklischen Psychosen in der Regel die Linksdeviation des Regulationsgefüges, und zwar im Zustand des manischen Verhaltens die dystonische Reizphase mit mehr oder weniger gesteigerter Plusleistung der Impulsantwort, in dem des depressiven die Einengung der regulatorischen Leistung, die in diesem Fall zeitweilig im Sinne einer vorübergehenden Erschöpfung der systolischen Kraft oder dauernd, dann als manifeste Einengung der Stufe III, bestehen kann.

Die eben genannten Beziehungen lassen erkennen, daß die Vorstellung über das dynamische System des Regulationsgefüges und die bewegungs- und ruheabhängige Strömung, die wir hämodynamisch im Regulationstest erfassen, gewissermaßen als Symbol und in seiner Meßbarkeit als objektives Symptom auch für bestimmte psychische Äußerungen Geltung hat. Die anamnestisch zu fassenden Äußerungen decken sich regelmäßig mit der regulatorischen Bewegungsform, so daß zusammenfassend gesagt werden kann: bei einem Überwiegen der extravertierenden Dynamik, wie man es auf der Grundlage der Linksdeviation infolge einer entsprechenden genotypischen Anlage oder übermäßiger Bewegungsantriebe oder als Folge der physiologischen Altersdeviation findet, überwiegen jene psychischen Äußerungen der Haltung gegenüber der Umwelt, die man in Verbindung mit einer zyklisch orientierten Einstellung der Psyche findet. Dagegen findet man bei jedem Überwiegen der introvertierenden Dynamik wie auf der Grundlage der Rechtsdeviation eine mehr oder weniger stark ausgeprägte schizothym gefärbte Haltung gegenüber der Umwelt. Diesen Bindungen entspricht das Auftreten der extremen Entgleisungsfolgen beider Deviationsformen. Bekanntlich pflegen sich schizoide Psychopathie und auch die Schizophrenie selbst in jüngeren Altersstufen einzustellen bzw. am eindrucksvollsten zu äußern, und zwar um das 20. Lebensjahr, also in dem Alter, in welchem die Rechtsdeviation besonders stark ausgeprägt ist und am häufigsten die Entgleisung in die dystonische Reizphase erfolgt. Die gleiche Altersbindung der psychischen Entgleisung in die Psychopathie oder die Psychose läßt sich für die Regulationsform in Linksdeviation feststellen. Sie stellt sich gehäuft erst nach dem 40. Lebensjahr ein, also in jenen Altersstufen, in denen die Linksdeviation physiologischerweise in den Vordergrund getreten ist.

Auf Grund dieser Feststellungen kann daher gesagt werden, daß die bei Rechtsdeviation dominierende introvertierende Dynamik (Ruhedynamik) in gleicher Weise auch im Bereich der psychischen Geltung hat. Das gleiche gilt entsprechend für die Verhältnisse bei Linksdeviation. Die hier dominierende extravertierende Dynamik (Bewegungsdynamik) deckt sich weitgehend mit den Symptomen, die die psychischen Eigenarten kennzeichnen. Diese Erfahrungen erlauben den Schluß, daß es mit Hilfe der Regulationsdiagnostik möglich ist, Kenntnis nicht nur von der Hämodynamik, dem Stoffenergieumsatz, der somatischen Leistung des Regulationsgefüges und seinen Überlastungszentren im animalischen und Vegetationssystem zu erhalten, sondern daß diese auch die detaillierte Analyse einzelner psychischer Kennzeichen, die nur im Zusammenhang mit bestimmten Regulationsformen auftreten, erlaubt, sie in ihrer Entstehung erkennen läßt und auf diese Weise die Möglichkeit bietet, das psychische Symptom in Anlehnung an die funktionellen und morphologischen Erscheinungen zu betrachten und zu beurteilen.

Schlußbetrachtung

In dieser Bucharbeit wurde versucht, die Methodik der hämodynamischen Regulationsdiagnostik und die Bedeutungsanalyse ihrer Testergebnisse aus einer mehr als 20jährigen Erfahrung darzustellen. In dieser Zeit wurden die Verfahren als Methode ausgebaut, die Ergebnisse immer wieder geprüft und in Beziehung zu den klinischen Methoden gesetzt. Auf diese Weise ist es gelungen, die Brauchbarkeit der neuen Verfahren, aber auch die Grenzen ihrer Anwendbarkeit aufzuzeigen. Außerdem konnte bewiesen werden, daß mit Hilfe einer Registrierung von Blutdruck, Puls und Atmung, unter dem Einfluß irgendeiner Belastung, die individuelle Anpassungsform der gesamten vegetativen Dynamik und ihre Leistungsgröße im Betriebsstück *Stofftransport* wiedergegeben und analysiert werden kann. Es zeigte sich also, daß nicht nur das hämodynamische Geschehen sichtbar gemacht, sondern überhaupt das Verhalten eines Menschen während einer Beanspruchung in typischen, meßbar darzustellenden Vorgängen eingefangen werden kann. Blutdruck, Puls und Atembewegung geben mithin nicht nur das Abbild einer Leistung, sondern sie ermöglichen es, grundsätzliche Vorstellungen über die Begegnung eines Menschen mit seiner Umwelt zu vermitteln, und zwar durch sein in gleichbleibender Weise auftretendes Regulationsverhalten bei irgendeiner Wechselwirkung.

Regulationsdiagnostik ist in diesem Sinne also mehr als Ermittlung von Leistungsschwäche, Funktionsstörungen und Krankheitszuständen. Sie dient der Aufklärung des Verhaltens eines Menschen während einer Wechselwirkung mit *Feldkräften* der Umwelt. Unter diesen verstehen wir nicht nur physikalisch wirksam werdende Einflüsse wie Wasser, Licht, Nahrung, Körperbewegung, sondern auch Wirkungen, die sich als Ausstrom psychischer Umweltemotionen im Regulationsgefüge des Betroffenen zeigen, z. B. solche, die aus der Begegnung mit anderen Menschen, aber auch mit Umständen und Ereignissen aus der täglichen Arbeit u. a. die vegetative Dynamik über die Psyche in Bewegung setzen. Wir diagnostizieren über das registrierte Bild des Blut- und Stofftransportes hierbei die Verhaltensweise eines Menschen in seiner Umwelt und erkennen aus der Dynamik von Blutdruck, Puls und Atmung seine Antwort auf den Umweltreiz.

Die im Augenblick erfolgende Antwort ist stets das Ergebnis der chronophysiologischen und individualhistorischen Entwicklung des Menschen: seine Leistungsgröße hängt von seinem Trainingszustand ab, seine Leistungsform von Erbanlage und Alter. Aus der Beziehung: augenblickliches Leistungsbild (hämodynamisches Regulationsbild) z. B. zu täglicher Arbeit, läßt sich daher eine Vorstellung gewinnen, in welcher Weise der Umwelteinfluß *Arbeit* auf die individualhistorische Entwicklung eingewirkt hat. Aus dem Vergleich vieler unter gleichartigen Umständen gewonnener Befunde läßt sich daher eine objektive Aussage ermitteln, wie ein Mensch bestimmten

Lebensalters und bestimmter Erbanlage auf einen Umwelteinfluß wie Arbeit (Bewegungsmangel oder starke Bewegungsantriebe) antworten wird.

Die Ermittlung gerade dieser Zusammenhänge schien uns für jene Vorgänge — die L. R. GROTE als chronopathologisches Geschehen und M. BÜRGER als Biomorphose bezeichnet hat — für die Beurteilung und Definition der *Leistung in der Umwelt* als besonders wichtig, und zwar nicht nur im Hinblick auf die Erforschung der Individualkrankheit, die sich aus der stetigen Deformierung der Wechselwirkung des Menschen mit seiner für ihn bedeutsamen Umwelt ergibt. Es erschien uns — an Hand großer Untersuchungsreihen — noch wichtiger, die Wege zu erfahren, über die sich die Deformierung im Organismus bzw. seinem Regulationsgefüge im Einzelfalle auswirkt. Mit anderen Worten: es sollte der Weg ergründet werden, an dessen Ende im chronopathologischen Ablauf die als Zivilisationskrankheit bezeichnete allgemeine Veränderung des Körpers steht. In dieses Ziel waren in erster Linie jene Entwicklungsphasen einzuschließen, in denen nur infolge einer deformierenden Wechselwirkung die eutonische Ordnung im täglichen Leben nicht zustandekommen kann. Aus der Kenntnis dieser Beziehungen war nicht nur die Pathogenese vieler Wechselwirkungsschäden zu erfahren, sondern zugleich auch das Rezept, die eutonische Ordnung zu erhalten bzw. die sich zunächst als dystonische Entgleisung äußernde Antwort des *verspannt* in die Wechselwirkung eingeschalteten Regulationsgefüges zu verhüten.

Verspannung des individuellen Regulationsgefüges ist zunächst nur während der Wechselwirkung selbst einzufangen. Die zunächst lediglich durch den Umwelteinfluß bewirkte dystonische Entgleisung, die während der Arbeit viele Stunden besteht, kann als dystonische Funktion, wie ein in nachhaltigen Schwung gesetztes Pendel auch während der wirkungsfreien Zeit des Umwelteinflusses beibehalten werden. Dieses Über-die-Zeit-Hinauswirken hängt nicht nur von der Zeitdauer und Intensität ab, sondern auch von der *Responsivität* des an die Wechselwirkung gebundenen Regulationsgefüges. *Responsivität* im Sinne GROTES ist Antwortfähigkeit, daher auch Antwortempfindlichkeit und Antwortintensität. Aus diesen Eigenschaften ergibt sich die Fähigkeit, den Umweltreiz in sich zu verarbeiten, ihn als mehr oder weniger trainiertes und widerstandsfähiges, als stabiles oder labiles System zu *verkraften*. Je nach diesen Eigenschaften ergeben sich die Möglichkeiten, die eutonische Ordnung zu erhalten und die dystonische Entgleisung zu verhüten.

Regulationsdiagnostik ist daher Klärung der vorhandenen Möglichkeiten, Eutonie aufrechtzuerhalten und Dystonie zu verhindern und darüber hinaus der Weg, rational die chronophysiologische Entwicklung eines Menschen zu sichern, und das unter den heutigen Arbeits- und Lebensumständen sichere Abgleiten in das Chronopathologische auszuschalten.

In den hämodynamischen Testverfahren wird der systolische und der diastolische Druck an einem herznahen Gefäß bzw. im Bereich des *Windkessels* — also zwischen Kreislaufantrieb und arterieller Peripherie — gemessen und in Beziehung zum Puls und zur Atembewegung gesetzt. Wir erfassen hierbei die Größenordnung und die Bewegungsform der Blutumflutung, die immer dann einsetzt, wenn unter einer Beanspruchung die animalische Leistung aktiviert wird. Dieser Vorgang wurde in seiner Eigenart als *extravertierende Dynamik* gekennzeichnet, weil bei seinem Ablauf die verfügbare Blutmenge, die bei Körperruhe in den inneren Blutdepots eingelagert ist, den aktivierten Organen zugeführt wird. Die so mobilisierte extravertierende Dynamik erkennen wir mit unserem Verfahren in ihrer Größenordnung (relatives Volumen), aber auch in der Geschwindigkeit (Steilheit) ihrer Mobilisierung, aus dem Verhalten von Blutdruck und Pulsbewegung. Diese als *Drehmoment* und *Drehzahl* anzusehenden

Regulationskomponenten ergeben die jeweils unter einem Umwelteinfluß hervorgebrachte, aber auch herausgeforderte Leistung des Regulationsgefüges. Auf diese Weise wird die im Einzelfall entwickelte und überhaupt mögliche extravertierende Dynamik als Mittel der Begegnung mit der Umwelt sicht- und meßbares Kennzeichen der Leistungsgröße und Anpassungsform des Menschen, ebenso aber auch der Beeinflussungsmöglichkeit des Regulationsgefüges mit Hilfe eines Umweltreizes.

Während wir über den Ablauf der extravertierenden Dynamik ein unmittelbares Bild aus der Blutdruck/Puls-Atembewegung erhalten, können aber gleichzeitig auch Schlüsse auf die am Anfang des Umflutungsgefälles, nämlich die im Vegetationsraum auftretenden Verhältnisse, gezogen werden. Sie unterliegen beim Auftreten einer dystonischen Entgleisung ebenfalls typischen Veränderungen. Auf sie konnten wir im Rahmen dieser Bucharbeit ebensowenig eingehen wie auf die verschiedenen Formen der dystonischen Entgleisung. Insofern sind die Abschnitte, die ein Schema der Wechselwirkung mit der Umwelt und die daraus resultierenden Vorgänge im Regulationsgefüge behandeln, ein Vorgriff auf die nächste Abhandlung. Diese soll sich hauptsächlich mit der Diagnose der Verhältnisse am Anfang des extravertierenden Strömungsgefälles befassen. Wir haben vorgegriffen, weil die Tatsache, die extravertierende Dynamik diagnostisch erfassen zu können, zugleich die Möglichkeit einschließt, Rückschlüsse auf den unter Körperruhe auftretenden Blutrückstrom in die Vegetationsraumorgane zu ziehen. Der in der Erholungsphase erfolgende Retraktionsvorgang stellt nichts anderes dar als die *Aktivierung der introvertierenden Dynamik* im Regulationsgefüge. Der Vorgang äußert sich in der Geschwindigkeit, die animalische Leistung wieder abzuschalten und den Zustand bei Körperruhe wiederherzustellen. Die Begriffe der extravertierten und der introvertierten Dynamik sind zunächst nur auf die hämodynamischen Vorgänge beschränkt. Jedoch zeigt sich dem Erfahrenen, daß diese Beschränkung ohne weiteres aufgehoben werden kann, weil die in der Hämodynamik zum Ausdruck kommenden Verhältnisse tatsächlich für die gesamte vegetative Leistung gelten und darüber hinaus Grundsätzliches über die Verhaltensweise der Psychosomatik aussagen können.

Es ist nicht möglich, auf die vielschichtigen Zusammenhänge und Folgerungen für die Therapie, in die wir die der richtigen Arbeitsgestaltung (Betriebswirtschaft als biologisch wirksame Rationalisierung) einschließen müssen, einzugehen. Es ist aber geplant, auf Grund reicher Erfahrungen zahlreiche und heute aktuelle Probleme in weiteren Arbeiten zur Erörterung zu bringen. In dieser Abhandlung

1. sollten die Methoden der einfachen hämodynamischen Regulationsdiagnostik und ihre Indikation sowie die Grenzen ihrer Anwendbarkeit dargestellt werden;
2. galt es zu zeigen, welche Anpassungsformen unter bestimmten Einwirkungen, in verschiedenen Lebensaltern und in Abhängigkeit vom Genotyp und Trainingszustand auftreten können;
3. wurde versucht, auf Grund einer *synoptischen* Analyse die individuelle Erscheinung der im Regulationsbild zum Ausdruck kommenden Anpassungsweise auf der Grundlage der exakten physiologischen Forschung zu deuten und daraus Schlüsse für die Vorgänge im individuellen Regulationsgefüge während eines Anpassungsvorganges abzuleiten.

Aus dem Ergebnis der regulationsdiagnostischen Bedeutungsanalyse gehen nicht nur Aufschlüsse für die Indikation einer der *funktionellen Konstitution* angepaßten Therapie hervor, sondern es lassen sich auch grundsätzliche Schlüsse für die Wechselwirkung des Menschen mit seiner Lebens- und Arbeitsumwelt ziehen, und zwar in Abhängigkeit des jeder Konstitution zuzuordnenden Leistungstrends und des ihr zugehörigen Entwicklungspotentials.

Literatur

AALSMER, W. C.: Über das Auftreten von Gefäßtönen. Wien. Arch. inn. Med. *23* (1952).

ABRAMSON, D. J.: Vascular responses in the extremities of man in health and disease. Univ. of Chicago Press (1944).

ALTMANN, R.: Über den Nachweis der systolischen Ventilebenenverschiebung am menschlichen Herzen. Fortschr. Röntgenstr. *6*, 776 (1955).

ANTHONY, A.: Bestimmung der Dehnbarkeit mittelgroßer Arterien d. Menschen. Verh. Dtsch. Ges. Kreisl.forsch. *9*, 307 (1936).

APERIA, A.: Skand. Arch. Physiol., (Berlin und Leipzig) Suppl. 16—83 (1940).

ASHER, L.: Herzregulierendes Hormon der Leber. Schweiz. med. Wschr. *56*, 921 (1926).

ASHER, L.: Regulation des Herzschlages d. d. Leber. Phys. Kongreß. 10 (1926).

ASMUSSEN, E. und M. NIELSEN: Cardiac output during muscular work and its regulation. Physiol. Rev. *35*, 778—800 (1955).

ATHANASIOU, Dem. J.: Die pharmakologische Beeinflussung des Valsalva-Versuches bei fortlaufender Blutdruckregistrierung. Z.-schr. Klin. Med. *145*, 340 (1949).

ATZLER, E. und G. v. LEHMANN: Über ein neues Verfahren zur Darstellung der Herztätigkeit. Arbeitsphysiologie *5*, 636 (1932).

ATZLER, E.: Neues Verfahren zur Funktionsprüfung des Herzens. Dtsch. med. Wschr. II, 1347 (1933) und Arbeitsphysiologie I. Teil, Erg. Physiol. *40*, 325 (1938).

BAINBRIDGE, F. A.: The influence of venous filling upon the rate of the heart. J. Physiol. *50*, 65 (1915). The relation between respiration and the pulse rate. J. Physiol. *54*, 192 (1920).

BANSI, H. W. und G. GROSCURTH: Funktionsprüfung des Kreislaufs durch Messung der Herzarbeit. Klin. Wschr. II, 1902 (1930). Kreislauffunktionsprüfung bei Herzkranken. Dtsch. med. Wschr. II (1931).

BARCROFT, J.: The respiratory function of the blood. Cambridge Univ. press 2. Aufl. 1928. Die Stellung der Milz im Kreislaufsystem. Erg. Physiol. *25*, 818 (1926).

v. BASCH, S.: Untersuchungen am Herzen. Verh. Dtsch. Kongr. inn. Med. 187 (1904). Über die Messung des Blutdruckes am Menschen. Zschr. klin. Med. *2*, 6 (1880), klinische u. experimentelle Studien 1 und 2.

BAUMANN, H.: Über die Verwertbarkeit der verschiedenen Methoden zur Minutenvolumenbestimmung. Zschr. Kreisl.forsch. *22*, 610 (1930), außerdem mit GROLLMANN, A., in „Schlagvolumen und Zeitvolumen des gesunden und kranken Menschen“. Erg. der Kreislaufforschung Bd. V, Verlag. Th. Steinkopff, Dresden und Leipzig.

BAYER, O.: Verh. Dtsche. Ges. inn. Med. 1953.

BAYER, O. und H. LANDEN: Med. Mschr., Stuttgart, 259 (1949).

BAZETT, H. und L. B. LAPLACE: Studies on the indirect measurement of blood pressure. I. Sources of error in the Riva-Rocci-method. Amer. J. Physiol. *103*, 48 (1933).

BECKMANN, K.: Über Änderungen in der Atmungsregulation durch psychische und pharmakol. Einflüsse. Dtsch. Arch. Klin. Med. *117*, 419 (1914/15).

BENNINGHOFF: Anatom. Grundlagen der Beziehung zwischen Atmung und Kreislauf. Handbuch d. mikroskop. Anat. VI, 1, S. 66 (1930). 11. Fortbildungslehrgang Nauheim 1935. Beiträge zur Verschiebung der Ventilebene im Herzen. Ärztl. Forschg. *2*, 27 (1948).

BERBLINGER, W.: Formen und Ursachen der Herzhypertrophie bei Lungentuberkulosen. Bern 1947.

v. BERGEN, FR., D. ST. WEATHERHEAD, A. E. TRELOAR, A. B. DOBKIN und J. J. BUCKLEY: Comparison of indirect and direct methods of measuring arterial blood pressure. Circulation vol X, 4 (1954).

v. BERGMANN, G.: Funktionelle Pathologie, 1936. Springer Verlag.

BIER, A.: Die Entstehung des Kollateralkreislaufes. Arch. pathol. Anat. *147*, 256 und 444 (1897) und *153*, 306 und 434 (1898).

BIRKMAYER, W. und W. WINKLER: Klinik und Therapie der vegetativen Funktionsstörungen. Springer-Verlag, Wien 1951.

BLUMBERGER, K. J.: Die Dynamik des Herzens bei Blutdruckerhöhung und -erniedrigung. 15. Tagung d. Ges. f. Kreislaufforschung 1949 (Nauheim). Die Untersuchung der Dynamik des Herzens beim Menschen. Ihre Anwendung als Herzleistungsprüfung. Erg. inn. Med. 424 (1942).

BÖGER, A. und K. WEZLER: Die zentrale Stellung des Windkessels im Kreislauf. Klin. Wschr. 1185 und 1241 (1936).

BÖGER, A. und K. WEZLER: Klin. Wschr. *37* (1940). Die Dynamik des arteriellen Systems. Der arterielle Blutdruck und seine Komponenten. Erg. Physiol. *41*, 201—606 (1939).

BÖHME, W.: Über den aktiven Anteil des Herzens an der Förderung des Venenblutes. Erg. Phys. 251 (1936). Über die diastol. Auffüllung des Herzens und die Blutbewegung in den zentralen Venen. Fortschr. Röntgenstr. *56*, 20 (1937). Aktive Förderung des Blutrückstromes durch das Herz. Nauheim. Fortbild.-Lehrg. Bd. 14, 149 (1938).

BOUCKE, H. und K. BRECHT: Eine Methode zur graphischen Ermittlung des Blutdruckes am Menschen mit Hilfe des Ekg-Apparates. Klin. Wschr. 668—670 (1953).

BOHN, H.: Zbl. inn. Med. *13* (1939).

BOHN, H.: Verh. Dtsch. Ges. inn. Med. 1939.

v. BOHNSDORFF, B.: Die theoretischen Grundlagen der Herzfunktionsprüfungen. Acta med. Scand. *118*, 25 (1936).

BORDLEY, J., C. A. CONNOR, W. F. HAMILTON, W. J. KEN und C. J. WIGGERS: Recommendations for human blood pressure determinations by sphygmomanometers. Circulation *4*, 503 (1951).

BROEMSER, PH.: Neuere Fortschritte der Hämodynamik. Nauheim. Fortbild.-Lehrg. Bd. 14, 1938, S. 1.

BROEMSER, PH. und LIEDHOLM: Zschr. Biol. *97*, 313 (1936).

BROEMSER, PH. und O. F. RANKE: Messung des Schlagvolumens auf unblutigem Wege. Zschr. Biol. *90*, 467 (1930).

BROEMSER, PH.: Physik. Bestimmung des Schlagvolumens. Zschr. Kreisl.forsch. *25*, 11 (1933).

BRAMWELL, J. C.: The arterial pulse in health and disease. Lancet II, 366 (1927).

BRAUER, L.: Atmung und Kreislauf. Verh. Dtsch. Ges. Kreisl.forsch. *13*, 37 (Dresden 1940).

BRAUER, L.: Die respiratorische Insuffizienz. Verh. dt. Ges. inn. Med. 120 (1932).

BREDNOW, W.: Zum Gestalt- und Funktionsproblem in der Röntgendiagnostik des Herzens. Akademieverlag (Berlin 1955).

BREDNOW, W. und SCHAARE: Zschr. Klin. Med. 125 (1934).

BRADBURY, S. und C. EGGLERTON: Amer. Heart J. *1*, 73 (1925).

BOHNENKAMP, H.: Über die Wirkungsweise der Herznerven. Pflügers Arch. Physiol. *196*, 275 (1922).

BOHNENKAMP, H.: Der Stoffwechsel des Herzens und seine Leistungsgrenzen. Verh. Ges. Verdauungskrkh. 60 (1937) und Lehrbuch d. spez. pathol. Physiologie (Jena 1951).

BOHNENKAMP, H. und O. EICHLER: Herznerven und Energieumwandlung im Herzen. Pflügers Arch. Physiol. *212*, 707 (1926).

BOHNENKAMP, H. und W. ERNST: Energieumwandlung im Herzmuskel. Zschr. Biol. *87*, 210 (1928) und *88*, 429 (1929).

BRÜNGER, F.: Über den Wert des Überwärmungsbades nach H. KUNZE als Kreislauffunktionsprüfung. Dtsch. Arch. Klin. Med. 198, 635 (1951).

BRUGSCH, TH.: Pathologie des Kreislaufs, Leipzig 1937.

BRUNS, O.: Untersuchungen über den respirator. Gaswechsel bei Erkrankungen der Lunge und der Luftzufuhr-Wege. Dtsch. Arch. Klin. Med. *107*, 468 (1912).

BRUNS, O. und G. A. ROEMER: Der Einfluß angestrengter körperlicher Arbeit auf radiograph. Herzgröße, Blutdruck u. Puls. Zschr. klin. Med. *94*, 22 (1922).

Bürger, M.: Valsalva als Herzfunktionsprüfung. Verh. Dtsch. Ges. inn. Med. 282 (1925), Klin. Wschr. 777 u. 825 (1926), Fortschr. Röntgenstr. *60*, 78 (1939).

Bürger, M.: Valsalvascher Versuch als Kreislaufbelastungsprobe. Verh. Dtsch. Ges. inn. Med. 282 (1925).

Bürger, M.: Röntgenol. Herzfunktionsprüfung. Fortschr. Röntgenstr. *60*, 78 (1939).

Burger, M.: Diencephalon als psychosomatische Schaltstelle. Acta neuroveget. *III*, 1—2 (1951).

Burton-Opitz, R.: Vascularity of liver. — Adrenalin. Quart. J. exper. Physiol. *5*, 309, 329 (1912).

Bauereisen, E.: Atmungseinflüsse auf den arteriellen Blutdruck des Menschen. Arch. Kreislaufforsch. *14*, 306 (1948), Pflügers Arch. Physiol. 257, 108 (1953), Zschr. Biol. 106, 219 (1953).

Cannon, W. B. und R. S. Hoskins: The effects of asphyxia, hyperpnoea and sensory stimulation on adrenal secretion. Amer. J. Physiol. *29*, 274 (1911) und *125*, 765 (1939).

Clara, M.: Arteriovenöse Nebenschlüsse. Verh. Dtsch. Ges. Kreisl.forsch. *12*, 226 (1938). Die arteriovenösen Anastomosen, Leipzig 1939.

Clark, J. H., W. Nelson, Ch. Lyons, H. S. Mayerson und P. Decamp: Chronic shock: The problem of reduced blood volume in the chronical ill patient. Ann. Surg. *125*, 618 (1947).

Curry, M.: Bioklimatik (Riederau 1946).

Curry, M.: Schweiz. med. Wschr. 668 u. 686 (1949).

Curry, M.: Bodily changes in pain, hunger, fear and rage. D. Appleton Century Co. New York und London 1939.

Delius, L.: Kreislauffrühschäden. Klin. Wschr. *40*, 1306 (1939).

Delius, L.: Über das Blutdruckverhalten bei Herzinsuffizienz. Verh. Dtsch. Ges. Kreisl.-forsch. 1949.

Delius, L. und H. Reindell: Dtsch. Arch. Klin. Med. 181 (1937).

Deppe, B. und E. Wetterer: Vergleichende tierexperim. Untersuchungen zur physikal. Schlagvolumenbestimmung. Zschr. Biol. *99*, Heft 4, 1. u. 2. Mitteilung, *100*, Heft 2, 3. Mitteilung.

Deppe, B., E. Kapol und H. v. Kirchhof: Zschr. Kreisl.forsch. 1 (1949).

Deppe, B. und H. Bierhans: Die Dynamik des menschlichen Kreislaufs während der Muskelarbeit und anschließender Erholungsphase usw. Arch. Kreisl.forsch. *2*, 257 (1938).

Dietlen, H.: Herzgröße, Herzmeßmethoden, Atmung, Hypertrophie, Dilatation. Tonus des Herzens. Handbuch d. norm. u. pathol. Phys. Bln. VII/1, 306. (1926).

Dietrich, S.: Die Blutdruckregulation bei Einwirkung der Schwerkraft in wechselnder Richtung u. ihre Störungen. Verh. Dtsch. Ges. Kreisl.forsch. 283 (1941).

Dresel, K.: Experim. über periph. u. zentralveget. Nervensystem. Zschr. exper. Med. *37*, 373 (1923).

Durig, A.: Der arterielle Hochdruck. Verh. Dtsch. Ges. inn. Med. 124 (1923).

Durig, A.: Über Blutdruck und Blutdruckmessung. Wien und Leipzig 1932.

Edens, E.: Die Krankheiten des Herzens. Verlag Julius Springer, Berlin 1929.

Eppinger, H., F. Kisch und H. Schwarz: Das Versagen des Kreislaufes. Verlag Julius Springer, Berlin 1927.

Eppinger, H. und Hess: Die Vagotonie (Berlin 1910).

Eyster, J. A. E. und W. J. Meek: Instantaneous radiographs of the human heart at determined points in the cardial circle. Amer. J. Roentgenol. *7*, 471 (1920).

Eyster, J. A. und D. R. Hooker: Vagushemmung bei Zunahme des Blutdrucks. Zbl. Physiol. *21*, 615 (1907).

Farber, B. E.: Arbeitsfähigkeit von Hypertonikern (Dynam. Beobachtung im Betrieb). Terap. Arch. Moskoa (1955).

Feldmann, H. und U. Legler: Über die Bedeutung des diastolischen Blutdruckes für die Klinik. Zbl. inn. Med. *29/31*, 473 (1941).

Fick, A.: Über die Messung des Blutquantums in den Herzventrikeln. S.ber. Physik.-Med. Ges. Würzburg 16 (1870).

Frank, O.: Einfluß der Häufigkeit des Herzschlages auf den Blutdruck. Zschr. Biol. *41*, 1 (1901). Die Theorie der Pulswellen. Zschr. Biol. *85*, 91 (1926). Der Ablauf der Strömungsgeschwindigkeit in den Gefäßen. Zschr. Biol. *88*, 249 (1928). Die Geschwindigkeit des Blutes in den Gefäßen. Der Physiol. *51*, 614 (1929).

FRANK, O. und WEZLER: Zur Dynamik des Herzmuskels. Zschr. Biol. *32* (370), 1895. Zschr. Biol. *91*, 439 (1931).

FREY, A.: Die Herz- und Gefäßkrankheiten. (Berlin 1936).

FRIESE, G., K. MECHELKE und W. ULMER: Über die Beziehung der Blutdruckamplitude zum Erregungsrückgang des Herzens bei Lagewechsel vom Liegen zum Stehen. Zschr. Kreisl.forsch. *44*, 517 (1955).

GLATZEL, H. und M. PASCHE: Krankheitsgestaltung und Charakter. III. klin. u. graphol. Untersuchg. z. Charakterologie der ulkuskranken Frau. Ärztl. Wschr. *4*, 494 (1949). Zur Psychosomatik der Ulkuskrankheit. Zschr. psycho-somat. Med. 1 (1954).

GLAUNER, W.: Funktionsprüfungen des Kreislaufs in der Praxis. Med. Klin. 1949 (1948).

GOLLWITZER-MEIER, KL. und E. KRÜGER: Zur Verschiedenheit der Herzenergetik und Herzdynamik bei Druck- und Volumenleistung. Pflügers Arch. Physiol. *238*, 279 (1936). Zur Frage der Sauerstoffschuld des Warmbluterherzens. Pflügers Arch. Physiol. *242*, 691 (1939). Die Energetik des Säugetierherzens. Klin. Wschr. I, 225 (1939).

GOMEZ, D. M.: Le problème de la pression art. minima. Presse méd. Paris II, 1768 (1931).

GRAB, W., S. JANSSEN und H. REIN: Über die Größe der Leberdurchblutung. Zschr. Biol. *89*, 324 (1930).

GREEN, D. M., A. D. JOHNSON, A. LOBB und G. CUSICK: Die Wirkung von Adrenalin beim Normalen und beim Hypertoniker in Beziehung zum Mechanismus der dauernden Blutdrucksteigerung. J. Laborat. Clin. Med. S. Louis *33*, 332 (1948).

GREMELS, H.: Pharmakologie der Herzinsuffizienz. Verh. Dtsch. Ges. Kreisl.forsch. *12* (310), Dresden u. Leipzig 1939.

GREMELS, H.: Über die vegetat.-hormonale Steuerung der Ausgleichsfunktionen beim akuten Blutverlust und ihre therapeutische Anwendung. Arch. Gynäk. 176, 20 (1948). Die vegetativ-hormonale Stoffwechselsteuerung und ihre Bedeutung für die Pharmakologie. Klin. Wschr. 449 (1947).

GRIFFITH, jr., FRED. R., J. YORK und ZACHMYS: Vasoconstriction in the liver. Proc. Soc. Exper. Biol. Med. N.Y. *25*, 399 (1928).

GROSSE-BROCKHOFF, F.: Die Beurteilung d. venösen Blutdruckstroms zum Herzen beim Menschen. Dtsch. Arch. klin. Med. *185*, 511 (1940).

GROSSE-BROCKHOFF, F. und W. MOLINAUS: Untersuchungen über die Blutdepots des Menschen. Dtsch. Arch. Klin. Med. *185*, 481 (1940).

GROSSE-BROCKHOFF, F.: Verh. Dtsch. Ges. Kreisl.forsch. *17*, 34 (1951).

GROTE, L. R.: Regulationspathol. der Kreislauferkrankungen. Med. Welt *13*, 53 (1939). Die Bedeutungsanalyse der Krankheitserscheinungen als klinischer Forschungsweg. Aus „Natürl. Heilweisen im Rahmen der Gesamtmedizin" (Jena 1938). Probleme der Individualtherapie. Vortrag a. d. Berlin. Akademie f. ärztl. Fortbildung (Jena 1939). Die Bedeutungsdiagnostik des Blutdrucks. Med. Klin. *49/50* (1937). Die Bewertung der ätiol. Zusammenhänge i. d. Krankheitsbehandlung. Nauheim, Fortbild.-Lehrg. Bd. XIII, 1937. — Ärztl. Vorträge a. d. Sanatorium Glotterbad, Hippokrates-Verlag 1956.

v. HAJEK, H.: Reaktionsfähigkeit der Alveolarepithelien und Lungenödem. Klin. Wschr. 673 (1943).

v. HAJEK, H.: Entstehung des Lungenödems. Experientia (Basel) 4, 448 (1948).

v. HAJEK, H.: Die Muskulatur der Bronchi u. Bronchioli und ihre Wirkung. Ber. Phys.-Med. Ges., Würzburg, N. F. 64, 82 (1940).

HANSEN, E.: Über den mechan. Wirkungsgrad der Muskelarbeit. Skand. Arch. Physiol. 51, 1 (1927).

HASSELWANDER, A.: Über die Gestalt des Zwerchfells und die Lage des Herzens. Zschr. Anat. Entw.gesch. *114*, 375 (1949).

HAUFFE, M.: Physiol. Grundlagen der Hydrotherapie. Fischers med. Buchhandlung H. Kornfeld Berlin 1924. Die Reizstärke als Maß hydrotherap. Anwendungen. Verh. Dtsch. Ges. inn. Med. *48*, 251 (1936). Balneologe 4, 359 (1937).

HEVELKE, G.: Beiträge zur Funktion und Struktur d. Gefäße. III. Mitt. vergleichende angiochem. Unters. der re. u. li. a. brachial. Z. f. Altersforschung 3, 254 (1955).

HAVLICEK, H.: Hippokrates *2* (1929), Bruns' Beitr. Klin. Chir. *160* (1934); Verh. Dtsch. Ges. Kreisl.forsch. *7*, 1934 u. *8*, 1935; Arch. Kreislaufforsch. *1*, 188 (1937); Ärztl. Forschg. *2*, 1948.

Herbst, R.: Der Einfluß der Atmung auf das Herzschlagvolumen. Verh. Dtsch. Ges. Kreisl.forsch. (1940).

Hering, E.: Über Atembewegung des Gefäßsystems. S.ber. Akad. Wiss. Wien, Abt. 2, *60*, 829 (1869).

Hering, E.: Über eine reflektorische Beziehung zw. Lunge u. Herz. S.ber. Akad. Wiss. Wien Abt. 2, 64 (1871).

Hering, E. und J. Breuer: Die Selbststeuerung der Atmung durch den n. vagus. S.ber. Akad. Wiss. Wien, Abt. 2, *58*, 1868.

Herkel, W. und Papageorgiou: Einfluß von Bädern auf Herz- und Arteriensystem bei Gesunden und Kranken. Verh. Dtsch. Ges. Kreisl.forsch. *11*, 405 (1938).

Herkel, W.: Zum Verhalten des Windkessels und des peripheren Gesamtwiderstandes im Bade. Klin. Wschr. *31*, 1070 (1938). Untersuchungen zur Dynamik des Kreislaufs unter der Einwirkung verschiedener Bäderformen. Arch. Kreisl.forsch. *7—12*, 313 (1939).

Hermann, G.: Über Änderungen der ST- und T-Form des Elektrokardiogramms im Verlauf des Tages (Tagesschwankungen). Arch. Kreisl.forsch. III, 209 (1938).

Herxheimer, H.: Grundriß der Sportmedizin. Verlag Thieme, Leipzig 1933.

Hess, W. R.: Die Regulierungen des Blutkreislaufes und der Atmung, gleichzeitig ein Beitrag zur Physiol. d. vegetat. Nervensystems. Verlag Georg Thieme, Leipzig 1931. Die Regulierung des periph. Blutkreislaufes. Erg. inn. Med. *23*, 1 (1923). Die Funktionen des vegetat. Nervensystems. Klin. Wschr. 9 (22), 1009 (1930). Die funktionelle Organisation des vegetativen Nervensystems. Basel, B. Schwabe, 1948. Prinzipien organ. Ordnung am Beispiel d. veget. Nervensystems. Klin. Wschr. *7/8*, 105 (1951).

Hildebrandt, G.: Rhythmusforschung und Balneologie. Arch. physik. Therap. Leipzig *4* (1953). Thorakographische Studien m. d. Oscillographen nach Gesenius u. Keller. Zschr. exper. Med. *120*, 244 (1953) Über den Tagesgang der Atemfrequenz. Zschr. klin. Med. *150*, 433 (1953). Über die rhythmische Funktionsordnung von Puls u. Atem. Zschr. klin. Med. *150*, 445 (1953). Bäderkuren u. biolog. Rhythmen. Dtsch. med. Wschr. *38*, 1404 (1954).

Hildebrandt, G. und Henkel: Über die Sicherheit des oscillographischen Befundes bei peripher. Durchblutungsstörungen. Arch. phys. Therap. Leipzig *2*, 150 (1955). Untersuchungen über die rhythmische Funktionsordnung von Puls und Atem. Acta med. Scand. 175 (1955).

Hochrein, M.: Die Herzfunktionsprüfung i. d. Praxis. Verh. Dtsch. Ges. inn. Med. 41 (1941). Herzkrankheiten Bd. I, Physiol. Beurteilung u. funktionelle Pathologie des Herzens. 1940, Th. Steinkopff, Dresden u. Leipzig. Herzprobleme des Kreislaufgesunden beim Sport. Münch. med. Wschr. *40*, 1470 (1939). Der Myocardinfarkt, Dresden 1937.

Hoff, F.: Nauheim, Fortbild.-Lehrg. 16 (Darmstadt 1951). Erg. inn. Med. *33*, 195 (1928).

Hoff, H.: Verh. Dtsch. Ges. inn. Med. *59*, 122 (1953).

Holmgren, Alf: Circulatory changes during muscular work in man. Stockholm 1956.

Holtzer, W.: Physikal. Medizin in Diagnostik u. Therapie. Wien 1940.

Holtzer, W. und K. Polger: Ärztl. Elektrokardiographie, Berlin 1941.

Holzlöhner, E.: Der Atempuls d. Menschen und der Blutstrom in den herznahen Venen. Arch. Kreisl.forsch. *1*, 305 (1937).

Holzmann, M.: Klinische Elektrokardiographie, Zürich 1945.

Holzmann, M.: Funktionsprüfung des Herzens. Helvet med. acta *8*, 733 (1941).

Hazebroek: Zur Frage der selbständigen Strombeförderung des Blutes im Kapillargebiet d. Organe. Zschr. Kreisl.forsch. *25*, 745 (1933).

Hürthle, K.: Die pulsator. Bewegung der Aortenwand. Pflügers Arch. Physiol. *236*, 385 (1935). Über die Art der pulsator. Bewegung der Arterien. Verh. Dtsch. Ges. Kreisl.forsch. *8*, 228 (1935). Über tonische und pulsator. Bewegungen der Arterienwand. Pflügers Arch. Physiol. *242*, 1 (1939).

Ickert, Fr.: Der Blutdruck bei Ermüdung und Infekten. Dtsch. med. Wschr. 1, 7 (1943).

Ickert, Fr.: Öff. Gesd.dienst. *11*, 234 (1942).

Iljin-Kakujeff, B. J.: Veränderungen des Blutkreislaufes in den ersten Minuten nach Beginn u. Ende der körperl. Arbeit. Arbeitsphysiol. *9*, 138 (1937).

JAENSCH, W.: Grundzüge einer Physiologie und Klinik der psychopathischen Persönlichkeit. Berlin 1926. Die Hautkapillarmikroskopie. Halle 1929.

JARISCH, A.: Kreislauffragen. Dtsch. med. Wschr. II, 1147—1211 (1928). Die Pharmakologie der Zirkulationsgröße. Naunyn-Schmiedebergs Arch. exper. Path. *139*, 257 (1929). Vom Herzen ausgehende Kreislaufreflexe. Arch. Kreislaufforsch. *7*, 260 (1940). Klin. Wschr. 213 (1944).

KALOUD, H.: Zur Kreislauffunktionsprüfung mittels Stehversuch beim vegetat.-dystonischen Kinde. Annal. paediatr. 5 (1954).

KATZENSTEIN: Über Funktionsprüfung des Herzens nach 10j. Erfahrung. Dtsch. med. Wschr. I, 457 (1915).

KAUFMANN und KREAL: Über Laufen und Stiegenlaufen als Prüfung der Leistungsfähigkeit des Herzens. Med. Klin. I, 631 (1916).

KISCH, F. und R. RIGLER: Experimentelle Untersuchungen über die Wertigkeit des Amplitudenfrequenzproduktes als Indikator für Veränderungen des Herzminutenvolumens. Klin. Wschr. *9*, 1017 (1913).

KISCH, F. und H. SCHWARZ: Das Herzschlagvolumen und die Methodik seiner Bestimmung. Erg. Inn. Med. *27*, 169 (1925).

KISCH, B.: Stromgeschwindigkeit und Kreislaufzeit des Blutes. Handbuch der normalen und pathol. Physiologie 7, 2, 1205 (1927). Der gesamte und der zirkulierende Blutauswurf einer Herzaktion. Verh. Dtsch. Ges. Kreisl.forsch. *3*, 114, 1930. Zur Kenntnis der Begriffe Schlagvolumen und Zeitvolumen einer Herzkammer. Klin. Wschr. *4*, 107 (1925).

KNEBEL, R.: Der arterielle Blutdruck bei Minderung d. Herzarbeit. 15. Tg. Dtsch. Ges. Kreisl.forsch., Nauheim 1949.

KNIPPING, H. W.: Über die Funktionsprüfung von Atmung und Kreislauf. Beitr. Klin. Tbk. *88*, 503 (1936). Über die Kontrolle der Herzleistungsgrenze i. d. Klinik. Dtsch. med. Wschr. 12, 462 (1937). Über das Versagen der Lungen- u. Herzkranken unter Arbeit. Med. Klin. *33*, 774 (1942).

KNIPPING, H. W., H. LUDES, H. VALENTIN, und H. VENRATH: Beitrag zur Differenzierung der Insuffizienz des linken, des rechten Herzens und der Lungen usw. Med. Klin. *6*, 161 (1953).

KNIPPING, H. W., W. BOLT, H. VALENTIN und H. VENRATH: Untersuchung und Beurteilung der Herzkranken. Enke-Verlag, Stuttgart 1955.

KOCH, EB.: Die theoretischen Grundlagen der Funktionsprüfungen des Kreislaufes. Nauheim. Fortbild.-Lehrg. 7 (Dresden 1931). Regulationen des Kreislaufes. Nauheim. Fortbild.-Lehrg. 14, 13 (Dresden 1938). Der funktionelle Bau des menschlichen Herzens (Berlin 1922).

KOCH, E.: Die reflektorische Selbststeuerung des Kreislaufes. Dresden u. Leipzig 1931.

KOČÁR, J.: Über Regulation des systolischen Blutdruckes. Zschr. inn. Med. *8*, 805 (1953).

KOČÁR, J.: Über allgemeine Regulation des diastolischen Blutdruckes. Zschr. inn. Med. *6*, 285 (1955).

KORNER, P. J.: The normal human blood pressure during and after exercise with some related observations usw. The Australian Journal of Experimental Biology and Medical science. Vol XXX (1952).

KOROTKOFF: Ber. mil.ärztl. Akad. St. Petersburg 5, 1905.

KRAMER, K. und H. SARRE: Die Veränderungen der respirator. Mittellage im Bad und ihre Folgen für Atmung und Kreislauf. Klin. Wschr. 14, 473 (1936).

KRAUS, FR.: In Spezielle Pathol. und Therapie inn. Krankh. Bd. IV Herzkrankheiten (Urban u. Schwarzenberg), Berlin u. Wien. Allgem. und spezielle Pathologie der Person. Klin. Syzygiologie, Teil I, Leipzig (1926).

KRAUTWALD, A.: Der Wert einfacher Untersuchungsverfahren zur frühen Erkennung organischer Gefäßerkrankungen. Akademie-Verlag, Berlin 1955, S. 49. Abh. Preuß. Akad. Wiss. Bln., Klasse Med. Wiss. Jahrg. 1954, Nr. 1.

KRETSCHMER, E.: Körperbau und Charakter. 20. Aufl. Heidelberg, Springer Verlag 1951.

KROETZ, CHR.: Experim. Unters. über die Kranzgefäßdurchblutung in der Herzschwäche usw. Arch. Kreisl.forsch. *6*, 237 (1942).

KROETZ, CHR. und R. WACHTER: Über das Minutenvolumen des Herzens in verschied. Bäderarten. Klin. Wschr. 1517 (1933). Formen der Kreislaufschwäche. Klin. Wschr. 2832 (1930).

KROGH, A. und J. LINDHARD: The regulation of respiration and circulation during the initial stages of muscular works. J. Physiol. *47*, 112 (1913).

KROGH, A.: Anatomie und Physiologie der Kapillaren, 2. Aufl. Berlin 1929.

KRÜGER, R. und C. H. FLACH: Vergleich. Unters. durch das Standard-Extremitäten- und Brustwand-Elektrokardiogramm bei Krankheiten mit chron. Rechtsherzüberlastung. Zschr. inn. Med. *19*, 899 (1955).

KÜNZLI: Die Angst als abendländ. Krankheit. Zürich 1948.

KUNZE, H. M.: Zschr. klin. Med. *138*, 277 (1940). Zschr. ärztl. Fortbild. *16*, 402 (1941), Arch. Kreislaufforsch. *8—12*, 285 (1942). Zbl. ges. inn. Med. 367 (1949), Zbl. ges. inn. Med. 705 (1949). Arch. physik. Therap. *6*, 338 (1950). Zbl. Arbeitsmed. Darmstadt *2*, 47 (1953). Hippokrates *7*, 224 (1954). Hippokrates *23*, 698 (1955). Acta neuroveget. Wien *1—4*, 337 (1954). Hippokrates *22*, 693 (1954). Hippokrates *2*, *3* u. *4* (1956). Therap.woche, Karlsruhe *17*, 429 (1955).

KUSUI, K. und Y. MIYANO: An observation on the blood pressure of the medical students. Wahayama Med. Reports *2*, 97 (1955).

KYLIN, E.: Der Blutdruck des Menschen. Dresden u. Leipzig 1937.

LANDIS: Physiol. Rev. Baltimore *14*, 404 (1934).

LANDEN, H.: Med. Klin. 461 (1950).

LANDEN, H., M. MEYER zum GOTTESBERGE und L. NIESKE: Über die Ausschaltung von Störfaktoren beim Belastungsversuch im Rahmen der klin. Herzfunktionsprüfung. Zschr. Kreisl.forsch. *11/12*, 340 (1943).

LAGERLÖF, H.: Lungenzirkulation bei Herzinsuffizienz. 15. Tg. Ges. Kreislaufforsch. 1949, Nauheim.

LANGE, FR.: Die Tonuskrankheiten des Herzens und der Gefäße. Dtsch. Arch. klin. Med. 1934. Arterielle Hypertonie der Lungenstrombahn (Cor pulmonale). Dtsch. med. Wschr. 204 (1948). Hypertonie und Sklerose der Blutstrombahn. Dresden, Leipzig 1942.

LAMPERT, H.: Überwärmung als Heilmittel. Stuttgart 1949. Die Bedeutung der Konstitution für eine rationelle Gestaltung der Erholungsfürsorge. Öff. Gesd.dienst *7*, 145 (1941).

LANGLEY, J. N.: Das autonome Nervensystem (Berlin 1922).

LASST, A. MÜLLER und L. PIRCHER (Fribourg): Vergleiche zwischen direkter und indirekter Blutdruckmessung beim Menschen. 15. Tg. Ges. Kreisl.forsch. 1949 (Nauheim).

LAUBER, H.: Über arterielle Blutströmung im normalen und krankhaften Zustand. Erg. inn. Med. *44*, 678 (1932). Herzleistungsprüfungen am Menschen mit Hilfe von Herzarbeitskurven. Verh. Dtsch. Ges. inn. Med. 253 (1930).

LAUBER, H. und F. BRAUCH: Über pharmakolog. Beeinflussung der Zirkulationsgröße und Herzarbeit des Menschen. Zschr. klin. Med. *114*, 120 (1930).

LAUBER, H. und R. PANNHORST: Über psychische Beeinflussung des Herzminutenvolumens. Zschr. klin. Med. *114*, 111 (1930).

LAUBER, H. und E. PRZYWARA: Über physikalische Schlagvolumenbestimmungen am Menschen. Zschr. klin. med. *114*, 96 (1930).

LAUBER, H. und H. SCHOLDERER: Über die Herzwirkung des heißen Teilbades. Zschr. klin. Med. *119*, 54 (1931).

LAURELL: Fortschr. Röntgenstr. *53*, 501 (1936).

LAUTER, S.: Kreislaufprobleme. Münch. Med. Wschr. *77*, 526, 593 (1930).

LENAZ, L.: Blutdruck und Kapillarsystem. Klin. Wschr. 23 (1926).

LENÈGRE, J. und P. MAURICE: La pression ventriculaire droite dans l'hypertension artérielle. Arch. mal coeur, Paris *40*, 173 (1947).

LENGGENHAGER, K.: Zusammenhänge in der Calciumfrage (Hyperventilationstetanie). Schweiz. med. Wschr. 749 (1947).

LEPEL, G.: Herzfunktionsprüfungen am gesunden und kranken Menschen. Erg. inn. Med. *54*, 76 (1938).

LEWIS, THOMAS: Gefäßstörungen der Gliedmaßen. Leipzig 1938 (übersetzt von W. Hess). The blood vessels of the human skin and their responses (London 1927).

LICHTHEIM, H.: Die Störungen des Lungenkreislaufes (Berlin 1876).

LILJESTRAND, G. und E. ZANDER: Studies of the work of the heart during rest and muscular activity usw. Acta med. Scand. *66*, 501 (1927).

LILJESTRAND, G.: Physiologie der Herz- und Gefäßarbeit. Verh. Dtsch. pharmak. Ges. 17 (1928).

LILJESTRAND, G. und E. ZANDER: Vergleichende Bestimmungen des Minutenvolumens des Herzens beim Menschen mittels der Stickoxydulmethode und durch Blutdruckmessung. Zschr. exper. Med. *59*, 105 (1928).

LILJESTRAND, G.: Die Regulation des Blutdrucks i. d. a. pulmonalis. Arch. exper. Path. Pharmak. *208*, 173 (1949).

LINDHARD, J.: Über das Minutenvolumen des Herzens bei Ruhe und Muskelarbeit. Arch. Physiol. *161*, 233 (1915). Untersuchungen über statische Muskelarbeit. Skand. Arch. Physiol. *40*, 145, 196 (1920).

LINDHARD, J.: Über die Verwendung der Kreislaufbestimmungen in der Klinik. Verh. Dtsch. Ges. Kreisl.forsch. *3*, 85 (Dresden 1930).

LÜDERITZ, B.: Dtsch. Arch. Klin. Med. *196*, 123 (1949).

LÜDERITZ, B.: Über die Bestimmung der QRS-Dauer bei der Regulationsprüfung des Kreislaufes. Zschr. Kreisl.forsch. *31*, 625 (1939).

MATEEF: Arbeitsphysiologie *8*, 595 (1935).

MATEEF und PETROFF: Klin. Wschr. 217 (1934).

MATEEF und SCHWARZ: Pflügers Arch. Physiol. *236*, 77 (1935).

MARK, R. E.: Wien. klin. Wschr. *63*, 25 (1951); *63*, 40 (1951).

MARK, R. E.: Klinik u. Therapie der veg. Dystonie, Wien, Springer Verlag 1954.

MARK, R. E. und H. NEUMANN: Zschr. exp. Med. *80*, 150 (1931).

MATTHES, H. U.: Die gasanalyt. und physikal. Schlagvolumenbestimmung bei Ruhe und Arbeit. Arbeitsphysiologie *10*, 668 (1939).

MATTHES, K.: Peripherer Kreislauf u. Stoffwechsel beim Menschen. Verh. Dtsch. Ges. Kreisl.forsch. 85 (1941).

MATTHES, K. und R. FALK: Über den Einfluß von Sauerstoffmangel auf den periph. Kreislauf. Verh. Dtsch. Ges. Kreisl.forsch. 109 (1941).

MATTHES, K. und J. EBELING: Dtsch. Med. Wochenschr. 1944, 28. Unters. über die Atemschwankungen des Blutdrucks und der Pulsfrequenz beim Menschen. Pflügers Arch. Physiol. *250*, 747 (1948). Die Endzirkulation und ihre Beeinflussung usw. Arch. physik. Therap. Leipzig *2*, 69 (1949).

MATTHES, K.: Kreislaufuntersuchungen am Menschen m. fortlaufend registr. Methoden, Stuttgart 1951.

MAUTNER, H.: Wien. Arch. inn. Med. *7*, 251 (1923).

MAUTNER, H. und E. P. PICK: Zirkulationsstörungen durch Schockgifte (überleb. Leber). Biochem. Zschr. *127*, 72 (1922).

MAUTNER, H.: Münch. med. Wschr. 1141 (1915).

MAUTNER, H.: Gefäßwirkung des Pituitrins. Arch. exper. Path. Pharmak. Leipzig *97*, 306 (1923). Der Einfluß der Leber auf Blutdruck u. Schlagvolumen. Arch. exper. Path. Pharmak. Leipzig *142*, 271 (1929).

MECHELKE, K. und E. NUSSER: Über Blutdruck- und Pulsfrequenzänderungen während und nach Arbeit. Dtsch. Arch. klin. Med. *202*, 509 (1955).

MEEK, W. J.: The effect of changes in pulse rate on diastolic size. Amer. J. Physiol. *70*. 385 (1924).

MEEK, W. J. und J. A. E. EYSTER: The effect of plethora and variations in venous pressure on diastolic size and output of the heart. Amer. J. Physiol. *61* (1922).

MEEK, W. J. und J. A. E. EYSTER: Cardiac size and output in man during rest and moderate. Exercise. Amer. J. Physiol. *63* (1922).

MEYTHALER, F., G. LOBENHOFER und W. HAGGEN-MILLER: Über die adrenale Gegenregulation auf Insulin bei den verschiedenen Konstitutionstypen. Verh. Dtsch. Ges. inn. Med. Wiesbaden 1950.

MENZEL, W., R. TIMM und G. HERRNING: Über den diagnostischen Wert der Tag-Nacht-Schwankung des erhöhten Blutdruckes. Verh. Dtsch. Ges. Kreisl.forsch. 1949.

MORITZ, F.: Röntgenstrahlen und exakte Bestimmung der Herzgröße usw. Münch. med. Wschr. 29 (1900). Methoden der Herzuntersuchung. Dtsch. Klin. *4*, 453 (1906). Größe und Form des Herzens beim Sport. Dtsch. Arch. klin. Med. *176*, 455 (1934). Über eine Methode beim Menschen, den Druck in oberflächl. Venen exakt zu bestimmen. Dtsch. Arch. klin. Med. *98*, 475 (1910).

MORITZ, F. und D. v. TABORA: Die allgem. Pathologie d. Herzens und der Gefäße. Handb. d. allgem. Pathol. KREHL-MARCHAND, Bd. II, 2. Abt. (1913).

MÜLLER, E. A.: Herzarbeit und Herzvolumen. Pflügers Arch. Physiol. *238*, 638 (1937).

Müller, Otfried und K. Blauel: Zur Kritik der Riva-Roccischen und Gärtnerschen Sphygmomanometrie. Unters. b. Amputation. Dtsch. Arch. klin. Med. *91*, 517 (1907).

Müller, Otfried und E. Weiss: Über die Topographie, die Entstehung und die Bedeutung des mensch. Sphygmogramms. Dtsch. Arch. klin. Med. *105*, 320 (1908). Die feinsten Blutgefäße der menschl. Körperoberfläche in gesunden und kranken Tagen. Stuttgart 1939.

Meyer, F.: Die Dynamik des geschwächten Herzens. Zschr. Kreisl.forsch. *23*, 856 (1941).

Meyer, F. und W. Spiegelhoff: Die Wirkung des Veritols auf die Zirkulationsgrößen des gesunden Menschen. Klin. Wschr. 1342 (1937).

Martini und Pierach: Klin. Wschr. 39 (1926).

v. Neergard: Klin. Wschr. 2148 (1926). Funktion. Kreislaufschwäche beim Sport als Ausdruck latenter Infekte. Dtsch. Ges. inn. Med. 1935. Die Katarrh-Infektion als chron. Allgemeinerkrankung. Dresden u. Leipzig 1939.

Neumann-Böger: Funktionsprüfnng in der Herz-Kreislaufdiagnostik- W. de Gruyter & Co Berlin 1959.

Nothaas: Klin. Wschr. 820 (1929). Zschr. exper. Med. *102*, 728 (1937).

Nylin, G.: Die zirkulier. Blutmenge in gewissen einzelnen Organen. Hygieia, Stuttgart *109*, 263 (1947). Amer. Heart J. *30*, 1 (1945). Versuche über Funktionsprüfung des Herzens. Zschr. klin. Med. *118*, 584 (1931).

Nielsen, M. und F. Asmussen: Cardiac output during muscular work and its regulation. Physiol. Rev. Baltimore *35* (1955).

Opitz, E.: Herzmuskelveränderung durch Störung d. O_2-Zufuhr. Zschr. Kreisl.forsch. *27*, 227 (1935).

Ostwald, E.: Klinische Unters. über den Einfluß der Gemütsverfassung auf Blutdruck und periphere Durchblutung. Med. Klin. *27*, 867 (1949).

Parade, G. W.: Die arterielle Blutversorgung des Herzens und ihre Störungen. Erg. inn. Med. *45*, 337 (1933).

Parisius: Psyche und Kapillaren (1929).

Petrén, T.: Unters. über den Einfluß des Trainings auf die Kapillarisierung der Herzmuskulatur. Morph. Jb. Leipzig *80*, 439 (1937).

Pfeifer, W.: Herzfunktionsprüfung im Rö-Bild. Fortschr. Röntgenstr. *58*, 547 (1938).

Pierach, A. und K. Siedow: Die akute Hypertension im kleinen Kreislauf, ihre Entstehung und Behandlung. Therap. Gegenw. *4*, 131 (1955).

Poiseuille, J. L. M.: Recherches sur la force du coeur aortique. Thèse Paris 1828. Sur les causes du mouvement du sang dans les veines. J. physiol. expér. Paris *10*, 277 (1830).

Pal, J.: Tox. Reaktion der Coronarart usw. Dtsch. med. Wschr. 5 (1912). Dtsch. med. Wschr. 52 (1930). Die Tonuskrankheiten des Herzens und der Gefäße, Wien 1934. Gefäßkrisen (Leipzig 1905).

Ranke, O.: Die Registrierung der Blutdruckmanschette. Zschr. Biol. *207* (1935).

Ratschow, M.: Diagnostik d. peripheren Durchblutungsstörungen. Erg. inn. Med. *48*, 261 (1955). Die peripheren Durchblutungsstörungen. Verlag Theodor Steinkopff Dresden 1953, 5. Auflage.

Rautmann, H.: Die Untersuchung und Beurteilung der röntgenol. Herzgröße (Darmstadt 1951).

Rein, H.: Kreislauf und Stoffwechsel. Verh. Dtsch. Ges. Kreisl.forsch. (1941). Lokale Kältereize und Durchblutung der a. carotis. Zschr: Biol. *89*, 319 (1929). Physiol. Beziehungen zwischen der Leber und dem Energiestoffwechsel des Herzens. Klin. Wschr. *40*, 837 (1942). Die physiol. Grundlagen des Kreislaufkollapses. Arch. klin. Chir. *189*, 302 (1937). Über die Abhängigkeit des Energieumsatzes im Herzmuskel vom übrigen Organismus. Nachr. ges. Wiss. Göttingen, Math. physik. Kl. 3, 209 (1939). Die Bedeutung des A. hepatica-Gebietes f. d. Gesamtorganismus. Physiol. Tgg. Frankfurt 1948. Lehrbuch d. Physiologie des Menschen. 2. Aufl. Berlin 1938. Die Wechselbeziehungen von Atmung und Kreislauf. Steinkopff Dresden 1935.

v. Recklinghausen, H.: Blutdruckmessung und Kreislauf Dresden und Leipzig 1940.

Reichel, H.: Die Mechanik des Herzens bei Ermüdung und Erholung. Zschr. Biol. *99*, 527 (1939).

Reichel, H. und E. Kapal: Die Mechanik des Herzens bei Änderung des arteriellen Druckes. Zschr. Biol. *99*, 581 (1939).

REINDELL, H. und L. DELIUS: Blutdruck und Ekg bei verschiedenem Trainings- und Leistungszustand des Kreislaufs in Ruhe und nach starken körperlichen Belastungen. Verh. Dtsch. Ges. Kreisl.forsch. 196 (1939).

REINDELL, H.: Kymographische Beobachtungen über die erhöhte Restblutmenge beim Gesunden. Verh. Dtsch. Ges. Kreisl.-forsch. 1941, 263. Form und Bewegungsbild des Sportherzens. Arch. Kreislaufforsch. *7*, 117 (1940).

REINDELL, H. und O. BAYER: Zschr. klin. Med. *141*, 151 (1942).

REINDELL, H., R. WEYLAND, H. KLEPZIG und H. MUSHOFF: Sportärztetagung (Leipzig 1953) S. 47.

REINDELL, H., R. WEYLAND, H. KLEPZIG und K. MUSHOFF: Über eine Art von Sofortdepot des Kreislaufs. Verh. Dtsch. Ges. inn. Med. 538 (1954).

REINDELL, H. und H. KLEPZIG: Verh. Dtsch. Ges. Kreisl.forsch. *15*, 198 (1949).

REINDELL, H., H. KLEPZIG, K. MUSHOFF und R. WEYLAND: Über physiol. u. pathophysiol. Grundlagen der Röntgendiagnostik des Herzens. Dtsch. Med. Wschr. *15*, 540, *19*, 744 (1955).

RIVA-ROCCI: Uno nuovo sfigmomanometro. Gazz. med. Torino 1896.

RIML, O. und WOLFF: Arch. exper. Path. Pharmak. Leipzig *157*, 193 (1930).

RIML, O.: Arch. exper. Path. Pharmak. Leipzig *139* (1929).

ROBERTS, L., J. R. SMILEY und G. W. MANNING: A comparison of direct and indirect blood pressure determinations. Circulation *8*, 232 (1953).

ROTHSCHUH, K. E.: Klin. Wschr. (1938). Zschr. Kreisl.forsch. *41*, 801 (1952).

ROSENBACH, O.: Lehrbuch der Herzkrankheiten (Berlin-Wien 1897).

ROEMHELD, L.: Fortschr. Med. 3 (1913). Verh. Dtsch. Ges. inn. Med. Wiesbaden 1936. Verh. Dtsch. Ges. Kreisl.forsch. 1938.

RÜHL, A.: Sauerstoffverbrauch und Wirkungsgrad des insuffizienten Herzens. Naunyn-Schmiedebergs Arch. exper. Path. *192*, 109 (1939).

RUSSO, L.: La pressione arteriosa e i suvi rapporti con Cuore e circol. Vol. 87, 2, 86 (1953).

SCHOTT, E.: Die Erhöhung des Druckes im venös. System bei Anstrengung als Maß f. d. Funktionstüchtigkeit des Herzens. Dtsch. Arch. Klin. Med. *108*, 537 (1912).

STORZ, H.: Über genuine Hypotonie. Klin. Wschr. *48*, 1519 (1939).

STORZ, H. und SCHLUNGBAUM: Klin. Wschr. *5* (1933).

STARLING, E. H.: Law of heart. Longmans Green London 1918.

STARLING, E. H. und M. B. VISSCHER: Regul. of energy output of the heart. J. Physiol. *62* (1927).

STRAUB, H.: Der Druckablauf i. d. Herzhöhlen. Pflügers Arch. Physiol. *69*, 143 (1911). Die Grundlagen der dynam. Pulsunters. Klin. Wschr. 1927, I. Die Dynamik d. Säugetierherzens. Arch. Klin. Med. *115*, 536 und *116*, 409 (1914).

STRAUB, H.: Handb. norm. und pathol. Phys. VII/1, 237 (1926).

STRAUB, H.: Vaguseinfl. auf Rhythmik und Dynamik d. Säugetierherzens. Zschr. exper. Med. *53*, 197 (1926).

SCHELLONG, F.: Erkrankung des Hypophysenvorderlappens mit eigenartiger Blutdrucksenkung. Verh. Dtsch. Ges. inn. Med. *42*, 62 (1930). Störung der Kreislaufregulation, ein neues Symptom bei Insuffizienz des Hypophysenvorderlappens. Klin. Wschr. *I*, 100 (1931). Das Minutenvolumen des Herzens im Liegen und Stehen. Zschr. exper. Med. *93*, 545 (1934). Regulationsprüfung des Kreislaufes. Steinkopff Dresden u. Leipzig 1938.

SCHENK, P.: Herz und Blutkreislauf bei schwerer körperl. Arbeit. Verh. Kongr. inn. Med. 115 (1935).

SPOHR und LAMPERT: Kritisches zur Herzfunktionsprüfung. Münch. med. Wschr. 430 (1930).

SCHLIEPHAKE, E., FR. BAHLMANN und K. H. LUKAS usw.: Blutdruckstudien. Zschr. Kreisl.forsch. *9/10*, 379 (1953).

STURM, A.: Klinische Blutdruckstudien: Zschr. exp. Med. *84*, 107 (1932). Zschr. exp. Med. *84*, 153 (1932). Zschr. exper. Med. *96*, 579 (1935). Zschr. exper. Med. *96*, 561 (1935). Zschr. exper. med. *96*, 573 (1935). Dtsch. med. Wschr. (1948). Med. klin. 1281 (1949).

SEMADENI, E.: Untersuchung zur Frage der Regulationsprüfung des Kreislaufes. Aich. Kreislaufforsch. *5*, 538 (1939).

SCHRUMPF, P.: Klinische Herzdiagnostik, Berlin 1919.

SCHICK, CHR.: Zur Faktorenanalyse der Konstitutionstypen. Zschr. menschl. Vererb. Konstit.lehre *32*, 1 (1953).

STRASBURGER, J.: Verfahren zur Messung des diastol. Druckes und seine Bedeutung für die Klinik. Zschr. klin. Med. *54*, 373 (1904). Dtsch. med. Woch. *3* (1908).

STAEHELIN, R.: Theoretische Grundlagen d. Blutdruckmessung am Menschen. Klin. Wschr. *11*, 841 (1932).

STUMPF, PL., H. H. WEBER und G. A. WELTZ: Röntgenkymogr. Bewegungslehre inn. Organe (Leipzig 1936).

SELYE, H.: Nature *138*, 32 (1936). Stress and Disease, Science Vol. 122, 625 (1955).

SCHWIEGK, H.: Der Einfluß der CO_2-Atmung und Hyperventilation auf Stoffwechsel und Kreislauf des Menschen. Verh. Dtsch. Ges. Kreisl.forsch. *3*, 146 (1930).

SCHULTZ, J. H.: Die seelische Führung des Kreislaufkranken. Nauheim. Fortbild.-Lehrg. XII, 1936, S. 26. Neurosen als Ursachen bei Herz- und Gefäßkrankheiten. Nauheim. Fortbild.Lehrg. XIII, 1937, S. 116.

SPANNER, R.: Münch. med. Wschr. 1936.

v. VALENTIN, H. und H. VENRATH: Einige Bemerkungen zu den Herzfunktionsprüfungen im Bereich der Vita maxima. Münch. med. Wschr. *21*, 695 (1955).

VOLHARD, F.: Über die Messung des diastol. Druckes beim Menschen. Verh. Kongr. inn. Med. *26*, 200 (1909).

VOLHARD, F.: Der arterielle Hochdruck. Verh. Dtsch. Ges. inn. Med. *35*, 134 (1923).

VÖLKER, R.: Die funktion. Diagnostik. peripher. Durchblutungsstörungen. Dtsch. Arch. Klin. Med. *196*, 634 (1950).

WACHSMUTH, J.: Zur Dynamik bei Hochdruckerkrankungen. Inaugural-Dissert. Heidelberg 1940.

Wagner, R.: Verfahren zur fortlaufenden Aufschrift des Blutdruckes beim Menschen. Z. Biol. 100, 186 (1940). Methodik und Ergebnisse fortlaufender Blutdruckschreibung am Menschen. Thieme, Leipzig 1942.

WACHTER, R.: Balneotherapie i. d. Praxis reaktionstyp. gesehen. Nauheim. Fortbild.-Lehrg. Bd. 17, 117 (1951). Balneol. Indikat. u. Kontraindikationen usw. Dtsch. med. J. *5*, 96 (1954).

WEBER, E. H.: Über die Anwendung der Wellenlehre auf d. Lehre vom Kreislauf des Blutes und insbes. a. d. Pulslehre. Ber. kgl. sächs. Ges. Wiss. Math. phys. Kl. 164 (1850).

WEBER, A.: Elektrokardiographie. J. Springer, Berlin, Heidelberg 1948.

WETTERER, E.: Zschr. Biol. *100*, 260 (1940).

v. WEIZSÄCKER: Mechan. Bedingung d. Herzarbeit. Pflügers Arch. Physiol. *140*, 135 (1911).

WELS, P.: Über eine katalyt. Lichtwirkung in der Haut. Strahlentherapie *66*, 677 (1939).

WELS, P.: Lichtwirkungen in pharmakol. u. physiol. Zusammenhängen. Strahlentherapie *90*, 325 (1953).

WENCKEBACH, K. F.: Herz und Kreislaufinsuffizienz. Dresden u. Leipzig 1934.

WENDT, L.: Die physikal. Analyse des Ekg vom gesunden u. kranken Herzen. Leipzig 1946.

WIEGAND, H.: Erfahrungen bei der Prüfung von Blutdruckmessern. Verwaltungsdrukkerei Berlin SO 36, Kohlfurter Str. 41. (Tätigkeitsbericht der physik. techn. Reichsanstalt 1951.)

WOLLHEIM, E.: Zschr. klin. Med. 116 (1931). Zur Funktion des subpapillären Gefäßplexus der Haut. Klin. Wschr. *45*, 2134 (1927). Die zirkulier. Blutmenge und ihre Bedeutung für Kompensation und Dekompensation. Zschr. klin. Med. *116*, 269 (1931).

WEZLER, K. und R. THAUER: Prüfung der physikal. Schlagvolumenmethoden durch Vergleich m. d. Fickschen Prinzip. Zschr. exper. Med. *109*, 247 (1941).

WEZLER, K. und R. THAUER: Zschr. Biol. *96*, 261 (1935).

WEZLER, K. und R. THAUER: Zur Analyse der auskultator. Lücke bei der Blutdruckmessung. Zschr. Kreisl.forsch. 352 (1943).

WEZLER, K., R. THAUER und KR. GREVEN: Die veget. Struktur des Individuums, gemessen am Kreislauf und Gasstoffwechsel in Ruhe. Zschr. exper. Med. *5*, 673 (1940).

WEZLER, K., R. THAUER und KR. GREVEN: Kreislauf und Gaswechsel während der Arbeit (Beitrag zur vegetat. Strukt. d. Individuums 6, 751, 1940). Organismen und Umwelt (2. wissensch. Woche zu Frankfurt/M.) S. 115. Steinkopff, Dresden 1939.

WEZLER, K. und R. THAUER: Die Funktion d. peripheren Stromgebietes. Regensb. Jb. ärztl. Fortb. Bd. III, 1953/54.

WEZLER, K. und R. THAUER: Vegetat. Steuerung u. Umstimmung. Pflügers Arch. Physiol. *5*, 622 (1941).

WELTZ, G. A.: Atmungseinflüsse auf Füllung und Schlagzahl des Herzens. Arch. Kreis.-Laufforsch. *8*, 1 (1941).

WELTZ, G. A., B. E. LÖWENSTEIN und R. CHAMBERS: Amer. J. Physiol. *142*, 80 (1944).

Autorenverzeichnis

Sachverzeichnis

MIX
Papier | Fördert gute Waldnutzung
FSC® C083411

Zeitfracht Medien GmbH
Ferdinand-Jühlke-Straße 7
99095 Erfurt, Deutschland
produktsicherheit@kolibri360.de